中医临床必读丛书

验方新编

下册

清·鲍相璈　纂辑
清·梅启照　增辑
苏　礼　焦振廉
张琳叶　胡　玲　整理
周　晶　徐　伟
武文筠

人民卫生出版社

图书在版编目（CIP）数据

验方新编　下册/清·鲍相璈纂辑，清·梅启照增辑；苏礼等整理.—北京：人民卫生出版社，2007.7
（中医临床必读丛书）
ISBN 978-7-117-08623-3

Ⅰ.验…　Ⅱ.①鲍…②梅…③苏…　Ⅲ.验方-汇编-中国-清代　Ⅳ.R289.5

中国版本图书馆 CIP 数据核字（2007）第 045431 号

人卫智网	**www.ipmph.com**	**医学教育、学术、考试、健康，购书智慧智能综合服务平台**
人卫官网	**www.pmph.com**	**人卫官方资讯发布平台**

中医临床必读丛书
验方新编
（下册）

纂　　辑：清·鲍相璈
增　　辑：清·梅启照
整　　理：苏礼 等
出版发行：人民卫生出版社（中继线 010-59780011）
地　　址：北京市朝阳区潘家园南里 19 号
邮　　编：100021
E - mail：pmph @ pmph.com
购书热线：010-59787592　010-59787584　010-65264830
印　　刷：北京盛通数码印刷有限公司
经　　销：新华书店
开　　本：850×1168　1/32　　**印张**：24.75
字　　数：619 千字
版　　次：2007 年 7 月第 1 版　2025 年 5 月第 1 版第 14 次印刷
标准书号：ISBN 978-7-117-08623-3
定　　价：43.00 元（上、下册总定价：77.00 元）
打击盗版举报电话：010-59787491　E-mail：WQ @pmph.com
质量问题联系电话：010-59787234　E-mail：zhiliang @pmph.com

新增凡例

一、新集各方未便窜入原书，致失鲍氏庐山面目，兹因另成卷，附刊于后，起自十七卷，终于二十四卷，悉照原书体例，按门增刊，俾查用时得以前后参看。

二、是书原本往往一病数方，或多至十数方不等，兹复加以增刊，似觉大繁，或恐查用者转叹其不知何所适从。抑知古今所传经验良方，间亦有神于此而罔效于彼者，若一病仅有一方，则一击不中，已成束手，故不妨广为搜罗，俾可更换无穷，且可择其药味之便者而用之。

三、增刊痘科、喉科、妇科、外科以及痧症、跌打损伤等书，内多说理辨证，方须加减，似觉稍难入手，然皆各名家济世苦心，语极简捷，虽不知医者，但肯留心一阅，便堪措用。幸勿视为高远，先存畏葸而遂束之高阁。

目录（下册）

验方新编新增卷之十七

眼　　部

同治初年，予官粤东，偶患目疾，郭玉麓廉访（祥瑞）授《眼科抄本》一卷，云传自叶天士先生，遂按方治之，甚有奇效。当付剞劂，版存羊城，今特重刊，用资广布。医道之失传久矣，临症多者读书未必博，读书博者临症未必多。古云：医不三世，不服其药。又曰：三折肱知为良医。吾愿世之业岐黄者，多临症，多读书，勿使人谓学医废人也。独眼科乎哉？光绪四年正月抚浙使者南昌梅启照小岩氏识。

叶天士先生秘传眼科

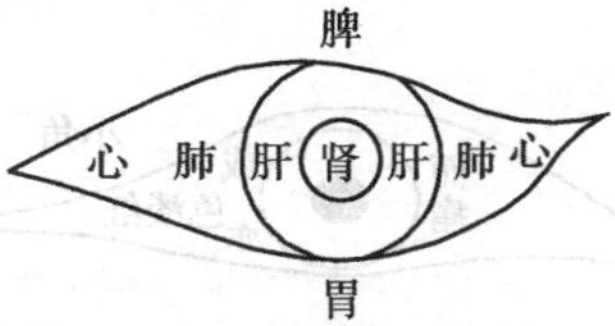

瞳人属肾，大小眦属心，黑珠属肝，上胞属脾，白珠属肺，下胞属胃。

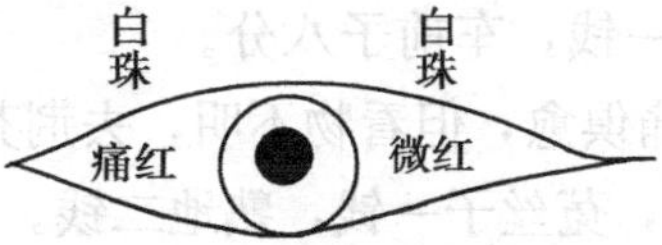

凡眼白珠有红丝痛者，用清散药，宜下荆防汤：荆芥八分，蔓荆子八分，赤芍八分，川芎八分，防风八分，车前子一钱，蝉蜕六分去翅足，菊花一钱，生地钱半切片，青葙子八分，甘草四分，生姜一薄片为引。

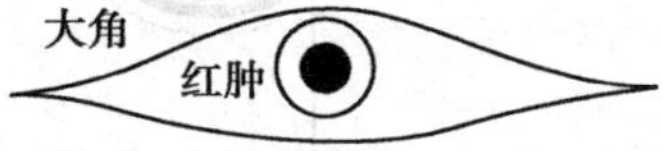

凡眼大角红肿者，心火也，照前方加黄芩八分酒炒，木通八分，加淡竹叶九片引

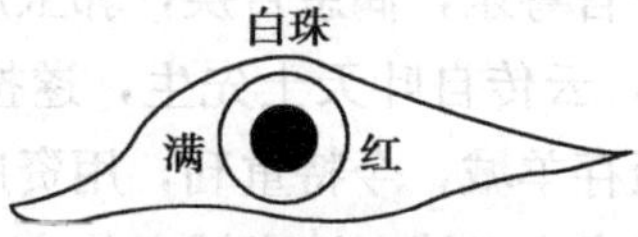

凡眼白珠尽红、肿痛生眵、流泪羞明者，火盛也，宜用凉血散火汤：生地二钱切片，丹皮八分，赤芍八分，黄芩八分，防风八分，荆芥八分，归尾八分，蝉蜕六分，柴胡八分，车前子一钱。如头痛恶风或发热，加羌活八分；如眼痛不可忍，口渴，加川连八分酒炒；或肿不消，红不退，加红花四分。

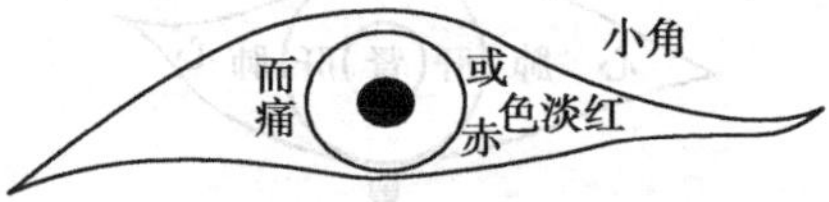

凡眼小角淡红或赤而痛者，心之虚火也，宜用养血散火汤：生地一钱切片，丹皮八分，归身一钱，草决明八分，白芍一钱酒炒，防风六分，荆芥六分，青葙子八分，川芎八分，菊花一钱，茯苓一钱，车前子八分。

若服此药红痛俱愈，但看物不明，去荆芥、防风，加沙苑蒺藜一钱淡盐水炒，菟丝子一钱，熟地二钱。

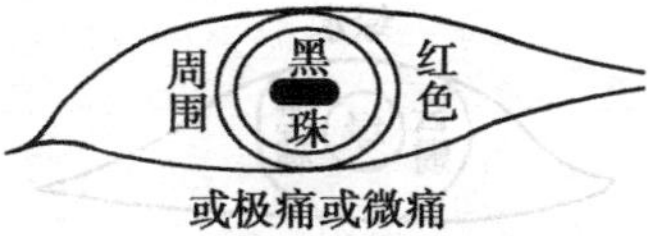

或极痛或微痛

凡眼黑珠周围红者，肝火也。或痛极，或微痛，宜用泻肝汤：柴胡八分，防风六分，荆芥六分，川芎六分，归尾八分，赤芍八分，菊花八分，栀仁八分酒炒，青皮八分，车前子八分，生姜一薄片引。痛甚者加黄芩八分。服此痛不减，口渴，加龙胆草。

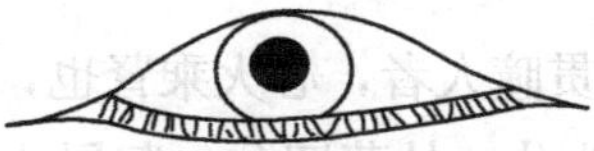

弦边痒烂

凡眼弦作痒及烂者，风也，内服下方搜风散，外点蕤仁膏。防风六分，荆芥六分，蕤仁八分，刺蒺藜一钱，菊花一钱，蝉蜕六分，甘草四分，谷精草六分，赤芍八分，车前子一钱，加老生姜一薄片引。

外用洗药：羌活钱半，防风钱半，胆矾四分，冬桑叶七片，水煎熏洗。或用白矾放热水浸融，常在痒烂处轻轻频擦，亦妙。

蕤仁膏方：蕤仁水浸去皮一两研烂，用水两碗熬至一酒杯，滤去渣炖热，再下研就极细真铜绿、胆矾各五分，搅匀，以鸭毛翎蘸点眼皮之下，即愈。

瞳人云

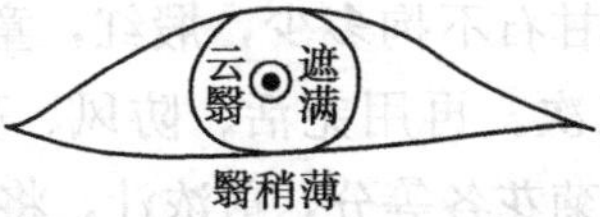

翳稍薄

凡眼睛云翳遮满黑珠，当瞳人处稍薄者，看物不甚清楚，尚可以治，用拨云散加减治之。

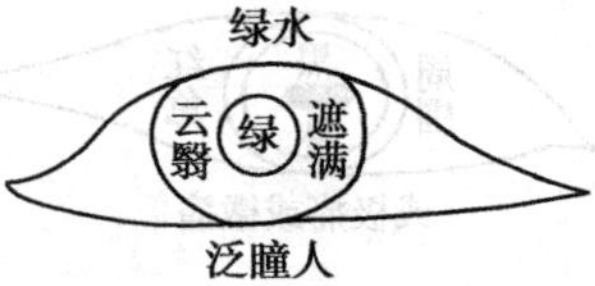

凡眼睛云翳遮满黑珠，当瞳人处色绿不见瞳人，其翳凸起，名曰绿水泛瞳人，不治。

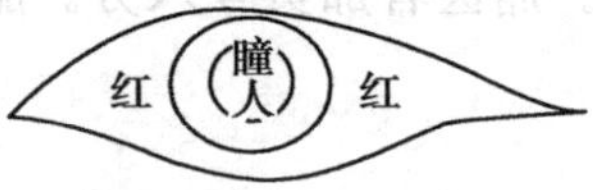

凡眼赤脉一条贯瞳人者，心火乘肾也，用加味导赤散：生地钱半切片，木通八分，甘草四分，归尾八分，柴胡八分，防风八分，荆芥八分，车前子八分，黄芩八分酒炒，赤芍八分，加生姜一薄片引。痛甚口渴生眵，加川黄连六分酒炒，连翘一钱。

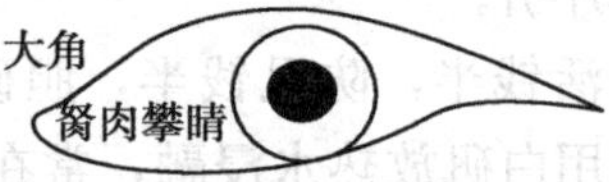

凡眼大角长肉一块及黑珠，名胬肉攀睛，宜服加味导赤散，外点硝炉散。生地钱半切片，木通八分，红花四分，赤芍八分，防风六分，荆芥六分，蝉蜕八分，甘草四分，归尾八分，生姜一薄片引。痛者，加黄芩八分酒炒；痒者，加蕤仁八分，刺蒺藜八分。

硝炉散：浮水甘石不拘多少，煅红，童便淬七次，焙干，研极细末，水飞三次。再用羌活、防风、蔓荆子、川芎、白芷、川连、黄芩、菊花各等分，煎浓汁，将甘石末拌透晒干听用。制过甘石一钱，火硝三分，顶上四六冰片一分，擂匀点睛。

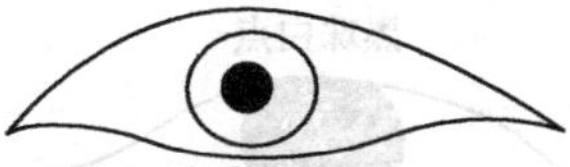

凡眼睛不红不肿痛者，气郁也，宜用开郁汤：柴胡六分，青皮八分，香附八分酒炒，青葙子八分，防风六分，荆芥六分，决明八分，车前子八分，川芎八分，栀仁八分，生姜一薄片引。黑珠夜暮痛者，加夏枯草一钱；若有红丝者，加归尾八分，生地一钱。

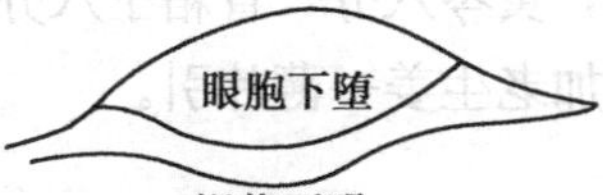

凡眼睛不红，不肿痛，眼胞下坠，视物不明者，气虚也，宜服加减补中益气汤：黄芩一钱蜜炙，柴胡三钱，陈皮八分，茯苓一钱，升麻三分，枸杞一钱，川芎八分，炙草五分，白术一钱，归身一钱，不用引。

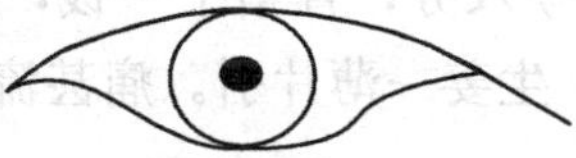

凡眼睛不红不肿不痛，眼胞不下坠，但视物不明者，肝肾虚也，宜服加味地黄汤：熟地二钱切片，山茱萸一钱，丹皮八分，川芎八分，山药一钱，泽泻八分，归身一钱。加用枸杞一钱，菟丝一钱，菊花一钱，茯苓八分。此方为丸亦可，每服四钱，要空心服。若为丸，则用熟地八两，山药四两，山茱萸四两，归身四两，枸杞四两，丹皮、茯苓、泽泻、川芎各三两，菟丝子三两酒蒸，菊花二两。此方凡病后眼睛看不清楚及云翳退后不明，夜见灯上有丝球者，皆可服也。

黑珠白点

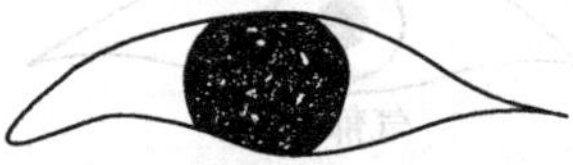

白点成块

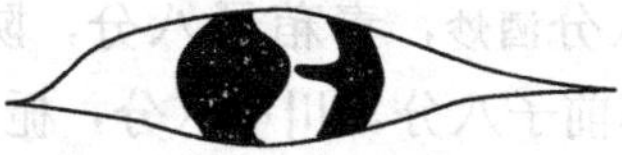

凡眼睛黑珠有白点及成块，轻者为云，厚者为眵，宜服加减拨云散：防风六分，荆芥六分，蝉蜕八分，车前子八分，木贼八分，柴胡六分，黄芩八分，青葙子八分，赤芍一钱，决明八分，甘草四分，加老生姜一薄片引。

云翳

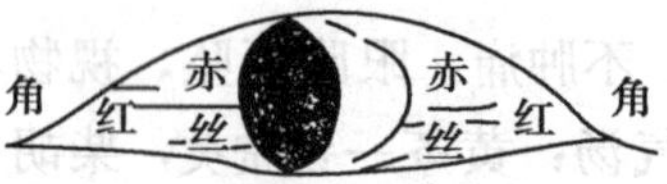

凡眼睛黑珠有云翳，眼角红及有赤丝者，宜服加减拨云散：防风六分，荆芥六分，蝉蜕六分，车前子八分，木贼八分，归尾八分，黄芩八分，青葙子一钱，赤芍八分，菊花八分，生地钱半切片，生姜一薄片引。痛甚流泪，生眵眼胞，或加川黄连酒炒八分。

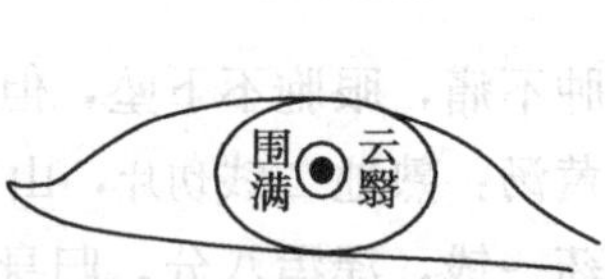

凡眼睛黑珠云翳围满，有瞳人者可治，内服拨云散，外点硝炉散。木贼一两，防风六钱，柴胡六钱，青葙子八钱，蝉蜕一两，黄芩六钱，菊花八钱，车前子八钱，共研极细末。早晨空心开水调服二钱，晚服一钱。或用猪肝一块，割开放药末二钱填内，用湿棉纸包好，置灰中煨熟食之，亦可煎服之。药用前方拨云散加减治之。

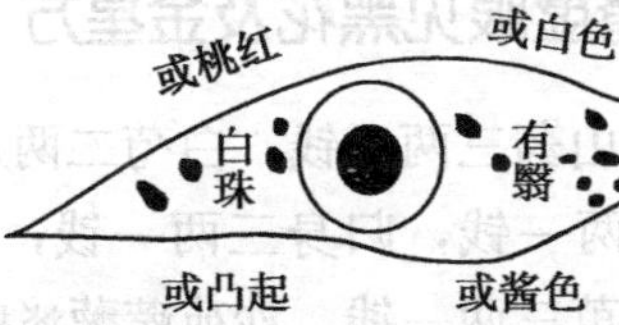

凡眼睛白珠有翳，或白或桃红或酱色，或凸起，宜用拨云散加减治之。不红不肿，无赤丝，只用拨云散。如红肿有赤丝，加归尾、生地、赤芍之类。

治迎风下泪方

防风五分，荆芥八分，决明八分，蔓荆子五分，归身一钱，菊花八分，蕤仁八分，车前子八分，丹皮八分，白芍八分，甘草四分，老生姜一薄片引。如有赤丝，加酒炒黄芩八分，刺蒺藜亦可加。

治瞳人散大方

熟地切片二钱，归身一钱，白芍一钱酒炒，车前子八分，川芎八分，菟丝一钱，菊花八分，青葙子八分，北五味九粒，不用引。口干、头昏，加生地一钱，麦冬一钱；口不干，头不昏，无相火者，加枸杞一钱。

六味地黄丸加归身、白芍、北五味、菟丝，可以常服。

凡小儿痘后余毒攻眼

生云翳者，宜服加减拨云散：木贼、荆芥、赤芍、蝉蜕、生地、木通、防风、连翘、甘草、车前子，不用引。如红肿者，加川黄连五分；不红不肿者，用兔屎丸。

兔屎丸方：望月砂一两要割禾后田中者方可用，木贼、蝉蜕、车前子各七分，防风、黄芩各五分酒炒，共研细末，用荆芥一两五钱煎水泛丸。每空心开水服三四钱。

治肾虚眼见黑花及金星方

熟地六两一钱，山药三两一钱，白芍二两八钱，枸杞二两一钱，菟丝子酒煮二两一钱，归身三两一钱，丹皮二两八钱，茯苓二两八钱，山茱萸三两一钱，沙苑蒺藜淡盐水炒三两一钱，空心开水服四钱。若火盛、多梦遗者，可去菟丝、枸杞，加生地三两，泽泻二两，牡蛎二两煅、飞过，熟地减去三两；若火太盛，头常疼，五心热，口渴，能饮食者，加黄柏、知母各一两五钱，俱盐水炒。

洗 眼 药 方

羌活、防风各钱半，菊花二钱，良姜八分，胆矾三分，肉桂、甘草各五分，清水一碗半煎至一碗，每用半酒杯熏洗，即愈。

除翳膜吹耳内药验方又名紫龙丹

顶上四六冰片二分五厘，真云麝子五分，血东丹三钱，扫盆二钱即顶好轻粉。上药四味，研极细末，如左眼睛有翳，将药吹入右耳内，如右眼睛有翳，将药吹入左耳内，用棉塞紧，一周时再吹，重者数次必愈。

治眼圈边生泡

南星用醋磨，或红茶时时擦之，数日自愈。

洗眼七仙丹

防风、蝉蜕、银花、归尾、胆矾、红花、薄荷各等分，煎洗。

痘花余毒入目致目失明

经验良方：要常服两三月雄鸡肝不拘多少，石决明、石燕子各等分煅透，将鸡肝拌匀，用荷叶包固，外用绳子捆住，再用谷精草切寸断撒在外面，煮一炷香时，趁热食之。

洗　眼　方

上通政袁密山景云，广西平乐人，常传一洗眼方云：宋元丰年间，有太守年七十，双目不明，遇仙人传此方，洗一年，目力如童子。录之于下：

每岁立冬日，采桑叶一百二十片，悬风处令自干，每月用十片，水一碗，于砂罐内煎至八分，去渣温洗。每逢洗眼之日，须清净斋戒，忌荤酒。

正月初五日，二月初一日，三月初五日，四月初八日，五月初五日，六月初七日，七月初七日，八月初八日，九月三十日，十月初十日，十一月初十日，十二月初一日。

洗眼珠有云翳方

凡眼有胬肉亦可洗。若初起切勿用此方，并忌阴人手。砂仁、桃仁、杏仁各一钱，焙干为末，再加铜绿、胆矾、明矾各一钱。以上共和为一处，用开水一酒杯，再用雌鸡胆内清水三个和在内调匀，再加入花针七根贮于水内，以瓷瓶或碗将口封固，埋入土内三昼夜，取出去渣，每日洗眼珠，半月后翳退矣。

洗　药　方

羌活一钱五分，防风一钱五分，菊花二钱，良姜八分，肉桂五分不必上等，甘草五分，胆矾二分，水碗半煎一碗，每用半酒杯熏洗。

眼科方

当归六分，炒山栀六分，蝉蜕四分，木通四分，羌活二分，草决明六分，茯苓六分，甘菊六分，引加车前子一棵，连根捣，冲药服。如眼患狠，加郁李仁数分。

治眼起云翳方

用茶叶梗须青叶茶烧灰，临睡时点入眼内，次日云翳即退。

梅启照序

以下眼科七十二症问答一卷。据万邑文永周刊本，谓传自涿鹿李公方治。永周精于医，手录之。注中称豁然子者，永周别号也。光绪乙亥夏四月，余患目疾甚剧，金陵王镇田先生谓宜用苦寒重剂，爰授此书证之，遂服三黄汤七剂，始愈。阅全书，详审简当，洵有异授。初刊于道光丁酉，乱后已少传本，因重梓之，以广其传。忆十年前在粤东患目疾，得叶天士先生秘传药方，亦已重梓，然其用药至黄连而止，观此又进一层矣。甚哉！医道之难也，世之读是书者慎诸。光绪二年丙子四月南昌梅启照识于江宁藩署之瞻园。

眼科七十二症问答症因丸散

第一问：目有两睛，犹天之有日月也，平空昏者何故？答曰：皆因酒色过度，忧愁思虑悲哭，或醉饱，脏血不匀，肝经抑郁，则为患矣，宜点虎液珍珠膏，服明目流气饮。

明目流气饮：治目中障翳，隐涩难开，血风冷泪，时时暴赤，视物不明，眼生黑花。大黄炮、牛蒡子炒、川芎、甘菊、白蒺藜炒去刺、细辛、防风、元参、栀子炒、荆芥穗、蔓荆子炒、甘草、黄芩、木贼去节、草决明炒各七分，苍术米泔浸六分，水煎，食后服。或为末，临卧时酒送二钱。一方加木通、白术、石决明。

第二问：眼目赤肿者何故？答曰：五脏热邪内攻，以致心火暴盛，皆酒之所致也，宜点青龙虎液膏，服洗心散、羊肝丸方见七十一问。

洗心散：治肝热传于心经，积热上攻，眼弦涩，睛疼，热盛风多。赤芍、甘草、荆芥、生地黄、木通、大黄连、薄荷、当归，水煎，食后服。

第三问：眼有赤而不痛者何故？答曰：肝实也，肝者血脏也，肝实则血盛，盛则血气上攻，侵贯瞳人，故赤而不痛。若痛至坐卧不得，宜点凤麟羊脑玉，服泻肝散。

泻肝散：大黄五钱，荆芥一两，甘草一钱，共为末，每用热汤送下二钱。

第四问：目有赤而昏暗，起黑云，大角红者，何故？答曰：肝虚也，肝属木，木生火，子盗母气则昏暗，火发则木衰。若心火旺则血有余，贯大角，侵于瞳神，故既赤而又昏也，宜点虎液膏。肝实者服泻肝散方见三问，肝虚者服补胆散，心火旺者服泻心散。

补胆散：治黑白内外障翳胆虚者，肝胆以泻为补。当归、羌活、蒺藜、蝉蜕、荆芥、甘草各二钱，共为末，每服二钱，米汤下。

泻心散：治目赤疼痛，心火实者。甘草二钱，泽泻五钱，黄连三钱，共为末，每服二钱，灯心汤送下。

第五问：目有大角赤痛者何故？答曰：心实也，大角属心，南方火位之象也，心火旺则大角赤痛，宜点青龙膏，服洗心散、三黄汤。

洗心散：生地、薄荷、荆芥、防风、羌活、山栀、黄连、黄芩、北柴胡、石膏、甘草、川芎、菊花、龙胆草、淡竹叶，各等分为末，日进三服。

三黄汤：治热泪倾出，沙涩睛疼，怕日羞明，胞肿者，用黄连、黄柏、黄芩各等分，俱炒，水煎服。

第六问：目有小角赤者何故？答曰：心虚也，心属火，火能生土，故火乃土之母，土实则火虚，如子肥知母瘦也，宜点虎液珍珠琥珀膏，服补心散。

补心散：治疼痛不已，当归一两五钱，川芎一两，生地一两五钱，粉草、远志去心一两五钱，酸枣仁炒二两，柏子仁三两，人参一两，金箔一帖，麝香一分，琥珀三钱，茯苓七钱，南星五钱，半夏五钱，石菖蒲六钱，辰砂五钱，共为末，蒸饼为丸如绿豆大，朱砂、金箔为衣，每服七分，拌津含化，姜汤下。

第七问：眼有白翳多者何故？答曰：肺属金，金能生水。水若旺，满面风膜，故塞肺窍之精华，只肺托落，因干硬故气涩之而为翳。金若不旺，则不能生水矣，水不能生，肺自干燥之故耳，宜点珍珠膏，服补肺散、洗心散。

补肺散：当归五钱，黄芩一两，桔梗四钱，赤芍五钱，桑皮一两，麻黄四钱，枳壳四钱，葶苈五钱，地骨皮八钱，甘菊四钱，元参八钱，白芷四钱，生地四钱，甘草四钱，金银花四钱，共为细末，每服三钱。

第八问：目有翳而泪多不凝结者何故？答曰：即是肺托落，肝虚也，宜点珍珠琥珀膏，服阿胶散、补肺散方见七问。

阿胶散：白茯苓二钱，白术一钱，川芎一钱，阿胶炒成珠二钱，当归一钱，姜三片，枣二枚，水煎，不拘时服。

第九问：眼有怕日羞明何故？答曰：脾实也，脾属土，土受湿气传入肺，肺受心经邪火而传于目。太阳受湿热则胜脾土，土盛肌肉壅塞难开，乃是湿气相传，故怕日羞明，宜点珍珠膏，服洗脾饮、密蒙丸。

洗脾饮：治胞肿赤痛，当归、天花粉、赤芍、黄芩、穿山甲炒、金银花、羌活、白芷、连翘，水煎将好，加大黄、芒硝一二钱即起，食后服。

密蒙丸：此方还有在后，看加减服密蒙花、菊花、羌活、石决明盐水浸，炒、青精石、白蒺藜炒，去角，上各等分为末，炼蜜丸梧桐子大，每服三十丸，食后服，日三服。

第十问：目有视物不真者何故？答曰：脾虚也，脾属土，肝属木，木克土，青黄相争，黄不胜青，故视物不真，宜点珍珠膏，服苍术汤、补肾丸方见十一问。

苍术汤：苍术米泔浸，炒一钱二分，藁本一钱，白芷一钱，羌活一钱，川芎一钱，甘草一钱，姜、葱煎服。

第十一问：目有黑花如飞蝉、蝇者何故？答曰：肾虚也，肾属水，水若枯则肾虚，宜点虎液青龙膏，服猪苓汤、补肾丸。

猪苓汤：五味子、熟地、猪苓、肉苁蓉酒洗、枸杞子、覆盆子，不用引，水煎服。

补肾丸：车前子酒浸一两，石斛一两去根，青盐、磁石煅，醋淬七次，水飞二钱，沉香五钱，菟丝子酒煮打烂二钱，共为细末，炼蜜为丸梧桐子大，每服七十丸，空心盐汤送下。

第十二问：眼有迎风流泪者何故？答曰：肾虚也，肝木生风，肾水枯，不能滋木，木乃肾之子，故见风流泪也，宜点凤麟羊脑玉，服地黄丸。

明目地黄丸：生地一斤酒浸，熟地一斤酒浸，九蒸，防风四两，枳壳去穰，麸炒四两，川牛膝去芦四两，杏仁去皮尖二两，共为末，炼蜜为丸梧桐子大，每服五十丸。

第十三问：眼有赤筋攀睛者何故？答曰：心火主血，肝木主筋，血浸于筋，肝心同源，相传于目，故赤血眼多生攀睛，宜服三黄汤，不退再服当归散，点珍珠膏。

三黄汤：大黄三钱酒炒，黄芩一钱五分，黄连一钱五分，水煎服。

当归散：当归、白芷、羌活、甘草、栀子、牛蒡炒共为末，滚水调服。

第十四问：目有白膜遮睛者何故？答曰：肺金克肝木，风邪在肺，其金旺而木衰，故白膜遮睛，宜点珍珠膏，或点推云散，服连翘饮、四顺清凉散。

连翘饮：连翘、甘草、黄芩、栀子、薄荷、大黄酒炒、朴硝各等分，上为末，滚水下，或蜜丸亦可。

四顺清凉散：大黄酒炒、川芎、山栀、赤芍、归身、枳壳、生地、香附醋炒、甘草、没药熨去油各等分，上为末，米汤下。

推云散：炉甘石五分，珍珠二分，玛瑙三分，朱砂四分，熊胆一分半，黄连一分半，乳香六厘，没药六厘，麝香二厘，硼砂三厘，共为细末，点眼。请阅豁然子依方经手制法。

第十五问：目有遇风作痒者何故？答曰：肝经有风邪，肝属木，一见风燥动即痒，宜点虎液膏，服荆芥散。

荆芥散：荆芥、甘草、蔓荆子、甘菊、白芍、香附、苍术炒、草决明炒各等分，为末，每服一钱，黑豆汤送下。

第十六问：目有早晨昏花者何故？答曰：此为头风注于目，头乃诸阳之首，早晨昏则阳衰，阳气属木，木旺寅、卯、辰时，故邪胜则生风攻于目也。宜点羊脑玉，服蒺藜散。

蒺藜散：白蒺藜炒、芍药、茯苓、甘草、防风、石决明盐水炒、川芎炒、羌活、当归、苍术米泔浸，炒、蝉蜕、麻黄各等分，共为末，滚水送下。

第十七问：目有日中时昏暗者何也？答曰：胃脑损也，元气即真元也，流传于阴道，不归阳道，在于午戌之时，寒气渐生，故生脑损，以致早晚目昏，宜点珍珠膏，服宽中汤、太阳丹、泻肺散，灸风府穴。

宽中汤：青皮四两，陈皮四两，丁香四两，甘草四两，朴硝四两，细辛五钱，厚朴二两姜汁炒、白豆蔻三两，共为末，每服二钱，盐汤送下。

太阳丹：治太阳穴疼痛，名雷头风。大川乌泡一两，石膏煅三两，白芷一两，甘菊一两，共为细末，蜜和面糊为丸。朱砂、羌活各一两，甘草二两，细辛五钱为衣。每八九十丸，淡姜汤下。

泻肺散：治目中不清，视物不见。黑豆、白丑、泽泻、当归、枸杞、苦参各等分，水煎服。忌酒煎炒发物。

第十八问：目有昏花，迎风流泪，怕日羞明者何故？答曰：风热上攻于目也，宜点虎液膏，服上清丸。

上清丸：羚羊角镑一两，犀角镑一两，牛黄五钱，琥珀三钱，厚朴姜汁炒一两，黄芩酒炒一两，川芎五钱，白芷五钱，菊花八钱，防风八钱，羌活八钱，草决明一两，生地七钱，熟地七钱，防已八钱，黑牵牛八钱，净蝉蜕七钱，滑石一两，地肤子炒一两，共为末，蜜丸梧桐子大，每服五十丸，食后服。

第十九问：目有日夜疼痛者何也？答曰：阳毒之气盛也，《经》云静则血气衰，注于阳道，寒邪克之，故日夜作疼，宜服拨云散。

拨云散：白蒺藜炒，去刺、羌活、独活、防风、荆芥、生地黄、当归、蛇蜕、蝉蜕、甘草、赤芍、金银花，水煎服。

第二十问：目有日中痛何故？答曰：阳气盛也，《经》云阴静则阳盛，阳火盛则旺于日中，见阳气则疼，故知阴虚也，宜服洗心散方见二问、五问。

第二十一问：目有浮眵白膜者何也？答曰：肺金受热也，血盛则热，气盛则寒，肺气盛则生膜，白乃肺之根也，肺受风邪浮散于目，故有白膜遮之也，宜点虎液膏，服四顺饮。

第二十二问：目有旋螺突出者何也？答曰：是积也，积乃脏腑之源，毒攻于外，发于目，血结于肝，木之积也，宜服蝉蜕无比散，宜点推云散方见十四问。

蝉蜕无比散：蝉蜕去头足、蛇蜕微炒各二两，羌活三两，当归酒洗三两，川芎盐酒炙三两，石决明盐水煅二两，防风四两，茯苓四两，炙甘草四两，赤芍二两，苍术米泔浸二两，白蒺藜炒，去刺八两，共为末，食后服三钱，米汤调下，忌生冷油面等。

第二十三问：目有瞳人倒者何也？答曰：五脏俱损也，外因五色，内因五味，精液妄行，以致肾水枯竭而伤肺肝，故知五脏损也，宜点珍珠虎液膏，服菊花丸。

菊花丸：菊花四两，巴戟一两六钱，五味子二两，肉苁蓉酒洗一两，枸杞二两，共为细末，蜜丸梧桐子大，每服用盐汤送下三十丸。

第二十四问：目有青膜遮睛者何也？答曰：目乃肾水之源，精神之腑，五脏积热，壅滞气血，冲掌肝木，故青膜遮睛也，宜点青龙琥珀膏，服洗肝散。

洗肝散：薄荷叶、川芎、当归、大黄、栀子、防风、羌活、甘草，各等分为末，每服三钱，食后服。

第二十五问：目有瞳人黄者何也？答曰：黄风内障也，五行应变，升降为先，若血气衰涩不能应目，故瞳人黄也，宜点珍珠散，服椒红丸。

夜光椒红丸：川芎一两，白蒺藜炒五钱，防风五钱，苍术炒二两，熟地三两，车前子炒三钱，元精石五钱，羌活一两，当归一两，川乌一两，陈皮一两，黄连一两，珍珠五钱，人参五钱，川椒五钱，共为细末，蜜丸梧桐子大，每服四十五丸，木香汤送下。

第二十六问：眼有白星散乱，头昏眼花黑暗者何也？答曰：气血衰也，气血者周流百脉，百脉一衰，六阳俱起，头即昏眩，血脉不行，故生白星，昏花黑暗，宜服川乌散，点推云散方见十四问。

川乌散：川乌煨、细辛、川芎、防风、生地、当归、芍药、甘草、人参，各等分为末，每服二钱，酒送下。

石膏二川丹：石膏、川乌、川芎、防风、荆芥、川羌活、连翘、升麻，水煎服。

第二十七问：目有粉青而昏者何也。答曰：脾家风湿，瘀血滞精，宜服分昧散，点推云散方见十四问。

分昧散：琥珀一两，防风一两，蔓荆子炒一两五钱，元参一两五钱，细辛一两，牛蒡子炒一两五钱，草决明一两五钱，大黄一两，白蒺藜炒一两五钱，苍术米泔浸一两，甘菊一两，甘草一两，水煎服，或为末，白汤调下。

老膜散：治翳膜极重者。珍珠二分，熊胆一分五厘，辰朱砂一分五厘，密陀僧一分五厘，蕤仁一分五厘，白丁香一分五厘，荸荠粉二分，硇砂飞过五分，共为细末，点之。请阅豁然子依方经手制法。

第二十八问：目有赤脉下垂而昏痛者何也？答曰：是肝家邪风所致。木生火，火乘风邪，故血妄行，宜服通血散。

通血散：草决明、防风、荆芥、赤芍、当归、大黄、山栀、羌活、木贼、白蒺藜、甘草等分，共为细末，每服茶汤调服三钱。

第二十九问：目有赤肿瞳人痛者何也？答曰：肾水枯，心火旺，水不胜火，宜服洗心散方见二问、五问、补肾丸方见十一问。

第三十问：目有沙涩流泪者何也？答曰：脾家热也。翻过眼皮，将针拨破红点，铜烙熨之平复。若热泪睛痛、怕日羞明、胞肿，宜点推云散方见十四问，服加味洗心散方见二问。

第三十一问：目有白珠多红者及沙涩难开何也？答曰：患目之后，多受风寒而气血不通，九窍闭塞，以致肺气衰弱，心火太旺，故心血欺凌肺金，宜点珍珠虎液膏，服和血补气饮。

和血补气饮：防风一钱，黄芩一钱，蔓荆子一钱，白芷一钱，柴胡一钱，甘草五分，当归一钱二分，升麻六分，水煎服。

第三十二问：目有眵泪如脓、赤肿而昏者何也？答曰：肾虚心虚，名曰龙虎交困，宜服坎离丸、补肾丸方见十一问，宜点推云散方见十四问。

坎离丸：白术土炒、细辛、川芎、草决明炒、人参、羌活、当归、五味、苦参、防风、官桂、菊花、元参、白茯苓、黄芩、地骨皮、青葙子、车前子炒、甘草，各等分为末，炼蜜为丸，每服四十丸，米汤送下。

第三十三问：目有迎风冷泪多膜而昏痛者何也？答曰：此肝木生心火，火旺而金衰，故不得克制肝木，名曰东西合战，宜点推云散方见十四问，宜服泻肝散、补胆散方见三问、四问。

人参汤：人参二钱，黄连五钱，蔓荆子炒三钱，甘草二钱，白芍二钱，黄柏盐水炒二钱，知母盐水炒二钱，水煎，温服。

第三十四问：左右目互相赤红何也？答曰：血邪攻冲也，肝脏不足为风热相争，左右来往脉有偏盛偏衰，故目互相赤红也，宜敷赤头散，服蚕纸丸、芍药汤。

蚕纸丸：晚蚕蛾、蝉蜕、菊花、羌活、谷精草、甘草，各等分为细末，蜜丸，每服三十丸，茶下。

赤头散：南星二两，赤小豆三两，共末，净水调敷眼眶并太阳二穴，如干，以水润之取效。

第三十五问：目有暴生眵障、头面肿痛者何也？答曰：太阳火热受风邪也，宜点珍珠琥液膏，服川芎散、洗心散方见五问。

第三十六问：目有纵横赤脉沙涩，眵膜多泪，怕日羞明者何也？答曰：饮食不节，损伤脾土，以致精神短少。况水属太阳，其气生肝木，木旺则生风，风湿相搏，故怕日羞明，点珍珠琥液膏，服柴胡散、退血散。

柴胡散：柴胡、菊花、元参、甘草、地骨皮、赤芍、黄芩、羚羊角，共为细末，白汤下。

第三十七问：目有黑花当睛、堕泪难开者何也？答曰：肝经不足，内受风热，上攻于目，或血气时行，暴赤肿痛，宜点推云散方见十四问，服明目流气饮方见一问。

第三十八问：目有沙涩流泪，烂弦赤痛者何也？答曰：宜用手法将眼皮翻过，用针轻轻拨破斑疮，取三四次，宜服清毒散，宜点推云散方见十四问。

清毒散：治风湿眼痛。大黄、荆芥、牛蒡子、甘草，水煎服。

第三十九问：目有年深月久赤脉贯睛目，泪出如倾者何也？答曰：心火未除，肺气相搏，故亦宜服泻肺散。

泻肺散：桑白皮、茯苓、黄芩炒俱为细末，每服二钱，灯心汤下。

第四十问：目有胬肉攀睛，红障壅上者何也？答曰：用青龙膏一点，即用手法取之，再点如痛者，加茶调散。

茶调散：防风、羌活、柴胡、甘草、当归、黄芩、生地、川芎、天花粉，各等分为细末，砂糖水调茶汤送下。

第四十一问：目有乌睛突出而痛者何也？答曰：心肝二经受邪，以致毒气上攻，宜服洗心散方见五问，后服洗肝散。

洗肝散：赤芍、细辛、防风、远志、桔梗、甘草、人参、羚羊角、黄芩各等分，水煎服。

第四十二问：目有太阳穴如针刺痛，服药不愈者何故？答曰：心经热搏，上攻于脑，宜用清净膏和鸡子清涂数日，再用手法取之，再点珍珠琥液膏，又外敷赤头散方见三十四问，内服洗心散方见二问加川芎、羌活。

清净膏：南星、薄荷、白芍，各等分为末，用鸡子清调，敷眼眶上。

第四十三问：目有两角烂弦者何也？答曰：风邪外感，热气内攻，先点推云散方见十四问，后点琥液膏。

第四十四问：目有暴发赤肿沙涩难开者何故？答曰：体虚脾弱，酒色过度，宜点珍珠琥液膏，宜服人参败毒散以散热。

人参败毒散：人参、前胡、薄荷、羌活、桔梗、枳壳、陈皮、川当归、川芎、半夏、茯苓、黄连、黄芩、栀子、生地，水煎服。

第四十五问：目有枣花形如锯齿者何也？答曰：乃体厚而多热，或饮酒而多湿，性多躁急，致肝木受伤被风摇动，肝经有损故也，宜点凤麟膏，服蝉蜕无比散方见二十二问，再服黄连败毒散。

黄连败毒散：黄连、黄柏、黄芩、独活、羌活、防风、当归、连翘、藁本、桔梗、人参、苏木、甘草、黄芪各等分，水煎服。

第四十六问：目有临卧而不见物者何也？答曰：雀盲，含糊模棱，非至理也，宜先服苍术猪肝散、蛤粉散。

苍术猪肝散：苍术米泔浸，炒八两，谷精草一两，共为细末，用猪肝一具煮烂，同前药为末，米饮下，食后服，或酒送下。

蛤粉散：蛤粉一两，夜明砂一两，黄蜡化开为丸如枣子大，用猪肝一具，入丸于内，麻线扎，米泔水煮熟，乘热熏眼至温，吃肝并汁，以愈为度。

第四十七问：目有太阳穴疼痛，日夜呻吟何也？答曰：七情之液盛，名曰头风，宜点珍珠散，服太阳丹方见十七问，有翳点推云散方见十四问。

第四十八问：目有拳毛倒睫，上皮搭下皮，有翳膜者何故？答曰：膀胱经热也。宜夹起上皮，灸一壮，用搐鼻散，服地黄丸。如不用夹，只用粉霜敷上亦好。

搐鼻散：并治内外障。麻黄一钱，归身一钱，共为粗末，炒黑色，加乳香、麝香少许，再研细末吹鼻内。

地黄丸：熟地黄、川芎、人参、当归、白蒺藜，共为细末，蜜丸，食后茶下。

第四十九问：目有青膜遮瞳、视物不明者何也？答曰：肾虚也，宜服巴菊枸杞丸。肝经虚热，下弦白，星水眵障，服明目地黄丸方见十二问，先点老膜散方见二十七问，二三日点推云散方见十四问，将愈点珍珠琥液膏，戒酒色。

巴菊枸杞丸：川巴戟去心三两，菊花一两，枸杞六两，肉苁蓉酒洗四两，共为末，蜜丸，每服五十丸，盐汤下。

第五十问：目有斑点者何故？答曰：肝经邪热也，风气相搏，宜服洗肝散方见二十四问、清毒散方见三十八问。

诗曰：偶然气肿不分明，斑点如珠日夜疼。数粒茱萸无二样，变来真是蟹睛形。乌珠攒出针钩破，速备珍珠散更明。此是良医无价宝，济人阴德不为轻金仙作传记。

第五十一问：目有小儿出痘，翳膜遮睛者何也？答曰：浮翳可治，若视之如粉墙白者不治。若障厚者，点老膜散一二次方见二十七问，再点推云散方见十四问，并点蝉蜕无比散方见二十二问。

第五十二问：目有二三岁孩童患之者何也？答曰：乳毒之故，若红肿流泪者，宜服三黄丸。

三黄丸：黄柏、黄芩、黄连共为末，蜜丸，米汤下。

第五十三问：目有出痘眼下皮流脓者何也？答曰：痘之余毒，用三棱针四周拨破，血出为度，将金针蘸清净膏点漏处方见二十四问，宜点珍珠琥液膏，服白薇散。

白薇散：白薇二两，生地一两，白蒺藜一两五钱，防风一两五钱，羌活一两，石榴皮九钱，共为末，枸杞汤下。

第五十四问：目中珠上转如月出东海之状者何也？答曰：名为扶桑翳，皆因肺被心火所伤不安，心火炎炎，魄不守舍，肝家元气不安，宜点珍珠散、洗心粉方见五问，又服补肾丸。

补肾丸：菟丝子、枸杞、白朱砂、青盐、熟地、补骨脂、石斛、巴戟天、酸枣仁、丹皮、小茴香、肉苁蓉共为末，蜜丸梧桐子大，朱砂为衣，盐汤下。

第五十五问：目有如转辘轳渐生内障者何也？答曰：心肾虚耗，水火不交故也，宜点珍珠琥液膏，服加味羊肝丸、返睛丸。

加味羊肝丸：羊肝一具去筋膜，瓦焙干，细辛一两，熟地一两五钱，羌活一两，五倍子一两，白菊一两，防风一两，杏仁去皮一两，菟丝子一两，茯苓一两，枸杞一两，草决明炒一两，青葙子一两，地肤子一两，茺蔚子一两，石决明煅一两，共末，蜜丸，每服五十丸，或酒或盐汤送下，日三服。

返睛丸：川芎一两，白蒺藜五钱，白术土炒五钱，木贼五钱，羌活五钱，细辛五钱，防风二两，熟地二两，独活二两，白芷五钱，荆芥五钱，枸杞五钱，石决明五钱，甘草三钱，天麻二两，菊花五钱，蕤仁四钱，生地五钱，车前子炒一两，青葙子五钱，菟丝子五钱，草决明五钱，共为末，蜜丸，每空心盐汤下三五十丸。

第五十六问：目有患鸡冠蚬肉者何也？答曰：五脏之热血侵贯，待白露或用刀割，宜点冰片琥液膏，服返睛丸即愈返睛丸见五十五问。

第五十七问：目有小儿痘疹患目者何也？答曰：痘乃胎毒，宜服黑豆丸、菟儿丸。

黑豆丸：黑豆一升，黄芩一两，黄连一两，大黄一两，甘草一两，朴硝一两，密蒙花一两，用水三碗，药豆同煎，豆干为度，去药，每服豆三十粒，细嚼米汤下。

菟儿丸：谷精草炒五钱，黄连五钱，人参三钱，栀仁炒五钱，当归七钱，薄荷炒五钱，柴胡四钱，升麻四钱，菟丝子炒二两，共末，空心米汤送下三钱。蜜丸也可。

第五十八问：目有被物损坏其瞳者何也？答曰：瞳神不破，宜服退血散，又服蕤仁丸。

蕤仁丸：蕤仁去皮油六两，黄连一两，石决明煅一两，元精石煅二两，共为末，用黑羊肝一具，竹刀刮去筋膜，切片，瓦上焙干为末，同前药米糊为丸，每服茶送七十丸，重者不过一月见效。

第五十九问：目有上下皮肿而硬者，服药不退，用手法取之不效者何也？答曰：要用手法五七次，宜服升麻葛根汤。

升麻葛根汤：升麻、芍药、甘草、葛根，水煎服。

第六十问：目有不见黑白一片乌者何故？答曰：是肝与肾受风邪也，宜点珍珠琥液膏，服明目地黄丸方见四十八问。

第六十一问：目有紫色胬肉堆满眼者何也？答曰：肝之虚热也。肝木生心火，使血侵于目，将上下眼胞用法取之，宜点推云散方见十四问，服泻肝散方见三问、补胆散方见四问。

第六十二问：目有白花如絮者何也？答曰：肺金不能上应也。因于脾胃太弱不能生金，又兼心火太甚灼乎肺金，气上升散行于目故也，宜服补肺散方见七问，点推云散方见十四问，服平胃散。

洗心散：黄芪蜜炙、甘草、当归、防风、升麻、荆芥、白芷，水煎服。

平胃散：黑豆沙、泽泻、当归、枸杞、白丑、黄芩，共研细末服。

第六十三问：目有肉痣者何也？答曰：用手法微破之，点珍珠散，或在两角可取去血，点推云散方见十四问，宜服地黄丸方见四十八问，服返睛丸方见五十五问。

第六十四问：目有睛上浮翳与黑白不相粘者，何法治之？答曰：可用手法将铜钩钩起上皮，系于鬓上，再点珍珠琥液膏，或点水眼药。

第六十五问：目昏不痛，日出暴泪者何也？答曰：肾阴虚，并心阳亦虚也。宜点珍珠散，服益阴肾气丸。

益阴肾气丸：泽泻、茯神、生地、丹皮、山药、当归、柴胡、熟地、人参、山茱萸、五味子、远志各五钱，石菖蒲四钱，蜜丸，盐汤下。

第六十六问：目患花翳白陷者何也？答曰：肺金被心火克制，金虚不能平制肝木，木反侮金，肾水又枯，不能制火，火更旺而肺金益虚，宜服补肾丸，点水眼药。

补肾丸：人参、白蒺藜、白术、杏仁、苍术、蛤蚧、玉屑、白石脂、车前子、金樱子、旋覆花、五味子、黄精各等分，共为末，每服二钱，米汤下。

第六十七问：目有卒然泪出如倾，陡然翳膜花者何也？答曰：将钱合在上胞居中，用灯心火灸钱孔中一壮，将钱埋在灶前地下，即愈。

第六十八问：眼有野外忽然飞丝入目，疼痛不已，何法治之？答曰：可以服糖煎散，点玉露霜一二次，即愈。或用京墨汁点。如麦稻芒屑入目内，用大麦煮汁洗之。尘物入目，用食盐冲水洗之。又天丝入目，用鳝鱼血点入，以灯心卷出，即愈。

糖煎散：防风、大黄、当归、赤芍、荆芥、甘草、川芎、牛蒡子、防己各五钱，胆草四钱，水煎，入砂糖调服。

第六十九问：目有顺逆生翳，泪多羞明者何也？答曰：胃受寒，脾受热，心肾两虚，宜服补心散方见六问、补肾丸方见十一问，点推云散方见十四问。

第七十问：目有障如偃月而疼痛者何也？答曰：肝经不足，肺气太过，为金克木，宜服汤泡散，又服补肾丸方见六十六问。

汤泡散：当归、赤芍、黄连、蝉蜕，共末，滚水泡，每服二钱，乘热熏眼，温服。

第七十一问：目有内障一聚一散如云掩者何也？答曰：乃是五脏余毒风热上攻，有进有退故也，宜服羊肝丸，点推云散方见十四问，并点水眼药。

羊肝丸：羊肝一具洗去筋膜，黄连三两，当归一两，蕤仁去油一两，先将羊肝入砂锅内煮烂，后入黄连等末，捣为丸梧桐子大，每服五十丸，米汤下。

第七十二问：目有障膜形如垂帘者何也？答曰：头风引邪不能四散，攻入于目，宜服二神散，点珍珠琥液膏。

二神散：车前子、菟丝子酒煮、五味子、枳壳、熟地、当归，共为细末，蜜水调下。

以上七十二症方治，俱系异授，审视明悉，对症用药，手到病除，真能令人有重见天日之功。

眼丹败毒黄连丸

黄连、甘草、连翘、羌活各一两，共末，蜜丸梧桐子大，每服五十丸，白汤下。

上下眼丹流气饮

芍药、茯苓、防风、甘草、柴胡、羌活、独活、川芎、青皮、紫苏、荆芥、麦冬、连翘、石膏，水煎，饱时服。夏月加黄连。

赤眼神效八宝丹

当归一两，防风一两，川连一两，朴硝二两，杏仁去皮尖二十枚，铜青二钱，郁李仁去皮四十九粒，白矾五钱。以上八味，俱要秤准分两，以生绢包之如梅子大，放碗内，倾滚水泡一时，再隔水炖热熏洗，一日五次。

眼科经验各方

瞽目重明经验方：雄鸡胆七个，绣花针七只，每胆用绣花针一只插入，胆管取绒线扎紧管口，用天泉水十六两，瓦瓶盛贮，将胆针浸于水内，盖好勿泄气，放在有风无日处，俟三年后其水及胆汁俱化为浓汁，每日蘸汁搽眼上，约三个月能使眼障消去，瞽目重明。此方一料能治两人。如有预为制好以备送人者，福寿加增，功德诚无量矣。

洗眼神效方：昔彰德太守两目不明，已二十余年矣，无方可治，忽有神人传授此方，须于端午日午时取备，效验如神。

杏叶十片，无根水一碗，煎至八分，澄清洗之。此方依期洗至一年，目如童子，已医好百余人。凡善士流传抄写济人，获福无量。洗目日期开载于后：正月初八日，二月初十日，三月初五日，四月初一日，五月初五日，六月初七日，七月初七日，八月初九日，九月初七日，十月初十日，十一月初九日，十二月二十二日。

仙传异授洗眼方：此方专洗红烂眼边，或内有虫时常发痒，或内有风，见风流泪，或从幼时痘后所得，终年累月红烂眼边，眼毛俱无，皆可洗治。轻者洗半月，重者一月，虽久患至数十年亦能除根，永不复发，其效如神。惟不治时热火眼。真正苏薄荷净叶，每二两约用老姜八两捣汁拌浸一二日，摊开阴晾干。每次用二钱，装盛夏布口袋内，入茶罐内加水一茶杯煎沸，每日热洗三五次。眼要微开，初洗微痛，数日后变痒有效。夏月每日更换，冬月三日一换。如草薄荷则不见效。

治风烂眼方：白矾、铜绿、花椒各等分，外加槐树条六寸，水煎洗。

又方：炉甘石童便煅过，研细末三分，当归二分，胆矾一分，用滚水冲泡，时时炖热洗之，极效。

洗诸般风火时眼经验方：明矾、铜绿各三钱研末，白果、乌梅肉、杏仁各三十个，先将白果、乌梅肉、杏仁捣烂后，入矾、绿二味，和匀，为丸如芡实大，用纱袋包裹，线扎之，投入滚水泡出绿水，以青布时时洗眼，极效。

又方：当归、黄柏、防风、杏仁各一钱，甘草、铜青、胆矾各二分，水煎，先熏后洗。

洗眼边发烂方：炉甘石、黄连、铜绿各五分，共捶碎，用清水泡，露一宿，炖热，频频洗之。

洗远年双目不明经验方：桑树皮一两，烧灰，水一钟煎八分，去渣，洗一年，双目复明。

又方：黄连、桑叶、生姜，三味同煎汤洗，均经验。

洗时热火眼红肿疼痛方：川黄连三分，黄柏、白矾、铜青各一钱，用水煎浓，露一宿，时抹洗之。

又方：生姜切薄片，四围贴皮上，极效。

又方：以童便洗之。或以自己小便滴入眼内，更简便，尤效。

石灰入目，生山栀煎浓汁，不住手连洗一二时，痛止肿消，奇验。

双目肿大，五倍子煎水洗之。

诸物入目，或麦芒入目，用大麦煮汁洗之。

天丝入目，远近患眼翳目攀睛，几欲成瞽，均治，鸡冠花子一钱，野菊花五钱，蔓荆子一钱，三味共煎水，先熏后洗，洗完又用陈柿蒂三个，放阴阳瓦上焙干研末，加冰片少许，水调涂搽，不旬日即愈。

痘风眼迎风落泪，因痘后起者，无论年月远久可治。枯矾、皂矾各一钱，川椒五分，清晨用滚水冲于碗内，上用棉纸隔着，将铜钱一个压于纸上，待自来清水，每日早午晚温洗三次。紧闭目，只洗眼皮，每服可用三日。

七十二种眼症统治方

羊胆一个，入蜂蜜一钱，用线扎紧，两手揉匀，白水煮一滚即取出，用凉水浸半日，去生水，倾内汁点之，治眼皆效。

多年青盲

白犬生子目未开时，取犬乳时时点之，犬子目开眼亦愈。

目热赤痛

田螺一个，入盐花少许，取汁时时点之，热退痛止。

两目红肿赤痛

田中洁净柔泥搓丸撳扁，贴两眼皮，一夜两次，立效。若睡熟，候醒方换。

红赤烂眼弦

雄猪油炼净一两，开口川椒三钱，入油内煎枯去净渣，以研细铜绿五钱入油和成膏，睡时敷眼边周围，次早洗去，连敷数夜即愈。

又方：晚蚕砂，入麻油浸透，研，涂之。

目中生障翳

鹅儿不食草，以此搐鼻塞耳贴目，真去障翳神药也。

又方：荸荠去皮捣烂忌铁器，沥去渣，将浆汁用瓷盘阴干，研细末，每一钱加冰片一分，用簪点两眼角。

又方：乌贼骨研细末，和白蜜点之，亦效。

目中起星翳

荸荠捣汁，洒纸上，候干燥，刮，点目中，即效。

又方：胡椒、韭菜、广皮、橘叶、菊叶、木鳖之类皆可捣烂，以棉裹塞鼻中，过夜则星自落。如日久者，多塞几次亦愈。

火眼初发

青果核，用茶水磨擦，神效。

又方：用生地捣烂贴两足心，并治小儿火眼尤验。

又方：苍耳子滚水泡，熏洗数次。

风火眼点药方

瓦缸一只，放大砖一块，又放皮硝二三斤，每日叫童子以尿浇之，过数月取出放于静室，到九日砖上出硝，扫下，每一两加冰片一分，收之，点火眼大效。出砖之后，可又换大砖一方，再浸再扫，预为制备，方便济人，功德无量。

诸般眼症点眼方

羯羊胆汁和白蜜等分，蒸熟，研成膏，点之，一日泪止，二日肿消，三日痛定，神效。

又方：炉甘石二两用三黄汤淬，海螵蛸、月石各一两，朱砂五分，共为极细末，炼老蜜为丸，化点。

点眼秘方

猪胆一个，用银器盛之，隔汤炖成膏，入冰片少许，点之，能退翳膜。又，胆皮晒干，捻成条子烧灰，点翳，重者亦效。

眼目昏暗不明

十二月桑叶不落下地者煎汤洗之，自愈。

小儿瞳神转背方

取亲父右手中指尖刺血滴入，即如旧。

七针丹眼药方

白菊花、川椒各三钱，青盐、铜绿各二钱五分，胆矾三钱五分，乌梅一个去核，花针七枚用丝线穿好，前药六味研碎，用净水一饭碗拌匀，盛入深碗内，针放药下，再加水两碗，线头露出，碗沿用大盘盖好，隔水放锅内盖好，煮六个时辰。木炭火旺，不失火候，时刻添水，针化丹成，用净绢挤去药渣，瓷瓶装好，放阴地一天即可取用。此药永远不坏，每用少许擦眼外眶、内眼角，少闭片时，立刻见功，真有奇效。惟必须虔诚修制，针化丹成，始能取验。如煮至六时针不化不可用，再须另煮。

眼珠生翳膜外障仙方

用雄鸡，有乌骨鸡更好，肚内有一红色胆如桃式，一名化骨，并非苦胆用取三个，乌梅三个，杏仁七个，川椒二钱，砂仁、青盐各一钱，胆矾三钱，古铜钱一文，新绣花针三枚，将各物入瓷瓶内，以净水二茶杯浸之，其水夏用凉、春秋用温、冬用开水，将瓶封固浸七日，以针化为度。每日将药水洗之，翳膜自退。不论年深日近一切外障目疾，屡试屡验，其效如神。

治眼患流注良法

眼胞红肿，左好而右发，缠绵不愈，故名流注，每日晨早用食盐擦齿后，仍将盐水吐出洗眼，久则神效。

点时热火眼方

瓦松又名瓦葱系屋上所生者，捣烂，用纸摊，放眼胞皮上，如干又换贴，神效。

又方：三七磨浓汁，涂点眼边眶，亦效。

又方：龙胆草一两，于瓦器内熬成膏，除火气，点目极效。

又方：红枣二枚，青矾一分，蒸水洗，时眼火眼皆效。

目忽不见

令人口嚼母姜，以舌舐眼，每日六七次，以目明为度。

烂眼边及痘后烂眼

毡子一块，不论新旧，用阴阳瓦焙成灰，研细末，隔纸摊放地上过一夜，退尽火气，次日取起，量用真麻油调敷患处，每日量为换敷，十日后自能收功。切忌发物。

痘后眼中生翳

令患者仰卧，用黄鳝鱼一条，剪去尾约半米长，使血滴在眼翳上，略闭少顷拭去，每日早午晚滴三次。轻者三日即愈，翳厚者多滴数日，以愈为度。但必须鳝鱼血，每次须换用一条。愈后戒食鳝鱼。

点眼翳方

白盐头一块，早晨放灯上煅至午后，研细末，灯草浸湿沾盐点于翳上，三五日自去。

又方：多食荸荠，十余日自退。

眼中起星

丁香二分，研末，黑枣一枚，去皮，同捣为丸，星在左目塞右鼻，星在右目塞左鼻，二日即愈。

飞丝入目

无论几日红肿如桃者俱可治，细刮指甲末，唾津和点，其丝自聚，拔出。

又，诸物入眼中，用灯心点指甲末于内，即出。

又，头垢腻少许点入，即出。

痘风眼时发时愈

蛔虫揉烂取汁，涂眼边上，永不再发。如无蛔虫，揉蛆亦可。

眼皮赤烂

纹银、青果二味水磨浓汁，和匀搽之。

明目去翳赤息肉并治烂弦风

白矾煅一两，铜青三钱，同研细，每取半钱，以热汤一合泡，澄温洗眼，初必涩，宜闭目坐待，少顷涩止，自然眼开，一日洗四五次，奇效。

小儿眼生白点

取桑枝捣汁，用灯心点之，自退。

远年近日目疾洗方

当归、白菊花各三钱，荆芥、防风、槟榔、陈皮各二钱，古铜钱十枚，同煎水，每服洗三日，每日洗三次。

病后眼蒙

谷精草五钱，石决明用火煅五钱，共为细末，用猪肝炒药末，吃三四次自愈。或蒸吃亦可。

眼皮外满睑生疮溃烂疼痛

真明亮血竭、乳香、没药、扫盆、陀僧等分，共为细末，搽于患处，即愈。

两目夜不见物

用黑羯羊肝一具，不要见水，不犯铁器，以竹刀切开，纳谷精草细末三四两，瓦罐内煮熟，不时空心食之，以愈为度。

治烂弦眼神方

用新鲜苦瓜开一孔，将顶上梅花冰片一分、真麝香半分入苦瓜内，用皮纸包封孔口，隔一宿沥出水，以鸭毛涂搽。

又方：取黑羊胆一个，桑叶焙枯研末，蜂蜜调和入羊胆内，阴干，蒸水搽之。

又方：取猪胆一个，炉甘石火煅一两，草乌一两，共为细末，入胆内，阴干，取出用三钱。另用煅过炉甘石七钱，加梅花冰片少许，为极细末，点眼。

烂弦风眼一抹膏

用原蚕砂新瓦焙为末，少加明雄黄细末，麻油调点。

痘疮入眼

青鱼胆，以灯心涂点四五次，自愈。或用虾蟆胆亦可。

眼珠忽突

云黄连两分，粉甘草一分，梅花冰片一分，硼砂三分，共研极细末，入乳调点眼角，自消。

点眼多泪

鲫鱼胆七个，人乳一小杯，和匀，饭上蒸二次，点之，自愈。

风眼

青矾、胆矾、铜绿、乌梅去核、捣烂等分，水调，将针一只入药水内，露数夜，其针自熔化，以水搽点眼弦。

铁屎爆入目内

用真磁石吸之，自出。养磁石法：拣好磁石用淘金店内针砂养之，久则生毛，可以吸铁。

洗眼复明神方

桑叶一两，烧灰存性，水一钟，煎八分，澄清，洗至一年，不可间断，其眼复明，胜于童子。

附杞菊丸：服此丸可保终身无目疾，更且不中风，不生疔毒。家园甘白菊一斤酒浸焙研，苦者不用，北杞果一斤酒浸焙研，炼蜜为丸，每服四五钱。兼用前桑叶洗之，更妙。

鸡盲眼方大小并治

明雄黄研细末，水飞净，候干，每用五厘，以活鸡剖取热肝擂和，温酒调服。

又方：鸡肝一个不落生水，车前子一钱研末，共捣和，饭上蒸熟，以夏枯草煎汤送下。

又方：石决明、夜明砂均洗研末，雄鸡肝一个，羊肝更妙，以竹刀割开分为二片，入药末二钱合拢，以线扎紧，砂罐内淘米水煮熟，临卧时一顿食完。

鸡盲雀目

苍术四两，米泔水浸一夜，切片炒，研细末，每日用熟羊肝点食三钱，以酒送下，即愈。

明目补肾兼治筋骨疼痛

小红枣十二枚冷水洗净去核，甘枸杞二钱，马料豆四钱，水两碗煎一碗，每早空心连汤共食之，久食自效。

镇肝明目

黄牛胆酿黑豆，俟百日取出，每夜吞一枚，奇效。

目永无疾

甘菊花、甘枸杞等分，研末，炼蜜为丸，时常服之。

清肝明目散

归身、枳壳、菊花、丹皮、白芍、防风、薄荷各八分，川芎、生地、白蒺藜各一钱，柴胡、荆芥各六分，灯心三十根，水煎，食远服。

又，明目方：山蒺藜一斤，捣去刺，慢火炒青盐二两，每用五钱煮汤服之。

眼目昏花

白菊花一斤，开口川椒六两，共研末，地黄汁为丸如梧桐子大，临卧时服五十丸，清茶送下。

眼目肿疼

当归、生地、芍药、羌活、防风各一钱，川芎、白芷、薄荷各八分，生大黄二钱，水煎服。

昏花眼泪

马料豆一升，枸杞子四两，水煮熟，每服三钱，汤送下。

明目去风烂

女贞子即冬青树子阴干，按若干岁服若干粒，风烂即除，极效。

眼皮沿烂

苍术、甘草、荆芥、刺蒺藜炒各一两，研细末，每早服二钱，白汤送下。

风火时眼屡验方

柴胡、当归、半夏、防风、荆芥、白菊花各一钱，白蒺藜、炒栀子各二钱，白芍三钱，甘草五分，水煎，食后服。

治眼流冷泪乌珠痛及羞明怕日

夏枯草、香附、桑叶等分，研末，每服三钱，麦冬汤下。

疳积坏眼

谷精草炒、小青皮炒、青黛、海粉、刺蒺藜、使君子肉各等分，研细末，每服三钱，以羊肝切片药拌蒸熟吃。

眼生内障

熟地黄、麦冬、车前子等分，研末为丸，久服自愈。

眼生偷针又名挑针

用鞋刷自向脑后刷七下，即痛止肿消，初起尤验。

又方：鼻尖上爆灯火一灸，即愈。

又方：用生南星、生地黄等分，同研成膏，贴两太阳穴，肿自消。

眼圈边生泡

用南星以醋磨擦，或红茶磨亦可，时时擦之，数日即愈。

烟渣入目

凡小儿爱吃烟者，误以烟渣入目，切不可用汤水擦洗，愈洗愈肿痛，恐至眼瞎。急用乱头发一团，或棕缨一握，缓缓揉之，烟渣自出，即愈。

灰尘土屑入目

吐津于石瓶上，以人指甲磨浓，用骨簪蘸津点入眼内，连点三五次，尘屑一抹而出。

面　部

面上生疮

此上焦火也，宜清上防风汤：防风一钱，荆芥五分，连翘八分，山栀五分，黄连五分，黄芩七分，薄荷五分，川芎七分，白芷八分，桔梗八分，枳壳五分，甘草三分，水煎服。鹿角烧灰存性，香油调搽，并效。

面上生粉刺

此肺火也，宜清肺汤：连翘、川芎、白芷、黄连、黄芩、荆芥、桑皮、山栀、贝母、甘草，水煎服。

又方：肥皂一两，益母草烧灰一两，捣为丸，日洗三次，忌姜酒，自愈。

面上生黑斑

白附子、白及、白蔹、白茯苓、密陀僧各等分，研细末，卧时将脸洗净，用水和药搽之，次早洗去，数日斑除。

面上生雀斑

白梅肉、牙皂、樱桃枝、紫背浮萍各等分，研细末，蜜和为丸，每日用此洗面，久洗自去。

面上生赘瘤息肉

桑白皮灰一升，风化石灰一升，生鲜铁脚威灵仙酌量煎浓汤，淋二灰，取汁再熬作稠膏，瓷罐收贮，点患处，极效。并可治脚上生鸡眼，亦效。

面上生红黑丹如疥

若不急治，至生遍身不救，用鹿角烧存性研细末，猪油调搽极效。

面上生疔疮

螳螂足一爪不用腿，瓜子仁一颗，同捣烂，放在膏药中央，贴患处，不独疔不外走，抑且咬头烂破不用药，其势渐消。

面上颈上生癣

用灯心成把擦摩，至极痒时，虫从灯草粘出，将灯草浮水，虫即可见，擦摩至十余次可以断根。

面癣如钱

面上生癣如钱大，抓之有白屑者，用绿豆捶碎，以纸蒙碗口，针刺多孔，以碎豆铺纸上，拑炭火一块烧豆，豆灼尽纸将焦去豆，揭纸，取碗中流下豆水涂之。

又方：鸡蛋一个，浸在真好米醋内，七日七夜其蛋自化，治癣时先以穿山甲刮破患处，即将醋化蛋绞汁搽之。

又方：雄黄、滑石、硼砂各一钱，研细搽之。

颈面花癣

以核桃树叶擦之，或以腊梅花叶擦之。如老年人头颈燥靥痒痛，以熟地汁涂之，均皆极效。

面上点痣方

用小刀剃破，以鸦胆子研末搽之，数日自落。

又方：小鼠子红皮尚未生毛者，石灰和捣极烂，阴干，临用时以水润湿点痣上，其痣自落。

又方：皮硝、胆矾、五倍子各五钱，煎浓汁，笔蘸点痣，自落。

面目打伤青肿

以生半夏研细末，水调涂之，青肿即消。

须 发 部

立刻乌须

酸石榴一个去顶，白砒三分，研末入内，将原顶盖好，过七日化水，取水将须稍浸，良久，黑色到根。

又方：石灰、白碱、轻粉、黄丹各等分，研为细末，用滚水调搽，搽毕即以冷水洗之。

又方：好墨一块，填在凤仙花粗梗内，外用麻扎紧，霜后取出，磨墨点之。

又方：采鲜覆盆子榨汁，涂之。

乌 须 发

胡桃外面青皮压油，涂之。

拔 白 转 黑

狗胆汁涂之。或白犬、青犬，皆妙。

令 发 长 黑

熊胆、蔓荆子等分，为细末，和匀醋调，涂之。

令 发 不 落

榧子三枚，胡桃两个，侧柏叶一两，捣，浸雪水梳头，其发永不脱落，而且光润。

妇女头发黄白

黑豆一升，青石榴一个，捶碎，入好醋三升煮烂，去豆，再煎至一升，收贮，每早敷发则黑润。

妇女秃发再生

川椒一两酒浸，每日涂之，其发自长。

又方：诃子三钱，青果五钱、山柰、官桂、樟脑各一钱，香油二两浸数日，每日手蘸油擦发处三十六下，日后短者长，无者生矣。

又方：侧柏叶阴干研细，以香油浸之，每朝蘸刷头，生发且黑。洗头发用猪胆汁入汤沐发，洁净而且光润。

发际出血

人忽耳后发际瘙痒，小窍出血，用止血药不效者，此名发泉，取多年粪桶箍烧灰敷之，即止。或用炒甲片研细末掺之，亦止，并治指缝出血及各处出血不止，均效。

小儿头发枯黄

取饭甑盖气水常沐儿头，久之生发，自然黑润。

须眉脱落头秃发落一切风疾

大小胡麻各一钱，枸杞根五钱，独活一钱，车前草三茎，桂花枝头三钱，丝瓜叶三片，鲜首乌二钱，天仙藤钱半，绍酒二斤，将各叶泡酒饮之。如遇须眉欲落，将酒涂于落处，并可止落。

蛀发毒癣

预用活蜈蚣三条，浸油内七日听用，再量用生木鳖切片，水浸数日，入锅煮极透，取汤用，即令剃发，将木鳖汤先洗头癣，再以蜈蚣油搽头，至愈日为止。或用草乌微火炙脆，研细如粉，醋调，每日涂三次。戒食黑鱼。

鬓　疽

两鬓忽然红肿生疽，高突数寸，头面眼鼻俱浮肿，状异平常，此阴毒也，银花三两，白芷三钱，川芎八钱，当归一两，夏枯草三钱，未溃煎服一剂可消，已溃四剂可愈。

眉毛忽长奇病方

眉毛上忽生一毛，长尺余，触着大痛，名曰血瘤，断之即流血不止而死，陈艾一团，放瓦上烧烟，离长眉毛寸许熏之，即能缩短，病除，至来年初夏再熏，永不复发。

鬓边疽数年不愈者

用猪、猫头上毛各一撮，煅成灰，又雄鼠粪一粒研末，用清油调搽，立愈。

耳　部

专治耳聋耳沉气闭底枯等症

九节菖蒲一钱，九孔石决明火煅两钱，白通草五分，荷花瓣三片不论红白干鲜皆可用，共煎作茶，常服自愈。

诸 般 耳 聋

用好新铁片三块咬口内，将好磁石塞两耳内，静坐，其耳忽鸣，有顷刻即通者，有数日而后通者。

年久耳聋方

雄鼠胆汁，入麝香少许，滴入耳中，能开三十年耳闭，极效。如不能得，用龟尿滴之，亦大有奇效。

耳闭不通

细辛、石菖蒲、木通各一分，麝香一厘，共为细末，用棉裹塞入耳中，即通。

病后耳聋

用小珍珠两粒，以生半夏粉一钱，将珠入米汤内打湿，滚半夏粉在上约黄豆大，将丝棉裹好放入耳，七日即聪。

治耳聋神效方

生地四钱，白芍二钱，怀牛膝二钱盐水炒，丹皮二钱，知母二钱盐水炒，广皮一钱，枳壳二钱面炒，黄柏一钱盐水炒，泽泻一钱，防风钱半，黑豆皮二钱，活磁石二钱焙研极细为引。耳聋多因火盛水亏，照方煎服数剂，奇效。

又方：巴豆一粒，斑蝥三个，片、麝各少许，共为细末，以葱蜜和研，丸如麦形，用新棉裹入耳中。如耳中响声如雷，不必惊骇，俟三七日后乃取出，神效。此药切忌入口。

耳忽大痛

用铁刀磨水滴入耳中，即愈。

又方：用芭蕉根捣汁滴入耳中，尤效。

又方：用郁金磨水滴之，亦效。

耳中常鸣

用生地黄切断，纸包火煨，塞耳中，数次即愈。

耳内常流水

海螵蛸一钱，枯矾一钱，麝香一分，干胭脂五分，共为细末，吹入耳内，即愈。

又方：香附研末吹入，亦愈。

耳内出血

此方并治痘出而即靥者，人牙煅存性出火毒，加麝香少许，共研细吹之。如有痘出而即靥者，用酒服即出，此方两治并效。

耳内流脓

用海螵蛸一钱，枯矾一钱，麝香一分，干胭脂烧灰存性五分，共为细末，吹入耳内少许，即愈，大人小儿皆效。

又方：枯矾研末，入麝香少许，或吹入耳内，或棉裹塞入亦可。

又方：油胭脂、水粉拌匀，捻成末，吹入耳内，亦愈。

耳烂流脓血

陈皮、灯草烧灰各一钱，冰片少许，共研匀，吹入耳内，即愈。

耳内外生疮

五倍子炒，研为细末，水调敷之，自愈。

耳聋

老雄鸡用好酸醋炒之，摊极冷，七炒七摊，须防虫蚁，用清水少许加食盐蒸吃。

又方：真石菖蒲、木通、全蝎、胭脂边各五钱，真麝一分，共为细末，用黄蜡三钱溶化，待微冷，入前药和为丸如枣核样，瓷瓶固收，用时以棉裹塞耳，两日一换，以愈为度。

耳　闭

北细辛一分，石菖蒲一分，木通一分，皂荚半分，麝香五厘，共为细末，棉包塞耳中，少顷抽出，即通。

耳聋不疼痛

用启窍散：熟地二两，枣皮、麦冬各一两，志肉钱半，枣仁、柏子仁、真云神各三钱，北五味二钱，石菖蒲一钱，服四剂耳中必响，再服十剂，外用龙骨一分，雄鼠胆一枚，真麝一厘，梅花冰片三厘，研绝细末，分作两丸，棉裹塞耳，不可取出，过一昼夜即通。

馋　耳

用纸捻先于耳内净脓，再加枯矾、发灰、银朱等分，麝少许，吹之，又剪鳝鱼尾血滴之。

耳冻肿痛

白蔹、川柏等分为末，酒调搽，即愈。

耳内拔脓法

漂苍术、油头发，用大竹筒钻一小孔，装药筒内，烧药吹烟入耳，脓自流出。

耳内生粒

如棉子大极痛，名耳定，用老鼠刺叶又名十大功劳叶剪取叶尖，瓦上煅灰存性，研细，加冰片少许，吹之入耳中，自愈。

小儿耳内出脓水久痛不止方

枯矾一钱，煅龙骨一钱，黄丹二钱，海螵蛸二钱，麝香二厘，干胭脂七分，烧存性，共研细末，先用棉拭干脓水，再将药末吹入耳内，即愈。

耳 疔 方

荔枝瓦上煅存性，研细末，麻油调，敷耳外，内疔即消。

治耳肿闭塞痛极急救方

白鲞鱼牙齿一对用火煅，陈皮炒黄色一钱，冰片、麝香各五厘，共研细末，放入天葱管尖内，塞入耳中，即愈。

诸 虫 入 耳

以菜油少许滴耳内，其虫即死。用猫尿滴入耳中，其虫自出。取猫尿法：用生姜擦猫鼻，猫即尿。

又方：桃仁、松子仁各一个，捣烂，将油浸透纸上，以纸捻入耳，诸虫闻香即出，不必扒挖。

治壁虎尾入耳

以龙爪葱插入耳内，一时其尾自出。

治臭虫入耳

用鳖甲烧烟熏耳，其虫立死，无害。过后可服菊花汤三日，以解火气之患。

小儿耳前耳后生疮

黄柏、枯矾、海螵蛸、滑石、龙骨各等分，共为末，如湿用干擦，如干用猪油调敷，神效。

耳 疮 耳 鸣

用生川乌水泡透，削如枣核，塞耳，日夜换三次，即愈。

得新鲜者更妙。

忽然耳聋

用木耳一撮醋炒，白糖拌食。

耳内痛

取池塘内久浸之竹，用刀劈开，取节内水滴入耳中。

耳后生血瘤时流鲜血不止

真田州三七用酒磨，搽之，立止。

耳底痛

用生鲜虎耳草捣取汁，滴入耳内，数次即愈。

头面部

偏头风即半边头痛

川芎、白芷各三钱，明天麻姜汁炒二钱，蔓荆子二钱，黄芩、桔梗、羌活各钱半，枳壳一钱，细辛五分，陈皮一钱，当归、生地各三钱，陈茶二钱，水煎服。右边痛加白芍、薄荷。外用靛脚敷之，即愈。

又方：甘松、山柰、白芷、川芎、藁本、甘菊、羌活、防风、荆芥各一钱，北细辛五分，水煎服，三帖可除根。

又方：莱菔子五钱，酒酿半杯，炒干，摊贴痛处，片刻即止。

又方，牛蒡子一两，炒研为末，每服用赤砂糖三钱煎好，和烧酒调服，稍醉即取棉被盖头出汗，即愈。如汗少，将药服尽，永不再发。

偏正头风半边或两边俱痛

甘松、山柰、白芷、川芎、藁本、菊花、防风、荆芥各一钱，细辛五分，水煎，临卧服，盖被出汗，即愈。

又方：白槿树花子三钱，僵蚕、升麻、款冬花、天麻各钱半，葱头二个，姜皮三片，水煎，先熏鼻眼，待温即服。如头痛甚者须发汗，轻者不必发汗，四服即愈。

又方：石菖蒲根捣汁，冲酒服。如无鲜者，即以干石菖蒲水泡捣汁亦可，至多不过三四服即愈。

偏正头风外治法

用旧小衬帽极油者烧灰，入姜汁一两，煎水洗，极效。

又方：细辛、白芷各等分，为末。如热痛用水，风痛用酒，以笔调匀，涂痛处，即愈。

又方：上白面一杯，用水调匀作一圈，敷痛处，以食盐填满圈内，上加艾绒一丸，燃香火灸之，徐灸痛徐止，痛止勿灸。

又方：萝卜捣汁，用一匙加麝香少许调匀，仰卧注鼻孔内，左痛注右，右痛注左，两边俱痛，两鼻俱注，均极神效。

又方：陈荞麦面作饼，乘热贴于头上痛处，外用包头扎好，出汗，风毒尽收入饼内，两次即愈。

又方：生绿豆不去皮，装入枕内，常常枕之，能治风热头痛，并能明目。

又方：蕲艾叶四两，白菊花四两，用布袋盛之，加在枕上作枕睡，永久不头痛。

头痛熏鼻法

藁本、细辛、香白芷、辛夷共研细末，分为四分，用纸四条卷筒，将火点着以烟熏鼻，日熏二次，即愈。

又方：天南星一个，艾叶五钱，烧烟熏之。

又方：鲞鱼头从中分破，左痛用右边鱼头，右痛用左，炭火上烧烟熏鼻，其痛即止。

又方：藁本、牙皂共为末，纸卷烧烟，附鼻熏之。

又方：细辛去叶一钱，雄黄三分，研细末，左痛吹左鼻，右痛吹右鼻。

又方：牙皂、白芥子研细末，头痛时嗅少许入鼻内，并可除根，屡试屡验。

久年偏正头风

川芎、白芷各二钱，共研末，用黄牛脑子一个切片，同药末入瓦罐内，加白酒炖熟，乘热和酒食之，尽量一醉，睡醒如失。

又方：鸡蛋三个，入川芎末三钱，和匀炒熟，食数次即愈。

诸风上攻头目昏重风痛

鸡苏薄荷叶四两，荆芥二两，羌活、防风、香白芷、炙草各一两，细辛五钱，共为细末，蒸饼糊为丸，每服二钱，清茶送下。

风寒湿头痛

采单瓣白凤仙花一瓶，以烧酒浸满蒸熟，冷去火性，随量饮之，以出汗为度。

寒热头痛

用葱头一握煎汤，加童便一杯兑服，甚效。

寻常头痛奇方

全当归整的五钱，川芎五钱，水煎服。

又方：川芎、茶叶各一钱，水煎服。

又方：生姜一大块破开，入雄黄末于内，用湿纸包煨，乘热贴两太阳，均奇效。

头风痛极急救方

乌梅一个去核，斑蝥二个去头足翅，僵蚕一个，桂心不拘多少，用烧酒共捶烂，作丸如绿豆大，贴痛处，以万应膏盖之，立刻起泡止痛，三日再揭去膏药。如贴处肉烂，单用万应膏贴数日，自可收功。

又方：桑枝木烧灰，用开水淋汁，乘热熏洗，亦即神效。

贴太阳穴法

八月初一日清晨取百草头上露水磨墨，点两太阳穴多次，头痛可保不发。

太阳痛方

生姜三片，皮纸包好，用水透湿，入灰火煨熟，以两片贴两太阳，以一片贴印堂中，用布缚之，即愈。

老年头风眩晕

白羊头一个，如常治法，日常食之，自愈。

头昏方

每日早用茯神五钱，豆腐皮五张，煮服，即效。

巅顶头痛一切脑寒风疾

藁本、川芎、防风各一钱，荆芥穗钱半，生金银花二钱，如无生鲜即用干金银花亦可，枸杞藤一两，煎水服。如遇风痛不止，急用煨姜贴太阳之法，最妙。

偏脑疼痛

白鸡冠花向阳之子晒干为末。每用一钱五分，黄酒调服。

脑漏

马兜铃五钱，麻黄三钱，北五味二钱，甘草二钱，水煎去渣，入砂糖半钟调服。

又方：苍耳子、辛夷花各三钱，水煎服。

又方：猪肺一具洗净，入开口川椒，照人年纪数每岁三颗，装入肺内煮熟食之。

脑流臭气

蕲艾叶半斤，黄酒五斤煎服，即愈。

偏正头疼眼花生翳

鹅儿不食草二钱，川芎一钱五分，青黛五分，冰片五厘，共研极细末，代作鼻烟。

头面发肿猪头风

野苎麻根捣极烂，敷之，即愈。

大头瘟

其症头面腮颈肿胀极大，形如虾蟆，又名虾蟆瘟，寒热交作，甚者破裂出脓。不可敷药，恐毒气入内，以致不救。久制人中黄三钱，温水冲服。

又方：马桶砂火煅研末。每服二钱，开水下。

又方：贯众、黑豆炒、僵蚕各三钱，葛根二钱，甘草一钱，水煎服，外用井底泥调大黄、芒硝涂之。

又方：用马兰头，日敷数次，神效。

又方：生大黄四两，姜黄二钱五分，蝉蜕六钱五分，俱研细末，姜汁糊丸，每丸重一钱，蜜水调服，大人一丸，小儿半丸，外用靛青调涂患处，干又再润涂之，极效。

又方：用靛青花三钱，鸡子清一个，烧酒一碗，共打匀吃下，即愈。

猪头风方

明朱砂、明雄黄、巴豆霜去净油各一钱，真牛黄五分，共研细末，枣肉为丸粟米大，一岁一换，酒送下。

羊头风方俗名羊纤风

黑羊粪瓦上焙干，为末，每服一钱，糖汤送下。

头颈后结核或赤肿硬痛

生山药一条去皮，蓖麻子两个，同研，贴患处。愈后忌食鳝鱼。

项后生疙瘩

肉色不变，不问大小，年深月久不愈，生山药一条，蓖麻子仁十个，共研匀，摊帛上贴之。

鬈毛疮

生头上如葡萄状，黄柏一两，乳香二钱五分，共为细末，槐花煎水调敷。

火珠疮

形如珠，始生头上发中，相染不已，生萝卜捣烂，醋浸，频频敷之。

头上软疖

用大芋头捣烂，敷之，即愈。

头上癞疮

用大鲫鱼一只，破开纳硫黄于内，放瓦上焙枯，研细末，和麻油调搽，数次即愈。

远年头风

头痛时常发者，用手指挨揿头上有一处掐着更酸痛者，即以笔记之，用斑蝥一个去头翅足，研末，安于所记痛处，盖以小黄蚬壳一个，用包头扎好，过夜起一小泡，以针刺出黄水，其痛若失。试验数人，愈后多年并不复发。

云头风块

颈上忽生肿块，甚者以致不省人事，以地肤子同生姜捣烂，酒冲服，盖暖汗出即愈。

年老气血虚头痛

生地酒浸三钱，白茯苓二钱，山茱萸一钱，山药三钱炒，丹皮二钱，泽泻一钱，知母一钱，黄柏用酒炒黑一钱，水煎，数服即愈。

头上生脑疽

生在头顶上者始名脑疽，若正偏对口，非同此症，如饮食知味犹可救，用五圣汤：银花八两，元参三两，麦冬三两，生黄芪四两，真台党二两，水煎服。四服渐愈，改用十全大补汤，四服后再改用八味，恣饮可痊愈。

天罗散治鼻流黄水，头脑晕痛

丝瓜藤取近根处三尺许，烧存性为末，每用三钱，食后黄酒送下，极效。又，另用桃叶作枕。

头上生蛆

有人头皮内时有蛆出，以刀刮破皮，用丝瓜叶捣汁搽之，其蛆尽出，即愈。如无丝瓜叶，以杨柳叶代之，亦效。

头风耳内常鸣

有人脑中似如鸟雀啾啾之声，耳内常鸣，以芎归汤治之，再以制南星、防风各一两为末，以真黄牛脑子蒸熟捣丸，每服三钱，酒下，即愈。

头面突肿

有女子患乳痈，突然肿及头面，以蚯蚓粪晒干为末，用开水调搽头面，即全消矣。

头面生小疮

头面无故生小疮，痒甚，次日即头重如山，又次日面目青紫，用回生至圣丹：生甘草五钱，银花八两，元参三两，蒲公英三两，川芎一两，天花粉三钱，水煎，一服即愈。

又方：用黑虎汤：元参八两，柴胡三钱，生甘草一两，以水十大碗煎至三大碗，二日服完。生于头面，加川芎一两，附子三分；前后左右，加当归二两，甘菊一两，附子三分；生于四肢，加附子五分，白术二两，茯苓一两，一服即愈。

云头白癜

用茄子花擦之，即愈。

又方：用红花擦之，永不再发，极效。

头上生癞

火焰蛇一条蛇即红白相间者，或乌蛇更妙，水一大罐将蛇浸死，去蛇，用谷数升浸罐内，水干，用鸭一只，将谷与鸭食完尽，再将鸭宰烹，渐次食完，其骨缝筋髓总要食无余剩。或将蛇浸酒，去蛇饮酒亦妙。

又方：瓦砖烧热，用葱煎鸡蛋安放砖上，以头就热气熏之，虫出自愈。

又方：用熬鸦片烟纸，热水和湿，敷贴头上，极效。

头上肥疮似癞非癞

川椒壳、枯矾、樟脑、松香、轻粉共为末，和淡猪油杵融，取青布包药为条，将老松节劈至半开，纳布条于松节内，用火烧燃滴油，将瓷碟盛接，候冷搽患处，极效。并可治诸疮毒。

头上发癞皮厚生疮

或出血如疥，或痛痒，或干湿作痒，似虫非虫，外治不效，此气虚也，宜服煎剂：蜜黄芪三两，当归二两，防风二钱，漂苍术一两，麦冬一两，酒芍一两，银花二两，熟地、玄参各一两，生甘草、荆芥、花粉各三钱，枣皮五钱，水煎服，十剂可愈。切勿减轻分两。

秃头疮方

独核肥皂一荚，将砂糖填满其中，入巴豆两粒扎好，以盐泥涂封，煨煅存性为末，加槟榔一钱，轻粉五分，研匀，用香油调敷，敷时先剃头，用灰汤洗过，又用热水再洗，然后拭干搽药。

又方：用生黄豆炒黄为末，香油调搽。

又方：荞麦面炒黄一两，硫黄五钱，研细和匀，或羊油或羊髓油调搽。

又方：羊粪晒干研细，过绢筛，用老鼠煎油调搽，三五次即愈，且能生发。

又方：芒硝二钱，牛膝三两，以上二味用水煎，加童便半杯兑服，立愈。

又方：用烧酒曲捣碎为末，真麻油调敷疮上，或以布纸遮隔，干即除去再敷，连敷数次，其疮自退，三月后长发更甚矣。

又方：用杏仁炒熟，不拘多少，乳香、没药各一钱，共捣如泥，先以花椒水洗过头疮，每日擦抹三次，即愈。

头上白秃

用生鹅油涂在头上，将旧鞋底洗净烤热擦之，擦尽白皮，一连数日，即可净去。

又方：大鳝鱼捣烂，敷之，亦效。

白秃癞疮

百草霜要烧茅草者、明雄黄各二钱五分，枯矾、榆皮各三钱，轻粉五分，石灰窑内烧红流结土渣二两，共研细末，用猪肝汁调搽。

秃头癣癞

大蜂房不拘多少，用生白矾末填孔内，以破罐底或瓦片盛之，房口向上，用炭火煅，令白矾化尽为度，候冷研细末，腊猪油和涂，三五次可以除根。

又方：白矾研细末，用猪胆汁调搽。

又方：麦芽、元明粉、元参各二钱，共研细末，多用烟油调和，剃破，连日擦之，不可间断，不痛不痒，除根乃止，倘间断仍恐复发。烟油即烟店烟叶榨出之油，总以烟油多为妙。

鼻　　部

鼻衄不止

头发烧灰研末，以少许吹入鼻中。外用一钱，清水冲服。

又，独蒜切开贴手脚心即止。左鼻贴左，右鼻贴右。

又，胎发烧灰，加乌梅一个火煅，共研末，吹鼻中。

又，麦冬去心、生地各五钱，水煎服。外以薄荷塞之，即止。

又，干萝卜菜、猪精肉同煮食。

又，白及研末，唾津调，涂山根上，仍以水冲服一钱。

又，萝卜捣汁半盏，入酒少许热服，并以汁注鼻中。

又，白马尿敷头上，即止。

又，藕节捣汁饮之，并涂鼻中。

又，菜花五钱，水一钟煎服。

又，陈年金墨磨浓，以灯草蘸塞鼻内。

又，真香油以少许滴入鼻中。

又，以盐汤水温浸两足。

又，多年尿器中垢新瓦上烘干研细五钱，麝香少许，用温水一碗调匀，缓缓服之，尤效。

又，大蒜二个捣敷足心，左患贴右足心，右患贴左足心，两鼻出血，两足心并贴，极效，兼治虚火上升，眼目肿胀。

又，山栀子烧灰吹之。

又，粟壳烧存性研末二钱，煮粥食。

又，蓼草根一团，塞鼻孔内一时辰，则终身不发。

又，胎发、龙骨等分，焙成灰，同乌梅炙脆研细，吹入鼻内。

又，淡紫草一斤，不用盐，随作饭菜食，俱可以五日或十日内食完，永不再发。

止鼻血歌曰：石榴花瓣可以塞，萝卜藕汁可以滴。火煅龙骨可以吹，水煎茅花可以吃。又曰：墙头苔癣可以塞，车前草汁可以滴。火烧莲房可以吹，水调锅煤可以吃。又曰：旱莲草捣可以塞，妇人乳汁可以滴。粟壳烧灰可以吹，乌贼骨末可以吃。

鼻流黄臭水

丝瓜藤近根三五尺烧存性，为末，酒调服，即愈。或老丝瓜去皮去子，火煅为末，酒下，亦效。

鼻中臭气

赤芍、黄芩、藁本、生地、黄连、石菖蒲、远志、甘草各八分，水煎服。

鼻渊脑漏

石首鱼脑骨二三十枚，火煅为末，每服五分，酒下，先用一二分吹鼻中，不数服更不复发。

又方：百草霜研细，空心水调服一钱。

鼻出臭气或鼻脓腥臭

用秤星树根常煎水服之。若成肺痈者，再用白及研末，米汤调下。

鼻中生疮

川黄柏、槟榔共为细末，猪油调搽，极效。

鼻孔生干虫

用马蹄草放在坛子内，加香七醋平草上，将鸡蛋一个安入，置本人床下，一夜换蛋一个，数日即愈。

赤　　鼻

用豆腐水煮硫黄三次，取净硫黄二钱，轻粉一钱，金色陀僧一钱，白芷一钱，白矾五分，共为细末，以唾津涂药末搽之。

又方：硫黄五钱入布袋内，外用豆腐煮透，元明粉五钱，朱砂五分，冰片三分，共为细末，晚间以唾津和药末搽之。

鼻血时来不止

用荸荠去皮，温茶内泡热，多食即除根，不必服药。或用新鲜侧柏叶煎汤代茶，常服。

鼻渊并治鼻疮

辛夷研末，麝香少许，和匀，以葱白蘸塞鼻中，数次即愈。

鼻皶鼻瘤等症

苍黄纸烧灰五分，胭脂渣烧灰五分，兑酒醋各一匙，开水冲服二三次，即愈。

鼻　　痔

明矾一两，蓖麻子七个，盐梅五个，麝香少许，共捣为丸，棉裹塞鼻内，清水流出，息肉自下。

鼻塞不知香味

皂角、辛夷、石菖蒲等分，为末，棉裹塞鼻中，即通。

酒　皶　鼻

生鼻准头及两边先红后紫，久变为黑，最为缠绵，用荸荠不时涂之。

又方：密陀僧一两，研细，用人乳或蜜调和如薄糊，每夜略蒸，待熟敷面，次早洗去，半月仍好如旧。

鼻　赤

亦酒皶粉刺之属。硫黄、皮硝各等分，研极细末，临卧涂之。

肺火赤鼻

连翘仁为末，每早服三钱，汤送下，另用硫黄研末，水调搽患处。

治鼻内生疔

烂黄鸡粪、荔枝肉同捣烂，涂上，即愈。

齿　部

齿缝出血不止

一名牙宣，又名齿衄，梧桐子研细末，纳缝中，自止。

又方：百草霜敷之可止。

又方：枸杞子煎汤，徐徐漱之，吞下即止。枸杞子根俱可用。或川芎煎汤，或麦冬煎汤，或黄柏煎汤，作漱作饮，各方均经有人效验，故特记之。

又，五倍子烧，研末擦之。

牙宣露痛

丝瓜蔓藤阴干，火煅存性，研末，擦牙缝，即止。

牙龈肿痛

瓦松、白矾等分，水煎，徐徐漱之。

牙龈臭烂

芥菜根烧存性，研末，频敷患处。

牙疳臭烂

黄柏、青黛各一钱，冰片二分，共研细末，擦患处。

走马牙疳

蛔虫瓦上焙干研细，加青黛、冰片少许，共研匀，吹入。

又方：青黛、黄柏、枯矾、五倍子炒、铜青、硼砂、开口川椒炒等分，共研细末，先用米泔水漱过，将药搽之。

骨槽风痛

因延久已成多骨，或牙龈肿胀，齿缝出脓，或面无端肿痛，楝树果去核，捣烂敷患处，数次即愈，并能退出多骨，真神验秘方也，切勿轻视。

牙龈溃烂及穿唇破颊并口疮

胡黄连五分，胆矾五厘，儿茶五厘，研末，擦牙极效。

牙关出血如一线

槐花略炒，研末，以指头蘸末涂牙关，血止为度。

又，牙根出血名牙泻，草决明煎水，噙之，即愈。

牙龈溃烂或痘后遗毒

人中白二钱，熟石膏二钱，牙硝一钱，轻粉五分，共研细末，频擦，无论大小男妇治之皆效。

男妇齿痛腮颐溃烂

月石、青盐、没石子各一钱，熟石膏二钱，洋青黛八分，共为细末，先用凉水漱口，然后将药搽之。

牙痛擦药神效诸方

雄黄精、明矾各三分，牙硝一钱，冰片三分，共为细末，每用一分擦患处，流尽涎牙痛即愈。

又方：青盐、火硝、硼砂、蝉蜕各一钱，共研细末，不论风火虫牙，擦上即愈。或能再加冰片少许更妙。

又方：海螵蛸为末，擦患处。

又方：川牛膝五钱，生大黄二钱五分，熟大黄二钱五分，共研末，擦之，即愈。

牙痛噙药经验诸方

生草乌、雄黄、胡椒、麝香、蟾酥等分，共为细末，用绢包噙痛牙上，痛立止。

又方：巴豆一个，入火略烧去壳，胡椒三粒，同捣烂，用薄棉包药放痛牙上，以痛齿咬定，流出许多涎水，勿令咽下，良久取出，痛即止。若一二个牙痛，多系是虫牙，去胡椒，改换花椒，尤妙。

又方：乌梅一个，生甘草七分，冰片一分，共捣为丸，含口中，使其流出许多清涎，牙痛即愈。

牙痛漱口经验诸方

辛夷、花椒、蜂房、防风各等分，煎汤漱之，痛立止。

又方：生鲜地骨皮即枸杞根不拘多少，洗净，削取嫩皮，石器捣碎，用河水半碗、井水半碗浸片时，将浸水漱口，热即吐出易之。

又方：桑根内皮、槐根内皮、柳根内皮、榆根内皮、楮根内皮俗名榖树、椒根内皮、苦楝子根内皮均各三钱，捣烂，煎水一碗，温噙数次。

又方：杉木皮煎汤，漱之。

牙痛煎剂经验诸方

甘草五分，防风、青皮、荆芥各一钱，丹皮、生地、升麻各二钱，上七味为主，再看何牙痛加入何药煎服。应加何药，牙齿部位开列于后：左尽上牙属胆：羌活、胆草。左尽下牙属肝：柴胡、栀子。上左中牙属胃：石膏、白芷。下左中牙属脾：白术、白芍。上正门牙属心：麦冬、黄连。下正门牙属肾：黄柏、知母。上右中牙属胃：石膏、白芷。下右中牙属脾：白术、白芍。右尽上牙大肠：大黄、枳实。右尽下牙属肺：黄芩、桔梗。

以竹叶、生姜为引，水煎，二帖即愈。如满口痛，加人参五分。

牙痛通治方

元参、生地各五钱，麦冬二钱去心，丹皮、泽泻各钱半，以此方为主，后随症再加：如上四门牙属心火，加条芩、木通、灯心；下四门牙属肾火，加知母、黄柏、元参；左边下牙属肝火，加胆草、白芍、柴胡；左边上牙属胆火，加青黛、苏叶；右边下牙属肺火，加桔梗、桑皮、条芩；右边上牙属脾火，加石膏、竹叶、元明粉，以上俱加一钱，水煎服。对症加药，自是效验如神。

风火牙痛

松木节一小片，放痛牙上咬定，即愈。

又方：用生大黄末调烧酒，刷腮外，痛即止。

风牙痛

苡仁根四两水煎，含漱，冷即易之。

又方：荔枝连壳烧存性，研末擦之，痛即止。

火牙痛

生石膏研末擦之，且能固齿。

一切牙痛

木耳、荆芥等分，煎汤频服。

又方：菖蒲根于端午日午时用盐水泡之，晒日中，过时取起，收入瓷瓶，勿令霉烂，用时切一薄片贴痛处，即愈。

治虫牙痛方

用磨房驴粪泥烧灰，趁热将青布包咬痛牙处，俟流出涎，以碗加水接视之，见虫在碗上，神效。

取牙虫法

杨梅根皮、韭菜根白、厨房案板上刮下泥，三味相等，捣匀，贴两腮上，半时其虫从眼角而出。

虫牙漱口方

苍耳三十个，川椒三十粒，小黑豆三十粒，陈腊醋一碗煎半碗，常温漱。

虫牙擦药方

五倍子一个，钻一小孔，填盐满，火煅，研末，擦数次，永不发。

牙齿摇动方

生地二两，白蒺藜炒去刺二两，制香附四两，青盐一两五钱，没石子大者四个，补骨脂炒二两，共为细末，早晨擦牙，津液咽下，牙齿自然稳固不动。

齿落重生方

公老鼠一个，剥去皮肉，尽用骨，放瓦上焙干，再用白芷、川芎、地骨皮、桑皮、川椒、蒲公英、旱莲草、青盐、川槿皮各三钱，麝一钱又方以香附一两易之，可不必用麝，共研细末，每日擦牙，牙落可以重生。

固齿明目散

槐枝叶、柳枝叶，不拘多少，切碎，水浸三日，熬汁去渣，入青盐、白盐各二两，同汁熬干，为末，擦牙吐出洗眼。

擦牙药方

细辛、生石膏各三钱，川椒、生矾、青盐各二钱，共为末，擦之。

又方：姜黄、白芷、细辛各五分，共为末，擦痛处，过后以盐汤漱口。如遇外面赤肿，去姜黄，加川芎。

又方：荜茇、细辛、潮脑，三味共为细末，擦牙，立刻满口清凉，低头流尽清涎，温茶漱口，切莫咽下，一切牙痛多擦数次即愈。

立止齿痛一笑散

火硝一钱，冰片二分，明雄一分，元明粉五分，共为末，擦患处，数次即愈。

又云：一撮花椒水一钟，细辛白芷与防风。浓煎漱齿三更后，不怕牙痛风火虫。

取痛齿法

如牙齿欲落不落，痛极难忍，饮食不便，不得不取去者，用白马尾烧灰存性为末，点上痛齿即落。切不可粘连好齿，至要至要。

口 舌 部

口 疮

用陈白螺蛳壳烧灰，加儿茶少许，冰片少许，研极细，吹患处，一吹即愈，诸疳并治。

口疮牙癣

白矾一钱，硼砂一钱，为末，用大枣两个装入药末，外包湿纸入火烧炭存性为末，加朱砂五分，冰片三分，共为末，指蘸擦牙，歇一二时，冷水漱尽吐出，去风除虫定痛，极效。

口舌生疮即口糜

用茄蒂烧灰研细，放地上去火气，水调敷之。

满口溃烂

生姜捣自然汁频漱口，亦可为末搽之。

又方：生黄柏八分，生黄连五分，儿茶少许，生研细末，擦之。

又方：干姜、黄连剉末，泡水噙之。

又方：硼砂、儿茶、薄荷各一钱，青黛二钱，冰片五分，共为细末，搽之，均效。

口出臭气胃热

红砂糖调水漱口可解。或用大茴香煮羹食亦良。

口　臭

儿茶四两，桂花、硼砂、薄荷叶各五钱，甘草熬膏作饼，含口中噙化，名香茶饼。

口疳及口痈

橄榄核烧存性、风蜕即抱小鸡出后蛋壳，瓦上烧存性、儿茶各三钱，共研细末，每用一钱，临时再加冰片三分。

口舌糜烂三焦实热

黄连、黄柏、黄芩、栀子炒黑、细辛、干姜各等分，为细末，先用米泔水漱净口，然后搽药，吐咽不拘。

又方：陈白螺壳烧灰存性，加儿茶少许，研末吹敷，即愈。

口舌糜腐

大红蔷薇花之叶忌火炒，研成细末，加冰片少许，搽擦。如冬月无叶，用根亦效。

口疳验方

人中白六分，龙骨二分，冰片五分，硼砂、黄柏、熊胆各一钱，研极细末，吹入患处，极验。

又方：人中白八分，青黛五分，雄黄二分，冰片五厘，共研末，吹患处，亦效。

口吐清水

用艾叶煎汤，当茶饮之。

舌上生胎

薄荷泡汤含漱，并治口臭。又诸疾热胎，用布蘸井水抹后，再用姜汁时时涂之。

舌菌

生舌上出血不止即不救，五倍子炙、乌梅去核，炙各三钱，糠绿三分，共研细末，糁菌上，以小膏药盖之，方能久留于舌上，日日换之，愈后止。

木舌肿硬不痛

糖醋时时含漱之。

又方：百草霜、海盐各等分，为末，井花水调服。

舌肿塞喉

朴硝、白矾各等分，研细，涂掺舌上，即愈。

舌伸出不能入

蓖麻油蘸透纸上，作捻，烧烟熏之，即收入。

舌忽发胀满口不能出声

蒲黄频掺舌上。如因寒起，须加干姜末等分。

舌长数寸

以冰片研细，搽之，即收。番木鳖刮净毛切片四两，川连四钱，水二碗煎一碗，将舌浸下，即收。

统治男妇木舌重舌

此症系肠胃中之遗毒，生大黄、天花粉各二钱，红胭脂系药名五分，以上三药浸麻油内，露一宿，将油时时涂搽舌上，即消。

舌上出血如簪孔者

香薷一握，水煎浓汁，饮之，治心烦躁热并效。仍以槐花炒研末掺舌之方，最为效验。又舌硬出血，木贼煎水漱之。

舌衄出血

用生蒲黄研细末，擦舌上，或用槐花末亦可，皆极效。又，随用麦冬去心一两，黄连五分，连翘三钱，灯心二十根，水煎服，即愈。

治重舌经验方

陈醋一碗，五灵脂一两，入铜杓内煎，三沸为度，离火即用竹箸搅匀，候冷将醋少许频含，待涎沫满口即吐，勿咽下。吴江黎里镇某以此方治重舌之症，立见其效。

治重舌方兼治牙关紧闭。

金钱薄荷焙干一钱，青黛三分，冰片一分二厘，火硝一分，硼砂五分，僵蚕一大条焙干，去火气，壁钱即蟢子窝，陈久者妙，火煅一分，共为细末，吹舌上下，立消。

人咬舌断方

蟹一只火煅存性，没药，共研细末匀，先用木贼草煎汤漱洗，后将药末敷上，舌即长好如旧。

又补舌方

生蒲黄、真紫降香、五倍子、好东丹飞净各等分，研细末，频擦患处，即能长肉。

舌腐溃烂

如舌破腐烂，疼痛异常，饮食难进者，用地龙十条即曲蟮，吴茱萸五分，共研，和生面少许，醋调，敷两足心，以绢缚之，立效如神。

抢舌风

因饮食而生者，舌忽肿胀，用韭菜汁以童便和服，即愈。

又，抢舌风穿后，余血流下，全不思食，用白矾一两，瓦上焙枯，研末，陈糯米酒冲服。

腮嘴部

两腮红肿

百合一斤，山芝麻根一钱去皮，贝母一钱，元明粉一钱，银朱七分，加白面调敷。

又方：赤小豆末敷之，均极效。

两腮肿痛

生大黄末用葱汁调，涂四围露顶，敷数次即愈。

风热腮肿

用丝瓜烧枯存性，研为末，水调，搽数次即愈。

痄腮又名撑耳风

赤小豆研末，水调服，即愈。凡一切痈疽发背初起，皆可以赤小豆敷之，屡见奇效。

又方：生大黄一两，木香、姜黄、槟榔各三钱，共研细末，醋蜜调敷，中留小孔，干则再换，连敷数次即愈。

又方：用靛青调搽，数次即愈。

抱耳风即撑耳风

用栗树子去肉，将壳煎水洗之，随用靛花搽涂，干再复搽。或用鹿角以醋磨搽之，皆极效。

撑耳风方

此方治撑耳风红肿作热，甚至大便闭结，小便黄赤，口渴身烦等症，酒炒黄芩钱半，栀仁钱半，花椒二钱，连翘、牛蒡子、防风各二钱，酒浸生地三钱，红胡、薄荷、胆草酒洗、泽泻、甘草各钱半，升麻五分，大便结加熟大黄二钱，水煎服二剂，外用烧酒调靛脚搽之，即愈。

嘴唇红肿而痒名羊胡疮

片糖即广糖、白蜡，二味相和蒸融，涂之，立愈。

大笑脱腮

乌梅捣泥为饼，塞满牙尽处，张口流涎，随手掇上。

下颏脱落

患者须平身正坐，令人以两手托住下颏，向脑后送上关窍，随用绢条兜颏于顶上，须避风，外用天南星研末，姜汁调涂两颏，过一夜即上，次日当再服煎剂，用下方：台党参、制白术、白茯苓、制半夏各五钱，当归、僵蚕各二钱，天麻、陈皮各一钱，川芎、甘草各八分，制附片六分，灯心四十根，生姜三片，水煎服。

唇裂生疮

瓦松一枝，橄榄二个，烧枯存性，加生姜汁、食盐少许，共捣极烂，涂敷，甚效。

治嘴烂极凶者

生大黄三钱，丁香十粒，绿豆二钱，研细，开水调，敷两足心。

嘴唇生疔即名翻唇疔

昨有程姓妇，晚饭后嘴唇忽起疼痛，身发大寒大热，次早头面红肿，牙关紧闭，势甚险恶，即内服煎剂，外用蛔虫洗净加冰片捣烂涂敷嘴唇，服药后肚腹大泻，嘴唇流出毒水，渐渐肿消红退，数日痊愈。惟鸡鱼羊肉姜椒辛热发物煎炒厚味概宜禁口。元参三钱，生军四钱，黄芩二钱，牛蒡子二钱，角刺尖二钱，忍冬花三钱，白芷二钱，木通三钱，麦冬去心三钱，酒洗全蝎尾八分，当归二钱，麻仁四钱，水煎服，肚腹泻后而愈。此近日经验方也。

凡患嘴唇生疔，即查照卷十一头面诸疔方内在大腿弯中如刮痧样，刮现紫筋，即用瓷针刺破，挤去恶血，最为嘴唇疔疮救急捷妙之法。再以蛔虫加冰片捣烂敷之，即刻疮口流出毒水，肿消痛止，神效之至。

痄腮肿痛

用两手从臂上抹至两拇指间四五十下，以绳扎住，以针刺少商穴，男左女右，出血即愈。重者再多刺，或刺七指九指出血，更见速效。再以靛青花敷之。或用赤小豆研细末，陈醋调敷，如干常润之。

又方：用升麻、川芎、连翘、牛子、白芷各钱半，黄连八分，水煎，食后服。如肿至太阳，加羌活一钱；肿连耳后，加山楂、柴胡各一钱。

咽　　喉

咽喉部位

夫咽喉者，左为咽属胃，右为喉属肺，乃一身之总要百节关头，呼吸出纳之门户也。咽在喉之后，主食通胃，即为胃管，俗名食喉，又名软喉者是也。喉在咽之前，主气通肺，即为肺管，俗名气喉，又名硬喉者是也。咽与喉同在舌下，舌是咽喉总系。又有会厌，居咽喉上，以司开阖，乃声音之户。凡吞咽必舌抵上腭，会厌即掩其气喉，使饮食入咽而直下，不掩则饮食溢入气喉必呛。咽、喉、会厌、舌四者，交相为用，缺一则饮食即废矣。

咽与喉二物也，虽同在舌下而门路各别。喉者肺管，呼吸之门户，主出而不纳，通乎天气；咽者胃管，水谷之道路，主纳而不出，通乎地气。一出一纳，实为一身之关要。云喉痹者，谓喉中呼吸不通，言语不出，而天气闭塞也；云咽痛及嗌痛者，咽之低处名嗌，谓咽中不能纳唾与食，而地气闭塞也；云喉痹及咽嗌痛者，谓咽喉俱病，天地之气并闭塞也。如此关要之地，是以病则命如悬丝，治之不急，术之不良，药之不精，何能救人性命于危急之顷也？兹将临症要诀及寒热虚实各种病症，内外方药，各样治法，逐项详细注明，诚能细心揣摩，无患术之不精矣。

临症要诀

夫人五脏六腑十二经脉，除足太阳经，其余十一经皆内循咽喉，尽得以病之，不独肺胃也。但有阴阳、表里、风湿、寒热、虚实、缓急、轻重之不同，不得其传，何能辨认？临症看喉之诀，最要手轻眼快，切莫心粗气浮。无令富贵贫贱老幼男女，必令患者朝明处而坐，使人将患者靠扶其背，手托其头，医者用压舌片或竹片或竹筷按其舌根，以便看其喉中左右、上下、内外如何形势。或红甚，或肿甚痛甚，或微红微肿微疼，或红甚痛甚而不肿，或不红不痛而只肿，或不红不肿且色白而疼痛，或有形或无形，或来势急发于顷刻，或从容柔缓起于数朝，或喉里喉外皆红肿，或头颈腮颐并肿红，或因瘟疫大渴，或感风寒发热恶寒，或已灌而不能速溃，或溃后余肿不消，或破烂，或误针。既看其喉，再观其舌：有胎无胎，或黄或白，或润或干，或灰或黑。又看两唇：淡红淡白，红甚而焦，或紫且黑。视表症之真假，审二便之通涩，闻口臭之微甚，察饮水之冷热，寒热自分，虚实迥别。大抵咽喉病症，因风热者十之七，因火证者十之三，因寒证者百中不过偶有一二也。临症切宜详细审辨，无非望闻问切。咽喉性命攸关，倘若潦草了事，贻误非浅。常见富贵人及妇人辈懒于下床，看喉者断不可曲从，恐其床上看不明白，看视既已不确，下药有何把握？最宜详慎，不可忽略。此皆临症要诀，实属心法真传，如能遵守而行，无不神乎其技矣。其辨证治疗以及修治丹散诸法并内外医药各方，悉详于后，是在临症者视病之轻重缓急，酌量加减用之，活法灵机，从心之巧妙也。

凡喉症初起，诊右寸脉浮紧，肺风也；两关浮数，胃火肝风也；左寸浮洪，心火也；右寸迟沉，肺伏寒也；沉细者，肺伏热也；右尺洪大，三焦火旺也；右寸浮洪而有力者，肾虚火也；红肿而脉浮者，风火也；脉细数而浮者，虚火也；脉沉实，烂而不肿者，毒也；细缓者，虚寒也；两关脉浮者，非结毒也。脉略如此，细诊详参，以类推之可也。

口内上腭属胃阴，下腭属脾阳。舌之中属心，舌四围属脾，舌根亦属心，小舌又名蒂丁，属胃。喉之左右舌根属肝，牙根上属胃下属脾。舌苔白主寒，舌苔黄主热，焦则热甚，黑则热极。凡舌苔不仅论色，尤当分别或润或燥。但润泽者非真热，焦燥者必无寒也。另有时疫白喉一种，起病恶寒发热，切不可误认为表，及至喉中现出白点白块，尤不可误认为寒。倘妄投麻、桂、羌、独升散其毒，及犯参、芪、姜、附补助其毒，虽有仙丹，不可救矣。凡患喉症，一切荤腥油腻及姜椒辛热发物概当禁绝，至要至要。

专治时疫白喉症论

白喉有时疫一症，其发有时，其传染甚速，或一人患发，竟至传染一家，甚至一乡一村皆发。其症至危至险，最急最恶之症也，若不急治即能杀人，而治者不得其诀，以致束手无策，然非临症日久莫能知。治此症者有十难焉。

昔陈雨春先生论云：此症乃足三阴受病，传之于肺，与他经无涉，其有兼及他经者，亦皆病后之传变者也。何者？此症初起舌微硬，舌苔黄，颃颡微肿，喘渴心烦，夫十二经中，惟太阴之脉上膈挟咽，连舌本，散舌下；少阴之脉循喉咙，挟舌本；厥阴之脉循喉咙之后，上入颃颡，下络舌本。凡病此者，两关及左尺脉多沉数而躁，以此观之，病属足三阴明矣。时未传及他经，不察其源，治以他经之药。其难一也。

大抵此症初起，恶寒发热，头痛背胀，精神倦怠，遍身骨节疼痛，喉内有极痛者，有微痛者，或尚有不痛者，初无形迹可见，的似伤风、伤寒表证。若投以麻、桂、细辛、羌、防、升、柴、苏散之类，致毒涣散，无可挽回。其难二也。

彼其恶寒发热，乃毒气初作于内，至二三日，喉内业已现出白点或白块，寒热自是消除。医者不悟，误以为表药有功，岂知白喉现出，即不服表药而寒热亦除。其风热喉症，尚可稍用表药，或荆防败毒散之类，惟白喉一症，表药最所当忌。其难三也。

按此病热症多而寒症少。有以色白而指定为寒症者，不知此症初发于肺，肺属金，其色白，为五脏六腑之华盖，处至高之位，毒气自下熏蒸而上，肺病日深，故其白色日著。治宜解三经之毒，使之下行，勿令积蓄于肺。若因色白拟为寒症，以附、桂、炮姜热剂投之，一遇火症，是谓抱薪救火，愈炽愈烈。其难四也。

即有知白喉为火毒，不可轻用开提升散之品使之上升，愈加壅塞，而起初即以芒硝、大黄下之，亦非所宜。不知此症已传至上焦气分，与中下焦无涉，既上焦气分受伤，又以硝、黄攻发太过，使中下焦有损，元气愈伤。其难五也。

见症已确，服药尤当守方。此种恶症有火毒最甚者，初起用消风败毒、引热下行之剂，治法良是，乃日服一剂，而白仍不退，药力太缓，连服数日只得数剂，而白愈见有加，是犹杯水车薪，与事无济。治者当详审病源，或舌苔黄黑，或喉干唇焦，小便短涩微黄，大便泄泻带黑，是为火毒凝结，内不能除，白何能退？迟延日久，以至愈发愈多，法当守方，急急救之。似此恶症，每日必须三剂，方可有效。若病急乱投，另更别方，必致变生不测。其难六也。

察之既精，图治不容稍缓，此乃瘟疫之变症，杀人最速，过七日不救。庸医辨证未明，投以平淡之剂，不求有功，但求免过，是谓优容养奸，迨延至五六日，毒已重矣，元气伤矣。善治者不得不以猛剂攻之，然病已垂危，成则无功，一旦不起，病家不归咎优容之过，而反云猛剂非宜，此非误于后而实误于前。其难七也。

有非白喉而转为白喉者，初起喉痛红肿，或恶寒发热，或不恶寒发热；或一边肿名曰单蛾，或两边肿名曰双蛾，治之稍缓，则气闭不救。宜用土牛膝引热下行，大便闭用大黄，否则不必用。此与白喉症异治同，倘不预防，转为白喉，为祸甚烈。其难八也。

又有劳症白喉，阴虚火燥，痛极而水米难下，甚至腐烂，形容枯槁，面目憔悴，必须养阴补剂，使元气充满，而喉痛自愈。若以时行疫症白喉误认阴虚，差之毫厘，失之千里。其难九也。

更有一种白喉，无恶寒发热等症，喉内起白皮，随发随长，时作恶心，干呕欲吐的是寒症，非附、桂不愈，即误服消风败毒之药，亦无大损。若以时行白喉疫症认作此症，为害不浅。其难十也。

知此十难，临症审治，十不失一。咽喉系性命关系之处，务必细心详察，切不可忽略。照此法行之数十年，无不效验。当兹时疫流行，不敢私秘，谨将治法、看法、方法以及吹喉药散一一开注于后，非敢云济世之良方，亦足为刀圭之一助云耳。

白喉症看法治法

夫白喉一症，乃感天地不正之疠气，即时行瘟疫之变症也。南方最盛，近来北方亦往往有之。此症医家多不曾经见，最易误治，治不得法，无不毙命。其症初起，作寒作热，或头痛背胀，或遍身骨节疼痛，心胸梗塞，喉内或痛极或微痛或不痛，或喉内微硬似卡非卡。或渐肿而渐渐即现小白点者，或先红紫而后现小白点者，有随发而白随现者，有至二三日而白始现者。或由白点白条而长成白块，渐渐满喉皆白者，此极恶之险症也。毒甚者，白点最易长大，是以五六日即毙命者，皆由喉中白块长满闭塞故也。发虽不一，治法皆同。凡遇恶寒发热，有似感冒之症，当问其咽喉疼痛否，必先看其喉中红肿否，切不即用表散之剂。倘遇白喉险症误用表药，则轻者必重，重者不可救矣。务将患者坐向明亮处，使人扶靠，医者用压舌片或用竹筷，将舌压平详细看视。果系白膜，如轻者，即以元珠丹用小竹管向患处不歇时刻连连吹之，使其吐出痰涎，即将除瘟化毒散、神功辟邪散酌量加减，煎服一二剂，无不应手而愈矣。倘遇白喉重症，一时半刻，白块愈长愈大，若不急急医治，及至喉中白块长满，加以痰涎壅结，肿胀闭塞，滴水难下，虽有仙丹无能为也。是以白喉初起，切不可疏忽，必得急急医治，吹药服药，刻不可缓。吹药之时，尤必将舌根压平，看明患处，务将吹药对准患处吹之，如不曾吹中，再又补吹，方能见效，切不可敷衍了事，以人性命为儿戏耳。若在黑暗处，病者口不甚张开，舌又不曾压平，随便吹之，药并不曾进喉，或在口中，或在舌上，吐痰涎时早已连药一并吐出矣，何能见效？白喉重症，每日服药总非三四剂不可，倘或服药之际半吞半吐，或每日只服一剂半剂，何能见效？咽喉之难治，往往如此，只谓医药无灵，殊不知实皆疏忽之咎也。即或服药吹药虽能按照此方，而缓缓试之，仍是无济，病势重而药力轻，毒气内攻，以致白块愈发愈多，日甚一日，肺管闭塞，痰涎壅结，喉中时作锯声，不可救也。此乃迟延日久之误。果能急急医治，将元朱丹对准患处刻刻吹之，并宜留心看视，左边白有几点，右边白有几点，或白点渐渐收小，或白块缺去，或白中稀疏，或白渐微薄，或白转黄色，可无虞矣，久之必然退净。

白喉不治之症

白块自落，喉中锯声，音哑无声，喉干无涎，两目直视，痰壅气喘，七日不退，面唇俱青，药不能下，服药大便不通，未服药大便泄，大便连泄不止。

白喉症用药

初起用粉葛、僵蚕、蝉蜕以散风热，以牛子、连翘、金银花、土茯苓消肿败毒，生地、黄芩、元参、栀仁、豆根、麦冬、石膏清热；木通、泽泻、车前子引热下行。重者，再加马勃、龙胆草。马勃为喉科必要之药。外用生鲜牛膝兜捣碎煎水，当茶汤时时服之。或以生鲜万年青捣汁，或服或噙，或时常漱口为妙。喉症轻者以除瘟化毒散主之，重者以神功辟邪散主之，再重者以神仙活命汤主之。轻则日服一二剂，重则非日服三四剂不可，将疫毒由上焦引至中焦，由中焦引至下焦从大便出。大便泄泻，火毒下行，此为吉兆。大便闭塞，少加熟大黄，少加元明粉。如仍闭塞，改用生大黄，大便泄即去。轻者服十余剂即愈，重者竟有服至二三十剂者，总以白点退净为度。其药味、分量之加减，剂数之多寡，须临症制宜，总不外乎以上各药，不必另更别方，连日赶紧服之，自然痊愈，屡试屡验。白点退完，当用清凉之品，以清心涤肺汤主之，日服一剂，消尽余毒。无须过服补药，恐余毒未尽也，是在临症灵机活法行之。

以上白喉治法，凡单蛾、双蛾以及喉痈、喉痹、缠喉风、走马喉风、风热喉咙，并喉内红肿等症，总不外乎如此汤药，皆可依法治之。其吹喉药末，总以元朱丹为第一灵丹也。

统治各项喉症元朱丹

无论老幼男女孕妇小孩，单蛾、双蛾、喉风、喉痹，以及缠喉、锁喉、喉痈、喉癣诸大险恶之症，时行瘟疫白喉，并阴虚火燥风热红肿喉科七十二症，皆可吹治，百试百验，万救万灵，诚起死回生之至宝灵丹也。

精制元明粉五钱依法炼制，必要拣选明亮洁净牙硝，漂净朱砂一钱用水漂净，晒干听用，真硼砂五钱选通明透亮有微黄者，顶上梅花大冰片八分，先将硼砂用瓷乳钵乳极细末，忌用铁器，再将元明粉加入，共乳极细，然后将朱砂、冰片合入，又乳千数下，研得极细，如同眼药一样，用紧口瓷瓶收贮，加蜡封口，勿令泄气为要。倘收存日久，必然凝结成块，临用之际，再加冰片再乳极细。惟制药必须精制虔诚，诸当避忌，勿令不洁净之妇女经手。有心济世者，预为修制，与人方便，自己方便。

制炼元明粉法

每年冬月，俟天气严寒，将要冻冰之际，用皮硝四五斤，以大瓦钵盛之，用开水泡入溶化。另用大砂锅一个或大铜锅亦可盖上新布一层，将溶化硝水由布上沥过锅内，以便将泥砂格去。再用大白萝卜数个，切作数块，并入锅内，用小火漫漫煮之，俟萝卜熟而且烂，将萝卜捞去，再用萝卜数个再煮，总以硝水咸藉萝卜煮去为度，仍以新布盖瓦钵上均须洗净泥砂，将锅内所煮硝水，漫漫倒入布上沥过瓦钵内，去布。如此泥砂咸味俱去，将钵放在露天当中冻露一宿，俟瓦钵内结有明而且亮者为牙硝，取下摊纸上风干，装入瓷瓶内听用。钵底下结有泥砂者不可用，天气稍为晴暖不结，必须大冻结冰天气最妙。

咽喉急症异功散

喉肿喉闭险恶喉症皆可通治，斑蝥去翅足，糯米炒黄色去米四钱，真血竭六分，乳香六分，没药六分，全蝎六分，元参六分，麝香三分，冰片三分，共为极细末，瓷瓶收存封口，勿令泄气。如遇喉蛾、喉闭等症，用寻常膏药一张，将此药末如黄豆大放膏药上，贴患处外面脖间，二三时即起泡，速揭膏药，不可稍迟，用瓷锋将泡挑破，即愈。如险症起泡更速，屡试屡验。

喉肿敷法

凡腮颊偏肿，咽喉肿痛，痰涎壅塞，滴水不能下咽者，用马齿苋二斤，不见水捣，入白面八两，陈醋一两，和匀，敷肿处，口含升降散，即能下咽，半日肿消如失。再酌服升降散，以清余热。

升降散

此乃治瘟要药，白僵蚕四钱酒炒，全蝉蜕二钱，广郁金六分，生大黄八钱，共为细末，每服二钱，用黄酒、白蜜调匀冷服。

丸药救急方

明雄一两，川连八钱，姜黄二钱，巴豆一钱去净皮油，共研细末，水糊为丸如桐子大，看病之轻重酌用，至多者以十七丸为度，少则或十三丸九丸七丸五丸不等。如不及为丸，即用药末吹入喉内，以津液咽下亦可。必须大下，方保无碍。

预防喉闭方

初觉咽喉肿痛，即用硼砂含化，咽津吞下，可保无虞。

又方：用巴豆一粒，将棉包好，塞鼻孔中，男左女右。

咽喉肿闭欲死者

切不可用针，恐防咽喉穿透，急用牙皂研细末吹鼻取嚏，其肿自破。或兼用牙皂末醋调厚敷颈外，干又再敷，其肿即破。或仍以李树近根处皮磨水，涂喉外，均极效。

蛾 喉 肿 闭

麻雀屎二十一粒，砂糖少许，和成三丸，每用一丸，以薄绵裹之吞咽下，甚者吞至三丸，即愈。

一 切 喉 毒

灯草烧灰，加冰片吹入，极效。

又，看头上生有红发，即扯拔去之，其毒自解。

又，用吴茱萸研末，醋调，涂足心，其毒自下。

又，食盐烧红为末，温水调，以鸭翅毛蘸扫患处，取吐痰涎，不可刺破。

吹喉药末方

珍珠二分置豆腐中久煮易研，青黛五分，黄柏二分，薄荷一分，硼砂二分，川连一分，射干三分，山豆根三分，白僵蚕一分，冰片一分，共研极细末，日夜频吹，立愈。

又方：珍珠一分半，犀黄一分，真熊胆一分，麝香五厘，冰片一分，川连五厘，琥珀二分，瓜霜二分，飞雄砂分半，雄精二分，蒲黄三分，硼砂二分，孩儿茶三分，共研细末，日夜频吹，功效尤速。

又方：真犀牛黄一钱二分，真梅花冰片一钱二分，制炉甘石三钱二分，硼砂三钱二分，真熊胆二钱，天竺黄三钱二分，制没药四钱，水飞青黛四钱，珍珠一钱二分，久制人中黄三钱二分，制乳香四钱，上药共研极细末，瓷瓶收贮，不可泄气。

又方：水飞青黛五分，冰片三分，薄荷三分，硼砂五钱，人中白五分，滑石一钱，天花粉五分，元明粉四分，上药共研极细末，瓷瓶收贮，勿令泄气。

猪胆套药方

腊月初一日收猪胆五六枚，用黄连、青黛、薄荷、僵蚕、白矾、风化硝各五钱，装入猪胆内，青纸包之，将地掘一孔，方深一尺，用竹横悬，将青纸包胆挂在竿上，以物盖定，俟立春日取出待风吹，去胆皮、青纸，取药共研极细末，如有喉痛，以此日夜吹之。再加冰片少许更妙。

蛇床子作烟吸

凡遇喉肿喉闭急症，用之极效，蛇床子一味，装入新烟袋管内，作烟吸之，烟气到口喉闭即通。如喉痛危困急症，夜深一时无药，用力提顶心发，立通。秃者提顶心皮亦可。

天白蚁方

咽喉生疮，鼻孔发烂，并非杨梅毒疮也，即名天白蚁，白梅一枚烧存性，桔矾一钱，穿山甲五分，雄黄五分，共研极细末，日夜吹入喉中，自愈。

人中白散

凡咽喉疼痛，腐烂红赤，舌肿，齿龈渗血，牙床溃烂，并治男妇大小嘴烂、走马牙疳等症，真青黛一钱，硼砂一钱，龙脑薄荷末五分，人中白一钱，粉口儿茶一钱，元明粉一钱，马勃五分，梅花冰片五分，共研极细末，喉痛以竹管日夜吹之。口舌溃烂，搽之极效。如病甚者，可加犀黄三分，珍珠五分，其效更捷。

独胜散

统治各种险恶喉风及牙关紧闭等症，屡试屡验。神效。

土牛膝即新鲜杜牛膝，选粗大肥壮者一大把，勿经水，勿犯铁器，折断，捣取自然汁，加米醋少许，用鸭翅毛蘸汁向喉中扰之，取其吐去毒涎，以通其气。然后用小竹管将元珠丹频频吹入，自效。如痰涎壅结，牙关紧闭，不省人事，即用竹箸将牙关撬开灌之，或灌入鼻内，得吐亦妙。

锁喉风乳蛾喉闭急救方

用猪牙皂角和醋捣烂取汁，滴入喉内四五匙，痰涎大吐后，以便将元珠丹吹入，再将所余之醋捣牙皂，涂敷痛处颈上外面，干即易之，其乳蛾即破，喉闭即开而愈，极效。

又方：牙皂研细末一钱，以鸡子清调如胶，缓缓咽下，取其吐出痰涎。

又方：用蜒蚰俗名鼻涕虫和陈盐梅子或乌梅肉捣烂，含入口中，吊起毒涎吐尽，极效。

又方：以万年青根捣汁灌之，皆系取吐出痰涎之妙法。

凡治锁喉风、喉闭险恶喉症，总以取吐出痰涎为主，多有得生者。

又方：用生白矾研极细末五分，鸡蛋一个取清去黄，将矾末入鸡子清内扰匀，灌入喉中，极效。

治咽喉急症神效方

橄榄核生研极细末一两，人退即人指甲，砂炒三钱，壁钱即壁上蟢窝一钱瓦上焙燥，风化硝三钱，硼砂二钱，梅花冰片五分，共研极细末，瓷瓶收贮，用时以小竹管吹入喉内，立愈。喉闭者吹之即开。

生橄榄制法：腊月中收取烂橄榄，不拘多少斤，用双层蒲包盛之，粗稻索捆好，交冬浸入粪坑内，至来年立夏后取出，去肉不可着水，埋无雨回廊土内七日或十日取出，芦席摊晒拆裂，勿经雨露，放石臼内打碎，再研极细末听用。

壁钱制法：平日预为收取壁上蟢蛛窝，用阴阳瓦铺生白矾，以壁钱安置生白矾上，再以白矾铺盖之，庶免烧成灰，止须煅枯存性。凡壁蟢窝在竹木上者不可用。

风化硝制法：冬月用大白萝卜挖空，中实满皮硝，风干，至对年取用。夏用黄瓜或西瓜亦如法制。倘一时不有，或即用前精制元明粉亦可。

又方：香瓜蒂风干，若遇咽喉胀结，不及措手，急取三四枚，或泡汤或嚼汁，咽下即开，后急用元珠丹吹之。

青黄散

此散无论喉风喉闭一切喉疮喉毒等症，均能吹治之，屡经效验，青鱼胆一钱，黄瓜霜一钱，梅花冰片一分，共研极细末，用瓷瓶收贮，勿令泄气，吹时俟喉中流吐痰涎，即愈。

制青鱼胆法：冬月取大青鱼胆，每个入糯米数粒在内，勿将胆中苦水倾出，挂在背阴处风干听用。

制黄瓜霜法：拣老黄瓜用竹刀将瓜蒂切下，挖去瓜子瓜瓤，用皮硝贮满瓜内，仍将瓜蒂盖上拴好，挂在有风无日处，待霜结瓜外，扫下听用。倘瓜烂无霜，将硝倒出，仍可换瓜重制。每制必须多备几条，恐防瓜烂。

又方：用上好胆矾，冬月取青鱼胆汁和匀成块，瓷碗内阴干刮下，再加冰片少许，乳极细，瓷瓶收贮，吹喉极效。如牙关紧闭，口不能开，用鸭翅毛蘸药扫两牙缝牙底，令其浸入喉内，流出痰涎，少顷牙即开矣。其药末陈过一二年尚可吹用。

咽喉通闭散

治咽喉肿痛，滴水不下，吹之即能消肿止痛，简便易制，而且极效。青盐一钱，白矾一钱，硼砂一钱，元明粉一钱，共研极细末，吹之，吐尽痰涎，即愈。

咽喉回生丹

此方治喉痛咽哽，舌忽胀大，渐至如脬，或舌伸出不能缩入。此名霎舌，最为凶恶之症，治之稍缓，即时气绝无救，用皂矾放新瓦上煅红，取放地下候冷去火气，研细末，撬开牙关，以指头蘸矾末擦其舌上，即醒。

又方：元明粉三分，硼砂三分，青黛二分，胆矾二分，僵蚕五分，冰片二分，共研极细末，吹之即愈。此方治舌大如脬，并治风热牙痛。

咽喉冰硼散

薄荷、硼砂各一钱，人中白、川连各八分，青黛、元明粉各六分，陈胆星五分，山豆根八分，冰片五分，共为极细末，吹喉，神效，能治一切咽喉各症。

喉风简便方

番木鳖三个，水磨浓汁，用瓷器盛之晒干，刮下，再加冰片一二分，研匀吹喉，极效。

预制冰梅方

半熟大梅子一百枚，五月五日午时用食盐、朴硝各四两，水三碗，入坛内，将梅子浸之，其水约过梅子三指，浸过一宿后，再用猪牙皂、薄荷、白矾、硼砂、山豆根、白僵蚕、射干根、土牛膝各二两，川黄连一两，共研细末拌入，再浸七日，取出晒干，又浸又晒，总以汁尽为度，将药末粘敷梅上，瓦坛收存。凡用，取梅一枚，用新棉包裹含入口内，有水先咽五六口，后有痰涎吐尽，以口内无痰涎只有清水方去梅子，最为奇效。

缠　喉　风

热结于喉，肿绕于外，且麻且痒者，用牵牛鼻绳烧灰，研细吹之，甚效。再以卷一咽喉门外治各方治之，无不神效，屡试屡验。

又方：青鱼胆汁装入瓷盘内晒干刮下，再加冰片少许乳匀，吹入喉内，能治一切喉症，屡见奇效。

预制蜒蚰法

若不预制，恐一时无处寻觅。平日预为收取蜒蚰，不拘多少，装入瓶内，加多年陈盐梅子肉压之，或乌梅肉亦可，即化为水。遇患咽喉急症，即取滴入喉内少许，极效。如无现成收好者，急取蜒蚰一条，用盐梅一个去核，包蜒蚰在内扎定含口中，其水流至喉间咽下，立愈。

又方：枯矾一钱，百草霜二分取锅脐蒂中之柴炭，必要乡间烧茅草者为佳，共研细末，以小竹管吹之，呕吐胶涎。

此二方与卷一咽喉门腊月八日矾末套猪胆方，均须预制，为喉风急症呕痰消肿之要药也。

走马喉风即缠喉风也

此阳症之最急最恶者。突然而起，暴发暴肿，转肿转大，满喉红丝缠绕，疼痛异常，顷刻之间声音不能出，汤水不能入，痰涎壅塞胀闭，势如绳索绞喉，故名缠喉风，若不急治即能杀人，治之者必飞骑去救，不可稍缓，故人名走马喉风。此等急症治法，即查卷一咽喉门内喉症各方外治之法，用瓷针刺少商穴挤去恶血，或先于后颈窝处擦油少许，用铜钱一文往下顺刮，如刮痧样，即刻现点，用瓷针微微刺破，令人以口吮出恶血，不惟可以救急，而且断根，永保不发。命悬顷刻，汤药一时亦来不及，即或有药，斯时何能下咽？况药力迟缓，非外治不可救也。此法急喉皆妙。

紧喉风哑瘴喉风弄舌喉风

此三症亦缠喉风类也，大同小异。因其肿胀锁紧咽喉，故名紧喉风。咽喉既紧，不能出声，故名哑瘴喉风。喉中发胀，舌胀出口不能缩入，时时搅动，故名弄舌喉风。皆险证也，悉以治缠喉风外治之法先行治之，旋用元珠丹等吹药，并将咽喉统治各煎方斟酌加减服之。

落井蛾喉

蛾子生在喉窝内为落井蛾喉，不能窥探，急按鱼尾穴及经渠穴，查卷一单双蛾喉便知，用灯火三灸，再刺少商穴，挤出恶血，用元珠丹吹之，以加减甘桔解毒汤煎服。

锁喉毒

此症初生于耳前，形如瘰疬，渐攻咽喉，红肿塞痛，妨碍饮食，治不可缓，以神功辟邪散或神仙活命汤，重加金银花、浙贝母，煎服。如大便闭结，小便短赤，口渴，喜冷恶热，须加酒大黄二三钱。如再不通利，加元明粉五六分煎服。吹药仍用元珠丹为极妙。

阳症喉痹

喉蛾、喉风、喉闭、缠喉、锁喉、瘟疫、白喉，皆白喉痹。痹者痛也病也，不仁之谓也。阳症者，乃实火为患，脏腑积热，热甚生风，风火迅速鼓激痰涎，堵塞咽喉隘地，呼吸难通，以致顷刻之间牙关紧闭，不省人事，若不急治，多不可救。势甚凶猛，药力一时难以见效，先以后颈窝处用香油刮之，或急刺少商穴挤去恶血。诸外治法，详见卷一咽喉门内，次以元珠丹吹之，再将后开咽喉统治各方，看病之轻重斟酌加减煎服。

喉疔

亦急症也，生喉间，形如靴钉，尖而且长，紫黑坚硬。初起麻痒，旋即大痛，即以除瘟化毒散加重金银花煎服，或单用生菊花连梗带叶三四两煎汤炖服，或野菊花亦可。

又方：用露蜂房、蝉蜕各用火煅存性研末一钱，酒调服，轻者一服立愈，重者连进二服，少顷腹中大痛，痛止即愈。

喉疮即名烂喉

此症初起，咽喉干燥，如茅草常刺喉中，痛而且痒，日久其色紫暗不鲜，渐渐腐烂，时吐痰涎，疼痛日增，饮食有碍。病源由肾水久亏，相火炎上。或因过食煎炙厚味辛热等物，积热于胃，口臭口渴，舌燥苔黄，牙龈肿痛，口舌破烂，乃相胃二火熏肺而成。斯疾治当补肾水，清胃热，宜甘露饮。胃热甚，或丹皮、石膏、银花、牛子、连翘、粉葛、黄连酌量加减用之，或知柏地黄汤亦可服。吹药总以元珠丹为最妙。患者戒食鸡鱼羊肉烧酒煎炙辛热发物，清心寡欲，淡泊调养，方可医治。不然必致腐烂延开，旁生小孔，若虫蛀蚁蚀之状，多不可救。

喉舌破烂

此症多因风热。阳症之轻者，初起或微红微肿，不甚疼痛，饮食亦无相碍。不自提防，或因过食鸡鱼煎炙厚味姜椒热毒发物，或又误服姜、附温补热药，火上添油，热毒愈炽，以致红肿疼痛，渐渐腐烂成孔，愈烂愈宽。若不早为医治，或再投以姜、附热药，连小舌一并烂去者，多不可救。治法先以陈茶叶煎浓汁漱净喉舌，用元珠丹频频向患处吹之。初进神功辟邪散数剂，再用甘露饮或知柏地黄汤，看病势之轻重，酌量加减服之，非一月半月所能收功也。食后切忌煎炙厚味鸡鱼辛辣热毒发物，酒色尤须禁戒，调养半年，免致复发。或以人中黄研末水冲服。极效。

喉瘤

此症或单或双，亦生喉旁，不红不痛，饮食无碍，与蛾子异，不可妄作蛾症治。有因病后而生，有不知不觉而生，或一月两月而愈，或数月而愈，有数年而不愈者。法宜看平日体气寒热虚实，缓缓治之，仍以元珠丹时常吹上瘤处，久久自然痊愈。切不可动用刀针，一经溃烂，反致不救。

大头瘟喉丹

此症初起，恶寒发热，口渴，舌生苔刺，头面赤肿如匏瓜，目不能开，咽喉疼痛肿胀闭塞，语言不出，口流涎水，此乃时行瘟疫疠气为病，最为凶恶之症也，及至牙关紧闭，不省人事，不可救矣。捷法莫如初起时，即用外治之法，最为急救之良方。先以香油搽后颈窝，如刮痧样刮现红点处，即用瓷针刺破，令人口含吮去毒血数口，随又勒刺两手少商穴，挤去恶血。再用嗃鼻散或熏鼻等法，查照卷一咽喉门外治各法，急急施治，或可有救。以神功辟邪散连进数剂，取吐痰涎各方皆可施治，仍以元珠丹吹之。惟此疫症最易传染，凡在侧看视之人，须用辟瘟五良法防护自己，以免传染为要。

辟瘟防护保身良法

其法有五：切莫空腹入瘟病家看病，能饮者须饮雄黄烧酒，不能饮者食大蒜，涂雄黄酒于鼻中，或用人马平安散，或用紫金锭水磨涂鼻孔，一也；每看病毕即浣手，开瓶取嗃鼻散嗃之取嚏，二也；用明雄黄、朱砂、苍术、北细辛、牙皂、紫红降香、檀香、鬼箭羽、甘松、广木香、公丁香、丹参、排草、山柰，以上各一钱，麝香五厘，冰片三分，合研极细，合时择上吉日于净室中，勿令妇人鸡犬及孝服人见，用红绸缝三角袋盛之，佩带身上，并挂门户上方内，或再加入虎头骨、斧头木尤妙，三也；至病家行坐，莫离客位，切不可起贪淫邪念之心，四也；丹参炒二两，鬼箭羽炒二两，小红豆子炒熟二两，各研细筛合匀，炼蜜丸如梧桐子大，飞过朱砂为衣，晒干，每日空心用白滚汤服五丸，五也。辟瘟良法，无过于此，医者病家并宜制用，使已病者易愈，未病者不染，不仅患喉症者之受益已也。

人马平安散

治瘟疫毒气及臭毒痧胀腹痛等症，冰片、麝香、飞过明雄、飞过朱砂各五分，牙硝一钱，共为细末，瓷瓶紧收勿泄气，男左女右，以少许点目大眦，用此入时疫病家则不沾染。此散并治六畜瘟，亦点六畜眼大眦。

单蛾双蛾

此症生咽喉之两旁，状若蚕蛾，一边生者为单蛾，两边俱生者为双蛾。亦有形如枣栗如乳头者，故又名乳蛾。病甚者，初起仍作寒作热，切不可投以表药，若误用表药其肿愈甚。凡红肿无形为痹，有形是蛾。其症红肿疼痛，痰涎壅塞，饮食阻碍，无非积热所致。但有轻重之分，重者即以老蒜敷经渠穴法，最为捷效。查照卷一外治各法治之，多用元珠丹时时吹上，再以除瘟化毒散主治。各方煎服，以红退肿消痛止为度。近时恶俗，竟多妄动刀针，以致腐烂，久不收功，即或暂愈久久复发，为害非浅。咽喉最忌刀针，倘若误伤蒂丁俗名小舌，多不可救，慎之慎之为要。

胎前产后喉痛

孕妇喉痛用药大有不同，即平常无病服药，亦须当知忌避，而胎前产后尤有分别。如芒硝、大黄、穿山甲、皂角刺、附、桂及雄黄解毒丸、开关散等药，皆所禁用。其清解法中必兼保护安胎为要。轻症缓症以除瘟化毒散或连翘散加减服之，重症急症或刺少商穴挤去恶血，或刮后颈窝令人吮出毒血，或用老蒜和轻粉捣烂敷经渠穴。如牙关紧闭，以巴豆油纸捻熏其口鼻，查照卷一咽喉门喉症各方外治之法，最为效验稳妥，实为救急之捷法。如喉中痰涎壅塞，即以前方蜒蚰梅子，或制青鱼胆，或橄榄核，或香瓜蒂泡汤取吐痰涎，各方皆可用之。不惟孕妇不忌，抑且极其效验。吐去痰涎开关后，仍以元珠丹多多吹喉中痛处，依法治之，自然痊愈。

至于产后喉痛治法，与胎前又不相同。产后恶寒发热，身痛，咽喉痛，因是产后百脉空虚。气虚故恶寒，血虚故热，营卫筋骨失养故身痛，虚火上浮故咽喉痛，切不可认为表症，误用表散发汗，以致变症百出，有不测之祸。不独表散当禁，及一切极苦极寒之剂皆不可犯，所谓胎前不宜热，产后不宜凉之意也。产后用药，较胎前更难，尤宜慎之，至要至要。如喉痛轻缓，可以无须服药，即用元珠丹多多吹入喉中痛处，自然痊愈。稍重者，或再以卷一咽喉门及本卷前开简便经验各方，酌量用之，无不神效。此为喉症之轻者，诚恐产后服药有误，致生他病，是以不如不服药之为妙也。如系咽喉急症，或痰涎壅塞，牙关紧闭，仍以外治之法急速治之。或用生矾、鸡子清取吐痰涎等方，次用元珠丹吹药。若少壮妇女，体气强实，或产后已有多日，未便拘于前说，亦不能不将喉症各方酌量加减服之，方能有济。倘若兼有别项病症，尤须按症医治。如恶露不行，小腹胀痛拒按，可加益母草四五钱要青色嫩而有花有叶者为佳，不要老黄枯梗，或加蒲黄筛取净粉、五灵脂醋炒各二三钱。总之，产后元气大虚，新血未生，凡有头痛发热、咳嗽、咽干、喉痛诸症，多属虚中变现之象，切忌妄投克伐之剂，遇胎前产后用药大有分别，尤不可不慎也。

幼小喉痛

幼小之病，稍大者能言，若数月婴孩有病不能告人，人何以知其喉痛也？当细察其形。每吮乳便啼哭，或不能吮乳，必令抱儿向明亮处仰其头，以箸按其舌根竹箸恐其擢喉，或以手指剪去指甲，将指头按舌更妙，看喉中有何形色红肿否，并看明舌上两边及上腭牙龈诸处，或生上腭痈，或锁喉毒、兜腮痈、木舌、重舌、重腭、重龈、马牙、鹅口疮之类，务看明白，以便查照各部，按法施治，不容稍缓。婴儿脏腑娇嫩，最不耐病，且以乳为命，不能吮乳，延至二三日，胃中空虚，虽服对症之药，若无胃气运行，多难见功。胃气一绝，神丹不可为矣。如系喉症，急以指头剪去指甲，更要剪去尖锋，磨光磨平以免擢伤婴孩喉舌，将元珠丹粘在指头上，用指轻轻搽入婴孩口内，或又搽在乳母乳上使其咽下，频频搽之，喉症即愈。稍重者，将煎方令乳母代服之，以喉愈为度。鸡鱼姜椒羊肉辛热发物，乳母必须禁口。幼小婴孩口不能言，务要刻刻看视，不可稍为疏忽。用久制人中黄泡水灌之奇效。或用绸绢将人中黄包裹如橄榄式，泡湿，就向婴儿口边如吮乳样，亦妙。

阴虚喉痛

其人平日常有咽干喉燥、齿痛舌痛、夜热夜咳之症，偶然受热，或食热物，或犯房劳，即患咽喉疼痛红肿，或红甚而不肿，夜甚于昼，脉洪数或细数。此阴虚也，皆由肾中真阴亏损。人之肾中有水有火，水即真阴，火即真阳，所云相火、龙火即此火也。水火同宫，水不亏足以济火，足以制火，火藏水中，自不为患，水一亏则火无所济，而无所制，遂得逞其炎上之性。肾之脉络挟咽、循喉咙，系舌本，火不藏源，势必循经络浮越上冲而为咽痛，故名阴虚喉痛。虽皆由于火，而阴阳虚实与阳症喉痛又有分别。阳症之火，起于六腑阳分，是后天有余之火，实火也，故用苦寒咸寒以直折之；阴虚之火，起于肾经阴分，是先天不足之火，虚火也，不宜苦寒，惟大补其水以济之以制之，并引导敛纳之则是矣。宜用六味地黄汤加麦冬、五味，或加酒浸大生地、元参、酒蒸怀牛膝，愈后以六味地黄汤、人参固本丸酌量加减，常久服之，并戒酒色新鸡子鸭鱼虾一切助火之物，能清心寡欲，药始有效，否则不免反复难治。

痨嗽喉痛

此症非尽属咽喉也，皆由阴虚火炎，肺肾两伤或咳嗽，或吐血，或潮热，喉干舌燥，时痛时止。治与阴虚喉痛大略相同，或以银花四君子汤合参麦散，兼顾脾胃为要。然而甚不易也，必其人绝酒色，戒气怒，禁食新鸡子鸭鹅羊鱼虾煎炒厚味姜椒辛辣发物，方可有效。

阴症喉痹

咽喉寒症从来稀少，百中不过偶有一二也。其症咽喉疼痛，既不红又不肿，或且微带白色，口不渴，喜饮热汤而不能多饮，小便清而且长，腹疼腹冷，大便泄泻，手足厥冷，身重恶寒，喉间清涎成流而出，时作干呕欲吐，舌苔润而且滑，其脉沉而微细，乃足少阴肾经中寒症也。由其人肾中真阳本虚，寒邪乘虚直中其经，逼其微阳上浮而为咽痛，是无阳纯阴之症，故名阴症喉痹。当知阴阳喉痹两症病源如冰炭之殊，故用药有天壤之隔，况咽喉寒症从来本不多有，果系前项阴寒之症，尤须审视的确，分认明白，方可用药。无论冬夏，当用四逆汤、姜附理中等汤，自愈。切忌表散清降寒下等剂。如非寒症，误用姜、附则不可救矣。

咽喉痛失音

咽喉声哑，须分暴久，暴病得之，皆可治之症。如喉痛起于四五日间，是暴病也，将喉痛医治痊愈，声音自开。如咳嗽声重，吐稠痰，恶寒发热，头痛，咽喉红肿，其声嘶哑，此热结于肺，寒束于外也，先用清凉之剂煎服，用元珠丹吹之，俟喉稍愈，再用苏叶、荆芥、防风、枳桔二陈汤剂下散之。或因大喊大叫、声嘶微痛失音者，当用补中益气汤。皆治暴病失音之成法。至于久病失音，虚劳症也，谓之金破不鸣，故多不可治。

哑喉奇方

硼砂一两，元明粉三钱，胆星二钱，百药煎三个，诃子肉二钱，冰片三分，共研极细末，用大乌梅肉一两捣如泥，作丸如龙眼核大，每用一丸噙化咽之，奇效。

除瘟化毒散

统治各项喉症初起，以及瘟疫白喉、缠喉、锁喉、单双蛾、风热火喉等症。此系数十年经验良方，切勿妄加修改。粉葛二钱，僵蚕二钱，大生地三钱，豆根二钱，蝉蜕一钱，冬桑叶二钱，炒栀仁二钱，黄芩二钱，木通二钱，浙贝母三钱，生甘草一钱，生青果三个引，如无生青果，或干橄榄亦可，水煎服，轻者不过三五剂，以愈为度。如红肿不退，再服后方。

神功辟邪散

粉葛二钱，僵蚕炒二钱，大生地四钱，马勃二钱绢包煎，蝉蜕一钱，金银花二钱，麦冬三钱，黄芩二钱，木通二钱，浙贝母三钱，牛蒡子二钱研，连翘二钱，水煎服。加久制人中黄细末以药冲兑，或温水泡服亦可。

神仙活命汤

龙胆草一钱，金银花二钱，黄芩三钱，生地四钱，土茯苓五钱，生石膏三钱，木通二钱，马勃三钱绢包煎，车前子二钱，浙贝母三钱，蝉蜕一钱，僵蚕三钱，用生青果三个，水煎服。如遇急喉险症，每日非三四剂不可，少则不效。

以上三方皆系各项喉症历年经验，白喉重者尤须守方多服，自有奇效。如或风热喉痛或红或肿喉症轻者，均可酌量加减服之，此诚喉科起死回生之至宝仙方也。

清心涤肺汤

生地三钱，浙贝母二钱，黄柏二钱，麦冬三钱去心，知母二钱炒，天花粉二钱，甘草一钱，黄芩二钱炒，僵蚕一钱炒，天门冬二钱，水煎服，日服一剂，以二三剂为度。体气素弱者加条参，或加生玉竹。

养　正　汤

生玉竹五钱，怀山药四钱，茯苓三钱，天花粉二钱，大生地三钱，女贞子三钱，酒芍二钱，制熟地四钱，寸麦冬三钱去心，制首乌四钱。

加减甘露饮

阴虚火燥喉痛酌量加减方。天冬三钱去心，大生地二钱酒浸，酒黄芩二钱，丹皮二钱，麦冬三钱去心，制熟地六钱，金钗石斛三钱，泽泻一钱，甘草一钱，金银花二钱，枇杷叶刷净毛二钱，阴虚火燥，喉痛虽不甚痛，而时发时愈，一时难以就痊，用此方随症酌量加减服之，极为效验。

知柏地黄汤

即六味地黄汤加知母、黄柏。熟地八钱，酒蒸山茱萸二钱，酒浸丹皮去骨二钱，云苓三钱，盐水炒泽泻钱半，盐水炒黄柏一钱，酒炒知母二钱，炒怀山药三钱。

银花四君子汤

台党参五钱，生首乌四钱，怀山药四钱，甘草一钱，金银花二钱，冬桑叶二钱，云茯苓三钱。以上各方，无论何项喉症皆可统治，大同小异，总不外乎如此等药，其余随症加减之药，开注于后，酌量用之。

如白喉兼微黄左边甚者，加黄连、牛子、羚羊角；喉肿加马勃系喉科最要之药，马勃必用绸绢包煎，用线扎好，以免煎出如同糊粥令人难吃、金银花、蝉蜕；红肿加赤芍、豆根；口苦加黄芩；口渴加生石膏、天花粉；痰多加浙贝母、川贝母、茯苓；涎甚加僵蚕；头痛加粉葛、菊花；大便闭结加生大黄，如再不大便，再加玄明粉三四分，加入药碗内冲服，不入火煎。喉痛重症，初起每多作寒作热，非外感也，切忌表散之药，如误服羌活、防风、荆芥、苏叶等药，其肿必甚，而且喉肿一时难消。其余生地、玄参、连翘、木通、知母、黄柏、天冬、麦冬之类，皆可收为常用之药。

人参固本丸

制熟地一两，天门冬六钱，台党参二两，大生地六钱，寸麦冬六钱，蜜为丸，每服五钱。

喉风外治方

寻取韭菜地内蚯蚓捣烂，和麝香、冰片涂喉间外面，即愈。如无冰片、麝香，只用蚯蚓即曲蟮捣烂敷之亦可。

又方：用巴豆七粒，细辛八分，共研细末，以绵裹之，左边喉痛塞左鼻孔，右边喉痛塞右鼻孔，痛止肿消即速去之。

又方：牙皂研细末，用鸡子清调，敷颈上，干再换之。

咽肿喉闭外治方

如咽喉肿胀闭塞，口不能开，药不能吹，水不能下，急用生附子一枚，补骨脂五钱研末，和匀作为膏药二饼，大如茶钟，贴脚心中央名涌泉穴，冬月以火烘之，约一时久喉即开，即可吹药服药矣。

萝卜汁漱喉方

用生白萝卜捣汁碗许，加入研细雄黄末五分，玄明粉五分。如喉中腐烂者，以羊毛笔蘸汁洗扫。如不腐者，即以汁频频漱口，吐去毒涎。然后吹入元珠丹喉药，极效。

烂喉痧仙方

此方得自仙授，屡经效验，药虽平淡，功效甚大，幸勿泛视。婴孩减半，孕妇不忌。

紫石英四钱解煤毒，六神曲三钱消面积，蒲公英四钱解喉毒，杏仁泥五钱消痰火，水煎，三服即愈。

烟袋杆擢伤喉

用人参、三七为细末，频搽伤处，即愈。

又方：用刘寄奴为细末，搽伤处。

又方：用真净滴乳香去油、真净没药去油二味等分，去净油后，再用纸放置微小火上，缓缓烘烤极燥，方研得细，过绢筛，再加血竭同研极细血竭必轻松者方为真，坚硬者假也，吹伤处即愈。如误针伤出血不止，于三方内随用一方，无不立效。

诸骨鲠喉

凡为诸骨所鲠，骨大难咽者，以鹅翎入喉探吐之，或用筷子重按舌根即吐。或用白砂糖一大匙，和铜绿末半匙，入麻油少许，茶汤调服，即吐出。如不吐，用牙皂研细末，吹入鼻中取嚏，即出。骨小者，用葳灵仙三钱煎浓汁，时时噙咽，其骨自软如棉而下。又穀皮树捣烂取汁或煎汤，噙咽皆可。

又方：用硼砂一块含化咽汁，脱然而失。

鱼骨鲠喉

橄榄研烂，水冲连渣服。如无鲜者，即用橄榄核磨浓汁多饮，亦效。有鲠伤重至数日不出者，用鲤鱼鳞皮烧灰水调服，或用真象牙磨浓汁饮极效。愈后戒食鲤鱼。

甲鱼骨鲠喉

有人因食甲鱼，其骨鲠喉，延至半月，诸药不效，饮食难下，举家仓皇。有乡老传方，取甲鱼生眼珠，以腐皮裹之，拼命吞下，即愈。又传云：凡卡某鱼之骨，即取某鱼生眼珠以豆腐皮包之，拼命吞下，无不立效。

鸡骨鲠喉

用香油煎滚温服。

又方：用水仙花根捣汁服，或用鸡毛烧灰水冲服，或用苎麻根捣汁饮之。

猪骨鲠喉

仍以象牙磨汁饮之。或用人指甲烧灰，吹入喉中，即下。

木屑呛喉

速用铁斧磨水灌下喉，即愈。

铜钱鲠喉

取鸡冠血入喉，将铜盆盛水置面前，将冷水向小儿一喷，钱出吐落盆中。

田螺鲠喉

以水灌鸭，将鸭倒悬，取鸭涎服之，即化。

百灵丸方

通治一切咽喉急症，猪牙皂一两，真麝香一钱，梅花冰片一钱，射干片一两五钱，炒牛蒡子一两五钱，大玄参三两，苦桔梗二两，净滑石八两，净雄黄二钱，生甘草一两，共为末，用好醋及冰糖汁炼为丸如高粱子大。每服一钱，小儿七分。此方专治一切喉症，惟性太烈，体气结实者方可用，若虚弱人则忌，当用元参救苦膏。

元参救苦膏

大元参五两，甜桔梗三两，净梅片八分，枇杷肉五两如无此以浙贝母一两五钱代之，生甘草一钱，共为末，或煎膏或为丸均可，大人重者五钱轻者四钱，小儿减半。

颈 项 部

颈上耳后生疡

鸡蛋一个，开一小孔，采绿萼梅花蕊将开者七朵，入蛋内封好蒸熟，去花吃蛋，如此七次痊愈。

又方：用猫公莶根去粗皮煮鸡婆蛋，至蛋将熟，打损壳再煮，吃蛋时，以所煮之汤咽下。一岁用蛋一个，蛋多作三四次服完。隔十余日集蛋又用铜钱草又名满天星照前法煮食一次，隔十余日又照前法再煮，以愈为度。此方已验。

又方：立夏后采九头狮子草又名五爪金龙，治男病用左手扯，治女病用右手扯，扯时宜以单双草缠作记，洗净阴干，每用猪精肉三四两煮九头狮子草二两，服数次可愈。或已溃烂，用陈艾叶、陈茶叶、陈蒜梗，以老桐油罐煎水洗之，日洗二三次，俟脓血已尽之后，以生肌散掺之。

附生肌散：生石膏以甘草水飞过七次用一两，明豆砂三钱，月石五钱，顶上梅花冰片五分，共研极细末，凡溃烂用此生肌，甚效。

颈 项 瘰 疬

此肝火郁结而成，用消瘰丸服之奇效，治愈者不可胜记。

元参饭上蒸，晒干研末，牡蛎用醋煅碎，贝母去心蒸，各四两，共为细末，炼蜜为丸，每服三钱，开水下，日服二次。

鹁 鸥 丸

此丸治男女大小颈项颏下耳之前后结核累块，连珠疬串，不疼不痛，或破微疼，皮赤溃烂，久不收口，年近者一料收功，年远者服两料，无不痊愈。真香梗芋艿十斤去皮，慎勿烘炒，用竹刀切片，晒极干，磨成粉，以开水泛为丸，早晚每服三钱，甜酒送下，如不吃酒者，米汤送下。或不磨粉为丸，即吃燥片，酒下亦可。屡试屡验，勿以价廉物微而轻忽之也。若将此方广传穷乡僻壤贫苦之人，功莫大焉。并治喉癣亦效。

颈项生结核方

用生萝卜皮贴之，若不消，连贴数次，自愈。

验方新编新增卷之十八

手　部

手指上一切疔疮

初起未成者，用古泥墙上半中间小将军草紫根者佳捣烂敷之，即消。如已成者，宜用小刀或瓷锋将疮头刺破，即用猪胆一个，将胆柄剪去，胆汁倾去一半，加雄黄二分，炙蜈蚣研末一分，黄灵三仙丹五分，共研匀，入胆内搅匀，套指上，扎好，数日即愈。

螃蟹散

治手指缝肿痛不可忍，或大指次指中间生毒，名虎口毒，若不早治，即烂入手，用鲜活螃蟹捣烂敷上，即愈。如无鲜者，以蟹黄蜜调涂之。愈后戒食蟹。

手指生蛇头疔

用小泥鳅一条捣烂，敷之，立愈。

手生舌头毒

用蜒蚰研烂，和酱搽，一日夜即愈。

指上生疔疮

俗名天蛇头，用雄黄七分，白芷三分，共研细末，入雄猪胆内调匀，将指套入猪胆内，以线扎之，自愈。先将猪胆剪去盖，将胆汁倾去一半，方好入药调匀，套指。如一次不能全消，再换一个，以愈为度。

手生天蛇头方

元参五钱，甘草三分，共研细末，用鸡蛋白调搽，立效。

天蛇头生在指尖者

用猪胆一个，入雄黄三分，搅匀，套指上，缚二三时即愈。

又方：生鸭蛋二个，蜈蚣一条，焙研末，以一半入鸭蛋内搅匀，套指上，俟蛋热，再用一蛋入蜈蚣末一半，再套指上，即消。

又方：大蜈蚣一条，晒干为末，纸卷为捻，点燃吹息，以烟熏指，三四次即痛止疮消，真奇方也。

手指红肿作痛

俗名泥鳅肚，用酒调石灰敷之，干则再换，数易即愈。

手指手掌受寒湿作痛

桂枝三钱，真五加皮三钱，当归三钱，白芷一钱，木通二钱，麻根二两，用猪前脚煮药，连汤食之，即愈。右手痛用右前脚，左手痛用左前脚。

手 指 砍 断

真降香研极细末掺之，包以丝棉，一次即痊。惟七日不可落水，不可冒风，慎之慎之。

手生叉指

大指二指间为虎口，又名叉指，取石灰内未曾烧化过之石子，和生蜜在粗石上捶融，敷患处，即愈。

手掌心生毒

手掌心忽肿突成疽，昼夜疼痛非常，名曰擎疽，又名拓盘，用元参、银花各二两，生地、当归各一两，紫花地丁五钱，贝母二钱，水煎服，未溃者三服即愈，已溃者八服收功。

又方：用水藻如松毛者，同生蜜捣烂，涂之，亦效。

穿掌毒

生手心中，新桑叶捣烂，涂之，即愈。愈后戒食鹅肉为要。

手足疼痛及无名肿毒初起

用草乌三五个，醋磨涂之。或生南星磨涂，亦妙。

手臂出血不止

有人右臂毛窍如针孔，昼夜出血不止，面色洁白，身倦无气，用穿山甲炒珠研为细粉，罩之，用帕扎住，立止。随服补血汤，数服而愈。

鹅掌风癣

手掌脱皮，血肉外露，用豆腐热沫洗之，洗后拭干，涂以桐油，再用松毛烧烟熏之。愈后戒食鹅肉。

又方：用密陀僧一两，为末，取出笼热蒸馒头一个，分为两开，将末撒在馒内，合住，以两手把握馒头，使热气熏蒸良久，不过三四次即愈。

又方：用青盐、防风、地骨皮、槐条各等分，煎水多洗，极效。

又方：用苍耳子仁为末，将痂起去，香油调搽，神效。并治牛皮癣。

又方：真蕲艾四五两煎水，入大口瓦瓶内，瓶口上用粗麻布数层盖口缚住，将手心放瓶口麻布上熏之，待温以手洗浸，如冷，再热再熏再洗，奇效。

又方：雄黄、甲片，火烧熏之，数次自愈。此吕祖乩传之方。

又方：艾叶、侧柏叶煎汤熏洗，一月即愈。

又方：用豆腐泔水洗手，一月即愈。

又方：雄黄、甲片、五倍子去虫各五钱研细，蕲艾四两，药和艾叶放瓦瓶内，将火烧烟熏之，立软。

又方：治鹅掌风并面癣诸癣，天麻叶煮浓汁热洗，多擦之。如无叶，即用天麻子煮汁，亦效。

又方：五倍子研末，桐油调搽，以炭火烘之。

指甲溃烂

名代指，黄蜡、松香，融和作筒，笼指头上，久之自愈。

指头肿毒痛甚

乌梅肉和鱼鲊捣烂，封之，极效。

手足麻木不知痛痒

取霜降后桑叶煎汤，频洗，有效。

手指掣痛

酱清和蜜温热浸之，痛乃止。

手足肿痛欲断

苍耳捣汁渍之，并以渣敷上，立效。春用芽，冬用子。

治手足痛风方

黄芪、当归、秦艽等分，浸酒饮之，有效。

风寒洗药方

治感受风寒，手足臂腿疼痛麻木、并偏坠等症，槐条四两，花椒二两，透骨草一两，一枝蒿一两，木瓜一个，连须葱头二十个，蒜瓣子半挂，以上七味，共熬水烫洗，洗过仍将原水留着，再热再洗，如水少再添，一日可洗两三次，一料可用数日。以愈为度。

治风热臂痛

桑枝一大把切碎，水三升煎二升，一日服尽。许叔微常患臂痛，诸药不效，服此方，数剂即愈。

手足裂缝

沥清二两，黄蜡一两，熬膏敷之。

又方：牛骨髓不拘多少、五倍子炙、研末捣和，填入缝内，即合。

又方：头发一大握，桐油一碗，于瓦器内熬，候油沸头发溶烂出火，以瓦器收贮，不令灰入，每用百沸泡洗裂处令软，拭干敷之，即愈。

又方：五倍子、牛鼻绳共研末，填裂缝内，即合。

手足冻裂

用萝卜菜、橘皮煎汤先洗，再用蟹壳烧灰，研末，和麻油调敷。

又方：萝卜略剜空，贮满柏油，火上熬透，冷擦。

又方:冬瓜皮、茄子根煎水,洗之。

又方:鸽子屎煎水,洗之。

手足诸病

手心足心突肿,乃风也,用川椒、食盐等分,研末,醋和敷之。

治手指甲头肿，用乌梅捶碎，去核去肉，只取仁研烂，米醋调敷，虽溃亦愈。

又，治指缝瘙痒成疮，有窍出血不止，用多年粪桶箍烧灰，敷之。

手足闪拗

生姜、葱白捣烂，用烧酒和面炒热，厚敷之。

手足酸痛微肿

芝麻研熬一升，酒五升浸一宿，随意饮之。

又，手掌及指层皮剥落，血肉外露，痛痒不堪，即鹅掌风，用豆腐沫乘热多洗，数次即效。

乳部

治乳不通

丝瓜连子烧存性,研末,酒冲服一二钱,盖被取汗,即通。

乳痈初起

芙蓉根切碎，用酒煎，尽量饮之，即消。

专治乳痈乳疽乳中结核内外吹乳肿胀等症

真乳症之至宝丹也，修合济人，功莫大焉，鲜石首鱼脊翅炙研净末五十两，小青皮晒脆磨末一百两，二味细末共和匀，用米饮汤泛，为丸如梧桐子大，瓷瓶收贮，每服三钱，葱白头大一个小三个陈酒送下，酒随量饮，醉卧盖被，出汗即愈。避风为要。初起未成者一服即消，已成者服之内消外溃。倘未溃，一连三服，无不溃者。如已溃服之，内消余毒肿块。症重者外用丹药拔毒去腐，体虚者内服参芪补托气血之剂，自然脓腐易去，新肉渐生。

积乳成痈良方

土牛膝根酒煎服，极效。

又方：鲜蒲公英连根捣烂取汁，冲酒服，以渣敷患处，即愈。如无鲜者，即以干蒲公英用酒煎服。并治乳疖，亦神效。

内外乳吹未溃方

穿山甲酒炙黄脆一钱五分，蝉蜕麻油炒透新瓦上炙燥四分半，共为末，分作四服，酒调下，三服必愈。

治乳痈乳疖

活蟹一只捣烂，冲黄酒服，即消。

又方：旧木梳上垢腻刮下，掺膏上，贴之，即止痛。

治　乳　痈

葱白一斤捣烂取汁，以陈黄酒分二次冲服，外用麦芽一两，虾酱少许，同煎汤洗，并用旧梳时时梳之。

治产母乳痈神验方

生小米半杯无小米用绿豆，绍兴酒一杯本地黄酒亦可，令患者坐住房门槛上，面朝里，左手执米杯，右手执酒杯，以酒送米入口毕，半日疼止，肿渐消，平复如常，屡验。

又方：用全瓜蒌一个煅灰研末，黄酒冲服，即愈。

治 乳 疖

当归拣极大者、生地、金银花、蒲公英各一两，上药用黄酒一中碗，水一中碗，砂锅内煎好，食后服，被盖暖令出汗，仍以药渣敷乳上，即愈。

又方：白戟鱼胶一个，于瓦上炙灰存性，研细，冲入热老酒内，送下，重者更服一个。此方每试必效。

又方：宣木瓜、钩藤钩、橘核，以上三味焙燥研末，用黄酒调服，自愈。

又方：香附末一两，麝香三分和研，蒲公英三两，酒煎服，渣敷患处。或以瓜蒌一个酒煎服，亦消。

治乳疖初起

漏芦、木通、川贝各五钱，甘草二钱，以上四味，用水酒各一碗煎服之，立消。

又方：用巴豆一粒，细辛一钱五分，以上二味焙研，用稀绢包缚扎，塞鼻孔，一周时即消。

又方：生半夏一粒，塞鼻中，一宿即消。疖生左乳塞右鼻，疖生右乳塞左鼻。

治 乳 岩

此病先因乳中一粒大如豆，渐渐大如鸡蛋，三四年不破，或七八年方破，破则难治，初起宜急服此方：生蟹壳，砂锅内焙焦为末，每服二钱，酒调下，日日服之，不可间断。

又方：大瓜蒌一个，半生半炒，酒二钟煎一钟，食后服。

治乳岩已破

荷叶蒂七个烧灰存性，研末，酒冲服。

又方：用贝母、核桃隔、金银花、连翘各三钱，酒水各半煎服。

治乳痈良方

兼治各种大毒，大当归八钱二分，生黄芪五钱，金银花五钱，炙甘草一钱八分，桔梗一钱五分，黄酒二碗煎，半饥半饱服。

乳　少

乳少者，血虚之故，或产母去血过多，又或产前有病，以及贫贱之家，仆婢下人，产后失于调养，血脉枯槁，或年至四十血气渐衰，皆能无乳，但服通脉散自有乳。若乱用穿山甲、王不留行等味，往往不效。即勉强打通，乳汁清薄，令儿不寿，且损伤气血，产后多病，不久便干，反为不美。

通　脉　散

治血衰无乳或乳少，生黄芪一两，当归五钱，白芷五钱，用七孔猪蹄一对煮汤，吹去浮油，代水煎药一大碗，服之，覆面卧，即有乳。或未效，再一服，无不通矣。新产无乳者不用猪蹄，用半酒半水煎服。体壮者加红花三五分，以消瘀血。

治乳肿奇方

蒲公英、泽兰叶、金银花、白芷、生甘草、木瓜各三钱，共为末，每服二钱，水酒各一钟煎服，出汗即消。

瓜　蒌　散

治吹乳肿痛，瓜蒌一个，乳香二钱，用酒煎服，外用南星研末，温汤调敷，即愈。

涌泉散

治产母乳汁不通，王不留行、瞿麦、麦门冬、龙骨各二钱，用猪蹄汁一碗，酒一杯煎服，再以木梳于乳上梳下，神效。

又方：王不留行、天花粉、甘草各三钱，当归二钱，穿山甲一钱五分炙黄，共为细末，每服三钱，猪蹄汤下，或热黄酒下。其乳如涌泉，极效。

又方：王不留行、通草、归尾、炙穿山甲各等分，七星猪前蹄并黄酒煎服。

下乳简便方

木通、通草煮猪前脚蹄，连汤一并食完。

又方：红砂糖煎豆腐，不用油盐，以黄酒共食之。

又方：芝麻炒研，入盐少许，食之，大便结者尤更相宜。

乳汁不通

鲤鱼头一个烧，研末，每服一钱，酒调下。

又方：黑芝麻炒焦为末，每用三钱，热酒冲服。

又方：雄猪胰子切碎，不另入油干炒半熟，以黄酒煮滚，空心服。

乳吹

香白芷二钱，川贝母三钱，共为细末，以黄滚酒调服出汗，频以手擦患处，已成未成俱治。

又方：用鹅毛煅存性，研细末，酒调服三钱，即愈。

乳吹极验方

白芷二钱，贝母二钱，青皮一钱，防风一钱，炒麦芽三钱，水二茶钟煎，乘热服之，极效。

又方：用葱一大把，连根捣成饼一指厚，摊乳上，以灰火一罐覆葱上，须臾出汗，痛止肿消，立愈。屡屡经验，特重刊之。

吹乳结痛

蒲公英五钱，金银花五钱，黄酒二碗煎一碗，食远服，一剂即愈。如不愈，再服，断无三剂不愈者。倘有脓，服此亦轻，热服取汗，仍以药渣敷患处，睡一夜即消。

吹乳结乳乳滞

蒲公英一两，入无灰酒一斤，煎热服。

又方：蚯蚓粪，用陈醋调，涂患处。

又方：生鲜山药不拘多少，捣烂敷之，即消。后即去药，迟则肉腐矣。

内外乳吹

乳内结核肿痛，寒热交作，甚者恶心呕吐，胎热所致为内吹，儿食所致为外吹，并用此方皆效。柴胡、陈皮、川芎、山栀炒黑、青皮、煅石膏、酒炒黄芩、连翘各一钱，甘草五分，橘叶二十片，水二碗煎八分，食远服，外用葱白切碎炒热，敷乳上，以帛包之，冷再换。

又方：用不经盐蟹壳瓦上焙干，为末，热酒冲服三钱，即愈。

乳头肿痛

鹿角尖烧灰存性，研末，酒调服二钱。外用葱白捣烂敷之。

乳结硬痛

大鲫鱼头煅灰，酒调服二钱，汗出即瘥。

乳中有块积久不消

活鲫鱼一个捣烂，去鳞骨，和老酒糟，厚敷患处一宿，即消。

治乳串久溃

乳痈串烂年久不愈，洞见内腑，此方治之神效，取摇船橹捏手之处旧藤箍，于阴阳瓦上焙干，研细末，以竹管扎棚，筛，日日掺之，如干处，以香油调搽，半月必愈。

一 醉 散

治乳痈，石膏煅为末，每服三钱，温酒下，能饮者添酒尽醉而睡，一服即愈。

地 丁 膏

治乳吹并一切毒俱效，黄花地丁即蒲公英、紫花地丁各半斤，以长流水洗净，用水熬汁，去渣，又熬成膏，摊贴。

乳癖乳岩方

蒲公英、金银花、夏枯草各五钱，土贝母三钱，黄酒二碗煎一碗，空心热服，愈。一方加当归一两，花粉三钱，甘草二钱，炙穿山甲一片，同上煎服。

治乳岩乳痈方

胡芦巴三钱捣碎，酒煎服，渣敷患处，未成即散，已溃即愈。

乳痈无名肿毒

芙蓉嫩根带皮洗净，捣烂，加盐少许，敷肿处，留一头，有脓即出少许而愈，无脓即消，其效如神。

乳吹乳岩方

大瓜蒌二个去皮，子多者有力，当归酒炒、甘草各五钱，乳香去油、没药去油各钱半，共为末，用无灰酒三升砂锅文火煎一升，分三次，食后良久服。如有乳岩，服此可断根。如毒气已成，能化脓为水。如未成，即于大小便中通利。如痰甚者，再合服，以退为度。

治乳疖奇方

用青橘叶百片，青皮五钱，柴胡一钱，水二钟煎一钟，入好酒半钟，热服，盖被出汗，立愈。

远志酒

治乳痈奇方，兼可托散一切肿毒，用远志不拘多少，米泔水浸洗，捶去心，为末，每服三钱，用好酒一钟调匀，迟少顷澄清饮之，将药渣敷患处，自愈。

又方：鸭脚草又名凤尾草捣烂，入无灰酒煎数沸，尽量饮醉。破者，以渣敷之。

乳痈

白矾、雄黄、松萝茶各一钱，共研细末，饱时服，每用一钱，以豆腐皮包之，吞下，饮酒尽醉，未成者一服即消，已成者两三服即愈。

内外乳吹红肿坚硬乳汁不行

生熟豆腐浆一大碗，内入通草灰二分，灯心烧灰二分，百草霜五分须乡间烧茅草山柴锅蒂上取下者为真，统入腐浆内调匀，一气食下，顷刻通行，即愈。

乳痈及内吹外吹

砂仁去壳五分，冬葵子八分，共研末，作一服，用蒲公英五钱，瓜蒌仁三钱，煎水将前药末调匀，冲服，如初起七日内者，不过三服即可内消。

乳头破烂

败龟板炙，研细末，加冰片研匀，以麻油调搽，即愈。

又方：丁香末敷之，极效。

乳上生疽

芝麻炒焦捣烂，以灯盏内油脚调敷，即散。

乳岩散

经霜上楝子三两，雄鼠粪三两，炙露蜂房三两，共研细末，每服三钱，陈酒送下，吃一服，间二日再吃一服，神效。

乳起结核

初起并不疼痛，最恶之症，久之防成乳岩，每日用山茨菰一钱，胡桃肉三枚，共捣烂，用酒送下，以散为度。如不急治，迟延日久，不免变患莫测。外仍用醋磨山茨菰涂之。

乳头开花

用诸药不效者，以寒水石一钱，研细末，和冰片五厘，用荸荠汁调搽，或荸荠粉加冰片以水调搽，皆效。

帘珠倒挂

凡大人小儿胸间乳旁，各生红白瘰泡，浸淫疼痒，每处直长一条，连生十余个不等，名曰帘珠倒挂，久则杀人。诸药不效者，用端午日人家檐口所挂刀茅，取下连根叶切碎，火煅研末，香油调搽五六次，即愈。此系一过路僧人所传，屡试屡效。

治乳岩

瓜蒌一个切碎，当归五钱，蒲公英三钱，乳香去油、没药去油各一钱，生甘草二钱，鲜橘叶每岁一叶，上药，以酒煎服，立消。如初起只用橘叶一味，或瓜蒌一个，煎浓汤，冲酒服，亦消。

又方：枸橘李切片，炙研，每日酒调服二钱，服半月即愈。

乳痛良方

凡妇人无论实乳虚乳，忽然红肿作痛，急将妇人梳篦上发间垢腻，剔净短发细发，刮下垢腻，搓成小丸，外用雄黄裹之如桐子大，勿令患人知，以陈黄酒煮极热，吞下，棉被覆盖，一汗而愈。倘一服不效，再二三服亦可，数十年来愈人以千计矣。

治乳结欲作疮并退回乳方

橘核、葫芦各三钱焙，研末，黄酒冲服。如一剂不能全消回退，再服三剂必愈。

又方：麦芽四两炒，研末，分作四服，以两日服完，开水送下，退乳甚效。

乳头开裂

秋后冷露茄子裂开者，阴干，烧灰存性，研末，用水调服。

乳痈乳岩乳串神方

用蟹壳不拘多少，将童便浸七日，每日换便一次，浸足七日，放瓦上焙干，研为细末，每服一钱，加入乳香去油一分和匀，好酒冲服，尽量以醉为度，一服消硬，三服全消，服至痊愈而止。

治乳岩及一切吹乳肿烂神效屡验方

用橘一枚，连皮带络及核俱全者，取瓦二片，合而炙之至焦，乃研末，用黄酒吞服，每服橘一枚，服至数枚，即愈。即腐烂溃脓已甚者，服至十枚，无不痊愈，真神方也。惟橘每炙可三四枚，而研仍须各枚分研，不可以二枚并研，切记切记。

胸　膈　部

治胸中胀闷

陈皮一钱,半夏钱半,甘草六分,白术钱半,砂仁六分,香附一钱,姜三片,水煎服。如中气不足,加台党参一钱亦妙。

治胸间食膈

白凤仙花子三合，炒黄为末，每服三钱，好酒送下。

治胸腹诸痛

并治小便不通,陈海蜇四两,荸荠二个,煎汤服之,神效。

胸膈忽然痰闭气塞

白萝卜子炒香，以白滚汤吞下数钱，立通。

又方：新象牙末一钱，河水煎汤服之，即愈。

百 疾 消 散

无论胸膈饱闷，肚腹疼痛，伤风发热，俱可治，葱头七根，生姜五大片，陈茶叶三钱，砂糖半酒杯，水二碗，共煎热服，加陈酒随量饮，盖被出汗，诸病消散。惟暑热天气不宜多用生姜，天气寒冷生姜加重。

心漏方

胸前有孔常出血或流脓水，名曰心漏。人多不识，此方治之神效。又能兼治腰痛。

鹿茸去毛、酥炙、附子炒，去皮、盐花各等分为末，枣肉为丸，每服三十丸，空心酒下。

又方：凤凰衣即哺虫鸡子蛋壳，又云出过鸡子蛋壳内之白皮为凤凰衣焙燥、乳香去净油各等分，研极细，掺之。

噎膈

韭汁饮

此方治血隔，或因跌仆，或因大怒以致血积胸膈而病者，服之神效，生韭汁一钟，无灰酒一钟，共一处煮热，温服之。

噎膈不通

野猫头骨炒研为末，酒调服。

噎食开关

白硼砂一钱五分，青黛一钱，好沉香二钱，三味研细末听用，再用白马尿一斤，白萝卜一斤取汁，生姜半斤取汁，共入铜锅内熬成膏，每服用三匙加前药末一分，酒调下，一日三服，可以开关。如系翻胃，以黑驴尿一斤易白马尿。

五噎膈气

用白鹅毛烧灰，酒调服。

噎食

五谷虫用麻布包好，水内洗净，炒黄色，加木香、沉香，共研为末，烧酒调服。

又方：生姜汁、韭菜汁、童便各一钟，放大碗内，入锅中水煮数沸，候冷取出，露一宿，重煎温服，日日如是，以愈为止。

又方：白马尿一斤，地骨皮一斤，白蜜一斤，羊粪四十九粒，以上用水七升，滚数滚，滤去渣，再熬至一碗为度，每服一钟。忌马齿苋、蒸锅水。

噎膈酒

荸荠四两捣末，厚朴一两姜炒，陈皮一两，白蔻仁炒一两，白糖四两，橘饼一两，冰糖四两，蜜二两，用白酒浆三斤，烧酒三斤，入坛浸药十数日，早中晚饮。

虔制太阴丸

专治膈噎疟疾，神验异常。预探月蚀何时，当日虔诚斋戒，备办洁白干面一斤，再用老紫苏半斤煎浓汁，取汁拌面，软硬得中，放洁净瓷盆内。临时向月下恭设香案，叩头跪月下，自月蚀初亏时起，即将拌面作丸如梧桐子大，至月蚀将复圆时即停止。放案上露一宿，阴干，瓷瓶收贮。按照年岁服若干丸，此丸服下，无不通者，价廉功大，灵验非常。尤奇异者，面丸外实内空，初亏时所作之丸内空一半，蚀盛时所作之丸内竟全空，不在月下则不效，临时多用几人向月下多制，广为济人，功德无量。

又方：生姜刮去粗皮，切成厚片，以竹丝穿成一串，五月底入厚粪缸内浸七日，至六月六日取出，去粪，以水冲净，阴干研末，每服一钱，火酒送下，即愈，至重不过数服，极效。

枳壳丸

整个枳壳去穰四两，每个入巴豆三粒，麻线十字扎定，用水五六碗，煮透去豆，将枳壳切碎晒干，橘红皮一两，青皮去穰一两，广木香不见火研三钱，共研细末，陈老酒、陈粳米粉打糊为丸，临卧服五十丸。

膈食验方

大豆即罗汉豆或炒或煮，频频食之，久则自愈。盖此症诸物不能下咽，惟食此无碍，以其相畏也。

噎食转食

黄鳝鱼一条，用无灰黄酒，量鱼大小酌酒多少，煮干为度，连皮带骨用净砂锅焙存性，研为细末，病势重者每服三钱，轻者每服二钱五分为止，不可多用，黄酒调服。若在上半月其效尤速，若在下半月其效较迟，三服见功，五服痊愈。愈后宜薄淡饮食，陆续吃稀粥，忌一切思虑筹划气恼荤腥发物，酒色房劳尤宜慎之。转食用靛花水送下。

治鼠膈

凡在人前不食，必于密地背人偷食，见人则畏置之，肌瘦面黄，是食过夜鼠馋之涎，名为鼠膈，用十大功劳叶一名鼠怕草，叶形似蒲扇、有五角、角有刺焙干为末，每服一钱，早晚酒送下，服至半月自愈。

治膈气

慕抚军天颜其母太夫人曾患膈气，异人传授此方，服之而愈：大黄酒制九次二两，上沉香末六钱，桃仁泡去皮尖，研去油六钱，乌药腐水煮、炒一两，硼砂二钱，以上各药共研细末，每服三分，五更时舌上舐津咽下。

细糠丸

治膈气，其症咽喉噎塞，饮食不下，用打米碓杵上细糠，刮下，炼蜜为丸如弹子大，常含一丸，以津咽下，久服自愈。

噎膈秘方

羊粪一两瓦焙为末，甘草一钱，二味开水泡，澄清，逐渐饮之，俟开关，以阴糯米入麻仁、真苏子煮稀粥食之。半月后方可食饭，若遽食厚味一反难治。

无论虚实年月远近噎膈

顶细料破碗瓷片烧七次醋淬七次用一钱，铁锈、铅粉、锡各一钱，砂仁二粒，母丁香二粒，各研极细，方可合共又研，每日酒送下三五分，极效。

膈食初起

乌梅、辣椒、香豆豉，蒸腈肉常吃。

又方：翻毛鸡又名倒毛鸡蒸糯粟，吃二三只自愈。

又方：用老姜一斤，放童便内浸七日，埋土内七日，洗净，烘燥为末，又白术用土炒，各等分，共研末，饭丸桐子大，每晨空心服一钱，米饮送下。

又方：用甘蔗汁二碗，姜汁一碗和匀，每服一碗，日三服，即愈。

治翻胃噎膈

凡有此症，大便燥结，切不可用香燥药取快一时，破气而耗血，只好用稠牛乳入白糖少许，时时炖热，咽服，自然渐渐而愈。

又方：佛手干、荸荠、莲子肉、红枣、柿饼、橄榄、桂圆、苡仁各一两，浸大麦烧酒五斤，每日饮三次，即愈。

又方：柿饼三枚，连蒂捣烂，酒调服，甚效。切勿以他药杂入。如无柿饼，或用干柿亦可。

又方：石莲肉为末，入肉豆蔻末少许，米汤调服之。

又方：甘蔗汁七碗，姜汁一碗和匀，日日服之。

又方：白豆蔻、白檀香、郁金各二钱，研细末，每服一钱，用姜汁、热酒调服。

治噎膈神方

猫胞衣，用新瓦放火上焙燥，研末，入朱砂末少许，每服一二分，放舌上，以温汤徐徐服下，数服即愈。

取猫胞衣法：猫将产，以人看守，须急急取之，稍迟则猫食矣。

又方：用抱出鸡子壳，瓦上焙燥研末，每服二钱，热酒送下。

又方:大橘子一个,入胆矾一钱,将橘子顶上切去一片,以胆矾纳入,仍以切下之片盖上,外用盐和黄泥裹一大球,以炭火煅之,候冷取出,去泥,将橘肉灰研末,每服三分,滚水调下。

又方：鸡肫外黄皮名鸡内金取三个，用新瓦焙燥研末，用烧酒调服。

又方：皂矾五两，用面馒头顶上开口，挖空，将矾填满，以新瓦合住，外用盐和黄泥包裹封固，放文武火内烧半日，取出去泥，枣肉为丸梧子大，每服二十丸，空心酒汤送下。

又方：取螺蛳数斗，清水浸之，俟螺蛳吐出泥砂，去螺蛳，取水底之泥晒干，每服一钱，酒调下，仍将螺蛳送入水中放生，立效。

又方：蒲公英一梗两花高尺许者，掘下数尺，根大如拳，旁有人形拱抱，捣汁酒服，治膈噎，其验如神。

甘露汤

朝食暮吐曰反胃，随食随吐曰噎，食下良久吐出曰膈。此方能治反胃、噎、膈等症。用干饧糖六两在糖坊中卖头榨者，生老姜四两，二味和匀，捣作饼，焙干，加炙甘草二两，共研为末，每服二钱，用滚汤入盐少许调服，甚效，常服快利胸膈，调养脾胃，能进饮食。

橘饼汤

除膈消食，顺气化痰，橘饼细嚼，滚姜汤送下，奇效，幸勿以轻易而忽之。

心胃部并附心痛胃痛

九种心胃气痛

千年陈石灰一两，生熟白矾各五钱，共为末，姜汁为丸如桐子大，或姜汤或烧酒送下七丸，即愈。

又方：用真蕲艾灸大拇指，男左女右，五次，极效。

急心痛

其症牙关紧闭欲死者，用老葱白五茎去皮须，捣膏，将匙送入喉中，灌以麻油四两，能得下咽即醒。

又方：用山羊血一分，烧酒化下。或用淡豆豉五钱煎汤半钟，服之，亦愈。

又方：五灵脂、蒲黄等分，研末，每服一钱，醋汤调服，即愈。此方并治产妇血气痛，尤效。

大小男女一切心气疼痛

马兜铃一个烧存性，研末，温酒调服。

又方：制香附一两，白矾二钱，共为末，面糊丸豆大，空心每服七丸，好酒送下，服毕即盖棉被而睡，使汗出即除根。忌食青菜鱼肉生姜发物七日。

九种心胃气痛因受寒而痛者尤效方

五灵脂二钱，公丁香四分不见火，研末，明雄黄四钱，巴豆霜四分去油净末，白胡椒四分，广木香四分不见火，研末，干红花二钱，枳壳二钱，以上八味，各研细末，称准分两，和匀再共研极细，瓷瓶收贮，幸勿泄气，每服五厘，男以左手心，女以右手心盛药末，以舌尖舐之，津咽下，一个时辰不可饮茶，无论远年近日，发时服二三服，皆可除根，极为神效。

九种胃气痛神方

五灵脂醋炒、广木香切片晒燥，不见火、枯矾、雄黄各二钱，共研细末，临痛服一钱，热酒调下，立止。

急心气痛

胡桃一个，枣子一枚去核，夹桃内，纸裹煨熟，以生姜汤一钟细嚼送下。

卒心痛

急烧陈仓米，为末，和蜜服之，不尔则逆。

又方：猪心一枚，照每岁入胡椒一粒，同盐酒煮，食之。

卒急心痛

枣丸诗云：

一个乌梅二个枣，七个杏仁一处捣。

男酒女醋送下之，不害心痛直到老。

又方：朱砂漂净、木香不见火各三钱，黄蜡一两化开，二药共研末为丸如绿豆大，每服七丸，烧酒送下。

又方：多年陈醋浸大蒜，食数枚，其效如神。

又方：延胡索研末三钱，温酒调下，即止。

心痛简便方

用饭粒粘白矾为丸，每服三分。

又方：用芝麻一合，炒黄，米醋一杯煎至三分，服之。

又方：用真麻油一钟，煎入烧酒一小杯，乘热饮之。

又方：用厚些的木耳一两，焙干为末，白酒送下，三服痊愈。

又方：用荔枝核以慢火缓烧存性，研细末，热酒调下，即愈。

各方均经效验。

心痛危急症奇效方

黄瓜一条剖对开，去肉去子，填入明矾末合住，用线缚，悬挂阴干，待瓜皮上起白霜刮下，研，入瓷瓶封固。凡遇急症心痛危极欲死者，但口有微气，将瓜霜点眼四角，立愈。

陶真君心痛方

胡椒七粒，枣子十四个去核，用水同煎干，去椒服之。

胡　麻　散

有人心痛八九年，百药不效，服此而愈，胡麻一二两炒，研末，每服三钱，黄酒送下，日数服之，即愈。

治九种心痛及腹胁积聚滞气

干漆一两捣碎，炒至烟尽为度，研末，醋煮面糊为丸如梧子大，每服五丸至九丸，热酒送下。

又方：延胡索、当归、乳香、没药、良姜、五灵脂各五钱，共为细末，每服三钱，烧酒送下。

治心胸胁下邪气结实硬痛胀闷

生姜一斤捣烂绞汁，将渣炒热，以绢包于痛处徐徐熨之，冷再加姜汁再炒热再熨，自然痛止硬消。

心痛连腰脐并痛

食盐如鸡子大，用青布包裹烧存性，研末，酒调，炖服，当吐出恶物，自愈。

又方：晚蚕砂一两，滚汤泡过，滤净水，炖温，热服之，即愈。

治食寒气心痛

麸曲五钱，铁上焙炒黄色，研末，烧酒调服，甚效。

停痰心痛

小白螺蛳壳洗净，烧灰存性，研末，酒调服少许。

又方：白芥子炒研末，酒醋调服二钱，并治冷心痛。

蛊心痛

面青唇白，口吐清水，葱白二寸，铅粉二钱，捣为丸，空心服之，即止。

又方：五灵脂二钱，枯矾五分，共研末，每服二钱，水送下，吐出虫，即愈。

又方：香油、食盐熬热，服一杯，即愈。

又方：海螵蛸一块，以醋磨浓汁，炖服。

又方：胡椒、绿豆各四十九粒，同研，滚酒冲服，无论新旧气痛皆效。并治霍乱腹痛。

又方：生芝麻不拘多少，预备之，候痛时亦不必看，随手取来，放铜锅内炒黑，为末，以好酒送下。

又方，歌云：

心头痛急不能当，吾有仙人海上方。
萹蓄醋煎通口服，管教时刻立安康。

男女心痛

白矾三钱，郁金七钱，共为末，面糊为丸桐子大，每服三钱，白汤送下。

胃气痛

人称心气痛，即胃脘痛也，脾痛也，若真心痛，则手足发青，不可治矣，乌梅一个，红枣二枚，杏仁七粒，去核，捣极烂，男用酒调，女用醋调服。

又方：荔枝核煅存性研末用七分，加广木香不见火研末三分，酒调服，神效。胃脘痛因有滞或有虫，查照卷三心胃气痛香附良姜丸服，最为神效。

又方：陈年葵扇去筋，烧灰存性一钱，乳香五分，沉香三分，郁金五分，共为末，金银煎汤，酒半杯调服。

又方：白砂糖五钱，生姜一片，热黄酒一杯，白滚汤冲服。

独步散

凡人胸膛软处有一点痛者，名胃脘痛，无非因气因寒而起，或致终身不愈，或母子相传而然，俗名心气痛者非也，乃胃脘中之气滞或寒滞耳。香附子米醋浸七次，炒七次，研为细末、高良姜酒浸一宿，炒研细末，以上二味，各分用瓷瓶封贮。如因寒痛者，用良姜末二钱，香附末一钱。如因气者，香附末二钱，良姜末一钱。因气与寒者，各用一钱五分，和匀，加生姜汁一茶匙，食盐一捻，以热米汤或滚开水调服，立可止痛，服过七八次，可以除根不发矣。

又方：用鸡内金二钱，瓦上炒枯存性鸡内金即鸡肫皮，加砂糖少许调服，治胃中因有滞作痛者甚效。

又方：荜澄茄一钱五分，炒焦，为细末，好酒送下，可以除根。此惟寒多无气滞者甚相宜。

黄蜡丸

治胃气痛，黄蜡四两，银朱八钱，将黄蜡化开，入银朱和匀，俟冷作丸如梧子大，每服七钱，用艾叶三片，胡椒七粒，研细，煎汤送下，即愈。

又方：真菜油或麻油、白糖各四两，将油煎滚离火，将糖放入油内和匀，服下，即愈。

又方：娑罗子出产南京者焙干为末，热黄酒冲服。

又方：附子用盐酒炒三钱，肉桂去皮三钱，广木香不要见火晒干研末三钱，制白术三钱，黑姜、胆星各三钱，酒炒甘草钱半，共研细末，蜜为丸，每丸重一钱，热酒送下。

又方：砂仁、豆蔻、胡椒、母丁香各七粒，共研细末，滚开水冲服。

又方：诃子壳三钱，荜澄茄三钱焙，真沉香二钱，共研细末，每服三钱，用热陈酒冲服。

又方：黑砂糖半钟，热烧酒冲服。

胃气心痛

五灵脂、延胡索各三钱，石菖蒲四钱，砂仁二钱，以上各药共研细末，每服二钱，红木香三钱煎汤送下，即愈。

艾灸法

男左女右，于小指第三节下掌纹尽头握拳高起处灸艾火三炷，神效。

妇女心气痛

用川芎、栀仁炒、淡豆豉、延胡索酒炒各一钱，加生姜七片，水煎温服，痛即止。须饿一二日，再徐徐用清粥进之。

心胃寒痛

陈皮、制香附研、吴茱萸、良姜、石菖蒲各等分，水煎热服。

卒热心痛

生麻油一合服之，极效。

胃脘大痛

黑枣三枚，去核，填明矾令满，炭火烧枯存性，研末，热酒调下，盖被暖卧片时，即愈。

又方：宣木瓜一钱，吴萸五分，食盐一钱，各炒燥为末，白滚汤送下。

又方：红枣七枚去核捣烂，橘皮三钱，生姜三片，水煎服。

又方：古铜钱烧红，淬入陈醋中，令醋微温热，将醋服之。

胃脘火痛

田螺壳烧灰研末，白滚汤冲服。

又方：大栀子七个或九个，炒焦，用水二钟煎八分，加生姜自然汁二三分服之。

治胃口痛方

石燕米醋炙酥五分，榛子烧焦五钱，枯末三钱，三味共研细末，热酒冲服，服后用棉被盖令出汗为妙，药到口即止痛，一服立除。

又方：瓦楞子十个，蛤蜊壳十个，二味煅，共为细末，姜汤送下。

胃脘血气痛

红花一大撮，水二钟煎一钟，服。

治九种心胃疼痛

服过诸药不效用此方，附子、黄连各一钱，白芍五钱，水煎服，即愈。

治心胃疼痛

无论男妇老少远近年深，皆可通治，高良姜一钱，生白芍二钱，川郁金五分，淡吴萸三分，生甘草五分，石榴花头五枝作引，如反胃口吐清水，加灶心土二钱，或煎服或水法为丸服之，极效。

心胃气痛秘方

新棉花核即棉花子炒黄为末，每服三钱，陈酒送下，连进三服，可以除根。

又方：用海参内肠焙燥，研末，黄酒冲服。

真心痛方

盖因寒邪直入心经，经久衰弱反为寒气所劫故也，如手足青至节寒至节不救，即死。

猪心一个煮熟，去心留汤待用，麻黄、官桂、干姜、附子各一钱，用猪心汤煎服，乃死中求活法也。

又方：桑叶捣烂，滚水送下，立愈。

心脘痛经验方

旧剃刀布烧灰，黄酒送下，并治心脘一切诸痛，俱效。

冷气心痛

并治疝气腹痛，延胡索、胡椒，等分为末，每服二钱，食前温酒调服。

国老散

治心腹疼痛，呕吐不止，或系虫咬，服此立见奇效，生甘草三钱研末，用艾叶、乌梅煎汤，缓缓送下。

开胃醒脾丸

孙兆甫云：补肾不如补脾，脾胃气壮则能饮食，饮食既进则益荣卫、养精血，滋骨髓，是以《素问》云精不足者补之以味，形不足者温之以气。此药能补脾胃虚损，温中进食，降气化痰，去冷饮泄泻等症。厚朴去粗皮切片一斤，生老姜连皮切片八两，水一升同煮干，拣去姜，将厚朴焙干。又用干姜一两，甘草五钱，水一升再同厚朴煮干，拣去甘草，将干姜、厚朴焙燥，研为细末。另用大枣一斤，生老姜二两，煮熟拣去姜，将枣捣如泥，和厚朴末，为丸如梧子大，每服五十丸，清晨米饮汤下。

桃灵散

治胃气痛，百发百中，白矾五分，五灵脂一钱，乳香去净油八分，以上三味，共研细末，遇痛时每服三分，烧酒送下。

陈香圆散

治胃气痛神效，陈干香圆一个，切开盖，去穰，连盖称准，现重若干，配阳春砂仁亦若干，装入香圆内，原盖盖好，井泥围涂，放阴阳瓦上火煅，见青烟将尽为度，取起放地下，以碗覆盖，免致化成白灰，俟冷透去泥，研为细末，每服二三钱，开水冲服。极重者亦可除根，体虚者服半料。愈后接服二贤散除根。

二贤散

治胃气并肝气痛，可以除根，盐水炒橘红、生甘草，等分为末，每服二钱，滚水冲服，日日服之，切勿间断，以愈为度。

五膈宽中丸

治七情四气伤于脾胃，以致阴阳不和，胸膈痞满，停痰气逆遂成此症，并治一切冷气皆效，姜汁厚朴八两，白蔻仁去壳二两，丁香二两，砂仁四两，制香附六两，小青皮炒三两，广木香二两，广陈皮去白四两，石菖蒲二两，炙甘草八钱，共研为细末，每服一钱，姜盐汤送下，不拘时服。

五香导气丸

治一切食积气滞，五脏不和，九窍不通，大便闭结，胸中饱胀，心胃气痛等症并治，皆极神效，沉香一两，檀香一两，制香附一两，广木香一两，紫丁香六钱，砂仁一两，枳实八钱，槟榔一两，姜汁厚朴一两五钱，石菖蒲五钱，郁李仁六钱去壳，共研细末，用神曲糊为丸如梧子大，每服三钱，淡姜汤下。

心腹冷痛

以布裹胡椒，安痛处，用熨斗熨之，令椒出汗，即止。

心腹卒然胀痛

急煮热汤，须百沸汤，以渍手足，冷即易之。

心如刀刺口吐清水有虫

生艾杵汁一大碗，先半日勿吃晚饭，次日五更先嚼烧肉于口内，切勿吞下，似口中水入肚，虫闻香则头朝上，即饮艾汁一大碗，立时打下。

口渴心热

天花粉煎水，当茶常常服之。

恶心烦躁

真绿豆粉一两，乳香五钱，辰砂一钱五分，俱研极细末，每服一茶匙，甘草汤下。

中恶心腹痛

宰白乌骨鸡一只，覆心口上，即瘥，死可回生之法。如鬼击用血涂之，或滴口中，俱妙。鸡腰骨黑者为佳。

三厘药

治胃脘痛极效，红花一两，枳壳一两，五灵脂一两，广木香不见火三钱，丁香三钱，胡椒三钱，明雄黄三钱，巴豆霜三钱即巴豆去净油如霜者，以上各药共为细末，瓷瓶收贮封固，勿令泄气。如遇患者用三厘，本人自以口水津咽下，顷刻见功。忌饮茶水半日，初合此药须迟数日方用，恐其药性太猛也。

胃脘痛方

牙皂去净弦一两，陈神曲五钱，共研末，再用陈神曲五钱，打糊为丸如芡实肉大，每服二丸，淡姜汤下，二服除根。

又方：乳香一钱，没药双瓦焙去油烟尽存性一钱，大枣七个去核，杏仁炒，去皮尖二钱半，乌梅七个去核蒸浮，共捣为丸，分作三服，白滚汤送下，神效。

又方：五灵脂去砂，水飞净一两，丁香研净末三钱，巴豆霜三钱，麝香二分，五月五日用神曲同米醋糊为丸如绿豆大，每服三丸含口中，待将化，以开水送下，重者五丸，服之极效。一方加沉香末三钱。

香砂平胃丸

木香四两，砂仁四两，苍术十六两，厚朴十六两，广皮十六两，甘草四两，共为细末，蜜和为丸，每丸重二钱，凡胃脘胀痛者，每于早晚饭后服二丸，开水冲服，不过数服即愈，年深者久服亦愈，神效。

反胃呕吐

并附呃逆诸般气痛及五脏各病。

反胃奇方

韭菜汁二杯，入姜汁、牛乳各一杯，细细温服，盖韭菜汁消血，姜汁下气消痰和胃，牛乳解热润燥补虚也。

反胃吐食结肠方

有人反胃吐食，药物不下，结肠至七八日大便不通，垂死危极者，用白水牛喉一条，去两头节并脂膜筋肉，切片，米醋一盏浸之，微火炙干，又淬入盏内，再炙再淬，醋尽为度，研末，每服一钱，食前陈米饮调下，轻者一服可愈。牛喉可向屠人处买，切勿特杀为要。

反胃及膈食病

靛青叶晒干，预为收好，每用三钱，姜一钱，用水一碗煎至一茶杯，另用米一酒杯，日煮粥一碗，俟前药煎好，即将粥预备，服药后随即将粥吃下，不必吃饭。又将药再煎，过半日又服，仍又随以粥投下，三日三服即愈。不用吃他药，每日吃粥二三碗，十日方可吃饭。百日不可吃盐，倘吃盐，此病复反不可治矣。

翻胃呕吐

白豆蔻去壳二钱，檀香、川郁金各二钱，共研细末，每服七分，姜汁调药，陈绍酒一杯送下，服完即愈。

又方：生老姜三斤，用铁丝或竹丝穿成串，入粪缸内浸四十九日，取起，长流水摆净，晒干研为末，陈米粉打糊为丸如梧子大，每服三五丸，滚水送下。

又方：白矾一半生一半熟，不拘多少，用冷水调服。

翻胃吐食

乌雄鸡一只治净，入胡荽子半斤于腹内，烹食，食完二只，即愈。

又方：抱出鸡子壳为末，酒调服二钱，即愈。

翻胃

大白萝卜一个，入壮年人粪于内，用竹签签住，以炭火煨至粉红色，研为末，不拘茶酒饭食拌入少许，再服最效。

呕逆

橘皮四两，生姜一两，加开口川椒十粒，水二大碗煎至一碗，徐徐咽之，即止。

呃　逆

用柿蒂、丁香各二钱，姜五片，煎服。或研末，滚汤调下，亦可。

又方：乳香同硫黄烧烟，嗅之，即止，并治伤寒阴症呃逆，神效。

久患吞酸诸药不效

用鱼脍，以鲜活鱼薄切，洗净血，味腥，沃以蒜酱姜醋照常烹而食之是也。愈后勿夜食，勿饮冷水，可保不发。

香圆丸

治一切气逆不进饮食或呕哕等症，陈极香圆二个，真川贝三两去心，炒黑当归一两五钱，白通草烘燥一两，陈西瓜皮一两须隔年预备晒干者，甜桔梗三钱，共研细末，用白檀香劈碎，煎浓汁泛为丸如桐子大，每服三钱，开水送下，大虚者酌用。

气上暴逆

嚼姜两三片，即止，神效。

呃逆吞酸醋心

用吴茱萸一合，以黄连水浸一日，炒干去黄连，将吴茱萸每早吞四十粒，米汤送下，或用吴茱萸一钱煎服，亦可。

呕吐不止

用大鲫鱼一个破开洗净，不加油蒸熟食之，即止。

气滞痛

米醋磨青木香，温服即愈，或用小擂钵磨广木香，以温水冲服，亦极效。

三焦气滞

陈米用面炒，莱菔子炒，等分为末，每服三钱，水煎，入麝香少许调匀冲服。孕妇忌之。

气痛常发十年五年不愈者

用小蒜连叶七根，以盐醋煮熟，痛时炖服，竟可除根。愈后永戒食脚鱼，可免复发。

诸般气痛急救方

用好烧酒半茶杯，浸大冰糖一块，须一两多重者，将酒烧燃，俟烧完自熄，将冰糖研碎，开水冲服，即愈。

诸般郁气疼痛方

制香附三钱，炒山楂二钱，青皮二钱，陈皮一钱，元胡索一钱，姜黄一钱，广木香五分，半夏一钱，甘草六分，白芍钱半，水煎服。

气痛奇方

陈皮、青皮、高良姜、广木香各等分，水煎服，奇效。

诸种气痛

凡感受风寒暑湿，饮食所伤，中脘痞闷，呕吐吞酸，气痛气胀，诸气攻刺，用陈皮洗净，以新汲水煎服，极效。

走气疼痛，用酸醋淬麸皮，炒热，按痛处熨之，极效。

气卒奔上，呼吸有声，喘急欲死者，用韭菜捣汁，饮之。

气痛结聚心下不散，用桃树上不落下干桃子三个为末，每服二钱，空心温酒送下。

走注风毒疼痛，用芥菜子为末，以鸡蛋白调敷，即消。

一切冷气鬼邪毒气，艾和干姜为末，作丸，每服三十丸。

气痛经验方

小茴香三钱，五灵脂三钱，广木香二钱，共研细末，为丸，米醋汤送下，一服痛止，三服即能断根。

治肝气痛

道地潮烟二两，白米饭一碗拌和，捶百杵，分作四饼，用湿草纸包放灶火内煨存性，研末，作四股，肝气发时，用砂糖调以陈酒送下。

又，治肝气方：赤芍六钱，乌药三钱，以豆腐水洗蒸，用水二碗煎至一碗，服。

又，治肝气痛方：小肚块胀，大便结燥，呕吐清水，青皮甘蔗、饴糖二味时常食之，其痛即止，红皮次之。

治肝痛方

右乳下微肿，疼痛不红，即系肝痈，服此方后解出乌血块，即愈。

柴胡、桃仁各二钱，炙芪、芒硝各钱半，酒炒生军三钱，蜜党参二钱，全当归、金银花各四钱，天花粉三钱，甘草节二钱半，灯心引，水煎服二剂。

又，肝痈方：用化肝消毒汤：当归、白芍各三两，炒栀子、金银花各五钱，生甘草三钱，水煎服，三服病减，八服痊愈。

又方：红胡、香附、薄荷各三钱，当归、白芍、金银花各一两，陈皮、枳壳、生甘草、天花粉各三钱，水煎服，愈后再服四物汤大剂调理。

东安散

治肝胃气痛神效，娑罗子四两炒，陈木瓜两个切碎炒，陈香圆二个切碎炒，生蛤壳二斤生研，切勿经火，瓦楞子四两醋煅，共研细末，每服三钱，赤砂糖调服，滚水送下。体弱者减半，孕妇忌服。

温胆汤

治心胆虚怯，怔仲多惊，半夏曲、麦炒枳实、远志肉甘草泡洗、白茯苓、陈皮各一钱，炙甘草五分，竹茹一钱，姜三片，枣二枚，水一钟半煎七分，食远服。

肺痈试验方

病人右手难举，高不能过顶，侧卧吐痰似鱼肠极臭，即是肺痈，用老丝瓜去皮，瓦上焙，先下子次下穰，焙黄色为度，存性研末，黄酒调服二钱，服数次即愈。

肺痈初起

凡胸膈胀满，咳嗽气急，口臭多痰，用生黄豆入口细嚼，不知豆腥气，即是肺痈，用五爪金龙又名九头狮子草捣烂取汁，好酒送下，六七次可愈。

治肺痈神方

白花百合捣汁，日服一碗，不拘时服，服至七日，必效。

又方：野芥菜又名山芥菜捣自然汁，和酒冲服，立愈。

又方：取生鲜百部根捣汁一盏，入酒一盏，灌下，两时辰即效，三服痊愈。如口中作渴，以水饮之，切忌饮茶。

肺痈胸膈作痛

咳嗽尤痛，手按气急亦痛，元参、麦冬各二两，锦地罗、生甘草各一两，桔梗、贝母各五钱，水煎服，一剂即效，三剂痊愈。

肺痈鼻不闻香臭

元参四两，麦冬、银花、甘草各四两，煎服。此方最稳。

肺痈口吐臭痰脓血

用牛口茨根去粗皮，浓煎一罐，生酒酿调服，极效。

又方：用多年老鸭一只，白及一两为末，入鸭腹内蒸极熟，合鸭与白及连汤食之，可补肺痈穿溃。

肺痈吐臭痰

用大青叶树根皮为末，煮肉食，数次即愈。

肺痈咳嗽唾脓血腥臭

不论脓成未成，柘木耳即柘黄研末，同百草霜二钱，陈米糊丸如桐子大，米饮下三十丸。

脾弱不食

大黄豆二升，大麻子三升，炒香为末，每服一合，饭下，每月四五服。孕妇忌之。

健脾能食

猪舌和五味煮汁，食之。

壮胃健脾方

白羊肉二斤切碎，粱米一升同煮，下五味作粥饭。

大肠痈

金银花三两，当归二两，地榆、麦冬去心、元参各一两，生甘草三钱，苡米五钱，酒黄芩二钱，水煎服，四剂可愈。或饮食不进，用开胃救生汤：真台党参、制白术、元参、怀药、苡米各一两，金银花二两，生甘草三钱，山羊血末三钱，上药用水煎，将山羊血末调服，四五剂即愈。

小肠痈

金银花三两，生甘草、车前子、刘寄奴、泽泻各三钱，茯苓、苡仁各一两，上桂一分，三服即愈。

肠痈试验方

病人一足挛，口有臭气，即是肠痈之症，用桑树结累一块，以陈米醋磨汁，服之，毒即下泻，后急服补中益气汤以防气脱，此方神效。

大小肠痈极验方

地榆一斤，水十碗煎三碗，再用生甘草、金银花各二两同煎至一碗，服一剂即消，极为神效。

又方：金银花八两，水十碗煎二碗，再用当归三两，地榆一两，苡仁五钱，亦水十碗煎至二碗，同金银花汁和匀，分作二服，上午一服，临卧一服，两剂痊愈。

凡患肠痈必须内消，而火邪甚急，非杯水可救，必用大剂始效。然大剂败毒，恐伤元气。惟金银花败毒而又补阴，故可重用，若少则无效矣。

肚腹部

男女腹痛紧急不识何症

用食盐微炒温热，以布裹，按痛处熨之，痛即止。

治腹痛

或初起，或宿疾，兼治感伤水泻，白胡椒一钱，麝香一分，二味共研末，入肚脐内少许，外以膏药贴盖之，少顷自愈。

又方：胡椒、绿豆各四十九粒，同研细末，滚酒冲服，寒热腹痛并治。

护脐丸

胡椒五分，硫黄一钱，共为细末，黄蜡一钱溶化，为丸如芡实大，如肚腹诸痛，取一丸入脐内，以膏药盖之，甚效。

热天腹痛一时无药

藿蓼子捣汁，水冲服。或黄叶捣汁，水冲服，亦效。

伏暑肚痛方

用瓜瓢掀搅缸中水百遍，取泡子一碗，薄荷叶十余皮，长灯心七根同煎汤，调六一散三钱，服之，不时即愈。

肚腹暴泻方

车前子炒，为末，米汤调服二钱。治夏秋间肚腹暴泻，清浊不分者颇效，虚泻溏泄均不相宜。

肚腹水泻方

茯苓二钱，厚朴钱半，陈皮一钱，炒枳壳二钱，甘葛一钱，川木瓜三钱，陈石榴酒炒二钱，红枣、煨姜作引，水煎服。

又方：石榴皮煎水，服之，甚效。

又方：干萝卜种兜煎水，服之。如无兜，即萝卜子亦佳。

又方：山楂肉炭、大麦芽炭等分研末、红糖各三钱，连皮淡姜汤冲服。

腹内虫痛

乌梅一个，老姜三片，榧子七个，花椒十四粒，加黑糖少许，用水煎服，虫即出矣。

又方：苡仁根一斤切碎，水七升煮三升，服之，虫死尽出。

又方：白鸽屎烧存性，研末，米饮下一钱，即愈。

虫积肚痛

葱汁半钟，菜油半杯调和，服之，虫化为水，即除根矣。

又方：苦楝根四两取向东不露出土者，取皮去骨，使君子二两去壳，水五碗煎至三碗，去渣再熬至二碗，加白蜜四两，又熬至一碗，隔汤炖热空心服，一日服完。须于朔日服最妙，虫头向上，不吐不泻，虫从大便出，少则一服，多则二服除根，一切虫积皆治，小儿分两略减。

大人小儿腹内诸虫方

取向东楝树根，取皮洗净，晒干炒黄，为末，砂糖调服七八钱，虫即化为水。

凡腹内生痈毒不可药治者

皂角刺，看病症酌量用多少，切碎，用酒煎，温服一碗，其脓血下从小便中出。不善饮者，用水煎亦可。

冷气入腹

渐见阴囊肿胀，日夜疼痛，布裹川椒包肾囊下，令热气大通，日再易之，以消为度。

房事后中寒腹痛

生姜、葱白同捣烂，热酒冲服，强睡片时，汗出即愈。如痛甚，再以葱头捣烂，炒热，摊贴脐上，用艾灸之，鼻尖有汗，其痛立止。

气滞腹胀

及手背脚膝疼痛，大麦醋糟炒热，布裹熨之，三二换，即愈。

寒火相结小腹疼痛

俗名阴寒，枯白矾如枣子大一块，带须葱白三段，胡椒按病人岁数一岁一粒，用男孩儿吃之乳合一处，共捣为丸，安放肚脐上，一炷香久痛即止。愈后忌用生冷。

腹中寒痛

痛极以致踡曲不能伸，热手按之相安，此乃寒痛也，熟附片二钱，炒干姜二钱，肉桂去粗皮一钱，益智仁二钱，川椒壳二钱，吴萸二钱，丁香一钱，法半夏五钱，草果仁面炒一钱，水煎，一服即愈。

土熨法

或房事后感受风寒，腹中疼痛欲绝，用陈干土砖打成粗末约二升许，以锅炒大温热，用青蓝布分作两包，以一半揉熨胸腹、腰背等处，冷则另换；一半周流揉熨，半时气血流通，自愈。或用皂角研细末，吹入鼻中，得喷嚏则气随通畅。

小腹痛诸药不效方

用妇人油头发烧成灰，研末，酒调服三钱，即愈。

治阴寒腹痛

鸡蛋一个煎成饼，用胡椒七粒研末，先放脐内，后以热蛋饼贴上，冷即再换一饼，胡椒重换，吸去阴寒，即愈。或用鸡蛋十数个煮白滚蛋，头少去壳，对脐口掩上，蛋冷即换，以愈为度。

痧症腹痛

查看痧症诸方。阴痧则腹痛而手足冷，看身上有红点用灯心火爆之，极效。阳痧则腹痛而手足暖，用针刺指头少商穴，使出血即解。痧症腹痛，无论阴阳，忌食热汤热物。

肚腹疼痛丸

雄黄二钱，槟榔二钱，白矾二钱，共研细末，用白米饭和为丸，每服二十一丸，白汤送下。即止。

寒腹痛

鸽粪烧灰存性，研末，热酒调服一钱，即愈。并治冷心痛。

冷气腹痛

艾叶同香附醋煮，和为丸，服之极效。

新久腹痛

荜澄茄炒、蒲黄醋炒、延胡索醋炒，等分为末，每服一钱，醋汤送下，永不再发。

心腹恶气口吐清水

用生艾叶捣汁，饮之。干艾煮汤服，亦可。又腹中恶气，用高良姜炒焦，酒煎服，或用胡椒研碎冲服，亦效。

疝气部

疝气有五：寒、热、气、血、湿。又有房劳、气滞、木肾、筋疝、颓疝、狐疝。狐疝者，日缩而夜出，种种不同，必须审症择方治之，庶几易于见效。凡患疝者，切忌饮杨梅烧。

诸疝初起方

荔枝核十四枚盐水浸，瓦上焙枯存性，小茴香二钱盐水炒，紫背天葵四两晒干研末，以上三味共研末，白酒调服，即愈。

又方：荔枝全用五六枚捣烂，滚火酒冲，盖片刻饮之，立愈。

又方：生姜四两，葱十茎，大蒜一枚去衣，共捣烂，敷患处，将麸皮炒极热，于敷药外烘之。

小肠疝气

用松树子一岁一粒，烧存性，研末，用好酒送下，粒少者一二次服，粒多者分作数次服。

又方：橘核晒干，去厚薄壳两层，研细，每服五钱，用好酒一二杯，砂锅内煮四五沸，空心服，再饮热酒一二杯。一切下部诸疾皆可疗治。

又方：用川楝子十个以巴豆十四粒，同麸炒至黑色，去麸与巴豆不用，乌药、木香、茴香炒、良姜、青皮各五钱，槟榔三钱，共研细末，每服一钱，温酒调下。痛甚，炒姜，酒下。

又方：茴香、晚蚕砂各盐炒等分，研末，蜜为丸弹子大，每服一丸，酒送下。

治疝气走入肾囊内

五月五日采榖树叶，阴干为末，空心，酒送下。

又方：楝树叶切碎，临发时酒送下。

又法：于脚中趾节横纹上灸二壮，即愈。

又法：灸脚外踝穴，在两脚外罗拐骨下一指，乃圆骨下，灸三壮。

肾囊赤肿如斗

荔枝核、青橘皮、茴香等分，各炒研为末，每服二钱，日三服。

又方：生蔓菁根捣烂，厚敷之。

又方：用艾灸脚大趾甲肉相连之处二三壮，亦即效。

疝气偏坠

猪毛烧灰研细，每服二钱，空心热酒送下，或加小茴更妙。

又方：灰面煮成厚糊，离火即加入胡椒细末一两，搅匀，摊成膏，贴阴子患处，一时小便如涌，贴一日去膏，即愈。

疝气肿痛方

大茴香姜汁浸一宿，晒干，荔枝核打碎，盐水炒，等分研末，水煎服，或作丸服之更佳。

又方：霜打葫芦烧灰，为末，好酒调服。

又方：瓜蒌研末，红糖调服。

又方：小茴、荔枝核盐水炒研、橘核盐炒，三味等分，酒水各半煮，空心温服。

化木汤

治木肾，白术一两，附子、肉桂、柴胡各五分，野蓝菊花根五钱，水煎服，服后被盖取汗，至睾丸之外汗出如水为度，一剂即愈。如病重者，加倍煎服。

逐狐汤

治狐疝日则出而痛，夜则缩而安，且能强阳善战，真狐疝也。台党参六钱，白术三钱，茯苓三钱，肉桂三分，橘核五分，白薇五分，荆芥一钱五分，半夏一钱，甘草五分，水煎服。

小肠气痛

专治肾囊坚硬，小便不通者，鸡蛋两枚取清去黄，加入胡椒细末二钱，于蛋碗内调匀，即将肾囊置于碗内，用手捧住，初不觉暖，渐热则坚痛渐消，至热极不能忍耐，然后去之，永不复发。

又方：紫苏、艾叶各二两，防风一两，水煎数滚，倾入脚盆内，或小围桶亦可。先熏后洗，熏时四面将衣服围护紧密，俟微温浸之，连洗数次，自然痊愈。

又方：核桃一枚，烧枯研末，热酒调服。

又方：川楝子三钱，破故纸三钱，大茴香三钱，小茴香三钱，广木香三钱，共研细末，每服用三匙，热陈酒调服。

药兜肚方

治小肠气痛，川楝子、吴萸等分，共研末，用灰面一角和药，装入红色绸兜肚内，束小腹上，药末易于垂下，须铺匀用针线密缝，横截为要。

治膀胱气痛方

用膀胱子炒，贯入雄鸡内，煮熟食之，即愈。

又方：用生梧桐子嚼融，咽之，数次即愈。

肾气痛方

川羌二钱，桃仁去皮尖钱半，橘核三钱，盐水炒荔枝核三钱，吴萸八分，野菊花根一两白花黄心者，水煎服，即愈。

又方：八九月收取鸭春树子，盐水炒，九蒸九晒，水煎，以酒兑服之，亦效。

肾囊肿大如升肾核作痛

用马鞭草捣烂，涂之，或用口嚼烂，敷之，更妙。

小肠疝气经验方

荔枝核三个盐水炒，研碎，防风、荆芥、青皮、胡芦巴、益智仁、小茴香各一钱，山栀、川楝子各二钱，丁香、川椒各五分，生姜三片，水煎热服。

又方：胡芦巴七钱，小茴香三钱，共研末，每服三钱，滚汤下。

治寒疝方

铁秤锤一个火内烧红，取出，以黄酒一碗淬之，趁热饮下。

疝气疼痛危急

地肤子即扫帚子炒研，空心酒送下二钱。

又方：连蒂老丝瓜烧存性，研末，每用三钱，食前热酒调服。

小肠气连胁下引痛喘息不得

小茴香一两炒，枳壳五钱麦麸炒，去麦，共研细末，每服二钱，盐酒调下，神效。

霹雳酒

治疝气偏坠及妇人崩中下血，胎产不下，以铁器放火中烧红，淬酒中，空心饮之。

偏坠肿痛

苏木二两，好酒一壶煮熟，频频饮之，立效。

又方：荔枝核、青橘皮、山楂肉、茴香各炒燥，等分，共研末，或为丸，每服二钱，或热酒、或滚汤送下。

又方：槐子一钱炒研末，入盐三分，空心热酒送下，肿痛不可忍者，服之肿消痛止，均极神效。

又方：荔枝核、龙眼核各七个俱烧灰存性，大茴二个盐炒，共研末，酒调服，即愈，外用生姜二两捣烂，肾肿即消。

鼓胀部

鼓胀经验十九方

前有患鼓胀之疾，百药罔效，奄奄待毙，得此一十九方，照方次第服之。服至一周，已有效验，又服两周，始得痊愈。盖所患鼓胀乃极重难治之症，此方真有起死回生之功，药味平稳，功效甚大，惟服此方必要依照时刻服之，不可差错。盖取人身血脉所致与药性适合，乃能去病，此立方之巧妙也。前见服此方者，有时忽而项强，忽而肩背壅肿，忽而心怯，忽而下身微肿，将病层层推出，然后就痊，亲历见之，屡试屡验。服此方禁盐百日，总以淡食为要。一切盐醋酱菜概宜禁戒，俟病症痊愈，精神复完，然后开盐。用炒熟芝麻点食，以瞿麦煎汤代茶，最妙。

第一方：用净水煎，晚服二次，忌荤。焦白术土炒二钱半，大腹皮酒洗晒干一钱，白茯苓去皮钱半，木通一钱，紫苏叶一钱，陈皮钱半，赤茯苓去皮钱半，姜制半夏一钱，生姜一片，黑枣二枚。

第二方：空心服二次，忌生冷，不忌荤。焦白术土炒钱半，陈皮钱半，白茯苓去皮钱半，砂仁去衣，研一钱，赤茯苓去皮钱半，青皮醋炒一钱，生姜三片引。

第三方：午服二次。焦白术土炒一钱，砂仁醋炒研一钱，木通一钱，姜制半夏一钱，草果去皮一钱，苏子炒研八分，黄芩酒炒八分，猪苓去皮，不要见铁钱半，沉香磨三分冲。

第四方：晚服二次。焦白术土炒一钱，猪苓去皮，忌铁钱半，炙黄芪一钱，瞿麦一钱，白茯苓去皮一钱，香附醋炒一钱，尖槟榔一钱，乌药一钱，姜半夏一钱，泽泻一钱，姜制厚朴八分，白芷八分，砂仁去衣，研八分，麦冬去心一钱，沉香磨四分，冲服。

第五方：早服二次。木香片钱半，草果去皮一钱，炙黄芪一钱，陈皮八分，焦白术土炒一钱，苍术米泔浸炒一钱，姜制厚朴八分，白芷八分，姜半夏一钱，砂仁去衣，研八分，丁香片三分，苏子炒研八分，磨广香五分，冲服。

第六方：与第五方相同。

第七方：午服二次。白茯苓去皮钱半，香附醋炒钱半，木瓜一钱，姜制厚朴一钱，焦白术土炒钱半，木通一钱，陈皮八分，青皮醋炒八分，当归身一钱，泽泻一钱，砂仁炒研八分，黄芩酒炒八分，不加引。

第八方：五更时服二次。焦白术土炒钱半，香附醋炒一钱，大腹皮酒洗晒干一钱，苍术米泔浸，炒一钱，白茯苓去皮一钱，陈皮一钱，藿香梗八分，麦冬去心一钱，姜制半夏一钱，木通一钱，白芷尾八分，槟榔一钱，木瓜一钱，枳壳一钱，磨沉香五分，冲服为引。

第九方：四更时服二次。白茯苓去皮二钱，木瓜八分，苏子炒研八分，姜厚朴八分，姜半夏八分，陈皮一钱，香附醋炒八分，枳壳七分，焦白术土炒钱半，麦冬八分，砂仁去衣研七分，不加引。

第十方：空心早服二次。炙黄芪八分，瞿麦一钱，苍术米泔浸、炒一钱，木香切片一钱，姜半夏钱半，砂仁去衣研一钱，苏子炒研一钱，木瓜一钱，不加引。

第十一方：午后服二次，与第十方相同。

第十二方：与第十一方相同。

第十三方：晚服二次。焦白术土炒二钱半，陈皮一钱，木瓜一钱，槟榔一钱，白茯苓去皮钱半，木通一钱，瞿麦一钱，木香切片八分，姜半夏钱半，苏子炒研一钱，枳壳一钱，乌药八分，不加引。

第十四方：晚服二次。焦白术土炒二钱，猪苓去皮，忌铁钱半，陈皮一钱，瞿麦一钱，白茯苓去皮钱半，泽泻钱半，木通一钱，葶苈炒研一钱，不加引。

第十五方：早服二次。焦白术土炒钱半，苏子炒研一钱，白茯苓去皮钱半，木香八分，陈皮一钱，不加引。

第十六方：午服二次。白茯苓去皮钱半，木通钱半，香附醋炒钱半，陈皮一钱，萝卜子炒研一钱，砂仁去衣研一钱，苏子炒研一钱，枳壳一钱，石榴皮一钱，槟榔一钱，加磨沉香八分，冲服为引。

第十七方：晚服二次。焦术土炒二钱半，猪苓去皮，忌铁一钱，白茯苓去皮钱半，泽泻钱半，陈皮一钱，瞿麦一钱，加灯草十茎，每茎长六寸为引。服到此剂要见全效，如未见全效，服完十九方后，当再服一周。

第十八方：空心服二次。焦白术土炒二钱半，木通钱半，砂仁去衣研一钱，姜半夏一钱，白茯苓去心钱半，陈皮一钱，苏子炒研一钱，姜厚朴一钱，香附醋炒一钱，白芷八分，木香片一钱，不加引。

第十九方：午服二次。焦术土炒钱半，麦芽钱半，砂仁去衣研八分，陈皮一钱，姜半夏一钱，苏子炒研一钱，木通钱半，枳壳一钱，白芷一钱，槟榔一钱，香附醋炒一钱，桑皮一钱，木香片八分，青皮醋炒一钱，磨沉香八分，冲服为引。

以上十九方，药料务要真正道地药材，分两必要秤准，切不可稍事妄加增减。如病势重者，服完十九方，不妨再服一周，自见功效。况药味极其和缓平稳，虽多服亦无碍耳。药性相忌者勿食，如厚朴忌豆、半夏忌羊血之类是也。

紧皮丸

生地黄炒松一两，姜半夏一两，车前子一两，台党参三两，姜厚朴两半，当归身酒洗二两，赤茯苓去皮一两，苍术米泔浸炒二两，神曲炒一两，木通一两，猪苓去皮，忌铁一两，泽泻一两，青皮醋炒一两，破故纸盐水炒二两，陈皮两半，麦芽炒两半，莪术醋炒八分，以上共研细末，面曲糊为丸如桐子大，每日早服四十丸，午服三十丸，晚服二十丸，白汤送下。

开盐方

服紧皮丸后，神完气足，然后用此方开盐，白术八分，苍术八分，麝香半分，共为细末，用鲫鱼二条洗去肠杂，将药末并盐一两入鱼腹内，用纸包煨，瓦上焙干，为末，早晚各下一钱。

雄鸭酒

治一切鼓胀，大雄鸭一只去毛，洗去肠杂，苍术米泔浸，炒三两，防风一两，荆芥五钱，生苡仁三两，生木香三钱，砂仁三钱，雄黄三钱，各药酒拌，共入鸭腹内，用线缝口，入瓦罐内，用无灰陈酒三四斤浸之，封口入锅内，重汤煮四炷香，去药，只将鸭酒分作七八次，热服之，服完以大便放屁为验。忌盐酱醋油腻气怒生冷之物，其效如神。

硝牛肉

治鼓胀神效，黄牛肉一斤，以河水煮极烂，加入皮硝一两，随意食之，二三日其肿即消，至重者再服一斤痊愈。百日内忌食盐醋荤腥油腻生冷及坚硬之物。

又方：五月五日取大虾蟆一个，入朱砂七钱于虾蟆腹内，悬至次日以黄泥裹之，火煅存性，研末，每早五厘，白水送下。

又方：年久皮鼓当中一块，烧灰存性，研末，好醋调服。

又方：苦丁香即甜瓜蒂乘未熟时以手摘下，晒干，五钱，研末，白汤送下。

水鼓方

地瓜蒌即萝卜、生白术各等分，煎服。

香中丸

治鼓胀发肿，陈香橼去穰四两，真人中白三两，二味共为末，每服二钱，用猪苓、泽泻煎汤，空心送下，忌盐三日，即痊。

水鼓肿胀方

大蒜一岁一头，以沙糖煮烂，不拘时吃，极效。忌盐三月。又，水肿部内乌鱼方，治水鼓奇效。

水鼓小便淋闭

气鼓方：木香六钱，槟榔、姜黄、黑丑各三钱，研细末，每服三钱，空心酒送下。

又方：陈香橼一个，萝卜子二合，水。酒各一钟煎八分，服。

又方：生鲜香附、鲜荷叶共捣汁，加生姜汁少许，温热老酒送下。

又方：五谷虫洗净，炒黄色，为末，用黄米饭和为丸，白滚汤下。

又方：用陈久大麦芽煎汤，服之。

鼓胀仙方

用白童子鸡不拘雌雄，用竹刀宰杀，不可下水，将肚杂取出，塞入大蒜头在内，缝好，不用盐，将碗盖好，不可出气，隔水蒸熟，每日当药服之，即愈。忌鲜物盐物。

又方：胡萝卜经霜雪者煅灰存性，老酒冲服，空心下之。

浮肿胀满

即气鼓也，猪肝一具洗净，切碎，用葱豉姜椒炙，食之，或煮羹食亦可。

胀满不食

猪脊肉煮熟，切片，用生蒜、薤拌，食之。

肿满并肚腹鼓胀

萝卜子一两微炒，水一碗煎数滚，服之。

又方：独头大蒜煨熟去皮，棉裹塞粪门，冷即换。亦治关格胀满并大小便不通。

似鼓胀症

凡小腹及胸腹猝然鼓胀，小便不利，有似鼓胀症者，即用蛤粉捣大蒜如泥，为丸如豆大，每服二十丸，滚水送下，小便利则鼓胀自消矣。

治气鼓气胀

萝卜子二两研末，再以生萝卜捣烂，和子末绞汁，将砂仁一两浸汁内一宿，捞起晒干，再浸再晒，七次为度，研为末，每服一钱，米饮调下，立效。

治鼓胀已验方

老丝瓜络一条切细，用巴豆七粒打碎，同丝瓜络共炒，待丝瓜络炒成黄色，去巴豆，留丝瓜络，白糯米一升淘净沥干，即将前炒黄之丝瓜络乘热同糯米共炒，待米炒至黄色，又去丝瓜络，将炒米磨成细粉，早晚开水拌食，不可用盐，或入秋石少许亦可。此方平稳简便而极神效。

水　肿　部

治通身肿满

土炒白术、泽泻各一两，研为末，水丸梧子大，每服三钱，赤茯苓煎汤，空心服下。

又方：赤尾鲤鱼一个破开，不见水，不用盐醋酱，以生矾五钱，研末入腹内，用纸包裹，外又以黄泥包裹，放火内煨熟，去纸泥，连粥食之，先食头，上肿消，后食尾，下肿消，一日食尽，屡试屡验。

又方：冬瓜任意食之，连食三四日，即效。切不可用盐酱。

水肿从脚入腹则杀人

赤小豆一斗煮烂，取汁五升，温浸足膝。若已入腹，但食小豆，勿杂食，亦愈。

治水肿垂死诸医不治

大蒜十个捣烂如泥，入蛤粉，为丸如梧子大，每食前白汤送下二十丸，服完，小便下数桶而愈。

治身面浮肿

用乌豆煮至皮干，为末，每服二钱，米汤送下。

治日肿夜消为阳水

败荷叶烧存性，研末，每服二钱，米饮调下，日服三次。

治腹肿四肢消瘦为石水

苦瓜瓤一两，杏仁去皮尖炒五钱，共研末，糊为丸如小豆大，每服十丸，米饮送下，日服三次，极效。

土　狗　散

治水肿神方，土狗瓦上焙干，为末，服之。土狗用上半身即能消上身之水肿，土狗用下半身即能消下身之水肿，用左可消左，用右可消右，真奇术也，屡试屡验。

大 戟 枣

治水肿腹大，遍身浮肿，红枣三斤，红芽大戟一斤，用水共煮一日一夜，煮干，去大戟，将红枣晒干，食之，立消。

金 蟾 肚

治水肿神效，虾蟆二个，放在猪肚内，好酒煮一伏时，去虾蟆，将酒肚尽吃，大便屁放自多，其肿自消，神效。一方加砂仁一钱，胡椒一岁一粒。

又方：乌鱼一个去鳞甲肠杂，洗净，入大蒜于内，一岁一瓣，用湿纸包裹，外再和黄泥封好包裹，火煨熟为度，取出食之，屁下即愈。

药 赤 豆

治水气肿胀，赤小豆半斤，大蒜头三个，生姜五钱，商陆根一两，上方用水三大碗同煎，俟豆熟透，去姜、蒜、商陆根，以汁拌豆，空心食之，食完肿自消，奇效。

又方：土狗焙干为末一钱，甘遂末一钱，商陆根捣汁一调羹，三味调匀，用白滚汤食前服下，小便通，即效。忌盐百日。

螺蒜掩脐法

治水气浮肿，田螺二个，大蒜去皮一个，芥辣子二钱，以上三味共捣匀，隔帛贴脐上一寸，至一周时，水从小便而下。

又方：治水肿，大鲫鱼一个去肠杂，留鳞，商陆二两，赤小豆二两，共填满鱼肚内，扎定，水煮极烂，去鱼、商陆，用豆并汁饮之，不过三次，其肿自消。

又方：冬瓜不限定多少，可以任意多煮，常食之。或取汁服亦可。

又方：薏苡仁炒黄，研末，每服三钱，盐汤送下。此皆消水肿之妙法。

又方：黑丑六钱，木香、槟榔、姜黄各三钱，共研细末，每服三钱，空心酒送下。

水肿神效方

土狗子七个焙干，去头足，为末，烧酒调下，水自小便出，三次全消。阴人用阳，阳人用阴，更效。

治周身发肿方

真沉香五钱，针砂二钱，青矾三钱半，蒸熟灰面炒干八两，以上共研细末，另用黑枣煮熟，去核，捣如泥，和前末作为丸如梧子大，每日早晚服二钱，开水送下。

四肢浮肿

用黄瓜一条，切开不去子，以醋炙半条，以水炙半条，俱令烂，空心同炖服。

虚肿

凡男女下元虚肿，服健脾药及肾气丸不效者，急宜服此，名二天同补丹：白术醋炒一两，真云苓五钱，芡实一两，怀药炒一两，诃子一钱，百合五钱，肉桂三分，煨姜皮为引，服五六剂，即愈。

气滞虚肿

阴芋蒿煮泥鳅吃数次，或煮猪肚、猪大肠，亦妙，肚肠洗净。

男妇虚肿已验方

焦术一两，苡米一两，怀药五钱，台党六钱，真云苓一两，枳壳二分，上桂二分，神曲八分，车前子一钱，莱菔子八分。

石水肿症

小腹及腿足皆肿而胀，大鲤鱼一尾，醋三升煮干，食之，一日一服。

又方：大鲤鱼一尾，赤小豆一升，水二斗煮，食汁，一顿服尽，当见下痢为愈。并治孕妇水肿，同方。

风水肿症

身面皆肿，用黄母鸡生下之鸡蛋黄白相和，涂肿处，干再涂之。并治一切肿毒，皆效。

水病足肿

葱子煮汤渍之，冷再兑热，日浸三五次。

黄疸部

按黄疸之症，乃由肝胆之热令人目黄，甚至遍身金色，久则腰膝腿脚俱黄。

黄疸通治方

各种黄症皆治，茵陈二两，矮黄栀子根三两，共煎汤数升，自早至晚以此当茶饮之，不可饮茶，至七八日黄渐退，十余日痊愈。

又方：蚯蚓粪，韭菜地内觅来，焙干研末，红糖水调服。

又方：鸡蛋一个连壳烧灰存性，研末，醋调温服，以鼻中虫出为效，极黄者不过三枚，即愈。

又方：陈腊肉数片稻草包裹烧灰存性，研末，用鸡子清调如膏药样，贴脐上，一日一换，六七次即愈。

五种黄病

身体微肿，汗出如黄檗汁，用生茅根一把，切细，合猪肺煮作羹食，极效。

腹胀黄肿

亚腰葫芦连子烧灰存性，每服一钱，食前温酒下，不饮酒者白汤下，十余日见效。

伤酒成黄疸症

老丝瓜筋烧灰存性，研末，滚水调服，毒自小便出，奇效。

又方：萱草根捣汁，水冲服，极效。

食积黄疸

丝瓜连子烧存性，研末，每服二钱，因面得病面汤下，因酒得病温酒下，连进数服，即愈。

黄疸如金小便出血

用生蔓青子末煎汤，一日数服，即愈。

猪胆酒

治黄疸痧，猪胆一个，将胆汁冲入白酒酿内，每日空心温服，连服五胆，其病即愈。或嫌胆苦，用米粉和胆汁为丸，白酒送下，务要每日服一胆，五日服完，其病如失。

猪胆蛋

治黄病极效，猪胆一个，鸡蛋一个，共调匀，不拘时服。如嫌苦难下，用干糕咽之，连服三次，即愈。

丝瓜酒

治黄疸眼与周身黄如金色，丝瓜根用五六根，捣烂，水一碗煎八分，黄酒冲服，极效。

净疸汤

治黄疸黄汗，湿热不清，淡豆豉五合，茵陈二两，猪苓五钱，生姜皮五钱，用水煎，徐徐温服。

砂米丸

此方治黄病，兼治食积腹痛及手足瘫痪无力，并小儿好食砖炭、泥土、茶叶等物，效验如神，慎勿轻视。针砂，用好醋浸三宿，炒红色二两，糯米炒略枯一两，二味共研细末，用河井水各半调和为丸如梧子大，大人每服二钱，小儿一钱，清晨米汤送下，有病者三服即效，无病者亦可常服。

治黄疸神方

广木香钱半，小面馒头五个，黑枣二十一枚，将面馒头底下剜一小孔，每个填入广木香三分，仍将原剜下面填补孔处，文武火煅成炭存性，研末，将黑枣汤泡去皮核，捣如泥，和煅馒头末，分作五丸，每早用茵陈三钱煎汤化服。

又方：马鞭草煎汤常饮，亦效。

独妙丹

治黄疸奇效，毛脚芹捣烂，涂男左女右臂大肉上，用蚬子壳盖定，以帛扎牢，起小泡，即愈。忌食发物大荤一月。

茵陈菜治黄疸圣药，茵陈蒿或作菜或作羹，或蒸米麦饭，日日食之，数日即愈。茵陈鲜者细切，干者研末，煮姜汤食之，皆治黄疸症妙药也。

时行发黄

用酒醋浸蛋一宿，食蛋白数枚，即愈。

治黄黑二疸神方

此方专治患疸病者，或嗅鼻内，或塞鼻中俱可，男左女右，鼻有黄水流出即验，用苦丁香即香瓜蒂一两炙，研末，嗅鼻内，一日数次。或搓丸塞入鼻中亦可。

又法：取苦丁香，将半生半熟者摘下，用线穿挂空中阴干，研极细末，入麝香少许，嗅之，即愈。

痞积部

治痞块

用玉簪叶、独大蒜共捣烂，穿山甲炒为末，好醋和成饼，量痞大小作饼，贴之，只可两炷香久为度，其痞即化为脓血，从大便而出。然须量人大小强弱贴之。

又方：青油一斤煎滚，次下密陀僧六两，羌活一两，候成膏，再下阿魏五钱，麝香二钱，退冷火气，随患大小摊贴，立消。

又方：大荸荠一百个，古铜钱二十个，海蜇一片，皮硝四两，烧酒三斤，共浸七日后，每早吃四五个，加至十个为止，即愈。

治 积 块

不论男女老少及左右上下大小皆可治，用南香附一斤，以醋浸四两，童便浸四两，红花煎汁浸四两，栀子煎汁浸四两，各浸三日，晒干，入干漆末四两，同香附炒，烟尽吹去漆灰，再用当归酒浸炒六两，山楂连核炒干四两，萝卜子炒二两，海粉洗净二两。共为末，醋糊为丸绿豆大，每服一百丸，食远茶下，脾胃虚弱者白术煎汤下。

腹中有块如石痛如刀刺者

用商陆根不拘多少捣碎，蒸之，以新布裹，熨痛处，冷再换。

腹中癖块坚硬如石者

取白杨东南枝去青皮，细切三斤，熬令焦，绢袋盛，用酒一斗浸之，密封数日，每食前暖一杯服之。

治 痞 满

用糖坊内糖浆温饮一二盏，极效。

食 粽 成 痞

用白酒曲二丸焙燥研末，清晨白滚汤下，或酒下。

化 痞 膏 药

用桐油五两，松香八两，当归一两，熬枯去渣，入乳香、没药各一两，将起锅时入真阿魏三钱，用红绢摊膏，先以生姜煨过，擦肌肤，方贴此膏，频将热手摩之，或炒热盐在膏外熨之，更好。

又方：用大蒜数个捣烂，加大黄、皮硝各一两，共捣成膏，贴患处，即消。

又方：新鲜水红花即水边红蓼花同老蒜捣烂，量入皮硝一二两，捏成饼，比痞块大一围，贴痞上，用帛扎紧，干再换贴，其痞即消。

治一切癥瘕积聚疟痞

水红花即水边蓼半老穗头连叶带子晒干，不拘多少，量用老蒜头去皮膜同放石臼内，捣如泥，捏成饼，晒干为末，每斤入蚶子壳煅灰存性研末四两，再将老蒜捣膏为丸如桐子大，每服百丸，白汤下，一日三服，极效。

诸物食积作痛

白茯苓、炒白术、制半夏各一两，萝卜子二钱，楂肉一两五钱，陈皮五钱，炼蜜为丸弹子大，空心米饮下一丸。

又，酒积，用官料白酒药炒燥研细，每晨开水调服三钱，连进三服，即愈。

诸积作痛，口吐清涎危急者，用乌梅、花椒、生姜三味煎汤饮之，即愈。

消痞去积丸

治一切痞积气积、酒积食积，黑豆、制香附、五灵脂各五钱，炒，研末，醋糊为丸绿豆大，每服五分，姜汤送下。

平肝消瘕汤

治两胁有块，动则痛，静则止，日渐大，面色黄，吐痰，此症惟妇人多有之，用酒白芍五钱，当归身三钱，焦白术五钱，柴胡八分，醋炙鳖甲五钱，炒神曲五分，炒山楂五分，炒枳壳五分，白芥子五分，半夏五分，制香附五钱，水煎服，十剂消，二十剂痊愈。

桃红膏

治腹胁积痛，风化石灰四两，铁锅炒热，入大黄末一两，再同炒红，取起，入肉桂末五钱，共和匀，米醋调成膏，摊厚帛上，贴之。

三妙膏

胸腹胁肋积聚痞块，贴之甚效，松香煎四两，蓖麻肉去壳二两，皮硝五钱，共捣成膏，量痞大小摊青布上，再加麝香三厘，贴患处，极效。

消积丸

治米麦果菜肉食积滞，绿矾炒红二两，炒山楂、炒麦芽、陈皮、煨草果、槟榔、三棱、莪术、生木香不见火、神曲共研末，用大腹皮四两煎汤与神曲打糊为丸，每服三钱，米饮汤下。

男妇痞块方

鸡蛋五个，阿魏五分，黄蜡一两，调匀煎饼，分作十块，每早吃一块，滚汤下。诸物不忌，腹痛无妨，大便解下胶漆即散矣。

又方：全白鹅之血向口中宰之，乘热服下四五次，如盛碗内则腥气难食。此方既治噎膈，又治痞块，均极神效。

又方：甲鱼一个，约重半斤，捣烂，加麝香三分，敷患处，俟鱼肉干则愈。

咳嗽部

咳嗽诸方

外感风寒咳嗽初起，用生姜三钱连皮捣烂，白糖二钱，煎汤服，盖被取汗，即愈。

又，款冬花研末，姜汁五钱，黄米糖二两，炖化热服。

又，桔梗六分，川贝母一钱，白菊花一钱，水梨肉一个，水煎服。

又，痰火久咳方：生姜汁、萝卜汁、梨汁、白蜜各四两，白糖二两，紫苏、杏仁各一两，研末，和前汁熬成膏，不拘时服。

又，阴虚火嗽方：丝瓜烧灰存性，研末，枣肉和丸如弹子大，每酒化下一丸。

又，痰喘咳嗽方：好茶叶末、白僵蚕各一两，共研末，临卧开水冲服。

又方：川贝母一钱，炒枳壳一钱，苏叶一钱，甘草一钱，萝卜汁一钟，同酒调服。

又，胡桃肉三个和生姜三片，临卧细嚼，就枕服。

又，姜汁一小杯，梨汁、萝卜汁、茅草根汁各一碗，白蜜四两，共入瓦罐调煎，不拘时冲服。

又，消痰止嗽膏：白米糖一斤，猪板油四两，谷雨前茶叶二两，水四碗，先将茶叶煎至二碗半，再将板油去膜切碎，连茶叶、米糖同熬化收贮，每以白滚汤冲数匙服。

又，咳嗽气喘方：杏仁去皮尖、胡桃肉等分，研如膏，入蜜少许和丸如弹子大，每服一二丸，临卧细嚼，姜汤送下。

又，荞麦粉四两，茶叶末二钱，白蜜二两，水一碗顺手搅千下，必须一顺搅去，不可倒逆，饮之良久气下，即愈。

又，劳伤咳嗽方：真麻油、白蜜各四两，煎数滚，入鸡蛋五个，再煎数滚取出，空心服，连服数次，自愈。

又，太平丸：治劳症咳嗽喘急，久成肺痿，肺痈并治，天冬、麦冬、知母、贝母、款冬花、杏仁炒各二两，当归、生地、熟地、黄连炒、京墨、桔梗、薄荷各一两，白蜜四两，共研细末，和匀，用瓦锅先将白蜜炼熟，后下各药末搅匀，再上火，入麝香少许熬一二沸，作丸如弹子大，每日服三丸，口中噙化。

又，气嗽痰喘咳吐脓血方：莱菔子炒，研末，煎汤服之。

又，咳嗽不止胸膈气壅滞方：取桃仁一升去皮尖，麸皮同炒为黄色，研细，贮瓶中，以酒五升浸，密封三日后，每温服一钟，日饮三四次。

又，蝉蜕七枚研末，粥饭调服。

又，多年哮喘痰多咳嗽，明矾一两，朱砂四钱，共为细末，饭糊为丸，每晚临卧送下七丸，药完自愈。名滚痰丸，并治伤风咳嗽。

又，肺燥咳嗽方：松子仁一两，胡桃仁一两，和熟蜜共研如膏，收之，每服二钱，食后水冲服。

又，肺虚咳嗽方：猪肺煮熟，蘸苡仁末，食之。

又，冷气咳嗽方：干生姜，或加饴糖，以热酒冲服。

又，气逆咳嗽方：杏仁连皮炒研，熟蜜和为膏，含咽自止。

又，劳嗽方：大白萝卜一个挖空，入冰糖填满，于饭锅上蒸熟，露一宿，温热食之。

又，久嗽气急方：知母去皮毛切片炒一钱，杏仁姜汁泡去皮尖炒五钱，水煎服。次以萝卜子、杏仁等分研末，米面糊为丸梧子大，每服五十丸，姜汤下。

又，久嗽言语不出方：诃子一两去渣，杏仁一两去皮尖，通草二钱，共剉，每服四钱，煨姜五片，水煎服。

又，真苏子二两，诃子三两，山楂三十个，百草霜三两，共为末，每服二钱，热酒调服。

又，久嗽聋哑方：青蒿不拘多少，童便煮服。

又，男女咳嗽吐血方歌：

三两苏油四两蜜，三两生姜自然汁。

明矾诃子各五钱，文武火煎黑如漆。

不论临睡并起早，远年咳嗽无踪迹。

又，老年人痰喘咳嗽气急胸满，极能调和胸胃，紫苏子、萝卜子、白芥子等分晒干，微炒，研细，随饮食啜之。

又，咳嗽已久，朝暮更甚方：川贝母去心，研末，冰糖等分，每用二钱，滚汤调服，数日渐次而愈。

又，久嗽不止方：贝母一两研细末，蜜为丸，龙眼汤送下，立止。

又，猪肺一具，姜汁半盏，白蜜四两，杏仁四十九粒，共入肺内煮熟，睡一会将肺吃下，可止。

又，百部一味熬膏，入蜜，不时服。

又，真蛤粉瓦煅，加青黛少许，淡荠菜汁并麻油数点调服二钱，极效。

又，桔梗、茯苓、贝母、甘草、玉竹、沙参、麦冬、苏梗、百部等分，水煎服。

又，三月三日荠菜有花者，连根拔起挂檐下，阴干，煮食数次，不可加盐。

又，鲫鱼骨烧灰，研细末，饮服，均极效。

又，五汁肺治虚劳咳嗽见血，神效，用健猪肺一个，不落水去膜扯碎，忌铁器，人乳一碗、藕汁一碗、青皮甘蔗汁一碗，水梨连皮汁一碗，童便一碗，多加尤妙，用瓦锅同肺煮极浓极烂，加入怀山药、茯苓末，捣和为丸，早晚用开水送服二三钱，奇妙异常。

又，咳嗽秘方：胡桃肉一斤，去壳切勿去皮，白蜜一斤，将猪板油一斤熬取汁，去渣，再将胡桃、白蜜入油滚热，贮瓷器内。每早取二两，滚水冲服，虽一年半载之痼疾亦可渐次减除，精神复旧，不可妄投补剂为要。

哮喘痰厥

哮喘方：每早空心吃苡仁粥一碗，神效。

又，无论远年近日，冷热哮病，于三伏日将生老姜切片，日晒夜露四十九日足，雨天不算，晒露足后，将姜片研细末，瓷瓶收贮听用，再用糯米升半，白米升半，磨成细粉，用时以粉一、二合，水和匀，用姜末作包心馅子搓成汤丸，待病人熟睡，预备滚水煮熟汤丸，轻轻唤醒病者，即与之食，或九丸十一丸，须成单数，小儿减半，每夜食一次，久食自愈。

又，哮吼奇方：僵蚕七个，焙黄研末，米汤送下，其效如神。

又方：取盐蝙蝠一个，去毛焙燥，研细末，黄酒冲服。

又，哮吼气急方：核桃肉一两，细茶末五钱，入蜜三四匙，捣成丸如弹子大，不拘时含入口中，噙化咽下。

又方：半夏、前胡、当归、厚朴、陈皮、肉桂、甘草、苏子、沉香、香附共研细末，每服数挑，滚水冲服。

又，痰哮方：川楝子一两，枳壳五钱，制香附一两，生牡蛎七钱，生地栗一两，青盐三钱，共研末，水泛为丸，每早吞服三钱。

又，痰喘气急方：用梨剜空中心，纳入小黑豆令满，留盖合住扎紧，以糠壳火内煨熟，捣作饼，每日食之。

又，咳嗽方内滚痰丸，极妙。

又，痰厥方：白矾一两，水一碗煎半，入蜜少许，再煎少时，温服，得吐即愈。如不吐，再饮热滚水一盏吐之，自安。

痰迷心窍方：陈胆南星二钱，广木香三钱，天竺黄、茯神、沉香、石菖蒲、远志肉甘草汁炒、净枣仁、辰砂各二钱，共研细末，每服三钱，姜汤送下。

又方：石菖蒲、生姜共捣汁，灌下，即愈。

又，风痰方：莱菔子生用研末，水冲服之，得吐，即愈。

又，中痰方：生明矾末调阴阳水，灌之，再服再吐，极效。如不吐，再用明矾煎热汤催之。

又，胸膈积痰方：取顶大葱白头二三十个，略捣烂，入锅内炒热，俟微温涂敷胸坎，不久痰即尽出。

吐 血 部

吐血验方

凡吐血症，切不可吃药，误用寒凉之药，固不得法，而骤投滋补之剂，亦非所宜。惟有童便一味最良。或服自己小便更妙，名曰回龙汤，可以除根。戒房劳，忌食羊肉鸡酒葱蒜姜椒辛辣发物。每日早起，先将隔宿小便溺去，再将第二次小便用洁净大碗盛之，其色白，其味淡，即乘热吃下，随以南枣二枚，口含咀嚼，自不恶心。如小便黄浊者不可吃。即用开水一碗，少加白糖，待温饮之，闭目静坐，其小便必然清如泉水，日日饮之，不可间断，久服常服。不惟吐血可以除根，而精神身体益加强壮，其功最大，奇验奇灵，诚吐血症第一良方也。

又，吐血经验方：取马桶硷一大块即多年马桶底下结成粪尿硝者是也，嘱倒马桶者留心取之，用阴阳瓦略煅存性，研末，另用黑枣去皮核蒸熟，捣烂，加入马桶硷末和匀为丸，每服三钱，白汤送下，已见奇效。

痨病呕血气弱等症

大黑枣数斤装红布袋中，用线密缝，浸尿桶内，童便更佳，至七昼夜取出，漂净，去皮核，另用莲子肉磨成粉，捣和为丸如桐子大，每早开水送下三钱，切勿轻视，屡见奇效。

吐 血 仙 方

不论何经之血俱效，蚕豆花必须茎上第一朵阴干，研末，煎汤频饮即止，并可除根。如无花时，即用叶抽去筋阴干，煎汤服之，亦效。

引血归源方

忽然血晕吐血，多至数升者，一时切勿服药，急服童便二三碗后，得血止神安，再用广西真山羊血，临卧每服三分，不过三服，引血归源，即自止矣。

吐血除根方

生西瓜子二升，淘净泥灰，用大砂锅浓煎，沥清，加入冰糖少许，代茶饮之，常服勿间断，可以除根。至轻至微之物，竟能大效大验。

劳伤郁闷吐血

全黑猪蹄四个，要猪身上无一黑毛者，加入六月雪草，用瓦罐淡水勿加盐煮食，极效。

劳心吐血

莲子二十一粒磨为末，酒调，食后服，久服自愈。

又方：莲子心七个，糯米二十一粒，为末，酒调服。或用墨汁作丸服之。

卒暴吐血

海螵蛸研末，米饮下一钱。又藕节、蒲黄、血余烧灰等分，研匀，开水调服。

又方：广陈皮、生粉草研细末，每钱半，酒调服。

伤肺吐血呕血

白及数两炒黄色，为细末，每服一二钱，晨早米汤送下。

呕出全是血

此血从胃中来，韭菜、茅草根、藕节、侧柏叶、荷叶，以上五味或全用，或随便用，俱取汁，磨陈墨五分，姜汁三匙，冷服，寒天则隔温之。如无陈墨，则用童男剃下头发洗净，瓦煅研细过筛，调汁服。

吐血成盆

贯众五钱研末，黑头发五钱瓦煅，研细，扁柏叶多用，捣汁一碗，入末于汁内，隔汤煮一炷香取起，加童便一杯，黄酒一小杯，徐徐饮之。

咳嗽吐血

木耳一两，槐米一两即槐子不开花者，荆芥一两，蒲黄一两，俱炒黑，共为细末，每早服三钱，米汤送下。

痰嗽带血

大柿饼饭上蒸熟，批开，入真青黛一钱，临卧常服一枚，效。

吐血诸方

雄猪肺一个须不见水，入童便内浸一昼夜取出，再用藕汁、人乳、童便、梨汁梨连皮捣取汁、萝卜汁、杏仁汁各一碗，不加水，入瓦罐用炭火煮烂，忌铁器，将炒糯米粉收干为丸，每日早服三四钱，即愈。

又方：用鸡蛋一个打开，和三七末一钱，藕汁一小杯，陈酒半小杯，隔汤炖熟，服之，不过三五次，即愈。

又方：用少壮人乱头发，以肥皂水洗净，晒干，烧灰存性，用绢包煎汤服之。

又方：侧柏叶童便炒黑，枇杷叶刷去净毛，蜜炒，藕节共煎汤，服数次。

又方：益母草捣汁一杯，童便一杯，炖热服。无鲜者，以干益母草三两煎汤，兑童便服，亦可。

又方：七星草叶背有似骨牌点三十二张全者煎汤，服之。

又方：旧袜底烧灰，黄酒冲服，去渣。

又方：藕节、蒲黄炒、扁柏叶、丹皮、白茅根各一钱，水煎，兑童便一钟，空心服。忌食煎炙。

又方：黑姜灰为末，童便调敷一钱。

又方：侧柏叶煎汤，兑童便，当茶常服。

又方：新丝棉烧灰五分，酒调服。

又方：藕节捣煎浓汤，调白及末服之，即止。

又方：兔首一个，整烧存性，为末，每服二钱，黄酒调下。

疟疾部

疟疾初起

生姜捣自然汁半杯，露一宿，临发日五更时面北立饮，即止。

又，牛膝草根水煮，当茶不时服之。

又方：南苍术米泔水泡炒黄、厚朴姜汁炒、陈皮各二两，生甘草、制半夏、藿香各一两，共研末，葱姜自然汁和丸桐子大，每服三钱，开水送下。

又，治疟神方：姜皮、陈皮、山楂、麦芽、神曲各一钱，冰糖水调服，极效。或五月五日修合，更妙。

又方：生首乌五钱，青皮、陈皮各三钱，用酒水各半煎服，不论久近皆效。

凡治疟疾，无论阴疟阳疟，总以前十五卷倪涵初疟疾三方依次服之，无不应手取效，屡试屡验。

治疟屡效方

青皮醋炒、陈皮、姜皮、白术、柴胡、桔梗、制半夏各二钱，水煎六分，另用山楂二两，水煎四分和在一处，露一宿，次早温服。

又方：能饮酒者用白糖四两，烧酒半斤，疟来时烫极滚，尽量饮之。

又方：当归、茯苓、陈皮各一钱，甘草五分，用好烧酒浸一宿，临发时去渣温服，量大者加倍服之，必须多服数次，疟必止。

又方：棉花子、胡椒各七粒，为末，病前一时烧酒送下，盖被蒙睡取汗，即愈。

间日疟疾

密陀僧六分研极细，白洋糖五钱，未发时早一刻热酒调服，小儿用三分之一。

又，截疟丹：五月五日取独头蒜不拘多少舂烂，加入好黄丹再舂，作丸如圆眼大，晒干收贮。凡疟疾发过二三次后，临发日鸡鸣时以药一丸略捶碎，取井花水面东服之，即止。

又，经验方：用陈干香橼一个破开，以雄黄末一钱置其中，仍以香橼合拢，放瓦上火煅存性，研末，空心淡姜汤下七分，老弱者减三分。

又，男妇胎疟及阴阳疟均治方：鳖甲醋炙二钱，常山酒炒一钱，枯芩一钱，桃枝三个，煎服，即愈。

三日疟方

甲鱼壳用醋炙透、青蒿等分，共研细末，每服三钱，或酒或水，早一时冲服。

又，三日疟方：每日用冰糖五钱，煎汤饮之，十服必愈。

又方：雄黄三分，密陀僧三分，共研细，将烧酒一小杯炖热冲药，临发向东服，勿使四眼人见，用被盖暖取汗，即愈。

又方：生姜、细茶、山楂、柴胡各二两，用酒、河水、井水各一大碗煎，露一宿，次早温服。

又，独蒜一枚，黄丹一钱，捣和分作三丸，于发日早起，向东以井花水送下一丸，连服三日效。

又，三阴疟验方：丝瓜络二个，熟面和菊花汁少许，填入丝瓜络内，以刀切片，不拘多少，以豆油煎熟，醋浸，露一宿。随量饮之，其疟即化，三次除根，永不再发。

又，三阴疟方：乌梅三个，陈皮、青皮、当归、知母各三钱，水煎服，五服除根。如初起，加穿山甲炙三钱同煎服，即愈。

疟疾外治各方

胡椒、硫黄各三厘，研末，掺膏药上，贴背脊之正对肚脐眼处，过期即愈。

又，明雄黄、制附子、真樟脑各等分，为细末，于疟未发前一时以棉花少许包裹药末三分，塞鼻孔中，男左女右，塞药后勿食汤水，睡过此时，即愈。重者依法塞二三次必效，小儿量为减用。

又，荜拨研细，置暖脐膏上，贴脐中，三日可愈。

又，治间日疟方：明雄黄、独头大蒜，于端午日午时，将粽子尖捣烂，和丸如桐子大，朱砂为衣，三发后清晨贴在眉梁间，以太乙膏盖之，即愈。

又，用旱莲草捣烂，置左手寸口上，以古钱一文压定，将帛条包扎，良久起小泡，谓之天灸，止疟甚效。

又，小儿疟，以蝉蜕二三两，包好与小儿作枕，其疟即止。

祝由科治疟法

不论桃杏枣栗或干果用一枚，念咒曰：吾从东方来，路遇一池水。水里一条龙，九头十八尾。问伊吃甚么？只吃疟疾鬼。念一遍，吹气一口在果子上，连念七遍，吹七次，即将果子令病人食之。须于五更时，鸡犬不闻，面向东立念之。忌食荤腥生冷。此方无药之处，济人甚效。

又方：清晨日未出时，脱下病人贴肉衣一件，用小坛一个，将衣服入坛内，令病人吹气三口入坛，即以纸封坛口扎住，送去僻静处。行此法时，不令人见，见则不效。

又方：五月五日取全本时宪书烧灰，以雄黄酒调和，为丸如桐子大，每清晨开水吞下一丸，止疟甚效。

又，疟发过三次后，于未来先一日，用川贝母末三钱，黄酒冲服，尽量而醉。外用老姜一块捣烂，敷海眼穴，即是后颈齐领圆骨处，以筋骨痛膏盖贴，蒙被熟睡，取汗而愈。愈后须多贴几日，方不复发。忌食南瓜芋艿鸡鸭蛋等发物百日。

热疟热多寒少

穿山甲一两，红枣十个，同烧存性，为末，发日五更用井华水调服三钱，三服即愈。

寒疟寒多热少

生姜四两，连皮捣汁一钟，露一夜，空心冷服。

久疟不愈

白术土炒为末，每服二钱，酒调服，十剂除根。此脾寒疟。

又，久疟方：荞麦细面不拘多少，以活鳖鱼刺血和为丸，阴干，未发之先预服三钱，白滚汤下。

又，老疟经年不愈方：用龟板以醋炙酥存性，研末酒调，每服二钱，均极效。

久疟腹中结块名曰疟母

醋炙鳖甲、土炒白术、蜜炙黄芪、酒白芍、川芎各一钱，炙甘草五分，水煎服。

孕妇胎前发疟乍寒乍热

夜明砂三钱，空心用茶调服。

疟痢不止，龟壳烧存性，研末，酒调服少许，极效。

却疟痢百病法

立秋日五更时取井华水，阖家长幼各饮一杯，全家可免疟痢一切病症。

新久疟疾验方

土炒白术、芥菜子各三钱，干姜二钱，姜半夏一钱，水煎三服，即愈。

久疟成痞

凡多年疟痞，遇秋即发，服此药一二两，无不断根，初疟发过多日后亦可服，常山一斤切极薄之片，用盐与酽醋五斤煮干，晒三日，再煮二次，晒干后研细末，鸡心槟榔半斤研细末，二味和匀，用醋糊米粉为丸如桐子大，每服三钱，小儿减半。

霍乱部

霍乱症

《本草从新集注》云：霍乱有寒热二症，仓卒患此，脉候未审，慎勿轻投偏热偏寒之剂，曾见有服姜汤而立毙者。凡一切霍乱最忌滚汤滚水及米饭粥饮姜椒热物，食之不救。凡吐泻交作名湿霍乱，犹易治，惟心腹绞痛不吐不泻者为干霍乱，症最危险，稍为迟缓，多致不救。无论症势缓急，惟有查照卷十五霍乱症内，用锋利碎瓷片刺少商穴、委中穴二处，使出血即愈，诚百发百中，真霍乱各症及绞肠腹痛外治第一简便仙方也，屡见奇效。用锋利瓷针略刺破皮，只要见血，并不伤痛，立刻起死回生，其灵验好过服药，尤更效速。奉劝老幼男妇小孩切勿疑畏，广为传人，功德无量。穷乡僻壤，仓卒夜深、一时无处觅药者，受惠实非浅鲜。

霍乱诸方

用滚开水兑生冷水各一半，名阴阳水，加入生明矾末二钱，调匀服之。

又方：食盐一大撮炒黄，入童便一大钟，温水兑服，少顷吐下即愈。

此二方治干霍乱症，上不得吐，下不得利，肚腹绞痛，冷汗欲绝，服之奇效。

又，干霍乱腹痛方：食盐一两，牙皂一钱，水煎服，即吐而愈。

又，霍乱欲死，不省人事，急刺十指头正面离甲分半处出紫血，即苏。

又方：用千里马即旧破草鞋煎汤服之，以手指探入喉中，得吐而愈。使胃气一回，霍乱即解。

又，吴茱萸三四两，食盐数两炒热，用布包熨脐下，极效。或即用本人包脚布，或旧袜底洗水澄去泥秽，饮之神效。此均经验良方也，取其简便而极神效。

霍乱腹痛肚泻不止，用藿香叶、广陈皮各五钱，煎水服之。

又方：真绿豆粉和白砂糖少许，服之。

又，胡椒四十九粒，绿豆四十九粒，研匀，以木瓜煎汤调服一钱。

又，干佛手切碎，煎汤饮之。

又，韭菜捣汁一杯，以重汤煮温服之。

又，白扁豆叶一把生捣，入醋少许，绞取汁服之。或白扁豆为末，和醋服，暑霍乱吐泻不止尤效。

又，饮新汲水一碗，再以水一盆浸两足，吐泻立止。忌食热物。

又，霍乱腹痛甚者，用食盐炒热，用布分作二包，以一包熨其心胸肚腹，以一包熨其背腿手足，此法极妙。

又，用皂角研极细末，吹入鼻中，或即用闻鼻丹，或痧药，均可，得嚏即止。

又，选洁净黄土地处，掘三四尺深坑，入新汲水一桶，用棍乱扰混浊，连泥带水取起，澄清饮之，名地浆水，服之，即解，并解一切中毒，极效。

霍乱转筋，心腹胀痛，手足厥冷，以上大蒜捣，敷足心。炒盐熨法：吴茱萸炒盐熨脐下各方，均极神效。

又，木瓜一两，水煎服，仍用木瓜煎浓汤，浸青布裹其足。

腿转筋上入腹，木瓜二钱，吴茱萸一钱，食盐五分，水煎服。

又，樟脑两许，一大块布包好，入烧酒内浸透湿，由背脊往下顺擦至尾闾数十次，即愈。

霍乱吐泻，头眩眼花及转筋腹痛方：百草霜即烧茅草锅脐煤、灶柜烟煤各五分，二味共研细，滚汤顺调千余下，待温服之，立效。

又，用大蒜瓣嚼烂，凉水吞下。

又，白马粪烧灰存性，研末五钱，入新黄土五分，温水调服。

又，旧小梳一柄烧灰，研末，温水调服。

时疫痧气霍乱良方

即脚麻肚痛症也，辣蓼草半斤捣烂，宣木瓜四两切片，福珍酒二斤即好黄酒亦可，加河水煎汤，乘热抹洗手足及麻木之处，极效。辣蓼草似水红花而小，其叶狭而光，其花若穗，其色淡红，其梗微红有节，其味辣者是也。此草田间俱有，可预为采好，以便济急。《本草》云：味辛温，无毒，专治天行时疫，霍乱转筋，极为神效。

霍乱干呕不止，蕹子煎汁服之，即止。

肚腹泄泻部

水泻初起

细茶叶二钱，核桃仁五个烧焦，生老姜三钱，红砂糖三钱，水煎，空心服。

又，山楂炒焦，研末，加红糖调服。

又，暴泄不止，小便短少，车前子炒为末，每服二钱，米饮下。并根叶捣汁服，亦妙。脾胃虚寒者不宜服。

又，因瓜果食多水泻，用好橘饼一个切薄片，作二次滚水泡服。

又，车前子、泽泻、厚朴姜汁炒各一钱，共为末，水调服。

又，茯苓二钱，厚朴一钱半，陈皮一钱，枳壳炒二钱，甘葛一钱，川木瓜二钱，陈石榴酒炒二钱，红枣、煨姜引，水煎服。

脾虚泄泻

凡久泻，每早溏泻一二次，此系脾虚，用此补脾养胃而泻即止，土炒白术二两，白茯苓二两，小茴香炒一两，肉蔻煨一两，盐水炒破故纸二两，木香五钱，共研细末，用生姜煮红枣肉捣如泥，和药为丸梧子大，每早空心服三钱，白汤下。

又，核桃肉用盐炒熟，不拘多少，每日随意食之，久食自愈。

又，川花椒炒，研细末，每日加入饭菜内食之，极效。

又，土炒焦术、炒干山药、陈米炒老黄色各二钱，加黑砂糖少许，水煎服。

又，诃子一枚，以湿草纸包裹煨熟，去核，肉果一枚，面裹，微火煅黑色，共研末，每服五分，米汤下，不论老幼男妇及噤口泻痢，此方服之皆效。

老年人脾虚五更泄泻方：老陈米半升炒三次成老黄色，莲肉二两炒，焦术、干姜各二钱，木香一钱，共研细末，加白砂糖一两，每服三钱，空心白汤下，其效如神，可以常服。

又，水泻不止方：炒苍术、猪苓、泽泻、焦术、陈皮、茯苓各钱半，肉桂、甘草各八分，水煎服。忌生冷。

又，脾虚滑泻方：乌骨母鸡一只，洗净肠杂，用肉豆蔻面裹煨一两，草果仁面裹煨二枚，烧存性，研末，掺入鸡腹内，扎定煮熟，空心食之。

又方：山药切片，炒黄，研末调入粥内，食之。

又，脾泻肠滑方：石莲肉炒为末，每服二钱，陈仓米调下，均极神效。

胆泻年久不愈方：鱼膘炒、芡实、茯神、茯苓各四两，苡仁炒八两，莲肉去心六两，菟丝饼三两，烧饭锅巴五十一两，共研细末，每早滚水调和，少加糖食之。如肚泻甚者，再加川椒末五钱。

肠滑久泻方：石榴劈破，烧存性，烟将尽，急取出放地下，以碗覆之，免成白灰，研为末，每服二钱，以酸石榴一片，水煎服。

因食滞泄泻方：山楂、神曲、麦芽、萝卜子各等分，水煎，加红白糖冲服。

无论何项泄泻方：用米一碗炒，候冷再炒，连炒三次成老黄色，水煎服之，老年脾虚肠滑久泻，无不神效。

痢 疾 部

痢疾各方

痢疾初起，即用山楂瓦上炒黄色，每服五钱，水煎浓汁调红白糖，每日四五次，服之可免成痢，老幼男妇皆可服。

又，五谷虫，瓦上炒黄色研末，加红白糖调滚水冲服。

又，鸡内金即鸡肫皮瓦上焙枯存性，研末，或加石莲子研细末，加红白糖调水冲服。

又，治痢甘露饮：乌梅去核三钱，山楂去核五钱，白砂糖二钱，或煎或泡，不时代茶饮之。

又，姜茶饮：治赤白痢，寒热疟及呕吐等症初起，陈细茶叶、老生姜各三钱赤痢留皮，白痢去皮，水煎服。

又，干马齿苋蒸熟，红白痢加红白糖，多食为妙。

参香丸：治红白痢极效，苦参六钱，木香四钱不见火，甘草五钱，共为末，饭捣为丸如梧子大，每服一钱，红痢甘草汤下，白痢姜汤下，红白痢米汤下，噤口痢砂仁莲肉汤下，水泻猪苓泽泻汤下。

治痢神方：净楂肉炒四两，车前子三两，砂仁末、广木香不见火各五钱，共研末，红痢加白糖，白痢加红糖，红白痢红白糖并加，每服三钱，滚汤调下，小儿减半。孕妇不忌，此方初起极为神效，并治泄泻。

又方：三月三日采荠菜花，风干，俟秋间治红白痢疾，加红白糖少许煎服，即愈。

又方：油当归一两，枳壳三钱麸炒，黄芩五钱，水煎服，渣再煎。忌荤腥。重用当归取其滑润，枳壳专利大肠，黄芩清暑解热，此方屡见奇效。

万应痢疾丸

油当归八钱，陈皮一两二钱，广木香八两不见火，晒干研末，茅山苍术盐水炒、川厚朴姜汁炒、枳壳麸炒各一两二钱，白豆蔻去衣炒、生甘草、小木通、蓬术醋炒各八两，山棱醋炒三两，陈米一升用巴豆四十九粒与米同炒，至米黄色为度，选去巴豆，将米磨粉入药，上共为细末，荷叶煎汤泛为丸，壮年每服三钱，老年减半，小儿每岁服一分，水泻生姜汤下，肚腹痛枳壳汤下，红痢甘草汤下，白痢生姜汤下，红白痢甘草生姜汤下，停食陈皮汤下。如仓卒无引，即用开水送下亦可。伤寒后忌服，产后忌服。

香连丸

此丸清邪热，导滞气，行瘀血，为治痢之圣药，服之神效，川黄连一两二钱，广木香八钱不要见火，山楂肉一两二钱炒，川厚朴去粗皮，姜汁炒，小青皮醋炒各八钱，生甘草五钱，红花三钱酒洗，大黄二两酒炒，黄芩、大白芍各一两二钱，陈枳壳麸炒、尖槟榔各八钱，油当归、地榆各五钱，桃仁六钱去皮尖，橘红四钱，上药共为细末，荷叶包米煨饭为丸，每服三钱，扁豆花泡汤化下，热痢最为相宜，服之神效。孕妇忌服。

以上二方须预为配制，以便随时济人，功德无量。

又，五月五日取完好荸荠，洗净拭干，勿令损破放瓶内，入好烧酒浸之，黄泥密封收贮，遇有患者，取一二枚令细嚼，空心食之，仍用原酒送下，极效。

热毒血痢

金银花藤煎浓汁，服之，极效。

又，柿饼煎汤，日饮数次。

久痢不止

用茄根烧灰存性、石榴皮等分，为末，砂糖水调服，即愈。

又，阴干陈萝卜叶煎汤服，立止。

又，生老姜、细茶叶、韭菜连根捣汁，三味温酒冲服。

治痢神方

油当归一两，枳壳三分，若欲速效，红痢加黄连一钱，白痢加干姜三分服之，百发百中，神效。噤口红痢加鲜石斛三钱，噤口白痢加炒谷芽八钱，多服自愈。

按：痢由郁而成，亦由燥而生，且总由虚而得，所以里急后重，欲下不下，与治水泻大不相同。治泻宜止，而治痢则偏宜利。然医家每用大黄以荡涤其垢秽，而不知已剥削其脂膏，壮者或暂能见效，变症多端，怯者必致愈重，甚是可畏。且大黄即可以治热痢实痢，而不可以治寒痢虚痢，因轻致重，因重致危，因危致亡，余见受害者多矣。因细揣其致病之由，在郁与燥，而静想其治病之法，宜散宜润。油当归为血中气药，其味多辛，辛则能润，品又和平，多用无妨。《本草从新》云：极善滑肠，便泻者勿用。兹则正取其能润也。润自痢除，最为妙法。况痢之病本在郁，当归能散其郁，痢之病根在虚，当归能补其虚。此方治痢仙药也。不论阴阳虚实，放胆用之，俱可见效。当归微温，便于寒痢，而热痢亦不助其火邪，况加黄连，同力相济，万无可疑。当归能补，便于虚痢，而实痢亦不泥其外邪。且所云实者乃症实，非人实也。症则有时而实，人则断无不虚，扶正可以去邪，更妙而又妙矣。尤恐力不到腑，再以枳壳宽其大肠，里急后重以除，百发百中，屡试屡验。但枳壳力猛，冲墙倒壁，不可重用以伤元气。红痢间有血虚而不由热者，白痢间有气虚而不由寒者，但血痢不加黄连，多服自愈，气痢加白术三钱可愈。他若伤寒大便不通，用油当归一两，大麻仁八钱，再加滋阴清补，自无不下，大黄切忌，务祈转相告喻，不费钱之功德也。

按：治痢屡试屡验，莫如前卷七痢疾方内所载：重用当归、白芍、萝卜子，轻用枳壳、槟榔、车前、甘草一方，极为神效。

噤口痢神方

用萝卜切片，蘸蜂蜜含口中，噙之，有汁咽下，味淡再换，又噙之，久则自然思食，再以稀粥缓缓进之。

又方：砂糖、白蜜、萝卜汁各一杯，饭上炖化服一二次。

又方：石莲子肉一两去心，广木香三钱，共研末，每服二钱，米汤下。

又，山药半生半炒，用莱菔煎汤服之。

又，前方五谷虫焙黄研末，用黑砂糖调服，治噤口痢，屡见奇效。

又方：用肥皂荚一枚，以盐实其内，烧存性，为末，以少许入米粥内，食之。

痢疾外治方

茜草一握煎水，浸两足底。

又，梧桐叶三四斤，煎水洗足。

又，神效方：起病三日后，用川椒五分，麝香五分，共为末，用枣一枚去皮核，将药末糁枣肉，放入肚脐，不拘何等膏药贴之，无不痊愈。

噤口痢外治方：丁香五粒，巴霜一分，杏仁五粒，砂仁五粒，没药三厘，红枣一枚，去核，同捣如泥，分作二丸，以一丸贴脐上，以一丸服之，即能进饮食。

验方新编新增卷之十九

腰　部

肾虚腰痛

酒炙黄芪五钱，盐水炒杜仲三钱，破故纸二钱，核桃肉五钱，水酒同煎服。若因闪挫气滞腰痛者，去黄芪，加当归、红花、延胡索各二钱。

腰痛验方

盐水炒杜仲三钱，木瓜八分，破故纸三钱，萆薢一钱，续断钱半，当归一钱，金毛狗脊去净毛钱半，炙草一钱，核桃肉一两，食盐一匙，甜酒一杯，将核桃肉、盐、酒以一半同药入罐煎，以一半服药时同药咽下。

又方：猪腰一副，不见水，不经铁器，用竹刀剖开腰内，去筋膜，装入母丁香一钱，用纸将猪腰包好，入火内煨熟，取出，黄酒送下。须晚上食之，食七服可以除根。

又，杜仲炒，去皮、橘核炒，去壳各等分，煎服。

又，腰痛神方：山楂核五钱，瓦上煅炭存性，研末，老酒调服，不过三次，其痛如失。

腰脊胀痛

白芥子研末，酒调，贴之即愈。

又，腰脚冷痛方：草乌去皮脐，醋调，贴患处。

湿气腰痛阴天更甚

车前草连根、葱白连须各七颗，枣七枚，酒煮，捣烂瓶盛，常服，终身不发。

肝气不足腰痛

补骨脂八钱酒炒三次，青木香一钱，牛膝二钱，青皮五分，水煎，兑酒服。虽不能起坐举动，服之可愈。

腰脚软痛

腰脚软，用二蚕沙炒热，熨之。

腰脚疼痛，用新胡麻一升炒香，为末，日日服之，服至一斗，痊愈。酒、姜、蜜汤皆可下。

闪挫腰痛不能屈伸

牙硝一厘，雄黄、麝香各半厘，共研细末，用少许点入眼角内，令人扶患者周围行走数次，其痛如失。倘未效，再点再行，必验。

又，一切颠坠闪挫腰痛不可忍者，用冬瓜皮炒燥研末，酒调，每服二钱，空心服。

又，杜仲、破故纸各等分，酒煎服。

又，用盐炒热或用茴香炒热，每用二包，令人不住手更换轮流热熨痛处，均极神效。或以茴香梗叶捣取汁一碗，分作三服，其渣即敷痛处，立愈。

缠腰火丹

俗名蛇串疮，有干湿不同，红黄之异，如累累珠形。干者色红，形如云片上起风粟，作痒发热，此心肝二经风火，治宜龙胆泻肝汤，外敷如意金黄散见二十四卷。湿者色黄白，串起小泡，大小不等，溃流黄水，较干者多疼，此脾肺二经湿热，治宜除湿胃苓汤。若单生腰肋，系肝火妄动，宜服柴胡清肝汤。其丹上小泡用针穿破，外用柏叶散敷之。若不急治，缠腰已遍，毒气入脐，令人膨闷，毒气入心，令人呕哕，急服清心散、护心丸救解。

治蛇缠丹，用旧破草席人睡过后有汗者烧灰，香油调敷。

又方：赤小豆研末，调鸡蛋白，时时涂之，或用马齿苋捣烂，涂之，均极神效。

蛇串丹救急方：此症起在腰间，生小红点成片发痒，甚者身中发热。若不早治，渐渐生开，两头相接，毒即攻心，不治。急用灯火周围打数焦，止其生开。内服：云苓、甘草、柴胡、牛蒡子、黄柏、银花各钱半，羌活、枳壳、桔梗、川芎各一钱，薄荷五分，水煎服。外用：侧柏叶炒黄五钱，蚯蚓粪不拘多少，黄柏、大黄五钱，赤小豆三钱，共研细末，用猪胆汁调搽，即愈。

又，缠腰火丹，如带围住，发红，用龙胆草研末，柿漆调敷。

又，缠腰疮，腰生红瘤，两边生红筋，围至脐，不救，用陈京墨水磨浓，和雄黄末涂之。

腿　部

洗腿各方

不论疮毒脚气，疼痛肿胀，皆用此方煎汤洗之，极为奇效。荆芥、防风、透骨草、羌活、葛根以上各五钱，用醋二斤，再加水煎汤，先熏后洗数次，奇效。

又，沙木腿肿，并治脚气痛方：以杉木刨花即刨木屑多煎浓汤，日日浸洗，自能渐愈，已效多人。

又，脚肚生疮，黄水浸淫，痒痛溃烂，绕胫而生，名胫疮。方用酸石榴皮煎水，冷定，日日浸洗，久洗自愈。

小腿粗肿

用豆腐渣斤许炒热，和猪板油三四两同捣烂，敷于患处，过一宿即愈。

两腿阴面湿癣

以荸荠蘸铁锈粉擦之，立愈。即枪炮中刮下铁锈粉。

赤游丹脚腿红肿

生鲜芭蕉根捣烂，敷之，又白菜捣敷，均效。

膝上生无名肿毒

膝上生毒，若不急治，迟则难救，急用糯米炒成饭，乘热敷膝上，二三次即消。不消再敷，以愈为度。敷后倾入鱼池。

腿上一切寒湿血风等疮

用鸽子屎不拘多少，煅存性，研细末。如干疮，加桐油调匀，摊隔纸膏贴之；若有黄水出者，加飞黄丹少许，干掺之，不过数次即愈。

金花散

治男女新久烂腿，连年不愈，腐臭不堪，并治脚发臁疮等症及一切痈疖疮毒。用之能去腐生肌长肉收功，外科不传之秘方，称此药末为珍珠散。煨石膏一斤研极细末，飞净东丹一两，二味和匀，再筛再研。如治烂腿臁疮，用真香油调搽，上盖油纸，一日一换。不可用茶水洗，恐见湿气，收功最慢。如妇女一遇月信，虽愈复发，发后再搽，自然痊愈。

附骨疽

此疽生在大腿，无头无脓者，用黄蜡三钱，古铜钱锉细末三分，胡桃肉六个，捣烂和匀，腐皮包好，空心酒下。

腿疮不愈

生甘草五钱，煮豆腐一块极老，敷疮上一时许取去，另用血余五钱，水龙骨三钱即多年旧船底石灰，密陀僧钱半，黄白蜡四钱，生肌散三钱，共为细末，用麻油熬成膏，多敷即愈。此方屡效。

积年烂腿

新鲜萝卜阴干一二日，其皮可剥，用皮贴上，干又再换。

脚肚转筋疼痛欲绝

用大蒜擦足心，令其热即安，仍以冷水食蒜一瓣，自愈。

腿转筋入腹，若不急治，痛冲上心则不救，以卷八木瓜、吴茱萸、食盐，此方最效，并将大蒜捣敷足心，又以四物汤加酒芩、红花煎服。因风寒湿而作者，再加苍术、南星煎服，立效。

鹤膝风

生黄芪八两，肉桂三钱，苡米四两，云苓二两，焦白术二两，防风五钱，水十大碗煎至二碗，分作二服，上午一服，临卧一服。服后盖被取汗，缓缓去被，忌风，令其汗自干。

又方：大虾蟆一个，破开肚，肚内之物不去，全个贴在患处即消。此方治鹤膝风极效。

足 部

脚趾缝湿气

痒不可忍，搔之皮破水流，用鹅掌皮烧灰研末，搽之即愈。

又，寒湿脚气方：花椒一两，葱一把，姜三大片，水数碗煎汤，熏洗，肿消痛止。

脚上生疮乱孔如蜂窝

生如意草捣烂敷之，或干如意草为末，鸡子清调敷亦妙。

脚受湿气痒痛并下疳方

升麻一钱，葛根一钱，独活一钱，雄黄一钱，樟脑一钱，硼砂二钱，冰片五分，以上各药共为细末，瓷瓶收贮，酌量搽之。如破烂有脓水者，用海螵蛸、人中白等分，为末，量加冰片，搽之即愈。

脚趾丫潮湿发烂，脚趾缝内红赤肿痒，搔之皮破水流，红肿疼痛，多因感受潮湿水气所致，用乌柏树嫩叶，水浸软，抹干，嵌夹脚趾丫内，立时痛止收水而愈。

又，茶叶嚼烂，敷之，亦效。若妇女脚踝臁上感受湿气，忽起白泡，痛腐，以此贴之，亦能止痛见效。

又方：枯矾五钱，煅石膏、轻粉、黄丹、密陀僧各三钱，共为细末，搽之。

又方：炉甘石一两火煅，童便浸三次，研细末，樟脑六分，冰片三分，共研细末，和匀，用鸡翅毛刷上。

又方：白鲜皮、硫黄各一两，松香五钱，共研为末，用纸卷成条，点火烧烟熏之，即愈。

阴湿脚疮久烂

铜青、胆矾各五分，飞黄丹二钱，密陀僧、轻粉、煅石膏各一钱，共研细末，卧时掺上，痛一夜即结痂，或有痒处，毒水不干，再掺上，痒极，擦之。

驴眼疮

生脚胫骨上周围，如臁疮，极痛，用田螺去壳捣烂，连敷数次即愈。

又，鸭嘴焙枯，研末，麻油调搽，极效。

风湿脚痛

地风酒炒三钱，年健酒炒三钱，肉桂一钱，虎骨酒炙五钱，熟附片三钱，松节烧存性二钱，骨碎补去毛，酒炒三钱，制白术二钱，甘草八分，水煎，米酒兑服。

又，脚气疼痛，用冬瓜皮煮水，乘热日洗数次，立止，并可消肿。

又，寒湿脚气，川椒二三升，粗布袋盛之，日以踏脚。并用花椒一两，葱一把，姜三两，水煎，先熏后洗，肿消痛止。

脚气肿痛

樟脑二两，乌头三两，共研末，醋糊为丸如弹子大，每置一丸于足心下，以微火烘之，以被围盖，汗出如涎，立效。

脚气上攻冲入心腹欲绝

用杉木节四两，大腹皮一两，槟榔七个，青橘叶四十九片无叶用皮亦可，俱切碎，用水煎服。

又方：用童便三升煮取一升，分二服，立效。

又方：大鸡心槟榔一枚为末，童便、姜汁、温酒共一盏调服，即愈。

脚气结成肿核

外用甘遂研末，水调敷，内用甘草煎浓汁饮之，即消。

又方：白矾三两，煎水浸洗，良久自愈。

脚气成漏

有人脚跟烂一孔，深半寸许，有水流出，其痛异常，以人中白煅，少加冰片，共研末，掺之即愈。

干脚气痛不可忍者

干木瓜一个，明矾一两，煎水熏洗二三次，即愈。

又方：用硫黄少许，同艾叶研烂，以纸包放脚心，再用布包住，走步见汗，肿消痛止，已经效验。

脚气痛不可忍，以致口眼㖞邪，手足抽搐，不省人事，用黄建烟二斤炒热，以坐桶盛入内，将脚解光放入烟中，出汗，少冷又炒热，隔日一熏，熏七次即可除根。

脚突肿大

山中白牛粪久经风雨漂白者瓦焙干，研末，酒调敷，毒水流出愈。

脚大趾肿痛

一人患脚大拇趾忽然赤肿，焮痛异常，此脾经积热，毒流下注而然，用大黄、朴硝、石膏、蒌仁煎水服之，大下而愈。

木瓜酒

治脚气肿痛。木瓜不拘多少为末，松木屑少许，好酒调，敷患处，消肿止痛。

又方：葱、姜、艾叶等分，共捣烂，布包，蘸极热烧酒频擦患处，以痛止为度。

脚背溃烂经年不愈

先用盐茶水洗净，再用煅过绿矾研细末，厚敷之，即日湿止，十日脱痂，痊愈。

脚面恶疮

用羊屎烧成灰，为末，以麻油调敷。如痒，再加入枯矾、轻粉少许；如不收口，以松香、枯矾、杉木烧灰存性各一钱，共研末，仍用麻油调敷，自愈。

脚疽

脚趾先痒后痛，趾甲黑，次日脚趾黑，又次日足面俱黑，黑至脚上胫肚即死。初起宜急治，用生黄芪、当归各一两，牛膝六钱，金钗石斛一两，台党参一两，银花三两，水煎，三服即愈。

又，脚上生蛆，用鸡蛋一个煮熟去壳，作饼，乘热贴之，痒甚，二三次虫除。

足忽如锥刺痛

用生大黄以醋磨浓汁，抹痛处，数次即愈。手痛亦如之。

中肥足溃

凡农家粪浇土上，为烈日之气晒逼，人光足行于此地，受热气之毒，必足趾肿痛，似溃非溃，俗名惹肥，又名乌茄疔，用鸭毛煎汤，加入皂矾末，洗之即愈。

流火疮

两脚红肿放亮，其热如火，用马前子以粗碗磨水，时时涂之，其痛即止。

又方：用铁锈水涂之，极效。

脚上紫血疮

山蚂蝗根三两，松树二黄皮二两，牡丹根二两，煎水洗，后用药末搽之。

药末方：松香、西硫黄各三钱，儿茶一钱，银朱、枯矾、五倍子、川黄柏、黄芩各二钱，研细末，麻油调搽。

多年烂脚

取多年水浸松枝煎浓汁，洗净拭干，用白砂糖搽之，极效。

又方：经过霜雪烟兜，到惊蛰日扯起，煎水洗数次，极效。

又方：龟板一斤煅研末，黄蜡三钱，葱头七个，麻油捣饼，摊贴，一日一换，先以浓茶洗净再摊贴。

足上毛孔出血如线不止损命

急用好米醋三四斤煮滚，乘热以两足浸之即止，随用真参二两、当归三两煎浓汤，再用甲珠一粒为末，入药汤泡服，即不再发，真神方也。

脚胫无头遍肿

生大黄研细末，用桐油调，抹之。若腐烂渐起，用生大黄一斤浸软，扎疮口上，即愈。

又，胫疮方：疮生脚肚，初起如粟，搔之渐开，黄水浸淫，痒痛溃烂，绕胫而成痼疾，方用酸石榴皮煎水，冷定，日日浸洗，自愈。

行路足肿

或因远行而肿，或行路急促，或被石子打破痛肿，若不急治，恐破日久致成痈毒，用旧草鞋一只，浸尿桶内过一夜，以新砖一块烧红，将尿浸草鞋放在红砖上，即以患脚踏之，使热气入脚内，其肿即消。

脚底板红肿热痛

名为脚隐，大蒜头量用多少，和盐捣烂，敷过一夜，次日即愈。

又方：用何首乌研末，以醋调，敷足底，再用熨斗火烙之，自愈。

两足无故发痒

抓至血出始快，系风入皮肤之故，用凤仙花连根二三株煎汤，洗之，可止痒。

脚底无故开裂

黄柏研末，和猪髓研如膏，敷患处。或以牛脊髓搽，亦可。

脚痔脚蛀方

水仙花根晒干研末，湿者掺之，燥者麻油调敷。

脚趾脱疽

此症发于脚趾，渐上至膝，色黑内陷，痛不可忍，逐节脱落，亦有发于手者，用土蜂房煅研细末，以醋调搽，应手而愈，真神方也。须内服《石室秘录》中之驱湿保脱汤：米仁三两，茯苓二两，桂心一钱，白术一两，车前子五钱，水煎服，一连十剂，永无后患。

甲疮

多生于脚趾甲边，时常出血，痛不可忍，雄黄五分，蛇蜕烧存性一分，共为细末，先用温米泔水洗疮，以利刀去甲角，拭干，将药敷上，用绢包裹半日许，药湿即换，敷数次，愈。如怕用刀者，以橘树刺刺破，亦可用嵌甲疮方：用黑砂糖慢火熬成小球，烧存性，研末，每一钱加轻粉二分，麝香少许，麻油调敷，甲入肉者，二三日即愈。

妇女足疮

经年日久不愈，名裙边风疮，用男子头垢，桐油调，作隔纸膏贴之。

妇女足甲恶疮

恶肉突出者，名臭田螺。皂矾日晒夜露三日，每用一两煎汤，浸洗，仍以矾末一两，加雄黄、硫黄、乳香、没药各一钱，研匀，敷之。

脚缝瘙痒或疮有窍出血不止

以多年尿桶烧灰，敷之。

脚上诸疮臭烂

熟鸡蛋黄一个，黄蜡一钱，煎油涂之。

伤湿脚肿

葱连茎带叶煮汤，浸之，日三五次，极效。

足趾生鸡眼

地骨皮同红花研细，敷之，次日即愈。

足上鸡眼或肉刺

枯矾、黄丹、朴硝等分，为末，擦三五次即愈。

脚趾生肉刺

生在趾上，形如鸡眼，故俗名鸡眼，根陷肉里，顶起硬凸疼痛，步履维艰，或因缠脚，或着窄鞋远行，皆能生之。初宜用乌梅肉、荔枝肉捣膏，贴之自消。若久不愈，宜蜈蚣散点之，蜈蚣一条，硼砂等分，研末，埋地下七日取出，银簪点之，即脱。

又方：蜈蚣一条，碱水浸半日，晒干又浸，如此七次，晒干为末，掺膏药上，贴一夜可以拔根。

又,先用汤浸,刮去一层,再用黑木耳炒研,贴之,自消不痛。

脚跟因钉鞋擦破损伤

甚者足跟红肿溃烂流水，用广东羊皮金纸一张，看患处之大小，以剪刀剪成膏药样，将金面向伤处贴之，过一宿即愈。神验之至，切勿轻视，并治冻疮、跌仆损伤皆效。羊皮金纸，军营中宜多备之。

脚后跟损破方

白蜡一两，藤黄三钱，入麻油溶化，涂伤处，即愈。此方止痛止血，打伤及汤火伤皆效。

修脚刀误伤脚趾方

用鼠粪烧灰，为末，香油调搽，即愈。

历年脚患冻疮

逢立夏时晨，将樱桃搽患处十余次，从此可以断根，永不复患冻疮，奇效之至。

竹木石砂陷入脚底红肿疼痛

先将脚洗净拭干，用田螺数个捣烂敷，过一夜即愈。

瓷锋嵌入脚板方

用三角白果去壳衣，浸菜油内，捣饼贴之，两日即愈。

手足无故红肿或痒不可忍者

取路边灰苋菜心，在红肿上揉擦数次即愈。

男妇足底疮泡

多因足无汗出，以致疮泡如钻，葛根二钱，苋菜刺一两，煎水，洗数次即愈。

手足开裂破皮流脓

鸡心蜡二钱，良姜末五分，姜黄末五分，同捣黏，烧滴患处即愈。

霍乱手足转筋

手足厥冷，转筋入腹，并痰壅汗出，气冷欲绝，用炒盐二包，以一包熨其心腹，令其气透入，以一包熨其背，待手足暖，再用丁香、白豆蔻二味等分为末，姜汤调下一钱。如寒重者，服数不拘。

又方：吴茱萸三四两，和食盐数两炒热，熨脐下，亦效。

脚冻疮

甘草、甘遂不拘多少，煎汤，热洗，或用盐菜卤同煮水，洗，或用生萝卜煨热，熨之，均效。手冻亦可用熨法。

又，脚跟冻烂，用生附子为末，白面和水调敷。

又，花椒煎水洗净，再以水胶少许化，摊皮纸上，作膏药贴之。

脚烂肿痛经验方

干土鳖二个，花椒一分，顶上好冰片三分，共研极细末，掺上，外以膏药盖之，消肿止痛生肌，屡试神效。如破烂极重者，再加麝香五厘，红粉三分，无不痊愈。

淋症

男女诸淋

小便不利以及茎中作痛，用土牛膝连叶一大把，以酒煎服，连进数剂，其效如神。血淋尤妙。

又，五淋统治方：用多年旧木梳烧灰存性，研末，空心冷水调下。男用男梳，女用女梳，极效。

又方：苎麻根两茎，切碎，水煎服。

血淋

元参、车前子各一两，水煎服，二剂即愈。

又方：干柿子烧存性，研末，米饭调下。

又方：鸡蛋一个开一小孔，入生大黄末五分，用银簪搅匀，蒸熟，空心黄酒送下。

又方：益母草捣烂，绞取汁，服一升。

又方：头发烧灰，研细末，以藕节捣汁调服。

又方：小麦浮水面者，用童便炒，研末，每服三钱，砂糖调服。

又方：川郁金一钱，血余瓦煅存性研末二钱，韭汁调服。

又方：白鸡冠花烧存性，研末，每服三钱，米汤送下，数服即愈。

又方：童便炒浮小麦，为末，用砂糖调服，均极效。

血淋砂淋

车前草捣烂，绞取汁一大碗，空心炖服。

湿热下注成淋

白术、茯苓、苡仁各五钱，车前子钱半，水煎服，至重者十剂，必愈。

真元不足淋症

下焦虚冷，白浊便数，凝白如油，及诸淋症，用此方。秋石或即以人中白代用亦可、鹿角胶豆粉炒成珠、桑螵蛸炙各二两，白茯苓四两，共研末，米糊丸梧子大，每服七十丸，麦冬煎汤下，虚者参汤下，极效。

五　淋

极难见效，惟用牛膝一两，加乳香一钱，水煎服，连进数剂，即愈。

又方：韭菜捣取汁，空心饮，再以韭菜煎汤，洗阴茎。

又方：船底青苔煎水，服。

又方：白扁豆根同苎麻根煎水，服，均极神效。如梦遗失精，则不可服。

凡治血淋、石淋、肉淋、膏淋、劳淋，总以疏通清热为主，初起切不可用补塞之药。

男子下淋妇人赤白带下

寒水石、荞麦面各等分，研细末，五月五日用水为丸弹子大，阴干，临服时用一丸烧灰存性，为末，黄酒调服，汗出即愈。如病重者，先以热盐熨脐，或以白鸡血涂脐，男用雌，女用雄，极效。

遗精白浊

心肾两交汤

治劳心过度而遗者，熟地、麦冬各一两，山药、芡实各五钱，川连五分，肉桂三分，水煎服，即愈。

柏子养心丸

治神不守舍，合眼即梦遗，柏子仁去油、茯神、枣仁炒、生地酒洗、当归各二两，朱砂水飞、五味子、犀角锉细、甘草各五钱，共研细末，蜜为丸芡实大，金箔为衣，午后、临卧每津嚼一丸，久服自效。

白龙汤

治男子失精、女子梦交、盗汗等症，白芍酒炒、龙骨煅、牡蛎煅、桂枝各三钱，炙甘草三分，枣三枚为引，水煎服。

金樱丸

治精滑梦遗及小便后遗沥，金樱子、芡实、白莲花芯、煅龙骨各五钱，为末，米糊丸如梧子大，每服七八十丸，盐酒汤送下。

玉锁丹

治精气虚，滑遗泄不禁，煅龙骨、莲花芯、鸡头芡实、乌梅肉各等分，研末，以山药煮熟去皮，捣烂如泥，和丸如小豆大，每服三十丸，空心米汤送下。

又，精不禁危急者，用秘元丹。用龙骨酒煮，焙干、灵砂水飞各一两，砂仁、诃子小者，热灰煨热，去皮取肉各五钱，共研末，糯米糊为丸如绿豆大，每服三十丸，空心温酒下，临卧白汤下。

又，樗根丸：良姜三钱，黄柏、芍药各二钱共烧灰存性，樗树根皮一两五钱，共为末，面糊丸如梧子大，每服三十丸，空心白汤送下。

遗精奇方

熟地、泽泻各三钱，丹皮八分，茯苓、山药、枣皮、芡实、菟丝子、杜仲、巴戟、猪油各一钱，煎服，极效。

遗精白浊各方

猪肚一个，洗净油气，用莲子半斤去心，入猪肚内蒸烂，或下酒，或下饭，食二三个即愈。

又方：萆薢盐水炒、石菖蒲、益智仁、乌药各五钱，水煎服。

又，遗精方：莲子心二钱，朱砂一分，共研匀，开水调服，数剂自愈。

又，白浊方：生白果十枚，擂水服之。

又，遗精方：用石莲肉、煅龙骨、益智仁等分，研末，每服二钱，空心米汤送下。

又，用莲肉、白茯苓等分，为末，每服一钱，灯心汤送下。

又，白浊方：黄柏研末，鸡蛋清调和为丸，每服三钱，肉桂汤送下，三四服即愈。

又，白浊茎痛甚方：韭菜子五钱，车前子、甘草梢各三钱，酒水各半煎，露一宿，空心温热服。

凡少年思欲不遂，相火郁结，兼受湿热，致有此症，以大黄三钱裹入无馅馒头内，蒸熟，晾燥炒，研细末，以生白酒调下，即愈。

又方：用六一散，凉开水调服三钱，亦愈。并治小儿尿如米泔水者，减半服之，立效如神。

房劳忍精，致成白浊，便短刺痛，或大便后急等症，用刘寄奴一两，车前子五钱，黄柏五分，白术一两，甘草梢三钱，水煎服，即愈，均极效。

赤白浊秘方

木通七钱，滑石三钱，甘草梢四钱，蔓荆子一钱，水煎，空心服。

又，赤浊方：益母草叶子茎并用，捣烂，绞取汁一钟，汤温空心服，均极效。

梦遗各方

五味子不拘多少为末，以陈米粉醋糊为丸梧子大，每服三十丸，空心盐汤送下，或以雄黄一点塞入马口，奇效。

又，用雄猪肚一个洗净，入杜仲半斤，用线缝固，煮烂去药，连汤食尽，兼能治腰痛。

又方：雄鸡肫肝皮数十张，阴阳瓦焙干，热黄酒冲服。

又方：韭菜子一两研末，每晨早滚水调服二钱，均极神效。

前　阴　部

阴毛内生虫生虱

阴毛生虫，或红或白，奇痒难忍，以生白果嚼烂，时时擦之，其虫自绝，再以槟榔、川椒煎汤，先熏，微温久洗。

又，生虱，以百部煎浓汤，先熏后洗；或用烟油调雄黄末，擦之；或用水银，以唾津研烂，擦之即除，极为效验。戒食甲鱼，不致再发。

玉茎中痛

生甘草梢五钱，煎水，服之，奇效。

又，尿管中疼痛方：萹蓄、车前子、木通、栀子炒、滑石、大黄、瞿麦、甘草梢各等分，灯心引，水煎服，即愈。

又，玉茎强硬不痿，精流不止，痛如针刺，名曰强中，乃肾滞漏疾，用丝瓜烧存性，研末，每服二钱，水调下。

又，取人乳三杯，入木香末一分，麝香少许，调匀，服之，后饮浓茶一杯，阳必败。

又方：肥皂荚一个，烧存性，研末，香油调搽，自愈。

肾囊风痒

用初滚饭汤洗之，洗过倾入鱼池，或用蛇床子同白矾煎汤，洗之。如干痒，用核桃油润擦；湿痒，用炉甘石、蛤粉共研细末，扑之。

又方：川鳖甲、蛇床子、白芷等分，研末，以棉扑之，或用麻油调搽。

又方：苏叶炒干、枯炭共研末，掺上，痒即止。

凡肾囊湿痒抓破已成疮，或妇女阴户亦有湿痒成疮者，外治之法：用黄丹、枯矾、生牡蛎共研末，搽擦即愈。

又方：自死龟板一个，瓦上炙灰存性，研末，加冰片少许，麻油调敷，极效。

肾囊肾子肿大

用棉花子仁一两煎汤，常洗之，自消。

又，肾肿如斗，用生蔓菁根捣烂，封之，即愈。

又，肾囊肿痛方：用葱白和乳香捣烂，敷之，即消。

肾囊湿烂欲溃裂

松香研末，纸卷作筒，每筒入花椒三粒，浸入灯盏油内三宿，取点烧，接取滴下之油擦之，每先用茶汤洗过。

肾囊生疮

头发烧灰，苏叶焙干，杉木皮烧灰，共研末，疮湿则干掺，疮干即用青油调敷。如囊烂无皮，以苏叶包之，愈。

肾囊腐烂不堪

苍术、甘草二味煎汤，洗净拭干，然后以五倍子为末敷之，数日即愈。

囊溃偏坠

丝瓜叶烧枯存性三钱，鸡蛋壳烧灰二钱，温酒调服。

又，治偏坠方：生姜捣取自然汁，入宫粉五分，调匀，敷之，数次即愈。忌发物房劳气怒数日。

肾囊痈

生在大便前小便后，初起内消散：生甘草节四两研末，皂角末五分，分作四剂，滚水调服，立消。愈合以六味地黄汤服之。

龟头肿烂

儿茶、冰片共研极细末，干掺之，极效。

又，龟头生疮，甚至如蜡烛花，用藤黄磨麻油，搽之，久而自愈。

又方：乱头发一团，用盐水洗净油，再用清水洗极净，放瓦上炙枯焦，枣核七个，瓦上煅枯，共研细末，先用甘草煎水将疮洗净拭干，再将药末频搽，自愈。

又方：生甘草研末，调生白蜜，搽之，极效。

又，下疳疮方：明矾、皂矾等分，为末，装入一颗大五倍子内，瓦上烧灰存性，研末，再加冰片三分，儿茶少许，再研匀，搽之，即愈。

囊　痈

又名骑马痈，又名悬痈，凡觉玉茎后谷道前肿痛，即多用生甘草煎浓汁代茶饮之，多服为妙，以杀其毒，外用野紫苏叶即面青背紫者是焙干为末，麻油调敷，早为消散，最妙。

小　便

小便不通小腹胀懑

用连须葱白二斤捣烂，炒热，分作两股，各以布包，轮流热熨脐下，即通。能加麝香，其效更速。

又方：食盐二两，火煅，和温水二升服之，以手指入喉探吐，上窍通则下窍亦利，真妙法也。

又方：瓜蒌仁不拘多少，为末，每服三钱，温酒调下，不饮酒者，米汤调服亦可，以通为度。

又方：乌梅肉为末，水调服二钱，或以麻皮一握切细，入甘草少许，同煎服。

又，猪胆汁兑热酒冲服。

又，棕皮毛烧存性，为末，淡酒调下，即通。

又方：灶心土研末，冷水调和，涂敷脐上，即通。

又，小麦秸一握，煎汤，饮之，或用葱煎汤，饮之。

又，小便不通，用导赤散：生地三钱，赤芍、木通各二钱，生甘草梢三钱，水煎服，为利小便要药。如服之不效，再加升麻五分，升清降浊，大有奇功。

又方：木通、生地、滑石、车前子、生甘草各等分，水煎服。

又，妇女小便不通，用杏仁七粒，去皮尖，面炒黄，研细，以开水调服，立通。

小便不通出血痛甚

生甘草梢三钱，食盐三钱，煎汤，服之即愈。

又，小便出血，痛不可忍，木通、滑石各一两，黑牵牛五钱，共研末，每服二钱，灯心葱白汤空心服下。

小便出血

车前草根半斤，洗净捣烂，绞取汁，多服极效。

又方：小麦麸炒香，蘸肥猪肉食之。

又方：侧柏叶捣汁，调糯米粉，乱头发烧灰研末，共为丸梧子大，白汤吞下五十丸。

又方：紫菀一两，水煎服。

又方：生鲜枸杞根煎浓汁，每服一钟，少加酒，空心服。此药清心肾，开郁结，兼以分利，小便自清。

又方：苎麻根煎汤，服，均极效。

尿后有鲜血

柿饼三个，烧枯存性，研末，陈米煎汤调服，即愈。

又，车莲饮：治溺血屡验，车前草、旱莲草共捣烂，绞取汁一茶钟，空心温服。如无鲜者，即用干者各三钱，煎汤服，亦可。

小便撒血

荆芥、砂仁等分，为末，旱莲汤调下。

溺时其痛如刺

甘草梢、木通各一两，水煎，空心服，立愈，极效。

夜多小便

糯米蒸糕，用火炙热食之，以温酒送下，或白汤下，行坐良久，待消化即睡。虽一夜小便有十余次者，常久食之，无不奇效。又以糯米磨成粉，煮作羹食者，取其容易消化。

又方：核桃肉用盐炒熟，临睡食数枚，温酒送下。

又方：益智二十四个研碎，入盐同煎服。

又方：用燕子窝泥取下烧红，以开水淬之，服下即止，小儿三次即愈，均极奇效。

房劳小便溺血

鹿角胶五钱用鹿角霜炒成珠、没药、血余瓦煅存性各二钱，共研细末，每服三钱，□草根捣汁调下。

小便淋沥

用葵花一握，水煎数沸，服之即愈。

又，小便欲解不解，解亦不爽快，解后又要解，总是淋沥，诸药不效。有一过路方士传方，以甘蔗青草梢一两生，酒煎服，三日痊愈。予因目睹其效，故特记之。

小便不禁遗尿

用羊肚洗净，水煮熟，空腹食之，连食四五个，即愈。

又方：白龙骨、桑螵蛸共研末，每服二钱，盐汤调下，即愈。

大便附肠红下血

大便不通

除有病者，仍从病症虚实热燥对症医治，如无故肠闭不通，用芦荟一钱，朱砂五分，共研细，以饭为丸如桐子大，开水送下，即通。

又方：以松子仁捣烂，调生白蜜，开水冲服。

又方：用橄榄核磨汁，饮之。

又，大便闭结，烦躁不安，饮食难进，用生蜂蜜一大杯，加玄明粉或二钱或三钱，看病势轻重，斟酌加之，开水冲化，服下即通。

大便不通肚腹作胀

人参、蜜炙黄芪各三钱，白术、陈皮、油当归各二钱，银柴胡、甘草各一钱，水煎服，即通。

又方：乌桕树根长一寸，劈破，水煎，服之，立效。

又方：萝卜子一合研碎，皂角烧，研末，冷水调服二三钱。

又方：生芝麻不拘多少，研烂，加糖少许，水调服。

又，多吃猪油可以润肠。

年老及虚弱或病后便闭

松子仁、柏子仁、核桃肉、榧子肉、叭哒杏仁各等分，量加白糖霜捣作饼食。此方年老虚人，风秘，血秘，大便艰涩，以及病后，妇人产后便闭，皆宜。

大便下血

猪大肠洗净，用木耳不拘多少同煮熟，常食，自愈。

又方：棉花核炒熟三两，侧柏叶炒黑四两，槐米炒一两，共研末，以柿饼蒸熟捣烂如泥和为丸，每日早晨滚汤送下四五钱。

又方：煨柿饼三个，地榆一两炒黑，二味共研匀，分作四服，槐米煎汤空心调服，药完痊愈。忌火酒发物。

又方：槐花三两，一半炒，一半晒，研末，柿饼七个去蒂，乌梅十四枚去核，共捣烂，为丸如梧子大，每空心开水服。

又方：好墨为细末二钱，阿胶化汤调服，热多者尤更相宜。

肠红下血方：槐角、地榆、当归、防风、赤芍、黄芩、甘草各一钱，黄连五分，水煎，空心服，即愈。

又方：槐角、地榆各三钱，均炒黑，水煎，服下即愈。

又方：扁柏叶一斤，蜜浸一宿，晒干，青州柿饼一斤，火煅存性，共研为末，拌匀，每服三钱，开水送下，屡经效验。

大便下血方：当归身、山萸肉、生地、阿胶石膏炒珠各一两，棉花子一斤，以上五味俱炒黑色为度，研末，用柿霜一二两和匀，每日早晚各服三钱，白汤调下，俟粪色变黑，血渐止矣。忌食花椒胡椒烧酒诸热物。

又方：紫草煮猪肉，连汤食，俱极神效。

肠红下血粪前粪后

黄连、当归各一钱，苦参、荆芥各二钱，水煎，空心服。

又，木耳、青菜、猪大肠共煮，常食最妙。

又方：荸荠、红枣各半，煮熟，连汤食之。

又方：霜后干丝瓜烧枯存性，研末，空心酒服二钱。

又方：生柿子二个，竹刀切去蒂核，以棉花子塞入柿内，仍盖好，瓦上煅存性，研末，米饮热调服。

又方：乌梅七个，热猪血半斤，同煮好，食，去梅，不用盐。

又方：粗草纸烧灰，砂糖拌匀，开水调服。

又，因酒毒下血方：大田螺五个，烧至壳白肉干，研末，作一服，热酒调下。

又方：粪后下血，艾叶、生姜煎汤，服之。

大肠下血

属风热，柿干烧灰，米饮服二钱。

又方：棉花核、槐花米各等分，炒黑，用乌梅水、陈酒为丸，每日用乌梅煎汤送下三钱。

又，下血不止，势甚危笃，用丝瓜烧存性，为末，槐花减半为末，每空心米饮服二钱，极效。

又，下血不止，服自己小便，名回龙汤，极妙。

又方：猪肠一条洗净，以槐花炒研末，入肠内扎两头，加醋入砂锅煮烂，为丸梧子大，每服三十丸，温酒送下，均极神效。

小儿科应与前卷十小儿科合并参看

小儿初生，如草木之始发萌芽，生机初达，弱质柔脆，培植长养之方必须讲明有素，而后可遂其参天之概也，故初生调护之法宜备焉。

小儿初生不啼

生下不能出声，有谓之梦生，切不可断脐，以棉衣包儿，用大油纸捻烧脐，或用纸捻艾火于脐带下往来熏烧，使暖气入腹，渐能作声，此天气寒冷相宜。

今有用棉衣包儿外，再用热水温脐，使阳气一接，儿即可以出声，百无一失。

又，或因难产，寒逼气闭所致，以葱白轻鞭其背，醒神通气，且勿剪断脐，亦须用油纸捻点火于脐带下烧熏，极妙。

又，以菖蒲生捣汁，滴数点入口，即活。

又，有因生白膜皮包裹舌，或遍满舌根，或舌下有膜如石榴子，或口中上腭有泡不能出声者，急用手指甲轻轻刮破其膜，令血出，即用枯矾末少许掺之。若不看视，恐将来竟成哑病。

又，有小儿因难产，产下不哭，微有气者，以本父母真气度之，可活。

拭口法

婴儿在胎，口有热物，即胎毒也。生下啼声未出，急用棉裹手指，将口中胎毒取出，以棉拭净口，贵在神速，迟则咽下。

断脐法

《产家要诀》云：产儿出胎，洗后方断脐带，则不伤水生病。断脐须将汁令尽，否则寒湿入腹，或作脐风。又须于近脐四五寸处以线扎紧，以棉包裹，以口咬断。盖扎紧，儿血不贯入胞衣，自然萎缩弗胀而易下，即或延缓数日，亦无大害。口咬则断脐不犯乎刀剪，自无冷气内浸，可免腹中弗痛之虞。如或天气寒冷，坐草艰难，母子劳伤元气者，先扎紧脐带，以油纸捻点燃火烧断，令暖气入儿腹中，此又为回生起死之妙法。近有用蕲艾灸脐，此法亦妙。所留脐带不可太长，太长则难干而易伤肌，且恐引外风为脐风，又不可太短，太短则逼内而伤脏，或致成腹痛而夜啼，只宜以儿之足掌长短为度，乃酌中之法。《千金》论云：须令至儿足趺上为度。《造道集》云：儿始生，宜净洗，则燥血不留于折路之间，可令皮肤光泽，然后剪脐。脐乃初生之蒂也，剪之宜长一尺有二，用粗线缚紧，剪不长多生脐风，缚不紧阴间虚肿。

裹脐法

《千金》论云：裹脐须用白练柔软方四寸，新棉厚半寸与帛等，合之缓急得中，急则令儿吐哯。不可轻解，解时闭户下帐，冬间用火令帐内温暖，仍以温粉敷之。若脐不干者，用绛帛烧灰，敷之。

又方：枯矾五钱，龙骨一钱，黄丹一钱，麝香少许，共研末，敷之。

又，乱发烧灰，敷之，亦可。或云：黄柏末敷，亦妙。

脐风方

张焕论云：婴儿断脐后，宜用厚帛裹护。若乳母不慎，或因沐水入，或儿尿袍中未换，湿气所侵，或当风解视，风寒所冒，七日内遂有此疾，令儿脐肿多啼，不能哺乳，即成脐风也。脐肿当视轻重，重者灸二三十次，轻者但汁出多啼，用炒当归末和胡粉敷之，常用热絮熨之。

又，初生七日内，面赤喘急，啼声不出，名曰噤口脐风，急看齿龈上有小泡如粟米状，即以温茶蘸青软帛裹指，轻轻擦破，儿即口开，不须服药。

又方：白僵蚕直者四枚，炒去丝嘴，为细末，蜜调，敷唇内即愈。缪仲醇云：噤口之症，必先大便热，须用生犀角及真羚羊角磨，和蜜汁饮之，有效。急则宜用大黄二钱，甘草二钱，煎服。

又，噤口脐风身热，用胆草、钩藤勾、柴胡、黄芩、茯苓、赤芍、甘草、桔梗各五分，大黄一分，煨枣引，水煎服。

又，脐风噤口，用艾叶烧灰，填脐上，以布裹之。若脐带已落，用蒜切片，贴脐上，以艾火灸之。

又，麝香少许研细，放脐上，将桐油煎鸡蛋饼微温盖之，吸去风毒，一周时换去，即愈。

浴儿方

北方生儿多不洗浴，初生下但以旧棉拭净，直至三四岁出痘后方浴，或大小便处略以水揩抹之，故北方人较南方人强健壮实，不徒风气然也。若毕竟要浴，取益母草五两剉细，煎滚，温温浴之，不生疮疥，又可祛寒气风湿。

《产家要诀》云：儿初出胎，浴洗汤内宜加入食盐少许，洗毕拭干，以研细腻一钱许摩其遍身及两胁，然后包裹，既不畏风，又散诸气。今南方三朝方洗，或三朝又洗，将包裹之儿又复解开，多半由此感冒惊风。甚至延请宾客大众看视，多方称赞，以为热闹，殊不知小儿业已受害不少，此等风俗最坏。盖洗三虽云古礼，而防患贵在变通，惟有依前法出胎就洗，无须三朝复又将儿解开再洗，自是稳当。

《保生要方》云：小儿初生，水洗不得，且以旧棉絮包裹，大人怀中暖之，浴后仍当如此。虽暑月，旧棉絮亦宜渐渐去之，乍离母腹，未可冒寒气也。预煎沸汤以罐贮之，临时热洗不犯生水，则儿不生疮。

开口方

太医院支改斋先生辨之最详，谓痘之所生皆属心火，斯足破千古疑案，可见古方用黄连甘草煎汤抹儿口以解胎毒者，岂非泻心火之药也乎？惟今人嫌其黄连大苦大寒，多不敢用，可即用金银花、甘草指许一节拍碎，用水二挑煎一挑，以棉蘸裹令儿吮之，若吐出恶物为佳。服一挑后不吐，即不须服。不问小儿虚实，皆可服之。

凡儿生下月内，每日必须洗口，或温汤或苦茶，以青帛裹指头蘸搅儿口内。如齿龈边有白点洗不去，即以指爪或银针挑破，取桑树汁滤清，涂之，永无惊风嘬口之患。惟必须每日一洗，留心看视，不可疏忽。

又，开口方：生甘草一钱，丝瓜子一钱，水煎，先吃数挑，然后开口吃乳，可一身无疮毒。

小儿口噤方：用葱白一寸破作四片，乳汁蒸，灌之即愈。

乳 儿 法

《保生要法》云：小儿初生，若多睡，勿强与乳，自然长而少病。《颅囟经》云：夏中盛热时，乳母浴后勿与儿乳，免儿成胃毒赤白痢。定息良久，熟揉乳良久，然后乳之可也。

《小儿精要》云：夜间乳儿，须乳母起坐，抱儿乳之。儿睡忌乳，恐母鼻风吹儿囟门，致成风疾。母有孕，乳儿必患胎黄；母大醉，乳儿必患惊热；母伤饱，乳儿必成喘急；母大怒，乳儿必成癫狂；母新吐，乳儿必患虚羸。

《养子真诀》云：

乳子须调护，看承莫纵驰。
乳多终损胃，食旧即伤脾。
衾厚非为益，衣单正所宜。
无风频见日，寒暑顺天时。

小儿初生调护

世间多有用黄连拭口者，不知黄连大苦大寒，能损胃气。小儿初脱母胎，全赖后天脾胃强健，岂可即以苦劣之味相犯，他日变呕变泻，不乳腹痛，长病惊劳，皆由此起。陈文中曰：小儿初生，便服朱砂、轻粉、白蜜、黄连，本欲下胎毒，不知此皆伤脾败阳之药。轻粉损心，朱砂损神，儿实者服之软弱，弱者服之易伤，反致变生诸害，不可不察，真至言也。

小儿初生，两乳必有饼子，须时常揉撮，捏去乳汁，以散为度，否则肿硬成毒。如初生洗浴时，即将两乳头各捏一把，便无此患。

小儿初生，肌肤未实，腠理未密，宜用旧絮护其背。不可太暖，致令出汗，使表虚易受外邪。

小儿双满月后，若遇晴和天气，令乳母抱儿数见天日，则血气刚强，肌肉致密，可耐风露。若厚衣暖被，藏于重帏密室，则筋骨软脆，不任风寒，多易致病。所以贫儿坚劲无疾，富儿柔脆多灾，譬诸草木方生，以物覆盖紧密，不令见风日雨露，则萎黄柔弱矣。

小儿衣裳被衲，日晒日收，不宜在外过夜。书云：天上有飞星恶鸟，不可干犯。小儿染著戾气，生无辜疾，啼叫不绝，须即换下所著衣服，醋炭烘之，太阳炤之。

小儿肠胃细嫩如葱，乳哺不宜过饱。陈氏所谓耐三分寒，吃七分饱，频揉肚，少洗澡，要背暖肚暖，头凉心胸凉，皆至论也。又须令乳母预慎七情厚味炙煿，则乳汁宁净，儿不致疾。

小儿乳哺须要得法。乳者奶也，哺者食也，乳后不可便与食，哺后不可便与乳，乳食相连，难以克化，大者成癖疳，小者泄痢腹疼。

凡乳儿先须捘去宿乳少许，然后与儿吮之。乳亦不可过饱，饱则溢而成呕吐。若乳来多，急取出，馁后再乳。夏月不去热乳，冬月不去寒乳，令儿泻痢，不可不慎。

凡乳母卧寐，母当以臂枕之，令儿头与乳相平。母欲睡著时，即夺其乳，恐其不知饱足，亦致呕吐。若父母交合之间，儿卧于侧，或惊醒啼起，不可即与乳吮，盖气乳未定，恐致杀儿也。

小儿饮食有任意偏好者，无不致病，所谓爽口味多终作疾也，极宜慎之。尝见王隐君曰：余幼时酷嗜甘饴，忽一日，见饴中有蚯蚓伸头而出，自此不敢食饴。至长，始知长上为之。此可为节戒之妙法。

小儿始生，肌肤未实，宜单衣不宜暖衣，暖则筋骨软弱，易发疮疡。宜旧絮不宜新棉，新则汗出表虚，易受寒邪。宜见地气，宜见风日，不见地气风日，则肌肤柔软，易得损伤。尝见富贵之家，重茵叠被，日在怀抱中，虽数岁亦未能行，而田舍小儿，终日暴露，或饥或寒，绝无他病。譬如草木生于深山峻谷及大泽中，容易合抱，至园圃，奇材异卉，纵加培拥，多有秀而不实者，岂贵贱之理有异哉？

《小儿精要》云：初生小儿，不得用油腻手包裹。春忌覆顶裹足，夏忌饮冷食冰，冬忌炙衣被。要得小儿安，常带几分饥与寒，真至言也。

小儿肠胃脆窄，若稠粘干硬酸咸辛辣之物及一切鱼肉水果湿面烧炙煨炒煎煿，俱是发热难化之食，皆宜禁绝。乳妇无知，畏其啼哭，无所不与，积成痼疾，虽悔何及！语云：惜儿须惜食，记之记之！《养子真诀》云：吃热莫吃冷，吃软莫吃硬，吃少莫吃多。真妙法也。

延生第一方

小儿脐带脱落，放新瓦上，四围着火，烧至烟将尽取出，放地土上，用碗盖之，存性，研为末，将透明朱砂水飞过极细末，若脐带有五分重，朱砂用一分五厘，生地、归身煎浓汁一二蚬壳，和前二味，抹儿上腭间及乳母乳头上，一日之内服尽，次日大便下污秽浊垢之物，终身永无痘疹之患。

小儿感冒不须服药

初生小儿受风，鼻塞不能吮乳，不可轻易发散，惟用大天南星为末，生姜自然汁调成膏，贴于囟门，即愈。或以草乌、皂荚为末，葱汁捣膏，贴于囟门，亦妙。

小儿偶因寒热不调，柔弱肌腠最易感冒发热，不必用药，但于其熟睡之时，夏以单被、冬以棉被蒙头松盖，勿壅其鼻，但以稍暖为度，使其鼻息出入皆此暖气，少顷则微汗津津，务令上下稍透，则表里通达而热自退矣。若寒天衣被冷冽，汗不易得，则轻搂着身，赤体相贴，而上覆其面，则无有不汗出者。此至妙之法，百发百中者也。若寒邪甚者，两三微汗之，无有不愈。此法行于寅卯之时，则汗易出而效尤速。

初生三急病

初生有三病：一口噤，一脐风，一撮口。名虽有三，病确一类，皆急症也。口噤尤甚，过四月方免此症，百日内须防，病甚者多不治。

口噤：口噤者，又名噤风，眼闭口噤不乳，啼声如鸭，或舌上聚肉如粟米状，大小便皆通。但口噤面赤多啼，口不吐白沫，与撮口异。

撮口：撮口者，唇撮聚而不开，面目青黄，啼声不出，气自喘急，口吐白沫，舌强唇青，聚口撮面，四肢冷，皆不可救也。其或肚胀筋青，吊肠卵疝，内气引伸，皆肠胃不通所致。

脐风：脐风者，脐肿腹胀，四肢柔直，啼不吮乳，甚则发搐。若脐边青黑，手拳口噤，不治矣。

按：以上三症，非独谓断脐之时为水湿风邪所乘，亦多因胎中受热，兼之风邪所激，里气壅滞，婴儿在胎，口有液毒，即胎毒也，必须于生下未啼时，早为预备丝棉裹指挖去口中浊秽，以清脏腑，然临产仓卒之际，多不暇及，及至啼而挖之，早已咽下，是以贵在神速，早为留心，预备为要。如患三急症，多不可救，事已至此，不可因循畏缩，姑息误事，惟有用古方天麻丸、定命丹、银朱丸，可量与图生，然七日内见者，恐亦难也。所以爱惜子嗣者，于胎前、临产、断脐、保护等事，当留意焉。

凡小儿初生七日内或月内，若有脐风等症，急看小腹，必发青筋一道，行至肚生两丫叉，及行至心不救，即以艾团灸其筋头上两丫叉尽头处，一灸青筋即缩下寸许，再灸再缩，以青筋消尽为度。艾团不过如赤豆之大，或如麦子大。此法极为见效。

天麻丸：治断脐后为水湿风冷所乘，入脐流于心脾，遂令肚胀脐肿，四肢柔直，日夜多啼，不能吮乳。此方利惊化痰，并治钓肠锁肚等症。南星二钱炮，白附炮、牙硝、天麻煨、五灵脂、全蝎各一钱，轻粉五分，巴豆去净油二分半，共为细末，稀糊丸麻子大，每服三丸，薄荷生姜汤化下。

定命丹：治急惊、天钓、撮口，通利痰热。全蝎七个，天麻煨、南星、白附子炮各二钱半，朱砂、青黛各一钱半，轻粉、麝香各五分，冰片二分半，共为细末，粟米糊为丸绿豆大，每服一丸，荆芥薄荷汤化下。先研半分，吹入鼻中。

朱银丸：治脐风壮热痰盛，翻眼口噤，取下胎中蕴受之毒，亦治惊积，量病用之。全蝎一钱，白附子炮一钱半，南星炮、朱砂各二分半，牛黄五分，芦荟五分，天浆子、麝香各五分，冰片二分半，直僵蚕炒十条，水银一钱蒸枣肉，研如泥，铅霜五分和水银研，共为细末，粟米糊丸如芥子大，每服一丸，薄荷汤化下。如未利，加至二三丸。

附藏胎衣法

凡年游白虎杀神，在太岁后一位，如太岁在卯，则白虎在寅。若产及藏衣犯之，子母皆不利。择天德月空之辰，于向阳高燥处掘地三尺埋之，须坚筑勿令有损，俾儿壮健，不可忽略。

小儿杂症

小儿撮口

撮口者，口撮如囊也，吮乳不得，舌强唇青，面色黄赤，乃心脾之热受自胎中而然也，其症险恶，急用紫苏、前胡、直僵蚕炒各五分，水煎，去渣候温，用棉花蘸药滴口中，频频润之，以口开为度，切勿即令其吮乳。

又方：口含上好烧酒对脐吮之，极效。

又方：取父母手指甲三分，炙灰，研极细，以乳调下。

又方：芥菜子捣汁，掐唇破，涂之。

又方：用牛黄二分，调竹沥，灌入口中。

小儿噤口不乳

噤口之症，失治多致不救，其症舌上生疮如黍米状，吮乳不得，其声渐小，因胎热所致也。急用天南星为末，加片脑少许，共研匀，以指头蘸姜汁粘药末，擦牙龈上，立开。

又，或用牛黄，以竹沥调服匙字，随以猪乳滴于口中。

又方：用蝉蜕十四个去嘴脚，全蝎十四个炒去毒，共研细末，乳调服，每次一二分。

又，小儿不吮乳方：黑豆十九粒，茅草根七节，每节长寸许，赤金器一件，纹银器一件，人乳一杯，共煎至五分，灌之，服完后，即能食乳。

小儿脐疮

初生洗浴，水气不可入脐，即包裹毕，须常留意，勿令尿湿浸脐，稍不知慎，遂成脐疮。用当归焙干，研细末，频掺脐中，久之自愈。

又，脐突，脐忽赤肿，虚大光浮，名曰脐突。用黄柏研末、釜底烟即百草霜、乱发烧灰各等分，共研细末，干掺之，或麻油调涂。

又方：草纸烧灰，亦妙。

又，脐孔出水方：牡蛎粉、川贝母粉、云母粉、生甘草粉、陈壁土粉，等分研匀，掺脐中，立愈。

小儿口疮鹅口

鹅口者，白屑生满口舌如鹅之口也，不急治则杀人，先煎生甘草汤，用新软青布蘸，擦口内，另用薄荷三钱，黄柏二钱，硼砂五分，水飞青黛四分，朱砂二分，冰片二分，枯矾一钱，元明粉一钱，共研极细末，每用少许搽口舌上，自愈。外用麝香一分，吴茱萸二分，巴豆一粒去壳，蓖麻子二粒去壳，鲜生地三钱，共捣如泥，贴两足底涌泉穴即足心，用帛扎一周时，即愈。无论何项口疮、口病以及重舌，外敷之方，总可通用，均极效验。

又，小儿口中百病一切热毒方：元明粉、硼砂、冰片末、朱砂、明雄黄、青黛、黄连、黄柏各二分，共研极细末，搽少许口角舌上，即愈。

又，口舌生疮方：用吴茱萸研末，醋调，贴两足心，过夜即愈。

又方：明矾、厨房中灰尘吊各等分，为末，鸡蛋清调和成饼，敷两足心，布包过夜，愈后洗去。

又，口疮不能吮乳方：密陀僧，用生米醋调，涂两足心，愈即洗去。

又，口疮并治马牙疳方：人龙即蛔虫用尿洗净，瓦上焙脆，研细末，加青黛、冰片少许，研匀，涂之，均极效。

又，口白舌硬，不能吮乳，用巴豆一粒，麝香一厘，共研成丸，贴眉中心，俟舌变红赤色即愈。

小儿眼不开

初生眼不开者，因孕妇饮食不节，恣情厚味，热毒熏蒸所致，用灯心、黄连、秦皮、木贼各一钱，煎汤，频洗之，自开。

又，以人中黄用滚水泡，或蒸取浓汁，频咽，极妙。

又，急以粪清灌之。

又方：生地、赤芍、甘草、菊花各等分，水煎服，名地黄汤。

又，外用熊胆、黄连各五分，煎汤，洗眼。如眼胞烂，内仍服地黄汤，外用乳蒸黄连点目。

又，月内目闭不开，羞明肿痛，生甘草，猪胆汁炙，为末，米泔水调少许，灌之即愈。

小儿吐不止

初出胞胎，有因便秘，腹中秽恶不净，令儿腹满吐不止者，用黄连、枳壳、赤茯苓等分，为细末，蜜丸梧子大，乳汁调化一丸，灌入口中。

又，有用木瓜、生姜煎汤，灌之亦可。

又，初生三日内吐乳方：丁香三粒，陈皮三分，煨姜三分，水煎服。

又，初生不乳呕吐者，因脐尿未下腹满故也，用一捻金，开水调灌。如多啼，面色青白，即系胎寒腹痛也。宜审明寒热，用匀气散，或用白蔻仁、砂仁、炙草共研极细末，常搽入儿口中，或抹乳上，令儿食之。若直出不停留者，炒麦芽二钱，橘红一钱，丁香三分，水煎服，立止。

小儿口生马牙

小儿初生及百日内，外齿根上有白点白泡，状若粟米。如轻者，即用薄荷、黄连、甘草煎汤，蘸青软布裹指头，将口内白点洗去，再将口涎绞净，即微出血亦无不可，总以白点净尽为妙，再以薄荷甘草黄连汤磨好陈墨，遍涂满口，勿令吮乳，待睡片时，无不立愈。如重者，即走马牙疳，因热毒攻胃所致，急用银簪或指爪将白点尽挑破，出恶血，勿令咽下，急用软帛拭去，竟有挑下白点如半粒米者，挑尽拭净后，随用人中白即女人马桶中结成尿硝者，火煅存性一钱，加入绿矾火煅存性、五倍子炒黑、冰片各二分，麝香少许，共研极细，涂患处，勿令吮乳，无不立效。

又，用蒲黄蒸浓汁，青布蘸汁涂洗，亦效。

又，瓦上经霜猫粪煅存性，为末，每一钱加入青黛五分，黄连三分，冰片一分，共研极细末，掺牙根上，亦效。

又，大枣一枚去核，以坑砂填满枣子内，用泥裹，再将湿草纸包好，放炭火内煨透，去泥、草纸，单用枣子坑砂研极细末，加麝香少许，搽牙疳上，即愈。

又，走马牙疳方：黄连一两，硼砂、胆矾各一钱，冰片五厘，共研细末，搽之。

又方：铜绿水飞、雄黄水飞、五倍子炒焦、枯矾白羯烧存性、乌梅肉炙干、细辛去叶芦，炒焦、胡黄连炒焦各等分，研极细末，先用老茶叶、葱根煎汤，以青软帛洗去腐肉见鲜血，将药搽上，再内服芦荟、银柴胡、胡黄连、真川连、牛蒡子、元参、桔梗、山栀、石膏、薄荷、羚羊角各五分，甘草、升麻各三分，淡竹叶十片，水一钟煎六分，食后服。此方虽穿腮破唇皆可医治。

又，小儿牙根腐烂方：黄柏、黄连、硼砂、胆矾、青黛各等分，共研极细末，搽患处，立愈。

小儿夜啼

夜啼不安，有寒热惊滞四因，须审视明确，以便按症用药。寒啼者，脾气寒冷，阴盛于夜，则腹中作痛，故面青手冷，腰曲而啼也，宜用炙黄芪、当归、甘草、赤芍、木香等分，为末，每涂乳上，令儿吮之。热啼者，心火烦盛，面赤手暖，口中气热，仰身而啼，见灯火愈啼也，宜用钩藤勾、茯神、甘草、灯心、辰砂、木通各一钱，煎汤，服之。滞啼者，乳食停滞作痛，啼而不哭，直声来往无泪者是也，用生麦芽、山楂炭各一钱，煎汤服。惊啼者，心气不足，神不安宁，哭而不啼，连声多泪者是也，宜从惊治，服天王补心丹，外治以灶心土、蚯蚓泥等分，为末，水调，涂儿头顶及足心上为妙。

又，小儿内热心烦夜啼方：蝉蜕四十九个，去头足翅净，用后半节，加茯神二钱，共研细末，分作四服，用钩藤勾煎汤调服，药完即愈。惟合药时忌妇女小儿见。

又，夜啼不止方：用牵牛子研细，水调，敷脐上，即止。

小儿昼啼不止

用牛黄、辰砂各五厘飞净，共为末，薄荷汤入酒少许调下，即止。取鸡屎涂脐中，男雌女雄，亦妙。

又，惊啼方：灯心灰五分，薄荷汤调服，神效。

小儿小便不通

初生不小便者，乃胎热流于下也，用导赤散：生地、木通各三分，甘草一分，淡竹叶五分。热甚者，用八正散：煨大黄、车前子、木通、滑石、栀仁、瞿麦、萹蓄、甘草各等分，灯心引，水煎服。

又方：用木通、茄儿蒂煎服，立通。

又，捣葱汁、人乳汁各半，调匀，抹儿口中，须臾即通。

小儿口吐白沫

四肢冰冷最为恶症，急看牙根上有小泡子如粟米状，照前法挑破，轻轻拭净恶血，勿令咽下，前各方治之，最为奇效。

小儿重舌木舌

重舌木舌，乃舌下生舌也，切不可刀剪伤之，宜用竹沥调蒲黄生末，匀敷舌下，神效。或用头发烧灰五分，搽之。

又，胎毒重舌马牙，牙根肿胀，不能吮乳。桑树日出时，用刀砍桑树二三下，少时桑树浆流出，取浆和蜂蜜少许，涂之，立愈。此方并治脐风、鹅口、口舌生疮各症，极为神效。初生小儿频频与看，总宜勤拭，口稍有故，勤搽桑树汁，免致舌硬口紧，渐成撮口，则难治矣。

小儿月蚀耳疳疮

用胡粉和东方陈壁土为末，敷之。

耳内流黄水脓汁臭烂

水龙骨船底缝中陈油石灰一两，硼砂二钱半，共研末，和匀，每用少许，以鹅毛管吹入耳中，即愈。

耳边鼻下赤烂

黄丹煅令赤色、绿豆、白矾各一钱，共研末，唾调敷。

头骨缝开不合

即囟门不合，小儿头缝不合，名曰解颅，用蛇蜕炒焦，为末，和猪颊骨中髓调，敷头顶上，日搽三次，久之自愈。

又，囟开不合，鼻塞不通，用天南星泡去皮，为末，淡醋调绯帛上，贴囟门，烘手热，频熨之，立效。

又，小儿囟陷，用半夏末，水调，敷足心，自愈。

又，小儿囟填，谓囟门肿起也，用黄柏末，水调，敷足心，即消。

又，囟开不合，用干姜七钱，细辛、桂心各五钱，共为末，姜汁和，敷囟门，候小儿面赤即愈。

小儿头上软疖

枯白矾末，清油调敷。

又方：取桃树上不落下之干桃子，烧灰存性，研末，清油调敷。

又，头上热疖方：发面一块，调稀，贴疖上，中留一孔。

又，鳝鱼尾贴上，即不疼而愈。

又，疖老不穿方：用铁灯盏盛桐油烧滚，加入密陀僧少许，候冷搽上，疖即穿溃不疼痛。

又，小儿热疖方：芙蓉叶、菊花叶共捣烂，敷之，或煎汤，洗亦可。

小儿头上生疮

浸淫成片，用生芝麻以口嚼烂，涂之。

又，猫公刺嫩尖擂取汁，搽之。

又，白苋菜梗烧灰存性，皂角焙枯存性，共研末，麻油调搽。

又，小儿头烂方：轻粉、樟脑各一钱，明雄黄、水粉、广黄丹、乳香各三钱，硼砂二钱，熟石膏四钱，共为末，麻油调搽。

又，核桃肉连皮灯火上烧枯，碗盖去油火毒，为末，加轻粉少许，菜油调搽，数次即愈。

又，水浸松木、黑油伞衣、陈艾叶、陈蒜根，用老桐油罐盛药，煎水洗之，洗后再用皂角、丛竹壳均烧灰存性，麻油调搽。

小儿头上肥疮或遍身腐烂并治诸般烂疮

羌活、大黄炒、花粉各三钱，黄芩、黄柏、防风、白芷各二钱，乳香、没药、雄黄各钱半，丛竹壳、桐子壳、小白栗树球子共炒黑，研细末，加皮烟膏末一两五钱，加三仙丹底三钱，木油五钱，麻油调搽，极效。皮烟膏，即熏牛皮灶木板上之膏。

小儿眉丛生疮

穿山甲取前膊二甲炙焦，为末，加轻粉少许，清油调敷。或用蒜瓣烧灰，灯油调搽，均极效。

小儿耳前后生疮

黄柏、枯矾、海螵蛸、滑石、龙骨各等分，共为末，如湿即干掺，如干用猪油调敷，神效。

小儿甜疮

多生于面部两耳前，令其母口中嚼白米成膏子，临卧涂之，三五次愈。

小儿胭脂火眼

蓖麻子去皮研烂，并锈铁磨水调匀，于红处周围圈之，候干，再又随即圈涂之，即愈。

小儿火丹

从背上起头上起者，用瓦葱捣汁，敷之。

又方：用针刺红处出恶血，或用寒水石为末，油调敷。

又，鲜侧柏叶、瓦葱共捣烂，加大黄末和匀，醋调敷，即愈。

又，鬼脸火丹，满面频出脓血，发痒难禁者，炉甘石二钱火煅，入黄连汁内淬三次，轻粉一钱，熟石膏二钱，铅粉七分，冰片一分，天竺黄一钱，共研末，掺上。

又，马蚁火丹方：大黄、穿山甲炒共研末，用木鳖子磨汁调涂。

又，痞子火丹方：腹内有块，身发寒热者，薏苡仁根一两捣烂，酒水各一盏煎，空心服，两次即愈。

又，抱头火丹方：先砭去火血，以炒黑山栀、大黄、雄黄等分，为末，水调敷。或以鸡蛋白调雄黄，敷，亦效。

又，水蛇火丹方：用灶心土，水磨，涂之，少顷，水气干后，药上复又潮湿，乃是泡中之毒水出也，拔完即愈。如先已挑穿者，再加六一散等分，敷之，即结疤。

小儿赤游丹毒

小儿一岁以内，身发赤游风者，皮上如丹涂之状，故谓之丹。一切紫赤丹瘤，总由孕母血热留胎，热毒蕴于腠理，或乳母好酒嗜辛，喜啖炙煿，或烘晒热衣即与包裹，柔嫩肌肤感受热毒所致。发于四肢易治，入腹入囊皆难疗也。发于头面胸背，身如火灼，烦躁胀闷者，古谓之入心，必死。治法：用朴硝、大黄、青黛为末，新汲水调敷，或芭蕉根捣汁，涂之，干则再涂。冬月畏冷，稍温涂，极妙。

无论赤白丹毒，如用寒凉药涂之不效者，即取灶心土研极细末，以熟鸡蛋黄熬取油调涂，必效。

又，小儿火毒赤游方：韭菜地内蚯蚓粪煅，研，以麻油调搽，立愈。或用蚯蚓煅灰存性，加冰片少许，鸡蛋白调涂，亦效。

又，小儿赤游丹行于遍身，至心胸不救，用芒硝纳汤中，取浓汁以拭丹上，大效。

又，鸡蛋三十个煮熟，去白，用黄炒出油，取油涂之，立效。取鸡蛋油法：将蛋黄炒至黑，则其油自出。

又方：明雄黄三钱，人中白钱半，青黛五分，冰片三分，共研为细末，蚯蚓粪粗壮者佳用六钱若湿者，用一两，研细和匀，用童便调，涂数次即愈，重者须涂数日愈。

又方：取多年粪坑底砖研末，麻油调涂，极效。

又，鳝鱼血涂之，亦效。须内服煎药方：天花粉、生大黄、川通草各五分，水煎服。

又方：黄柏、大黄各三钱，黄连一钱，冰片三分，共为末，用猪苦胆汁调，敷患处，软绢扎好。并治猴狲疳，神效。

又，初生小儿手足红赤，名曰游风流火，如从足起游至小腹，手起游至胸膛，多至不救，急用此方救之，马兰头不拘多少，以水洗去泥，捣绞汁，搽患处，燥则再搽，屡用屡效。冬月无叶，用根亦可。

又方：或大小白菜捣烂，敷患处。

又，或用风菱角壳煅炭存性，研末，麻油调搽，均极神效。

小儿奶癣疮

大枫子肉、黄柏各五钱，蛇床三钱，枯矾、雄黄各一钱，轻粉一钱二分，共为末，腊猪油调搽。

又方：川贝母、金银花各二两，为末，炼蜜为丸，每重一钱，开水化服。

小儿胎毒胎疮

小儿头上红赤痒极，搔破出血，痒后大哭不睡，或遍身无皮，一片血肉，其痒非常，用白附子、蛇床子、黄丹各五钱，羌活、独活、白鲜皮、飞滑石、雄黄、枯矾各三钱五分，胭脂三钱五分烧灰，共研极细末，疮干香油调搽，疮湿即干掺之，一切痒疮皆效。

小 儿 胎 疮

麻油三两，同鲜槐树嫩枝熬枯，去渣，入铅粉一两，轻粉五钱，石膏三钱，和匀，调搽。

又，人中黄，水蒸浓汁，频灌之。

又，金银花鲜者四两，晒干不要见火，炒，研末，加白洋糖一两拌匀，瓷瓶收贮，随时服，或作糕饼食，能解胎毒。

小儿胎毒肥疮

花椒、白芷、黄柏炒各三钱，铅粉、枯矾各二钱，共研末，麻油调搽，即愈。

又，胎毒肥疮脓窠疥疮并黄水等疮验方：硫黄、花椒、烟膏、炒黄柏、黄丹、大枫子、樟脑、铜青、枯矾、轻粉各一钱，共研细末，用菜油调搽，极效。

小儿白秃癞疮

取石灰窑内烧红流结土渣二两，百草霜五钱，雄黄五钱，胆矾三钱，榆树皮钱半，轻粉五分，共为末，用猪胆汁调匀，剃头后即搽之，神效。

又方：用鳝鱼一条，捣烂，敷之。

又，松香研细，剪青布尺余长，将松香裹成长捻一条，以线缠好，入香油内浸透，以火点燃，取其滴下之油，以碗接之，搽秃疮，极效。

小儿天泡疮

莲房壳二枚，煅存性，研末，井泥调敷。

又，白荷花不拘多少，晒干研末，香油调搽。

又，天泡疮、肥疮、白蛇串各疮屡验方：真香油，加旧生铁上铁锈刮下不拘多少，再加靛青少许，共入油内调匀，搽疮上，极效。

小儿头上黄水疮

并治秃痂疮，松香二两为末，入葱管内用线扎定，水煎溶去葱候干，加水飞黄丹一两，无名异一钱炒，官粉一钱炒，轻粉三分炒，共为末，香油调涂。

又，蝉蜕、蛇蜕、松香、油头发等分，用粗纸包药成条，浸漏灯桐油内，候透取出，以火点燃，接取滴下之油，先洗净患处，将油搽擦。

小儿盘肠气痛

月内之儿多有此症，栀仁五钱，附子二钱，二味同炒黑，选去附子，用栀仁加白芷一钱研末，以小茴香煎汤调灌三分。

又，小儿生下二三月之间，腹痛夜啼，吐乳不止，用乳香一钱去净油，灯花七枚，共研末，每用乳汁调下二分。

小儿呕吐泄泻

车前子一钱，肉豆蔻三分，砂仁五分，陈皮、甘葛各一钱，子丁香三分，生甘草五分，酒芍八分，麦芽、山药各一钱，共研细末，每服五分，姜汤调下。

又方：糯米粉三钱，用鸡蛋清调摊纸上，贴囟门，泻止去药。如呕吐不止，亦用此方贴脚心，其吐即止，神效。

又，吐不止，脐尿不下，便秘腹胀，生后冒寒犯胃，曲腰而啼，用香苏饮：制香附、紫苏各一钱，陈皮、甘草各五分，姜葱引，水煎服。

又，小儿水泻不止方：用葱姜捣烂，入黄丹末，为丸，填脐内，以膏药盖之，泻即止。

又，溏泻，用柿饼烧熟，食之。

又，小儿热吐不止方：黄连七分姜汁炒，厚朴一钱姜汁炒，姜枣引，水煎服。

小儿初生发惊

此胎惊也，用朱砂、雄黄各等分，为末，取少许猪乳汁调，抹口中，即效。入麝香少许更妙。

又，用猪乳、牛乳同朱砂和匀，抹口，甚效。

小儿疳疾各方

小儿最多疳疾，皆因饮食不节所致。然疳有各脏不同，宜审明症候，对症治之，自然见效。

小儿心脏受疳，小便不通，口干舌烂牙臭，方用羊肝散：谷精草五钱，胡黄连二钱，银柴胡二钱，地骨皮五钱，芦荟三分，甘草三分，共研细末，每用羊肝一具，竹刀剖缝，入药末五分，以线缚固，砂罐内蒸熟，随时服，连服七日见效。

肺脏受疳，龟胸咳嗽，发热夜啼，方用二冬膏：天冬、麦冬、苦楝皮、桑白皮、橘红、生地各三钱，河水十碗蒸至一碗，滤去渣，再用白蜜八两共熬成膏，再用山药一两为末搅匀，每服一二匙，日三次，服完即愈。

脾脏受疳，夜出盗汗，泄泻口干，方用白术汤：白术、白茯苓、泽泻各二钱，胡黄连、陈皮各一钱，神曲炒黄、山楂各五钱，共为末，每日清米汤调下一钱，极效。

肝脏受疳，积热眇目，名盲蒙眼，方用鸡肝散：夜明砂一钱水飞净，明雄黄、威灵仙、谷精草、蛤粉各一钱，共为末，用鸡肝一具，入药末五分，砂锅内煮服，连服七次，即愈。

肾脏受疳，肌体瘦极，遍身疮疥，或作寒热，头热脚冷，或齿根宣，甚则牙根溃脱，名为走马牙疳，方分外吹内服：人中白二两，粉儿茶一两，黄柏、薄荷、青黛各净末一钱，冰片五分，共研极细末，先用温水漱口，然后以药吹牙根，日吹六七次。吹药后涎从外流为吉，涎毒内收为凶。又内服方：芦荟、银柴胡、川黄连、胡黄连、元参、桔梗、炒山栀、石膏、牛蒡子、薄荷、羚羊角各五分，甘草、升麻各三分，淡竹叶十片，水煎，食后服。此方虽穿腮破唇俱可治。

又，五疳丸，统治小儿五种疳疾方：羊肝一具，竹刀切片，瓦上焙熟，海螵蛸二两，醋浸炒黄，老粳米五钱，炒，共为细末，和羊肝捣，为丸如黍米大，日服二三钱，米汤下。

又，治小儿五疳八积，腹大，黄瘦骨立，头生疮，发生结，方用大虾蟆一个，放瓶中，棉纸封口，七日后取粪中蛆洗净，不拘多少，入瓶中，俟虾蟆食完，取虾蟆去头爪与肝肠，以麻油涂虾蟆身，瓦上焙枯，为末，米汤调服，或用蜜为丸，连服五六个，一月后形容顿改，病除体壮。兼治小儿癣疮、口耳疮久不愈者，谓之月蚀，俱用此药末调香油涂疮，极效。

又，疳疾奇效方：立秋后取大虾蟆一个，去头足及肠杂，以清油涂之，瓦上焙干，食之。

又，疳疾初起方：芦庆子内虫即野茄，每服五六条，捣烂，和酒酿冲服，均极神效。

又，疳疾珍珠散秘方：治小儿疳膨食积，面黄肌瘦，目生翳障等症。选取肥厚左牡蛎五斤，好香醋七八斤，上药选择黄道天医吉日，斋戒沐浴，在洁净室内安置八卦炉，加旺炭火，将牡蛎用醋煅，以酥为度，放干净凉地土上去火气，拣起净肉，研极细无声，收贮听用。每岁一分，每服用弗落水鸡软肝一个，忌铁器，用银簪挑去筋膜，干布抹去血水，竹刀划开，将药掺上，放饭锅上蒸熟，不加盐淡吃，轻者二三服，重者亦不过四五服，无不立见神效。《济世养生集》毛氏达可曰：此方极秘，今刻而公诸世，诚不啻苍颉之造字也，幸勿忽视。

又，小儿腹内积聚，成疳作痞，发热口渴，面黄腹大，饮食少进方：芜荑火炒去衣、胡黄连、党参、焦白术、芦荟、鸡肫皮炙焦、五谷虫炒各二钱五分，使君子肉、夜明砂各一两淘洗，共为细末，蒸饭为丸如弹子大。如眼内有膜，用猪睛肉煮汤，化一丸服之。余用米汤化下，空心服，午后再服，其疾自愈。

又，小儿疳疾坏眼方：谷精草炒、小青皮炒、刺蒺藜、青黛、海粉各一两，共为细末，每早用三钱，羊肝七片拌药蒸熟，不加盐淡吃，药完眼愈，均极神效。

又，小儿疳泻方：用活虾蟆一个，火煅枯存性，研末，水调服，即愈。

又，疳疾遇仙方：治一切肚大黄瘦、腹痛虫积等症，神效，雄黄三钱，胆星二钱，全蝎火炒，去足、僵蚕各钱半，麝香五分，巴豆五分纸打去油，朱砂飞二钱为衣，上药共秤准净末，神曲糊为丸如菜子大，每日白汤送下一丸。杭州智荣和尚得此方，济人千万矣。

又，疳膨食积方：五谷虫、大麦芽、青皮、使君子四味均炒，山楂炒、肉果煨二味均减半，共研末，每服白滚汤送下三钱。

小儿疳痢歌仙方：

孩儿杂病变成疳，不问羸强女与男。

烦热毛焦鼻口燥，皮肤枯槁四肢瘫。

腹中时时便下痢，此方更用青黛散。

孩儿服之百病安。

单用飞净青黛一味研细，水调服之。

又，疳疾方：党参、焦术、茯苓、甘草、芦荟各五钱，芜荑、使君子肉、夜明砂各二两，陈皮四钱，蜜丸弹子大，每服一丸，以绢袋盛之，精健猪肉同入砂锅内煮熟，食肉连汤药下，轻者三丸，重者七丸。

又方：党参、焦术、茯苓、神曲、麦芽、山楂肉均炒各一两，陈皮、黄连、胡连、芦荟、使君子、泽泻、肉果面包煨、炙干蟾、甘草各五钱，砂仁去壳三钱，木香不见火二钱，共研末，神曲糊为丸弹子大，每服一丸，空心姜枣汤下。

小儿脾胃虚弱

泄泻黄瘦，不思饮食等症，土炒白术二两，白茯苓、陈皮、莲肉去心、酒白芍、山药各一两，麦芽八钱，山楂肉七钱，人参、甘草、黄连姜制、厚朴姜制各五钱，木香不见火三钱，共为末，神曲糊为丸如龙眼大，每服一丸，姜枣汤下，泄泻加肉豆蔻面包煨五钱，腹痛有虫加使君子肉一两。

小儿吐泻

吐泻不止，不早治，即变为慢惊风，用小丁香、陈皮各等分，煎服，立愈。

又方：焦白术一两，陈皮八钱，神曲、麦芽、山楂肉各七钱，炙甘草五钱，共为末，陈老米糊丸龙眼大，每服一丸，老米汤下。如夹风寒，紫苏甘葛汤下。

又，受暑吐泻方：采背阴侧柏叶，入井水捣汁，加蜜三茶匙和匀，灌之。

小儿小肠气痛

用莲蒂、丝瓜烧存性，研末，每服三钱，热酒调下，三服即消。

腹痛蛔结

用艾煎水一二盏，饮之即愈。

小儿腹胀

韭菜根捣汁，和猪脂煎服。

小儿脐肿

先用荆芥煎水洗脐，后用葱叶一斤，火上炙过，放土地上出火气，以指甲刮薄肉，搭放肿处，次日即消。

小儿疝气肿硬

用古铜镜煮汤，服。

又，蚯蚓屎晒干，为末，唾津调敷。

小儿阴囊肿

多因坐地上受风湿或虫蚁吹所致，用蝉蜕五钱，水一杯煎汤，洗肿处二三次。

又，桃仁研末，唾津调服。

又，小便肿，用韭菜地上蚯蚓粪火煅，以碗盖地上出火气，为末，清油调敷。

小儿寸白虫

取酸石榴东引根二两，糯米三十粒，水一碗，空心煎服，须泄泻。

又，一切虫痛方：苦楝皮向东者去白、使君子肉用一半生一半熟、鹤虱去土、芜荑、槟榔、胡粉炒、雷丸各一两，共为末，水叠为丸绿豆大，空心开水下。

小儿爱吃黄土

用干黄土研细，以黄连煎浓汁作饼，服。

小儿牙齿不生

用雄鼠粪二十一粒两头尖者即是雄鼠粪，每日用一粒揩齿根上，揩至二十一粒即生。

小儿腹痛虫厥各方

用陈盐梅五六个去核，纳砂糖于内，瓦上焙燥，研细末，开水泡服。或兼呕吐，须服椒梅理中汤。

又方：使君子肉十个炒香，槟榔一钱，榧子肉十个，甘草一钱，共研细末，米饭为丸如桐子大，每服十丸。须月初服更效，虫头向上故也。服至二日，大便解虫，五日痊愈。体弱者须再服六君子汤数剂。

又方：用鹅不食草蒸猪腈肉，淡吃二三次，虫即化为水。

又，下虫方：榧子四十九个去壳，以白糖水半碗入砂锅内煮干，熟食，每月初每日空心食七个，七日食完，虫化为水。凡小儿每逢月初食，免患虫疾。

又方：楝树根皮二两，使君子肉一两，槟榔三钱，花椒开口者，去核四十九粒，生姜一两，水煎浓汁，去渣，再加入白蜜一两熬浓，逢月初五更时温服，虫即下。

又，小儿有虫，微弱不任药者，用陈石灰数斤，以瓦盆盛之，入水顺手搅数百转，澄清一宿，面上起有浮皮一层，将浮皮取起蒸鸡蛋，于月初与儿食之。

又，虫痛口流涎沫方：用使君子微炒，研末，五更时米汤调服。

又，治小儿腹中寸白虫方：飞罗面、制半夏、生白矾各三钱，共研细末，水泛为丸，分作三服，白汤送下，虫即化。大人照方加十倍用之。

又方：葱汁半杯，菜油半杯，和匀服下，虫化为水泻出，除根。

又，虫积肚痛方：使君子取净肉、黑牵牛、三棱、莪术、槟榔、生大黄、臭芜荑、贯众、鹤虱、青皮各等分，共研细末，米糊为丸，每服一钱，姜汤调服。或再加雷丸。

又，小儿肚胀方：无论虫胀气胀均效，惟脾虚作胀不效。使君子肉、槟榔、黑丑、白丑各钱半，九孔石决明煅二两，共研细末，每用一钱蒸猪腈肉二两，服至用药末二两为度。

小儿黄瘦肚大颈干微弱已极

焦白术、贡白莲去心各三两，怀山药炒四两，芡实肉二两，楂肉两半，真茯苓两半均用饭蒸几次，神曲、酒白芍、漂净五谷虫各五钱，陈皮、泽泻、甘草各三钱，烘燥，共为细末，或和入炒米粉内，加糖，每日作点心食之，大有效验。

太　和　丸

治小儿内伤乳食，呕吐腹胀，外感风寒，头疼发热，苏叶、香附酒制、苍术米泔水浸、羌活、川芎、神曲、山楂炒、枳壳炒、广皮、麦芽、生甘草各一钱，共研细末，炼蜜为丸如芡实大，每服一丸，滚汤化下。

万全汤

治小儿感冒发热，无论早晚皆可服，柴胡五分，白芍一钱，当归五分，土炒白术三分，茯苓二分，甘草一分，山楂三粒，黄芩三分，苏叶二分，麦冬一钱，神曲三分，水煎，热服。春加青蒿三分，夏加石膏三分，秋加桔梗三分，冬加麻黄一分，有食滞加枳壳三分，有痰加白芥子三分，泻加猪苓一钱，吐加豆蔻一粒，有惊加金银器各一件同煎，照方按时对症服。

小儿咳嗽

紫苏五分，桔梗一钱，甘草一钱，水煎，热服。有痰加白芥子八分。

又，小儿沐浴，须用生老姜捣碎，入水煎汤，以免感冒风寒。

又，小儿肺火，夜间咳喘久不止，用薏苡仁一合，山药三钱，竹叶三十片，梨二片，水二碗煎作茶吃，每日饮数次。

又，小儿百日内咳嗽方：用川贝母五钱，姜汤饭上蒸过，甘草二钱，半生半熟，共研细末，每用少许，以砂糖调服。

小儿霍乱吐泻不止

高粱连壳炒焦，煎汤，调灶心土细末服之须年久灶心土为细末，又过筛。

中暑吐泻，或卒然昏倒，取背阴侧柏叶捣汁三匙，生蜜三匙，井水三小杯，调匀，灌服即愈。

小儿失音不语

取虾蟆胆汁，点在舌尖上，少顷即能开音。

小儿卒死

小儿无故卒然暴死，不解何故，急以狗粪一枚绞汁，灌之可活。

又方：用葱白纳入下部及两鼻孔中，喷嚏，气通即活。或牙皂研末，或闻鼻丹嗅鼻，俱妙。

小儿痞块积滞腹痛

荸荠二斤去皮，饴糖二斤，共入砂锅内，添水少许煮极熟，不拘时常服之，自愈。

又，痞块肚大，肌瘦面黄方：白芙蓉花阴干研末，入鸡肝内扎合，饭上蒸熟，食数次，愈。

小儿口舌生疮

乃胎热、心热及一切热毒所致也，元参五钱，白茯苓七钱半，桔梗、青黛各四钱，生地三钱，生甘草三钱，麝香二分，共研细末，蜜丸鸡豆子大，金箔为衣，每服一丸。

小儿丹毒

用船底青苔，刮下敷之。

又，灶心土为末，鸡蛋清调涂。

小儿生疮如粟，成块成路极痛者，名龙缠疮，用生鲜珍珠、凤尾草捣烂，搽敷，其渣又用清油调敷，即愈。

小儿脐气肚痛验方

初生月内日夜啼，多因此症，甲鱼肠焙干，小茴香盐水炒三分，同研末，蒸水灌下，即愈。

小儿痢疾

香菌五钱，红糖、白糖各二钱半，煎汤服，立愈。

又方：用鸡蛋一个炙极硬，去白，将黄研碎，入姜汁半小钟，和匀服之，勿饮茶。

又，外治方：土木鳖半个，母丁香四粒，麝香一分，共研烂，唾津和丸如芡实大，纳一丸入脐中，以膏药贴之。

又方：用桐叶煎汤，洗足三五次，均极神效。

又，治小儿噤口痢方：用陈年腊肉煨熟，食之，或用陈年腊肉骨火上烧煨，煎汤饮之，胃口即开。

小儿疟疾

用胡椒三粒研细末，入砂糖少许，调匀为丸，前一日入脐内，以膏药盖之，至疟日未来前抱其外游，即止。

又方：未发前一刻，以蛇蜕塞鼻孔，男左女右，过时取去，极效。

小儿瘟疫

用大黄四两，皂角二两，共研末，水泛为丸，每服一钱，量儿大小服之，用无根水送下，神效。

小儿水肿腹胀小便不利

大田螺四个，大蒜五个，车前子三钱，共研细末，加麝香少许，再研匀，为饼，每用一个贴脐中，将膏药盖之，水从小便出即愈。

又，小儿遍身浮肿方：用香苞皮水煎浓汤，与儿沐洗，即愈。

小儿疝症

金铃子肉一两，吴茱萸五钱，共研细末，酒煮面糊为丸如麻子大，每服数丸，盐汤送下。

又方：经霜雪毛干桃一对，煅存性，为末，无灰酒调下，自愈。

小儿尿血

甘草一钱，升麻三分，煎汤，加调六一散一钱，温服即愈。

小儿脱肛

猪油二两炼，去渣，入蒲黄末一两，调匀，涂之，肛即缩入。

又方：用五倍子末敷之，频频托入，或煎汤洗亦可，或用坎宫锭子涂搽，俱效。

小儿遗尿

乌梅、益智仁各三钱，真怀山药五钱均用盐水炒，桑螵蛸二钱，真龙骨二钱煅，为末，或为丸，或煎服，均可。

又方：用不落水鸡肶胵即鸡肫皮一具，鸡肠一条，猪尿脬一个，各放瓦上用火炙焦，研细末，每服一钱，黄酒送下。男用雌鸡，女用雄鸡。

小儿神色论

凡小儿有病，宜先观形症神色，然后察脉。如肝有病面青，心有病面赤，脾有病面黄，肺有病面白，肾有病面黑。先要辨别五脏，次看胎元虚实而治，庶不误于医药耳。至于舌苔，尤属紧要，白受寒，糙黄受热，光红色虚，黑色受暑。如三岁以下受病，男左女右，须看虎口三关，第一节为风关，第二节为气关，第三节为命关。辨其纹色，紫者属热，红属寒，青惊风，白疳病，黑中恶，黄脾困。若现于风关，轻，现于气关，重，过于命关，则难治矣。

三关纹色主病歌

紫热红伤寒，青惊白是疳。黑时因中恶，

黄积困脾端。女右男分左，均须仔细看。

凡看小儿面部，必须辨明五色，然后治之。

小儿热症有七：面赤红，大便闭，小便黄，渴不止，上气促急，眼红赤，鼻枯燥。此七症皆实热，宜和解清凉，不宜用温补之药。

小儿寒症有七：面皖白，粪白清，肚虚胀，眼珠青，吐泻无热，足胫冷，睡露睛。此七症皆虚寒，宜温补，切忌寒凉，谨记熟读，庶不误投贻害。

小儿惊风

急慢惊风两症，总以前卷十内小儿科惊风门分别各方最为妥善，屡经效验，业已详细发明，无须重赘。兹又补录经验各方及外治诸法，俾可对症施治，以备采择。

小儿急惊风

身热面红痰盛，忽然手足牵引，啼不出声，目睛上视，用活蚌一个，银簪脚挑开，滴入姜汁，将蚌仰天，片时即有水流出，用瓷杯盛之，隔汤炖热，灌下立愈。

又方：石菖蒲洗净，连根捣烂，绞取汁二三十匙，生老姜捣汁数匙，和匀，隔汤温热，灌下即愈。

又，痰涎壅塞咽喉，其响如潮，名曰涎潮，用金星礞石火煅，研细末，入生薄荷汁内，少加白蜜调和，隔水炖温服之，能降痰涎，其药自裹痰从大便出，屡试极效。慢惊忌服。

又，黑神丸：治急惊风极效，垂死之儿，一服即愈。腻粉钱半，金墨、飞面、芦荟各一钱，麝香、龙脑、牛黄、青黛、使君子去壳，面裹煨熟各五分，共研细末，面糊为丸如桐子大，每服半丸，薄荷汤研下。要利，即服一丸。

又，治急慢惊风方：取大虾蟆胆五个，刺破入碗中，再以飞净朱砂五钱，犀牛黄一分，麝香五厘，共入碗内研匀，阴干，每用二分，人乳调服。

又，惊风神效秘方，并治痰症，生南星、制半夏各一两，大皂荚三个，江子仁四十九粒，以上四味用阴阳水同浸一宿，更换新水煎干，选去南星、半夏、皂荚三味，只留江子仁去膜衣及心，再用黑枣七枚去皮核，真西牛黄一分，轻粉八分，梅花冰片五厘，明雄黄一钱，辰砂一钱，以上五味研末，与江子仁共和为丸如桐子大，金箔为衣，每服一分，小儿只用五六厘，淡姜汤送下。一云江子仁须用纸数层压去油。

又方：杏仁、桃仁、糯米、胡椒各七粒，栀子七个，共捣烂，用鸡蛋清调罗飞面，敷小儿脚底心，男左女右，过一夜，次日脚底甚黑，即愈。

又方：黄栀子、鸡蛋清、飞罗面、连须葱白共和捣数百下，敷脐下及手足心。

又方：朱砂，用新汲水研，涂顶心、前后心、手足心，均极神效。

又，小儿急惊，痰迷心窍，不省人事，以闻鼻丹或用行军散搐少许入鼻中取喷嚏，以通其气，即苏。

小儿慢惊风

人参五钱，焦术、炙黄芪、陈皮、山药炒、白茯苓、酒白芍各一两，藿香七钱，炙甘草五钱，砂仁去膜、木香不见火各三钱，共研末，炼蜜为丸弹子大，每服一丸，姜枣汤化下。

又，慢惊诸症俱见，用绵黄芪三钱，人参、酒芍各一钱，甘草五分，姜引三片，大枣去核二枚，白水煎，食远服。吐，加陈皮、白术各一钱，砂仁去膜五分，木香不见火五分；泻，加白术、白茯苓各一钱，肉豆蔻面包煨、诃子肉各五分，木香不见火五分；搐不止，加酒炒当归一钱；手足冷，加木香不见火、肉桂、干姜各三分；有痰，加川贝母五分，竹沥、姜汁各一匙；潮热，加柴胡、黄芩各五分；有汗，加酸枣仁、牡蛎、浮小麦各五分。

又方：制半夏、当归酒炒、陈皮各三分，甘草一分，僵蚕每岁一条，水煎服，均极神效。

慢惊风外治方

凡慢脾风肢体逆冷，痰涎壅滞咽喉如牵锯声，唇黑面青，口鼻气微，昏睡露睛，急用胡椒七粒，生黄栀子、葱白连须七个，丁香七粒，飞面一撮，先将前三味研末，葱白捣烂如泥，再用鸡蛋清少许共调匀，摊青布上，烫微热，贴小儿心窝一日夜，次日除去，有青黑色即愈矣。如未愈，再贴一个。此方贴愈后，仍当急服补脾之药。

又方：以白颈曲蟮刀劘二段，跳急者急惊用，跳慢者慢惊用，加麝香一分，捣烂，对脐贴上，外用膏药盖紧，即愈。

慢惊慢脾圣药

人参五钱或台党参亦可，焦白术去油、白茯苓去皮、怀山药炒、桔梗各一两，甘草、胆星、辰砂各三钱，赤石脂五钱煅，乳香二钱去净油，另研，礞石三钱烂金色，牛黄一钱，麝香一钱，共为细末，五月五日午时取粽子少许研匀，即作锭子，金箔为衣，阴干，每服三五分，或磨或泡，以薄荷煎汤送下，名曰回生锭，极效。

又，急慢惊风起死回生方：乌梅肉去核、朱砂各三分，麝香三厘，滴乳数点共研如泥，再用钩藤勾煎汤冲调灌服。急慢惊风痰厥等症皆效。

保婴出痘经验第一良方

银花、红花、生地、桃仁双仁不用，要去皮尖、芥穗、赤芍、当归各一钱，甘草五分，各药秤准，用水二茶杯煎至一酒杯，再用小儿自己落下脐带长二三寸，清水漂净，置瓦上用木炭火焙干，切忌用煤火，研细末调入药内，尽一日内与小儿服完，服后次日即出痘，三日收功，不灌脓，亦不结痂，亦不必另服他药。须在小儿初生十八日以内服之，最为神效，过十八日以外，则不验矣。

此方乃南路胡司马少泉得自异人传授，适得孙甫届十二朝，即如法服之，明日其痘发出，头面手足皆遍，形色红活，与正痘无异，逾一日而退，旋又发出疹子，亦甚透足。其时群惊为神，遇产小儿辄用此方，无不应验。按方中药味均极和平，不过清疏活血之常品，其奏效如是之捷者，皆由甫生婴孩气血浑融，腠理通达，引以本身脐带火焙之力，故能将胎毒发出，所谓服药于未病之先，故能神应如此。是方刊送广传，俱获神效。惟王姓子见点后又误服黄连等药，致余毒内闭，唇舌起白膜如钱厚，乳不能吮，急投疏散消毒之剂始渐安，唇舌白膜成黑痂，逾旬日方脱，幸无害。是此方之神奇固屡有明验，惟服方后三日内切勿误投凉药，是又不可不慎耳。

异传经验稀痘奇方

蓖麻拣肥大者三十粒去壳去衣，朱砂拣明透者一钱，麝香五厘，先将朱砂、麝香研极细末，后入蓖麻子共研成膏，于五月五日午时擦小儿头顶心、前心、背心、两手心、两脚心、两臂弯、两脚弯、两胁，共十三处，俱要擦到，不可缺少，擦如钱大，勿使药有余剩，擦完不可洗动，听其自落。擦过一年，出痘极轻，次年端午再擦，出痘数粒，三年端午再擦，永不出痘。如未过周岁小儿，于七月七日、九月九日依法擦之，更妙，男女皆同。传方之家不出天花，今已十三世矣。

稀痘各方

鸡蛋稀痘方：立春前一月，将鸡蛋七个用麻布袋盛之，上用线扎好，浸粪桶内，粪要取稠浓者，浸一月将蛋取出，蛋不沾水埋土内三日，须避人行走之地，立春日早用砂罐煮三枚，诸食宜少进，恐饱不能食蛋，总期三日内食完，儿小者一二枚亦可。食过三年，重者必稀，轻者即不出矣。

按：痘皆父母遗毒，今用尿浸消后天之毒，用土埋培先天之气，又当立春回阳之候服之，毒消痘稀，此亦必然之理也。父母爱子者，慎勿嫌其秽恶而忽之。

川楝子稀痘方：凡婴儿无论男女，于五月起至八月有除日七个，每遇除日，用肥大川楝子石臼内捣烂，入新砂锅煎浓汤，倾入盆内，在避风处用新稀白布一方蘸水，与儿自头至足遍身擦洗，不留余空，仍用布拭干，避风一刻。其法：一岁至三岁者，用川楝子七个，水三碗；四五岁者，用川楝子九个，水五碗；六七岁者，用川楝子十五个，水七碗；八岁至十岁，川楝子二十个，水九碗；十一岁至十五岁，川楝子三十个，水十五碗。捣药煮药俱忌铁器。照此擦洗，非但不出痘，而且免疮疖。若不信，或手或足留一处不洗，倘出时，其痘必聚此一块。

橄榄稀痘方：凡小儿初生后逢冬至七日前，每一小儿用橄榄四十九枚，以小蒲包盛之，置厨房水缸边地下，到冬至夜，将橄榄连核放瓦上以木炭火炙灰存性，研细末，每日用滚水冲一匙与小儿服，要立春前服完。服之一冬，可以稀痘，逐年照服，可保不出。倘小儿不肯吃，略加糖少许亦可，然糖性热，能不加更好。

又方：用橄榄核捣碎，磨如细粉，杂入粉面中，时常和作糕饼，每日酌量随意常与小儿食之，食至半斤以上者，出痘必稀，能常食之，可保不出。

又方：此方传自苏州沈香谷家，云已数世不出天花矣。青橄榄一个，生甘草一寸，二味用水煎，间日一服，服至第五次，大便有黑物解下，其毒已去，再服一二次，重者转轻，轻者可保不出矣。

稀痘三豆汤：赤小豆、黑大豆、绿豆各三碗，久制人中黄三两，与三豆同煮极熟，滤起豆晒干，再入汁内，再浸再晒，以汁尽为度，瓷瓶收贮。每日以豆一小杯、水一大杯入砂罐内煮，连汤与豆令小儿食之，能稀痘，临症食之，能解毒清热。

小儿不出痘神验方：羌活、升麻、生地、防风、酒浸黄柏、麻黄各五分，川芎、干葛、藁本、苍术、酒浸黄芩、柴胡各二分，红花、细辛、陈皮、白术、苏木各一分，甘草、黄连、归身各三分，连翘、吴萸各五厘，共药二十二味照方秤准合一剂，每逢立春、立夏、立秋、立冬前一日煎好，露一宿，须另用一器稍贮水，将药碗放其中，器上再用纱筛罩之，如遇天阴，即放露檐下，须避雨，次早温热服，一年内连服四剂，永不出痘。如不见信，试服一二剂，出痘必稀。小儿服后便泻，胎毒即从此去矣，服第二次，便即不泻，有初服不泻者，胎毒轻故也。如婴儿不肯服，乳母代服亦可。此方屡试屡验，慎勿轻忽。

紫府稀痘仙方：青蒿子八十一粒，飞净朱砂三分，甘草三钱，真绿豆粉一钱，于七月七日摘带露凤仙花红白各七朵，荷花一朵，荷叶一张，茎一根，前药收干研细至二分，二至日调服一钱。小儿如不肯服，或加冰糖一钱，或用猪腰子、鸡软肝粘末食之数次，痘出自稀，痘发时亦可服二三次，免伏陷倒塌之患。肝火盛者加绿豆，心火盛者加赤豆，肾有毒加黑豆，上部不起发加薄荷，下部不起发加牛膝，有惊加钩藤勾，不红活加红花，每味不过一钱，加则倍之，红花、薄荷减半，俱水煎代汤调服。

丝瓜稀痘方：取丝瓜不老不嫩才正可食者，悬檐下风干，只将近蒂者二三寸许瓦上炙存性，为细末，每一钱配水飞朱砂三分，每服五分，用黑砂糖调服，量儿大小，如初生时一服最妙，三岁内者二服，三岁外者可三四服，能使多者稀，稀者无。此古方也，屡试无不稀少，有一儿服之最多，竟不出。

稀痘秘方：手足指甲要本生父母者，平时预为收存，除夕日取齐，置新瓦上火煅存性，以烟将尽放地上，即以碗覆盖之，免致过烧成灰，除去火气，研细末，凤凰衣即哺退鸡蛋壳内白衣，要腊月半前后所出小鸡新鲜壳者，新瓦上炒微黄色，研极细末，蝉蜕炒，研细末，以上三味，依指甲轻重为准，等分研匀，除夕夜用滚水调与小儿食之，一连三年，服过三次，永不出痘。如服此一二年内即出痘，亦必稀少。

稀痘神效方：金银花微炒，研末，加白糖少许，滚水调服，久服可稀痘。

又方：金银花一斤，甘草四两，二味煎熬加入白糖和匀成膏，每日早晚服一二匙，既可稀痘，又可解除一切毒。

稀痘良法：冬至时辰，在于屋内出入行走之地掘一坑约深尺半，以鸡蛋十五个埋于坑中，四面各用砖一块，以厚竹片排铺搁于砖上，用竹片盖之，仍将泥填好，以便行走，至立春时刻取起，每日以绿豆一撮煮鸡蛋一个，与儿食之，不可间断，若依法服三次，则终身不出痘。稀痘方最多，惟此平淡无奇而有灵验。

小儿稀痘各方：用赤小豆、黑豆、绿豆各一两，研细末，与制人中黄法相同，用新竹筒一个两头有节者，削去青皮，再刮再削，以薄为妙，将筒头上凿一小孔，以豆末徐徐灌入筒内，外用杉木尖将筒孔塞紧，再溶蜡将孔口封固，腊月浸粪坑中，一月取出风干，每一两再配白梅花瓣三钱，每服一钱，用霜后丝瓜藤丝煎汤送下，稀痘神效。忌荤腥十二日，解出黑粪为验。每年服一次，连服三年，可不出矣。

附：制人中黄法：与此相同，用生粉甘草研极细末，筛去草筋，灌入筒内，惟每年交冬浸入男粪坑内，必待次年交夏始取出，阴干后将筒再刮，本年交冬又仍浸入粪坑，总非浸过三四年不可，愈久愈妙。如筒有破裂，即照法更换竹筒，劈开筒内，人中黄业已结成整块，切忌见火，仍研末灌入。如筒无破裂，可以不必年年换筒，惟孔处不免溶蜡，封过浸过多年，甘草末变为黑黄色，阴干，研细末，纸包悬挂当风处一年半载，臭气毫无。凡小儿热毒火丹，一切喉症，各种热毒要药，真至宝灵丹。如能预为制以济人，功德非浅。

梅花稀痘方：十二月收取白梅花不拘多少，阴干，为末，炼蜜为丸如芡实大，每一丸，好酒化下，念太乙救苦天尊一百遍，奇效。

急救门

急救透关散

一自缢，二墙壁压，三溺水，四魇魅，五冻死，并治一切中风、中痰、中暑、中热及尸厥，卒然暴死，不省人事等症。生半夏、牙皂各五分，共研细末，以黄豆大吹入鼻中，男左女右，得嚏即苏。

自缢者，刺鸡冠血滴口中，男用雄鸡，女用雌鸡。溺死者，用鸭血灌之。冻死者，用姜汤或温酒灌之。冻死最忌见火，若以火烘之，不救。汤火伤最忌冷水冷物淋搨，恐热毒内攻，若以冷水冰之，竟有烂入筋骨之患。

解一切恶毒

凡中一切药毒及一切饮食毒，急用久制人中黄温水调服。如无人中黄，即灌饮粪清，立解。仓猝取粪清法：取厕中宿粪，以布包滤汁，澄清饮之，极效。统解诸恶毒，其功效他药不能及。此若症势危急，非此不可，切勿嫌其污秽，然人之恶死应甚于恶秽也。仁人君子有心济世者，人中黄一药不可不预为制备，制人中黄法已详注本卷新增小儿科稀痘方内矣。

解饮食毒

饮馔中毒，仓卒不知何物，以生甘草、荠苨等分，煎汤饮之。

又方：绿豆、生甘草，水煎服，即解。急则多饮麻油，亦解。凡中毒，以白矾、芽茶捣为末，冷水调服，即解。

救急方

凡中风、中痰、中恶、中毒、寒厥，一切暴死急卒之症，以生姜捣自然汁，和童便灌之，立解。

又，中风中痰，不省人事，痰涎壅盛者，以生明矾为末，生姜汁调灌二钱，吐出稠痰即醒。

又，风痰寒厥，喉痹不醒，一切急症，取灯盏内油或灯窝内过下油，用鸡翅毛扫入喉内，取吐痰涎即苏。

救中热卒死

凡夏月酷暑及行路之人及干旱乡农踏车耘田之际，每多此症，忽然晕倒，名为中热。救治之法，乡农男妇，每多不知，必得预为广传，功德无量。凡遇此症，虽值炎天烈日之下，切不可移去阴凉之地，并不可饮以冷水冷物，若以冷水饮之，或移卧阴凉之地，皆不可救。急以路上热土作圈围脐，令多人撒尿其中，令温气入腹即活，并用姜汤、童便乘热灌之。若妇女，急用滚开水绞热布，轮流更换熨脐与脐下三寸，亦令温气入腹。此法均极简便而且神效。再用透关散吹入鼻中，或用大蒜一二个去皮，取路上干净热土一撮，同捣极烂，滚汤和匀，去渣灌之，或用生明矾末一二钱，温水调灌之，均可救活。醒后仍忌生冷。

治疯狗咬伤经验方

沈雨苍先生道光二十六年冬在湘潭经过，目击米船伙卒病心腹绞痛，心无依赖，乱抓乱咬，百药罔效，医亦不识为何疾，万分危急。适同舟醴陵客以葵扇向病人一扇，大呼曰：殆哉！此中癫犬毒发，乃死症也，能谢六千钱，我有秘方，立可治愈。船主哀告，帮伙身工无多，允谢四千，同帮船咸劝，谓救人急难是大善，醴客不遂欲，袖手不救，由是众怒其忍，执醴客，缚其手足，置病者侧。醴客畏抓咬及身，自悔愿治不索谢，请解缚。众因其忍，得解即食言，必传出真方，能包不死方可。醴无奈，始说用大剂人参败毒散加生地榆、紫竹根浓煎，如病人牙关紧闭，用乌梅肉擦之自开，急灌一剂尽而神识清醒，两剂尽其病若失，此目击经验者。据醴客云：凡癫犬来家，或遇诸途不及趋避，或被咬衔衣，感触毒气，知觉畏风畏锣声。或在七日进药一剂，于本人头顶寻觅红发尽行拔去，至二七日，嚼生豆试验有无留毒，如嚼黄豆有生豆气，恶心欲呕，则已毒尽，不必再服，若无生豆气，如熟豆可口，不作恶呕，急再进一剂，至三七日，仍用豆照前嚼试，服至三剂，留毒已化为脓血从大便出尽，永保无虞。设好犬被咬，于未发之先亦用此方，再加乌药一两煎浓，拌饭与食，断不致癫。均经照方施治，应手见效，即孕妇亦可服愈，不惟可保无虞，且无他患，屡试神效，灵验异常。每有远途求方，辗转购药，迟延莫及而毙，闻甚惨恻，兹特缕述得方原委，验试如神，刊送共知，即随遇施治，更乞广传，则幸甚矣。

真纹党三钱，红柴胡三钱，甘草三钱，羌活三钱，枳壳二钱炒，抚芎二钱，独活三钱，桔梗二钱，生姜三钱，前胡三钱，茯苓三钱，生地榆一两，加紫竹根一大握，用水浓煎，温服。煎药时须大罐多水，俾能透煎浓汁为妙。

又方：地榆三两，铜锁一把，入新砂锅内，酒水各一大碗半煎至一碗，空心温服，其毒内消，并无后患，再用明雄黄一钱，麻油一茶钟调服，三日三服。其伤处照原卷十三用核桃壳装人粪炙后，再以生甘草末、杏仁捣，和砂糖敷之。若炙处起泡，则以麻油调生大黄末敷之，取效。

又方：用路边荆一大把连根切碎，分作两股，以青黛水炒一股，以黄泥水炒一股，配匀作数剂，水煎服，其毒暗从小便出。即误服斑蝥发毒作痛喊叫者，服此亦解，后服辰砂六一散断根，一切不禁。此药六月开白花似雪点者是。

又方：茜草一两，射干五钱，紫竹根一两，灯心一丸为引，水煎服。

夏天受热忽然昏倒

用大蒜捣烂，调冷水小半杯，取茶匙灌七匙入鼻孔内，其人立苏。或韭菜汁亦可，并救中恶卒死。

中恶惊忤

用雄鸡冠血沥口内，并涂面上，又吹入鼻孔，即醒。

痫病神方

治男妇抑郁癫狂及风痰迷闷,用郁金七两,白矾三两,共研末,面和丸,滚水调下三钱,药完病愈。昔一妇人病狂十余年,遇异人授此方,初服心间如有物脱去,神气爽然,再服痊愈。

疯癫发狂

用苦丁香即香瓜蒂瓦上焙干存性，研细末，每用二三钱不等，看人强壮虚弱用之，服后即吐，切不可怕，大吐之后自愈。孕妇不可服。

又方：川郁金二两，飞净辰砂五钱，生明雄黄一两，公猪心二个去中间血，将郁金、辰砂装入猪心内，用老酒煮烂，捣如泥，再入明矾研细末，共捣，为丸如桐子大，每服二钱，服完，永不再发。

又，疯癫不识人方：用灶心土研末一钱，滚水调服。

又，暗疯痫病痰涎昏闷不醒方：取芭蕉油饮之，得吐即愈。取芭蕉油法：以竹筒插入芭蕉树内接取之。

卒死还魂

凡人涎潮于心，卒然倒地，急扶入暖室正坐，用火炭浇醋，使醋气冲入病人鼻内，良久自苏。或捣韭菜汁，灌入喉中亦妙。急以皂角末或生半夏研末吹入鼻中，得嚏即醒，极效。仓卒无药，急于人中穴及两足大拇离甲二分许，用艾丸各灸三五壮。或用碎瓷片刺少商穴及委中穴见霍乱门，即活。此诚救急之良法。

凡人卒倒，身冷无痰，此名气厥，亦名中气。若身温热有痰者，则名中风。如系气厥，但扶正坐片刻，使气顺即苏。或用皂角末吹鼻令嚏，亦佳。

凡人奄奄死去，脉动气闭，名为尸厥，用菖蒲末纳入鼻中，用肉桂末放入，下用竹管吹两耳，即醒。如系中风，查照卷十四中风门治之。

中　风

用硼砂、白矾各二钱，为末，以靛花煎汤调服。

又方：南星八钱，木香一钱研末，生姜十片，水煎服。

又，中风不语，不可即用姜汤灌，先用真麻油一钟灌之，即能哼后，再以姜汤灌之，即愈。

阴证腹痛欲死

并治阴证伤寒，枯矾一钱，火硝一钱，胡椒一钱，黄丹一钱，丁香五分，共研细末，用老醋调成团，握在手心，男左女右，以绵绢扎紧手，久之出汗而愈。

又方：用老葱一把如茶钟大，用快刀切一指厚贴脐上，用热熨斗熨之，自愈。

救脱阳危症

凡大吐大泻之后，四肢厥冷，小肠痛久，肾缩冷汗等症，先用葱白捣烂，炒热熨脐，再以葱白三条捣烂，热酒冲调灌之，立苏。

阴阳痧绞肠痧霍乱等症

用食盐一握，揉擦两手腕、两胁、两足心并心窝、背心八处，擦出许多紫红点，渐觉松快即愈。一切寒痧、热痧、中暑、霍乱等症，第一简便良方，亦急救之妙法也。

阴证肚痛面青

鸽子屎一大撮，研细末，冲入滚酒服，盖被暖睡一时，取汗即愈。永禁食鸽子，永不再发。

又，阴症手足紫黑，急用黑料豆三合炒熟，加连须葱白三大根，好酒煎滚，乘热服，立效。终身忌食黑鱼。

吊　脚　痧

凡两足麻木不仁，畏冷转筋，腰曲不伸，名曰吊脚痧。转筋，急用布将膝下紧紧扎住，即查照卷十五刺委中穴法刺出恶血，一面将真绿豆粉用井水调匀，将病人头发分开，不住手在头顶心上多擦，再用绿豆、滑石粉二味，以井水调服，即安，或用绿豆、滑石煎服亦可。此系时疫之症，迟缓难救。

汤　火　伤

凡人手足遍身烧烂者，防其火毒攻心，急饮人尿数碗，或童便更妙，再饮生萝卜汁一二碗，以护其心，使火毒不致内攻，切忌用冷水浇浸，即用生地榆晒干，研为末，香油调敷，破烂者干掺之，极效。是以今之冶坊，常以地榆浸油缸内以备不虞，可见为汤火之圣药。

人被火烧，皮肉焦烂，有虫出如蛆者，用杏仁研末，敷，即愈。

凡遭回禄烟熏致死者，用萝卜捣汁，灌之。如无萝卜时，即萝卜菜叶亦可，捣汁灌之，立苏。

又，用生大黄、白蔹等分，研末，用真桐油或麻油调敷，神效。

又，汤泡火烧方：用瓦楞子即蚶子壳煅存性，研末，加冰片少许研匀，湿则干掺，干则用麻油调敷。

又方：用线香一两，青黛三钱，共为细末，肿痛者香油调搽，湿烂干掺之。

又方：平日泡过残茶叶带汁入瓶内盛之，愈陈愈佳，涂敷患处，极妙。

又方：用乳香、黄柏、没药、大黄共研细末，麻油烧酒调搽。

又方：生大黄一味研细末，以水调敷。

又方：生鸡蛋清和好酒调匀，隔汤烫微温调搽，热油烫伤最效。

又方：蛇蜕皮瓦上炙干，研末，麻油调搽。

又方：鸡蛋黄炒出油，搽之。

又方：西瓜皮置坛内，听其自烂成水，汤火伤取水搽之，神效。

火毒攻心方

黄连、花粉、元参各二钱，陈皮、桔梗、山栀各一钱半，淡竹叶二十片，水煎服。若遍身溃烂者，仍吃童便或萝卜汁一二碗。如有人中黄，温水调服，更妙。外用蚌壳煅灰，研细末，用鸡子清调敷。

又，汤火伤救命散：黄柏、黄芩、黄连、大黄、南薄荷各一两，水飞滑石三两，共研细末，香油、猪油调搽，奇效。

花炮火药冲伤眼睛

急令其人睡倒地下，令人即解热小便浇之，徐用自己小便频频洗之，眼即明。如损目破睛，用牛口涎日点数次，避风静养，久之自愈。

又汤火伤方

侧柏叶捣取汁、鸡蛋清、麻油三味调匀，搽患处，即愈。

又方：用经霜桑叶研末，以香油调涂，或以高粱烧酒涂抹，均极止痛。

毒蛇咬伤

凡毒蛇咬伤，先急饮好醋一二碗，或麻油亦可，令毒气不致走散，随将伤处扎住两头，用热小便洗净，再用香白芷一味为末，用麦冬煎汤调服，服后黄水流出，水尽肿消，皮合即愈。

又方：用雄黄、五灵脂、贝母、香白芷各等分，为末，每服三钱，热酒调服，渣敷患处。或白芷一味研敷亦可。

又方：用青木香不拘多少，煎服，立刻止痛。

又方：用生明矾，滚水泡汤，洗患处。

又，毒蛇咬伤，甚至牙关紧急，焮痛难当，急吃蒜饮酒，再将大蒜切片放咬处，以艾丸灸之，轻者五七壮，重者三五十壮，拔出毒气即愈。

又方：用金凤花或茎或叶擂酒饮之，渣敷患处，立效。

凡诸色恶虫及毒蛇咬伤，毒气入腹者，用苍耳草嫩叶捣烂，取汁灌之，并将渣厚敷伤处，一切皆效。

一切恶兽毒虫伤

毒中入腹，眼黑口噤，手足强直者，用生白矾、生甘草各研细末二两，和匀，每服二钱，冷水调下，更以此末用香油调，敷患处，大有神效。

经验癫狗咬伤方

马前子一个，黑丑、白丑各一钱，生大黄三钱，飞雄黄一钱，四味共研细末，先用红铜雍正钱一枚煎汤代水冲末药，连渣服下，盖被睡片刻得汗后，其毒由大便泻出有血丝即愈。不忌红绿响器芝麻苎麻犬声等件，只忌食牛犬生冷面食四十九日。

凡咬破伤处，用苦杏仁研末，口津调，敷患处，用布包裹，其毒自出，不致溃烂，极效。

按：世传良方亦复不少，或用斑蝥由小便带出，或用补剂，待至日久，仍然发作，贻误非浅，均未得治毒之本旨。自得此方，行之二十余年，治验者不下数百人矣。惟此服后由大便出，轻则一服，重则两服，其毒未有不尽出者。未服此方之先，倘已发作，腹内始痛，眼瞠微青，牙床带紫者，速照此方服之，腹泻亦可挽回，幸勿以药味轻淡无奇而忽之也。

又方：急于无风处挤出恶血，盐水洗净，用蚯蚓泥、百草霜敷扎，数日内头顶有红发数根，日中照之即见，急拔去，再以韭菜地内红蚯蚓七八条，竹片破去腹内泥，盐水漂净，以好醋一小杯入蚯蚓略煮，陈酒送下，大便泻去毒气即愈，重者可两服。若用斑蝥治疯狗咬伤，往往致死，戒之。

恶犬咬伤方

蚕豆嚼烂，涂之。或用棉絮烧灰，敷上即愈。或用白茅根捣烂，敷之。均极效。

人口咬伤

急以烂溏鸡粪敷之，止痛不作脓。

又，生栗子嚼烂，敷之。

蜈蚣咬伤

急用盐水洗净伤处，取雄鸡口中涎搽之。或取鸡冠血搽之。或取大蜘蛛一个放伤处，吸去其毒，蜘蛛醉死，毒即去，仍将蜘蛛放水草上，即活。或以灯煤搽之，即可止痛。

又，用手搔头上风皮屑嵌入咬处，即好。

蝎螯伤

用胆矾搽之，立刻肿消痛止。蛇怕雄黄，蝎怕胆矾，此二味真灵丹也。

急救误服生鸦片烟方

真阿魏五钱，研细末，菜油一茶钟调服，即吐。如不吐，其毒亦从大便出，可保无虞。

验方新编新增卷之二十

妇科调经门

行经前

其症血来如胆水，五心作热，腰痛，并小腹痛，面黄色，不思饮食，乃气血虚，先退其热，然后调经，次月血胜而愈。先用黄芩散治之。

黄芩散方：黄芩六分，川芎八分，当归、白芍、苍术各一钱，甘草三分，知母五分，花粉五分，水煎温服。后用调经丸。

调经丸方：三棱、莪术、当归、白芍、生地、熟地各五钱，元胡、茯苓各一两，川芎、小茴香、乌药、大茴香各三钱，砂仁五钱，香附一两一钱，米糊丸绿豆大小，不拘时酒服。

行经后

其症经来如漏水，头昏目暗，小腹乍痛，兼白带，咽中臭如鱼腥，恶心吐逆。先用理经四物汤，后用补内当归丸。

理经四物汤：当归二钱，川芎八分，生地三钱，柴胡七分，白术炒、元胡醋炒，香附各一钱五分，白芍酒炒一钱二分，黄芩酒炒、三棱各一钱，水煎，临卧服。

补内当归丸：当归、续断、白芷、阿胶、厚朴、茯苓、苁蓉、蒲黄炒黑、萸肉各一两，川芎五钱，熟地一两五钱，甘草、干姜各五钱，附子二钱，蜜丸，空心温酒下七八十粒，次月即愈。

经或前或后

论其症，因脾土不胜，不思饮食，由此血衰，宜补脾则血旺气匀，自然应期，宜服紫金丸。

紫金丸：陈皮五钱，良姜、莪术各八钱，槟榔、砂仁、红花各六钱，枳壳、乌药各八钱，三棱一两，米糊丸，米汤送下八十粒。

经血虚发热

论其症，因妇人性急，或行经时房事触伤，胁中结一块如鸡子大，在左右两胁，月水不行，变成五心烦热，头痛目暗，咳嗽生痰，若半年一载不医，肉瘦便泄，则难治矣。宜先止热，用逍遥散。

逍遥散：当归、白术、白芍、川芎、柴胡、花粉各八分，黄芩六分，薄荷四分，地骨皮、石莲肉各一钱，胆草五分，水煎，空心服。止嗽用紫菀汤。

紫菀汤：杏仁去皮尖一钱五分，阿胶炒研八分煎好入药，白桑皮蜜炙，知母炒、川贝去心、枳实各一钱，五味五分，桔梗、紫菀、苏子各八分，款冬花六分，水煎，临卧服。

经闭发热

论其症，因行经时及产后食生冷水果，血见水则滞故也。初起一二月作寒作热，五心烦躁，脾土胜，自然经水流通，若半年不治，变成骨蒸，子午面热，肌肉消瘦，泄泻不止，急宜治之。病倘重甚，急用鸦片三厘，调甘草汤送下，有起死回生之妙。宜服逍遥散、紫菀汤。

行经气血作痛

论其症，经来一半，血未曾尽，腹中作痛，或变发潮热，或有不热，须破其余血，热止痛安，宜用红花散。

红花散：枳壳六分，红花一钱炒、牛膝、当归、苏木、赤芍、三棱、莪术各八分，川芎五分，水煎，空心服。

经来不止

经来不止有半月之久，乃血妄行，问其妇曾吃椒姜食物过度否，是热症，宜用金拘散。

金拘散：续断、阿胶炒、地榆、当归、白芷各一钱，黄芩、川芎、白芍各八分，熟地二钱，水煎，空心服。

经来吊阴痛不可忍

此症两条筋从阴吊起至乳上疼痛，身上发热，宜用川楝汤，两剂而愈。

川楝汤：川楝子、猪苓、泽泻各八分，麻黄六分，木香三分，小茴香、大茴香、白术、乌药、乳香、元胡各一钱，槟榔八分，姜三片，葱一根，水煎对火服，发汗即愈。

经来未尽潮热气痛

此症经来一半，觉口渴，小肠痛，此因伤食生冷，血滞不行，有余血在内，不可用补，宜用莪术散，热去经尽痛止。

莪术散：莪术、三棱、红花、牛膝、苏子各一钱，水煎，空心服。

经尽作痛

此症手足麻痹，乃腹中虚冷，气血衰乏，用人参四物汤治之。

人参四物汤：人参、白芍各一钱，当归两钱，川芎八分，姜三片，枣三个，水煎服，即愈。

经来遍身浮肿

此因脾土虚弱，不能充变而为肿，宜用木香调胃散。

木香调胃散：木香、甘草、干姜各三分，莪术、木通、山楂、大腹皮各八分，砂仁、苍术各一钱六分，陈皮、红花各五分，香附、车前各一钱，萆薢三分，水煎，空心服。

经来泄泻

若经动之时，五更泄泻如儿尿，此乃肾虚，不必治脾，用调中汤进三五剂。

调中汤：人参、白术各八分，五味子、甘草各三分，干姜五分，生姜三片，水煎服。

各方

八味逍遥散：凡妇人血弱阴虚，营卫不和，痰涎潮热，肢体羸瘦，或由怒气伤肝，血少目暗，骨蒸劳热，咳嗽，血虚劳倦，五心烦热，肢体疼痛，头昏心悸，颊赤口燥，咽干便涩，发热盗汗，减食嗜卧，血热相搏，月水不调，脐腹胀痛，寒热如疟等症均效。当归、酒芍、焦术去芦、白茯苓去皮、柴胡、炒栀仁、炙草、丹皮各一钱，煨姜、薄荷引，水煎服。

柏子仁丸：治经行复止，血少神衰，或忧思伤心，心伤则不能生血，血少则肝无所养，故经闭、柏子仁去油、牛膝酒炒、卷柏各五钱，泽兰、续断各二两，熟地一两，共研末，蜜为丸，米汤送下。

芎归六君子汤：治经水后期，其来涩少，形体肥盛，乃因气虚而痰滞于经络，用此方服之，人参、川芎、焦白术、茯苓、陈皮各一钱，当归、制半夏各钱半，炙草五分，姜引，水煎服。

连附四物汤：治经水过期，紫黑成块。紫，血热也。黑，热甚也，过期而成块，气滞也，或风冷乘之，若淡白者，虚也，如豆汁如屋漏水混浊者，湿痰也，此方皆可用之。川芎一钱，黄连五分，当归、白芍、制香附、熟地各二钱，水煎服。

乌梅丸：治经来呕吐，痰膈拄住，米谷不能下胃，先用乌梅丸，次用九仙夺命散，木香、雄黄各五钱，草果一个，乳香、没药各一钱，共研末，用乌梅肉捣为丸如弹子大，每早含化一丸。化痰涎后，再用九仙夺命散：豆蔻、厚朴、茯苓、枳壳、木香、山楂、陈皮、苍术各一钱，草果一个，共研末，姜汤调服。

茯苓汤：治经来咳嗽，咽中出血，乃肺金枯燥，先用茯苓汤退其嗽，茯苓、川芎、苏叶、前胡、制半夏、桔梗、枳实、陈皮、干姜、桑皮各六分，人参五分，甘草三分，姜引，水煎，空心服后，再用鸡苏丸除其根。萝卜子九钱，贝母四两，共研末，蜜为丸，每早空心白汤送下五十丸。

固经丸：治血热崩漏，经行不止，及紫黑成块用之，炙龟板四两，酒芍、酒炒黄柏、酒黄芩各三两，香附子童便对酒制、炒樗皮各一两五钱，共研末，酒糊为丸，酒送下。

加减补中益气汤：治崩漏身热，自汗气短，倦怠懒食，由劳伤所致，人参、焦术各一钱，黄芪二钱，当归、酒芍各一钱五分，柴胡、升麻各七分，陈皮、黑栀仁各八分，炙草五分，姜枣引，水煎服。

正气天香散：治气滞经阻，气上凑心，心胸攻筑，胁肋刺痛，月水不调，制香附八钱，乌药、陈皮、苏叶各一钱，干姜五分，共研末，开水调服。

抑气散：治气胜于血，变生诸症，头晕膈满，制香附四两，陈皮二两，茯神一两，炙草五钱，共研细末，每日三钱，用水煎服。

龙骨散：治经来臭如夏月之腐，乃血弱身衰，新旧血不接则臭，譬如沟渠枯涸，天久无雨则臭，龙骨、螵蛸、牡蛎、生地各一两，当归、川芎、酒芍、白茯苓各八钱，黄芩六钱，共研末，蜜为丸如桐子大，每早酒送下一百丸，再服汤药方：当归、三棱、莪术、赤芍、丹皮、焦术、制香附、黄芩、陈皮、木通各八分，姜引，水煎服。

十灰散：治血崩初起，绵、绢各一团，阿胶五钱，侧柏叶、白茅根、棕榈、艾、百草霜、苎麻根、头发各一钱，各烧灰存性，研细末，另用丹皮、茜根、大蓟、小蓟各一钱，同藕煎汤，调十灰散冲服。

若小腹痛，用加味四物汤：当归、川芎、乌药、元胡索各一钱，白芍、小茴各八分，熟地二钱，姜枣引，水煎，空心服。

若久崩者，乃虚也，用鸡子汤：取鸡肚内蛋一副，抱小鸡未出壳的蛋三个，葱三根，姜一两，共捣烂，用麻油炒焦，冲酒去渣，取酒服。

种子门

种子丹

治男子阳事不举，不能坚久，精薄无子，并治妇人下元虚弱，不能受孕，服此丹自能受孕，又能安胎，生地酒洗，择顶大枝头、熟地择顶大枝头者，用无灰酒九蒸九晒、天冬去心、麦冬去心各三两，黄柏十二两匀分作四分，酒浸一分，人乳浸一分，童便浸一分，盐水浸一分，各浸一宿，俱炒褐色，鹿茸一对重五六两者，以上药味俱忌铁器，为末，炼蜜丸桐子大，空心盐汤或酒送服八十丸。鹿茸须择形如茄子色如玛瑙者，看紫润圆满者为上，破之如朽木者良，毛瘦枯绉尖长生歧者为下，太嫩者，血气未足，无力。酥涂，灼去毛，微炙用，不涂酥则伤茸，但不可炙焦，有伤气血之性。亦有用酒炙者，炙后去顶骨，用茸。鹿茸不可嗅，嗅之有虫恐入鼻颡。鹿茸、麋茸罕能辨别，大抵其质粗壮，脑骨坚厚，毛苍黧而杂白毛者为麋茸，其形差瘦，脑骨差薄，毛黄泽而无白者为鹿茸，鹿茸补肾脉之正阳，麋茸补肾脉阴中之阳，不可不辨。

种子奇方

此药艰于子者服至百日后，择妇人单岁双月，双岁单月及经后阳日子时与妇人交，即能受孕，兼胎固子寿，且久服须发不白，颜色如童，当归分作四分，以童便、乳汁、酒、醋各浸一分，浸一宿，各晒干用、鱼胶各一斤，生地如当归制法、枸杞、沙苑蒺藜、茯苓各八两，人参四两，上末，炼蜜为丸桐子大，每服八九十丸，空心煮酒吞之。

坎离丸

乌须黑发，壮筋骨，大有补益，精壮则妇人感而受孕，其子必寿，黑豆不拘多少，用桑椹汁浸透，蒸熟，再浸再蒸，共五遍。上为末，另用红枣量足配豆末成丸之数，蒸熟，去皮核，捣如泥，和黑豆末为丸，或印成饼，随便食。

延嗣酒

大有补益，早晚男妇各随量饮三五杯，妇人经不对者自正，经正者即受胎矣，生地酒洗、熟地九蒸九晒、天冬去心、麦冬去心各四两，仙灵脾八两饭上蒸，当归二两酒洗，枸杞一两酒浸，俱切碎，绢袋盛，入大坛酒内，重汤煮，自卯至酉为度，埋土内七日取起用。

补益大豆方

此方秘传，固精补肾，健脾降火，乌须黑发，延年，服之既久，与妇人交感有孕，其胎自固而子多寿，大黑豆三升，何首乌四两选大而赤者，茯苓三两，青盐八钱，甘草一两，剉为片，先晚以瓷钵一个盛豆，入水八碗，用绢包药置内，次日以砂锅内煮，候水干为度，去药不用，取豆略晒，用瓷瓶收贮，每早晚白滚汤不时服。

山精寿子丸

此丸能延己寿而生子又寿，无论有病者宜服，即无病者服之犹妙。凡壮年之男，种玉无成，幼岁之妇，从不受孕，或受胎而中怀堕落，或得正产而又生女匪男，或生而不育，或育而夭殇，即苟延性命，难免多疾病者，此皆由正阳不足之故，均宜服此丸。山药二两五钱用心结实者，有蛀者勿用，脾虚易泄泻者可加多用，黄精五两二钱取正者另杵膏待用，若九蒸九晒干杵末用更好，黑枣七两五钱择肥大者去皮核及腐烂者，另杵膏待用，怀牛膝一两五钱去芦净，酒拌蒸，或衬何首乌蒸，晒干用，或竟以牛膝易石斛亦可，然须加倍用。石斛生六安山中，形如蚱蜢髀，味甘体粘方真。如孕妇忌用牛膝，竟以石斛三两代之，大何首乌二两五钱或三两亦可，用黑豆汤浸软，木棒打碎，置瓦器中，底注黑豆汤，务以豆汤拌湿，蒸一炷线香时，候冷取晒，俟水干又拌蒸，如是九次。夏月一日三四回蒸晒可也，晒极干秤准，川杜仲二两炒研取净末，秤准，川续断二两酒润，剥净肉，剉，晒干，大熟地四两煮熟者气味皆失，不堪用，必须九蒸九晒为妙。阴虚之人，可用六两，草覆盆子三两五钱俗名拍盘果，又名麦泡果。蔓生，藤叶有刺，叶面青，背白，有齿，尖开紫花，结子聚成覆盆样，子端有芒，先绿后黄，老熟时红紫。味甘酸，可生食，四五月熟，取七八分熟者，去蒂，以酒拌，焙干，研末用。阳痿者多用。有一种木覆盆，乃树上结者，只解酒毒，不补阳，勿用。又有一种蓬蘽，名稻黄莓，其茎粗高，结子大，八九月熟，色紫黑，感秋阴所成者，亦补阴虚，阳虚不可用也。又有一种蛇莓，系蔓生草藤，叶无刺而白毛，结子红，三四月熟，味淡，除解胃热外，余不堪用，沙苑蒺藜二两五钱其形如猪腰子，半截米大，嗅味，似绿豆，炒用。如肝虚滑精者多用，川巴戟天二两酒浸，去骨蒸熟，晒干用。相火不足者多加用，肉苁蓉二两酒洗，去泥甲，但不可过洗尽滑腻，恐伤去肉，隔纸烘干，再称准分两，远志二两甘草汤浸、去骨，仍以甘草汤拌炒干用，取净肉秤准，菟丝子四两择色黑而大者，去净以布袋盛之，洗至水清，以瓦器蒸开肚皮，杵烂做饼，晒干称用，白茯苓二两选结白者，出六英山中，或云南者佳，各处市买切片多有连膜者，非为末水漂，其膜不能去，然过水力已减矣。或用云南整块茯苓，自去膜用，不令见水，盖不切为片，则膜易去，山萸肉二两，去核，取净肉，秤准，酒蒸、杵烂，晒干。精滑者多用，经行多或淋沥不断者多用。肝气抑结者少用，辽五味子二两肝气抑结，肺有热者少用，甘州枸杞五两去梗蒂净，上药共十八味，除精枣二膏，余皆共为细末，徐徐上于精枣膏内，杵和极匀，加炼蜜为丸小豆大，每早空心百沸淡盐汤顺下三四钱，久服愈好。高益谦曰：补阳而专事参附芪硫辈，骤补其火，不惟壮火食气难免，阳长阴消，阴不敌阳，而能寿能子又难。此方药性不寒不热，类多平和，补阳不致阴消，久服长年无疾，效过多人，笔难罄书。

妇科胎前门

胎前保护法

一、妇人怀胎，全赖血以养之，气以护之，宜时常行动，不可过于安逸，使其气血周流，胞胎活动，自然无病。倘若久坐久卧，血凝气滞，致多难产。常见田家劳苦之妇，其产必易，此明证也。

二、宜少食煎炙厚味，以及牛羊驴犬蟹鳖诸毒野兽，并姜椒辛辣热毒发物。惟红苋菜、马齿苋最能堕胎，切不可食。常见糟糠之妇，胎前既无胎动不安之虞，而临产从不见有难产之患，此明效也。

三、宜禁止淫欲。怀孕两月即宜分床，不共夫寝。所以保养胎气，不独临产快利，生子无胎毒，不生疮疖，且多聪明寿考。而善堕胎者，更宜戒之。试看牛马犬豕，一受孕后，绝不交合，从无堕落难产之患，人畜不同，理则一也。

四、宜戒暴怒。口不可出恶言，手不可用鞭挞，恼怒最伤气血，不能养胎以致易于小产。且怒气入胎，生子必多痼疾，是以妊娠总宜心性平和，可保胎安无病，而生子亦多温厚。

五、宜少服药饵。妊妇无病，不必服药，恐不免顾此失彼之弊，即或胎动，必须按照古方平稳之药，斟酌加减服之，切不可误听无知妇女妄用方药，若乱投安胎破气开膈之剂，为害不小。

六、忌酒醉。无论药酒、烧酒，妊娠所当禁戒，酒醉心神昏乱，以致胎动不安。

七、忌负重登高。负重则气血凝，登高则气摇血动，伤胎最易，不仅有虑倾跌之患也。

八、忌洗浴。凡妊娠将近临月不可洗头，不可浴身，不可濯足，最宜严戒，关系非小可也。

胎前总论

凡孕妇脾胃健旺，气血充足则胎安产顺，曷尝用药调理？惟禀不足而气血衰，脾胃弱而劳役过，致诸症百出，不得不资药力矣。昔丹溪先生定补母安胎之方，以补气血为主，以顺气清凉为佐。参术黄芩为安胎之圣药，芎归熟地为补血之良剂，加以苏陈等味定为常服主方。至胎成六月，茯苓性降，不宜多用，黄芪肥胎，不可常加，香附虽快气疏肝，过则耗气无补，砂仁能止呕定痛，多亦动血行胎。此诚先贤之法戒，后学之准绳也，而犹以为未备，因分晰胎前诸症，拟成数十余方，以便临期酌用。

胎前症治

恶阻：凡妊妇一二月恶阻，呕逆烦闷嗜卧，即俗所谓病儿也。此由妇人本原虚弱，平时喜怒不节，寒暑不调，中脘宿有停痰积饮，受孕经闭，饮食相搏，气不宣通，以致心下烦闷，头眩眼花，四肢倦怠，闻食即吐，喜酸嗜鲜，多卧少起，甚至呕逆不食。法当顺气理血、豁痰导水而诸症自除。以加味参橘饮治之。或半夏茯苓汤及苦柚单方亦效。

加味参橘饮：人参一钱，白术二钱，砂仁三分，厚朴一钱，橘红四分，当归一钱，香附五分，甘草三分，姜三片，竹茹一丸。若无力服参，去之亦可。一方加夏曲八分。

半夏茯苓汤：治妊娠脾胃虚弱，饮食不化，呕吐不止，半夏姜汁炒黄、陈皮、砂仁各一钱，茯苓二钱，炙草五分，用姜枣乌梅引。水煎服一二剂。

苦柚单方：治妊娠恶阻，呕吐不食，头晕不敢行步。苦柚皮，不拘多少，煎浓汤饮数杯，即愈。吐甚，加兑生姜汁。

胎动不安各方

凡妊娠二三月，胎动不安者，盖因子宫久虚，气血两弱，不能摄元养胎，致令不安欲堕，急服安胎饮以保之。若先经堕过者，可先服大造丸，继服杜仲丸，庶无半产之患也。

汤氏云：半产多在三五七个月，如前次在几个月堕者，后必如期复然，故当追算前在三个月堕者，须于未堕半月前，先服清热、养气、固胎元之药数帖，以补其虚。五月七月堕者，亦俱于未堕半月前预先服药，方保平安。此据孕后夹热者而言，盖三五七系阳月，缘火能销铄故也。

安胎饮：人参一钱虚者倍用，当归二钱，熟地三钱，条芩一钱，川芎七分，白术二钱，陈皮四分，紫苏四分，甘草四分，元枣二枚。如虚肥人，陈皮去白，加川连五分；脾胃溏泻，加莲子十粒，砂仁五分，川连炒五分，去熟地、黄芩；怒而多泻，加木香三分；渴，加麦冬二钱；怔忡惊悸，加枣仁二钱，益智仁一钱，龙眼肉十个。

大造丸：杞子一两，人参一两五钱，当归二两，麦冬一两三钱，天冬一两，益智仁一两，茯苓二两，五味五钱，熟地姜炒二两，川膝五钱，山药八钱，菟丝子盐水炒四两，川柏盐水炒，共为末，蜜炼丸如桐子大，白汤送下五十丸。

杜仲丸，见前卷九妇科胎前门。

安胎万全饮：如脾胃气弱不能管束其胎，血弱不能滋养其胎，不以日月多少而常堕者，此汤主之，更兼服杜仲丸、胡连丸佳。人参、白术土炒、当归身酒洗、生地、条芩微炒、陈皮、白芍酒炒各一钱，砂仁带壳捶碎、炙草各五分，姜三片，枣二枚，水煎服。

胡连丸：安胎圣药，与杜仲丸同日服，条芩四两沉水者，白术土炒、莲肉去心各二两，砂仁微炒、炙草各一两，共为末，山药五两，作糊为丸如绿豆大，米饮下五十丸。

黑白安胎散：治胎动不安，白术土炒、怀熟地黄九蒸九晒各一两，水煎服。此方妙在用白术以利腰脐，熟地以固根本，药品少而用专，所以取效神也。白术用五钱亦可。

加味四物汤：治因房事过度，触动胎气不安者。

归身酒洗、熟地、阿胶蛤粉炒珠各一钱，砂仁炒、炙草各五分，竹茹一团，水煎，调男子裤裆布烧灰一钱，服，更禁房事。

四物汤：治七情触动胎气不安者，以四物为主，按证加入各药，生地酒浸、归身酒洗、白芍药酒炒各一钱，川芎八分，此四物汤本方，姜枣引，水煎，食前温服。

如因怒伤肝者，加炒黄芩一钱五分，人参、柴胡、甘草各一钱。因忧悲伤肺者，加炒黄芩、炒阿胶、苏叶各一钱，五味子十五粒，炙草五分。因恐伤肾者，加制续断、炒黄柏、炒杜仲各一钱，五味子十五粒，炙草五分，改生地为熟地。因思虑积久不解伤脾者，加土炒白术一钱五分，人参、陈皮、制香附各一钱，炙草五分。因喜乐大过伤心者，加条芩、黄连、土炒白术、去心麦冬各一钱，炙草五分。因跌仆触动者，安胎饮主之。归身、炒白芍各一钱，土炒白术、黄芩、苏叶各一钱五分，炙草、砂仁各五分。

芩术安胎饮：妊娠安胎主方，加减法开后，白术米泔水浸一宿，去芦，切片，晒干，黄土炒香，如脾脉虚弱细软缓大无力，外证饮食少进，恶心呕吐、泄泻等证用一钱五分或两钱若气体强壮，或气郁壅滞、胸腹臌闷、胀满作痛，或素有奔豚、积聚、上攻者忌用，条芩如脉洪盛有力，素多内热，用一钱五分或两钱，如气体虚寒，脾肺脉弱、呕哕泄泻者忌用，当归身酒洗一钱五分或二钱如嗽有痰喘、呕哕泄泻者忌用，如止有泄泻而无别证，以黄土炒用，带壳砂仁微炒五分或七分，内热者三四分，生知母一钱素多内热者，或用一钱五分或二钱，如气体虚寒，呕哕泄泻者忌用，炙甘草三分或四分，以上各秤准，水煎，食远服。

如脉弱虚细或缓大无力，饮食减少，口不知味，溏薄泄泻，加人参一钱或一钱五分，炒白术一钱或一钱五分或二钱，白茯苓一钱，广皮七八分，炒条芩一钱，去知母。如血虚内热，肝肾脉洪数无力，腰疼，腿膝痠软无力者，加熟地三五钱或七八钱，生地二三钱，酒洗芍药一钱或一钱五分，炒杜仲、酒洗当归一钱或一钱五分，炒续断一钱。

如肝肾脉虚细濡弱，腰疼，腿膝麻木冷痛，加熟地三五钱或七八钱，川芎八分，制续断肉一钱，盐水炒杜仲一钱五分，酒洗归身一钱五分或两钱，去知母；如胸腹胀闷，加麸炒枳壳七分，制大腹皮八分，醋制香附米七分；如素多郁怒，加苏梗八分或一钱，醋制香附米八分或一钱，小柴胡七八分，酒洗抚芎七分；如呕哕，加藿香八分或一钱，竹茹六七分，制透半夏八分，陈皮八分，带壳砂仁四五分，煨姜三片，去知母；胃寒呕哕，去条芩、知母、竹茹，加制去黄水吴茱萸三分；如虚烦，加去心麦冬一钱，竹茹七分；如咳嗽，加麦冬一钱，蜜炙桑白皮八分或一钱，去皮尖杏仁八分，前胡一钱，麸炒枳壳八分；如小便淋沥不通，加车前子一钱，赤苓一钱，木通七分，甚者加滑石钱半；如胎动下血，倍加生知母。

安胎万全神应散：治妊妇三月前后或因恼怒，或行走失足，跌损伤胎，腹痛腰胀，一服即安。虽然见血一二日未离宫者，再服无有不愈。倘或先因三四五月内曾经小产过者，将及前月份，又觉腰骨酸胀，急速服下一剂即安。真万全秘方，经验多人。当归酒洗、白术土炒、条芩酒炒各一钱，熟地八分姜汁再浸，酒芍、杜仲盐水炒、阿胶蛤粉炒成珠、茯苓、蜜炙黄芪各七分，川芎六分，砂仁五分连壳研碎，炙草三分，酒水各一碗煎汤，空心服。如胸前作胀，加紫苏、陈皮各六分；或白带或红多，加蒲黄炒、地榆各一钱，艾叶七分；如见红加制续断一钱，糯米一百粒。

凤衣散：治三五七月小产，用头生鸡子抱出小鸡之蛋壳，阴阳瓦焙黄，研细末，如前次小产在何月份，至时预先用无灰酒冲服，可免小产。

苧根汤：治妊妇受胎数月后，胎动、漏胎及子悬症，野苎麻根，孕一月者用一寸，加金银器煎汤服之，立安。

胶艾安胎散：治妊妇顿扑跌挫，胎动下血不止，人参、条芩、阿胶蛤粉炒成珠各一钱，土炒白术钱半，当归酒洗，熟地各二钱，川芎、艾叶各八分，陈皮、紫苏、炙草各四分，姜枣引，水煎服。

止漏绝神丹：治胎漏下血，安胎更妙，土炒白术五钱，熟地一两，三七根末三钱，水煎服。此方妙在三七根末乃止血神品，故用之极效。

阿胶散：治妊妇或因倾扑、或因毒药动胎不安，腰腹疼痛，或有所下。阿胶蛤粉炒成珠、艾叶炒、归身酒洗、川芎、白芎、熟地、蜜芪、炙草，姜枣引，水煎，空心服。

白扁豆散：治孕妇误服诸般毒药、毒物及用毒药攻胎，药毒冲心，其症牙关紧闭，口不能言，两手强直握拳，头低自汗身微热，外症与中风相似，但其脉浮而软，十死一生。医多不识，若误作中风治，必死无疑。用白扁豆三两去皮，生研为细末，以新汲水调下，即效，或米饮调服，或煎汤服亦可。

三物解毒汤：治误服毒药动胎，生甘草、黑豆、淡竹叶各等分，用水煎浓汁服之。

胎动腹痛各方

凡妊娠胎腹动痛者，其症不一，或因饮食冷热动风毒物，或因交感摇动骨节，伤犯胞胎，其症多呕而气不调，或服药太过，血气相感而急痛，宜服顺气补血之药，如加味安胎饮或如圣散。

加味安胎饮：砂仁炒、麦冬各一钱，人参、当归、熟地各二钱，条芩一钱，陈皮、紫苏各四分，甘草三分，白术一钱五分生用，大枣二枚，姜三片，水煎服。此即安胎饮去川芎，加砂仁、麦冬，凡妊娠元气不足，精神倦怠，以致胎动不安，或身微热者，并宜服之，必一日两服，方可平安。

如圣散：鲤鱼皮、阿胶、当归、川断各一钱，熟地三钱，白芍一钱，川芎一钱，甘草六分，加苎根少许，生姜五片，水煎，空心服。

胎漏下血

凡妊娠胎漏，经血妄行，此实胎息未实，或因劳役过度伤动胞胎，或因房室惊触，致令子宫虚滑，经血淋漓。若不急治，日渐胎干，子母不保，急服寄生散、或参归饮、或阿胶济阴汤。

寄生散：寄生、川断、阿胶、香附黑、人参、白术、川芎各等分，加姜五片，水煎服。

参归饮：人参、当归、寄生、生地、熟地、条芩、香附、茯苓、阿胶各一钱，川芎五分，甘草五分，白芍二分，黄芪一钱半，黄杨叶三片，生姜二片，水煎，甚者日进一剂。

阿胶济阴汤：阿胶、白术各一钱，地黄、白芍、当归、川芎各一钱，砂仁带壳五分，条芩、蕲艾各钱半，香附八分，炙草五分，糯米一撮，水二汤碗煎至一碗，温服。如下血块，加地榆；腰痛，加杜仲；触患胞胎，加金银花，一日一夜三服，以防败血攻心。

漏　胎

凡受孕之后，经血不时点滴，谓之漏胎。大率以劳伤气血，虚弱之故，或因恼怒，或炙煿热物所致，宜补中安胎饮。补中安胎饮：条芩、白术、人参各三钱，熟地三钱，当归钱半，白芍一钱，甘草五分，苏梗八分。

跌扑动胎

凡妊娠跌扑胎动，下血不止，急服安胎参苏饮。安胎参苏饮：人参、蕲艾、川芎各三分，当归一钱，条芩、白术生用各二钱，陈皮、紫苏、生甘草各四分，阿胶一钱。有外感者，加葱白四寸；腹痛，减蕲艾，加砂仁四分。

小便带血

凡妊娠小便中带血，此缘形体劳发，或过食煿炙之物所致，宜清膀胱之火，服加味逍遥散。加味逍遥散：当归、白术各二钱，柴胡、白芍各一钱，丹皮、茯苓、栀子各七分，生甘草八分，加灯心七茎。

子淋

凡妊娠小便淋漓，或小便短涩，此由调摄失宜，酒色过度，伤损荣卫，致令子宫虚弱而然，又或下焦有热而闭塞，名曰子淋，宜安荣散。安荣散：当归二钱，滑石一钱，通草一钱，人参三钱，麦冬三钱，茯苓皮一钱，生甘草、灯心各五分，水煎服下，一方除灯心，用灯心汤下。

又方：用桑螵蛸为末，每服二钱，空心米汤下。

又方：用陈米淘浓泔，炖服之。此方并可治男癃闭。

按：此症由饮食无忌、热积膀胱者居多，汤氏用古芎归汤加木通、麦冬、人参、灯心、甘草、滑石治之。

子肿

妊娠浮肿，羌活，萝卜子，二味同炒香，只取羌活研末，每服二分，温酒送下，一日一服，二日二服，三日三服。

凡妊娠面目虚浮，四肢有水气，此名子肿，盖由脾胃虚弱所致，宜全生白术散或鲤鱼汤。或用卷九加味五皮汤、茯苓汤。

全生白术散：人参一钱，白术二钱，茯苓皮八分，甘草三分，当归二钱，川芎六分，紫苏、陈皮各四分，生姜三片，水煎服。

鲤鱼汤：鲤鱼不拘大小两三尾，洗，去鳞，用水煮熟，去鱼，每服用汤一大钟煎后药服之。当归、白术各五钱，茯苓四钱，陈皮二钱，每服四钱，加姜七片，投鱼汤内煎服，以愈为度。

汤氏云：子肿于五六月时多有之，其或腹大高过心胸，气不安，此由胎中蓄水所致。若不早治，必然生子残疾，子母难保，宜鲤鱼汤，仍尝煮鲤鱼粥食之。

子　满

凡妊娠腿膝浮肿，脚面足指甚至出水，气促满闷，此由脾虚不能制水，血化成水所致。名曰子满，又名子气，宜加味天仙藤散。如脾气弱甚，宜补中益气汤兼服，或用卷九子满束胎饮。

加味天仙藤散：天仙藤洗，略炒六分，木瓜一钱，香附六分，紫苏、陈皮各四分，乌药七分，甘草三分，水煎。虚甚加人参一钱，当归、白术各二钱。

补中益气汤：人参、炙芪各钱半，炙草五分，白术、归身各一钱，陈皮七分，柴胡、升麻各三分，水煎服。

按：妊娠七八个月，两足浮肿，乃胞浆水湿下流之故。其微肿者名曰皱脚，得之易产，其肿甚或出黄水者，始服前方。

子　悬

凡妊娠胎气不和，上凑心腹，满痛难忍，谓之子悬，以紫苏散治之。

紫苏散：紫苏、陈皮、白术、腹皮、当归、川芎各等分，人参、甘草各减半，姜五片，葱白五寸，水煎，空心服。一方以莲房烧灰，酒送下，愈。

安胎顺气饮：即前方去腹皮，加砂仁三粒，木香三分磨汁，加姜煎。

按：受孕至四五个月，斯时相火养胎，火盛胎热，则气凑心，多有此症。

又，子烦，凡妊娠心惊胆怯，烦闷不安，名曰子烦，宜服竹叶安胎饮。竹叶安胎饮：人参三分，白术、条芩、当归各二钱，枣仁、远志各八分，陈皮三分，川芎七分，生甘草四分，生地钱半，麦冬一钱，竹叶十片，姜枣引。有痰，加竹沥、姜汁；虚甚，加人参倍用；泻，加芡实，减生地。

按：此症亦多在四五月之时，相火用事，或因夏令君火盛行，俱能乘肺以致烦躁。汤建中云：因相火者加知母，因君火者加川连。

子　嗽

凡妊娠子嗽，因外感风寒者，参苏饮去人参、半夏，加桑皮、杏仁。因火乘肺金者，二陈汤去半夏，加芩、连、枳壳、贝母。痰而喘者，加蒌仁、前胡、桑皮。如咳嗽吐血不止者，用生地饮。如风壅相攻，胸满久嗽者，用百合散。

加减参苏饮：苏叶、杏仁、橘红各一钱，枳壳炒七分，前胡八分，木香三分，桔梗、干葛各七分，桑皮七分，甘草四分，水煎，喘加蒌仁二钱。

加减二陈汤：枯芩二钱，川连、橘红、川贝、茯苓、桑皮各一钱，前胡七分，枳壳八分，甘草五分，瓜蒌一钱。

生地饮：生地三钱，犀角三分，白芍、知母、天冬、麦冬各二钱，黄芩八分，桔梗八分，当归二钱，紫菀一钱五分，甘草四分，喘加瓜蒌一钱。

百合散：百合二钱，桑皮七分，前胡八分，桔梗七分，芍药一钱，赤苓八分，贝母一钱，橘红一钱，甘草五分，生姜引，水煎。一方有紫菀、款冬。

子　疟

凡妊娠病疟，多由营卫虚弱，脾胃不足，或感风寒，或伤生冷，传为疟疾，名曰子疟，宜服驱邪散。热多寒少者清脾饮去半夏，寒多热少者人参养胃汤去半夏，久而虚者四兽饮主之，合卷九妊疟参看。

驱邪散：藿香、白术、茯苓、甘草、草果少许、知母、橘红、砂仁，姜枣引，如有表邪者，加苏叶八分，葱白五寸，一方加柴胡八分。

清脾饮：白术、茯苓、知母各一钱，青皮四分，厚朴八分，黄芩二钱，甘草五分，生姜为引，水煎服。原方有柴胡。

人参养胃汤：人参、苍术、藿香、厚朴各一钱，陈皮钱半，草果六分，茯苓二分，炙草五分，姜引，一方加乌梅一个。

四兽饮：人参二钱，白术土炒二钱，茯苓二分，炙草五分，陈皮钱二分，草果八分，元枣三枚，姜三片，乌梅三个。

子　痫

即胎疯，一名儿晕，又名痉。小儿有五痫，每脏各有所属，心痫其声如羊，肝痫其声如犬，脾痫其声如牛，肺痫其声如鸡，肾痫其声如猪。

凡妊娠口噤项强，手足挛搐，言语謇涩，痰涎壅盛，不省人事，名曰子痫，切不可作中风治，宜服加味羚羊角散。如无痰涎，言语如常，但见中风形状，此缘血少类风，概以风药服之，贻害不浅。

加味羚羊角散：羚羊角、当归、防风、独活、茯苓、枣仁、五加皮各一钱，米仁五分，杏仁八分，甘草、木香各三分，葱白五寸，姜五片，煎服。虚加人参，痰加竹沥、姜汁，脾虚加炒白术。

子　喑

喑音因，哑也。《史记·淮阴侯传》虽有舜、禹之智，吟而不言，不如喑聋之指摩也。

凡妊娠三五个月，忽失音不语者，胞络脉绝也。名曰子喑。盖胞系于肾，肾脉贯舌，故失音。此非药可治，分娩即自出声，无须服药。

汤建中先生云：前症俱由妊娠脾土不运而生湿，湿生痰，痰生热，热生风，如子肿湿也，恶阻痰也，子烦、子淋热也，子痫风也，子悬气也，转脬虚也。治法虽有清热消痰、渗湿顺气、疏风补虚之不同，总不外去邪保胎四字为总诀。

外感风寒

凡妊娠外感风寒，浑身壮热，眼花头旋，此因风寒格于肌表，侵入脾胃，伤损荣卫，是以憎寒发热，头疼眼痛，甚至心腹烦闷，不可妄投峻剂，只宜芎苏散表其寒邪。

按：妇人天癸未行属少阴，天癸已行属厥阴，天癸已绝属太阴。胎产之病治厥阴者，溯化之源者也。故《机要》曰：胎产病当从厥阴经论，毋犯胃气及上二焦，谓之三禁，不可汗，不可下，不可利小便是也。汗则痞满，下则伤脾，利小便则内亡津液，中州枯燥。故受孕三五个月时，一毫辛散滑利不得，惟七八月后，倘有闭结，乃敢稍施以滑利之剂，故上云不可妄投峻剂。

加味芎苏散：紫苏、羌活、陈皮、麦冬各一钱，川芎、白芍各八分，干姜、生草各五分，加生姜三片，水煎服，胎前宜清凉，干姜还须忌用。

霍乱吐泻

凡妊娠霍乱吐泻，心躁腹痛，宜服六和汤。六和汤：藿香、砂仁各五分，陈皮、茯苓各四分，人参、木瓜各一钱，扁豆二钱，杏仁十粒，甘草四分，夏曲六分，姜三片，枣二枚，竹茹一丸。

下痢

凡妊娠下痢赤白，缘生冷伤脾，郁积伤胃，以致湿热相干，气血凝滞。其湿热伤于气分则下白积，伤于血分则下红积，腹鸣后重，下利频频，急服姜连丸治之。如腹中疼痛，心下急满，宜当归芍药汤。

姜连丸：川连、白术、砂仁各一两，枳壳炒五钱，阿胶、炮姜、川芎各一两，乳香三钱另研，共为末，加盐杨梅三枚，醋少许，打糯米糊为丸如桐子大，每服四十丸，白痢淡姜汤下，赤痢甘草汤下，赤白痢甘草生姜汤下。按：赤痢可加银花，白痢腹痛可加青皮，姜炒川连亦必不可少，不必分赤属热，白属寒，拘泥于姜汤、甘草汤送下也。

当归芍药汤：当归、白芍、枳壳麸炒、山楂各一钱，厚朴八分，陈皮六分，木香三分，甘草四分，黄芩二钱，水煎。忌生冷。

热 证

凡妊娠病热，呕吐不食，胸中烦躁，宜安胎凉膈散。如热甚发赤黑斑，小便如血，胎渐落将危者，亟以栀子石膏汤救之，迟则堕矣。如火热壅极，心烦口渴者，宜清心润肺汤。

安胎凉膈散：治热呕。知母、麦冬、人参、芦根、葛根、黑栀、竹茹、葱白，水煎服。

栀子石膏汤：栀子、黄芩、生地各二钱，石膏四钱，青黛一钱，升麻四分，豆豉一钱，葱白三寸，水煎服。按：本方治发斑，可加元参、连翘各二钱。

清心润肺汤：黄芩、栀子、麦冬各二钱，知母、花粉、人参各一钱，甘草五分，犀角三分，姜枣引。按：方内用人参，恐得补而益炽，治热之方去之为得。

因怒满闷

凡妊娠因多怒气，胸膈满闷，或服顺耗气药太过，以致满闷益增者，宜散气消闷散治之，乌药、香附、枳壳、砂仁等皆当少用。

散气消闷散：人参一钱，白术二钱，川芎、木香磨汁、苏叶、条黄芩、甘草各三分，姜三片，水煎服。

小腹重坠作痛

凡妊娠腹痛时作，小腹重坠，此缘气虚下陷，间有兼寒者，宜加味安胎饮治之。加味安胎饮：白术、熟地、当归各二钱，陈皮、苏梗、川芎、甘草各四分，砂仁五分。兼寒者，加吴萸五分，干姜五分，水煎服。

小腹虚胀闭滞

凡妊娠小腹虚胀，因食硬物伤胎，胎既受病，传于脾胃，胃气虚冷，下逼小肠，若奔豚腰重，大便闭涩，两胁虚鸣，宜服胜金散温中下气，胎自安矣。胜金散：吴萸、陈皮、军姜炮即制军、干姜、川芎各二两五钱，厚朴、砂仁、甘草各三钱，共为末，每服二钱，盐汤送下。

胎冷腹痛欲泻

凡妊娠胎冷腹胀，两胁虚鸣、脐下疼痛欲泻，小便频数，大便虚滑，此因胎已成形而多食瓜果生冷之物，或当风取凉，受不时之气，致令子身不安，皮毛刺痛，筋骨拘紧而母有此病，急宜安胎和气饮治之。安胎和气饮：诃子面煨、白术各二两，橘红、白芍、木香各五钱，良姜炒二钱，炙草三钱，姜二片，陈米一撮，每服五钱。忌生冷。

胎惊心悸气促胀痛不安

凡妊娠心神松悸，睡梦多惊，胁腹饱胀，过时连脐急痛，气促不宁，此是胎气既成，五脏安养已久，或因气闷，或因喧呼，致令胎惊，筋骨伤痛，四肢不安，急以大圣散治之。大圣散：当归、川芎、麦冬、茯苓各二钱，炙芪、人参、甘草各五分，姜三片，水煎。

头旋目晕痰壅将危

凡妊娠头旋目昏，腮项肿硬，此因胎气有伤，热毒上攻，沉痛欲呕，背项拘急，致令眼昏生花，若加痰壅，危在片时，急以消风散治之。消风散：雨茶、甘菊、羌活、石膏、当归、川芎、羚羊、白芷、荆芥、防风、甘草，加姜煎，食前服。

两目不明腮项肿满

凡妊娠将临月，忽然两目不明，灯火不见，头痛项肿，不能转颈，此由常居火阁，衣襟卧褥，伏热在内，或服补药热物太过，致令胎热，而肝脏壅极，风热上攻入脑，故见此症，急以天冬饮子治之。大忌酒蒜炙煿油腻一切辛热发物，否则眼不复明矣。

天冬饮子：天冬、荆芥各一钱五分，当归、川芎、熟地、白芍、茯苓、知母各二钱，人参六分，五味十四粒，防风、茺蔚子各一钱，目病退，间日一剂，初服大约每日一剂耳。

遍身刺痛喘筋挛

凡妊娠遍身刺痛胀满，此由五脏不利，血气虚羸，因食生冷，或发热憎寒，唇白面青，筋脉拘挛，骨节痠疼，皮毛干涩，气急上喘，大便不通，呕吐频频，此危症也，急以平安散保之。平安散：厚朴、陈皮、熟地、甘草、川芎、木香、姜三片煨，盐一撮，水煎服。

因失血类中风症

凡妊娠因吐血衄血衄音肉，刃伤也，或被伤失血，蓦患口噤，项背强直，类中风症，宜服加减安胎饮。加减安胎饮：人参、白术、麦冬、当归、熟地、天麻各二钱，防风、荆芥各一钱，陈皮、甘草各五分，姜三片，水煎服。

心烦腹胀百节酸痛小便闭涩

凡妊娠面赤口干，舌苦心烦腹胀，或百节酸痛，小便不通，此由恣意饮酒及水果、鱼肉一切腥膻热毒之故，以归凉节命饮治之。归凉节命饮：苧根、白芍、当归、川芎、麦冬各一钱，白术生用钱半，砂仁五分，甘草六分，黏米一撮。中酒者，加葛根一钱；积食加山楂、麦芽各一钱；小便闭，加赤苓、腹皮各一钱，葱白引。

半　产

凡妊娠月未足而半产者，由气血弱，脏腑皆虚，加以病患感冒、情欲相扰，以致精血攻冲，侵损荣卫，而胎无所养，与枯枝落果无异。如既堕以生化汤加减治之，未堕而血行腰痛，急以十圣散连进数帖，或芎藭补血汤。

十圣散：人参、黄芪各二钱，当归、白芍、川芎、熟地、白术各一钱，砂仁五分，川断七分，甘草七分，姜一片，枣一个，食过服。忌恼怒生冷一切辛热等物。

芎藭补血汤：川芎、白术、阿胶、白芍、杜仲、人参、黄芪、五味、木香、甘草，加姜一片，枣二枚。

腹中儿啼

凡妊娠临月或九个月，腹中儿啼者，缘儿在母腹，口含脐带，随母呼吸，妊母或将手扳高取物，提出儿口脐带，故鸣，但令其母如男子作揖，使脐带仍入儿口，即不鸣矣。

一方：煎黄连浓汁呷之，黄连二钱，甘草一钱，煎水服之。

又法：急令妊妇自己用扫帚扫地，以愈为度。

转脬

凡妊妇将足月，脬为胎压，转在一边，以致脐下急痛，小便不通，但升举其胎，则脬仍还旧而水道自通，宜六君子合四物汤去茯苓、半夏、陈皮，探吐以提之，不宜专用滑渗之药。产后亦有此症，捣葱白铺于脐上，灸之，立效。

六君子汤：半夏姜制二钱，陈皮去白，茯苓一钱，甘草五分，人参、白术。

四物汤：当归酒洗，生地三钱，芍药二钱，芎䓖钱半。

瘦胎方不可服辨

凡妊娠临产艰难者，大率由口餍甘肥，身耽安逸，既饱即卧，遂令胞胎肥厚，行动气急，以致临盆难产，宜于胎将足月之时，时时动作，勿嗜肥鲜，勿贪坐卧，勤行勤走，此即是不药而滑胎之妙法也。乃世医咸谓安胎之后，必须更进滑胎方，始为无弊。岂知滑胎名目昔人原为湖阳公主而设，盖以贵家居养丰逸，身体肥盛，诚恐躯脂凝结，胞系坚固，特借此以稍疏其肥滞耳。若平等妇人，一母之气血分荫其胎，尚虞不敷，岂可再用瘦胎乎？

附增异症

腹中儿啼，煎黄连汁，呷下。或青黛亦效。

腹中作钟鸣或哭者，用多年空房内鼠穴中土为末，或酒下，或干噙之，即止。

有脏躁悲伤惨戚呕下者，大麦、甘草、大枣煎服。

有自哭自笑者，红枣烧存性，米饮下。

妊妇出痘麻疹各方已见卷二十一痘科门。

体元子借地法

凡孕妇临月，择天月二德吉日，令善书者先期斋戒三日，至日汲新水研朱于黄纸上，焚香书曰：东借十步，西借十步，南借十步，北借十步，上借十步，下借十步，壁方之中，四十余步，安产借地，或有污秽，或有东海神王，或有南海神王，或有西海神王，或有北海神王，或有日游将军，白虎夫人，远去十丈，轩辕招摇，举高十丈，天符地轴，入地十丈，令地空闲。产妇某氏安居，无所防碍，无所畏忌，诸神拥护，百邪速去，急急如律令。书毕，贴孕妇墙壁上，则不须避忌矣。

胞漏并小产论

凡妊娠经水壅之以养胎，蓄之以为乳。其冲、任气虚，不能约制，故月水时下，名曰胞漏，血尽子死。然亦有妊妇血盛，月信常来而胎不动，俗呼狗儿胎也。若以胎漏治之，则胎必堕，若不以胎漏治之，其胎未必堕。亦有脉见滑数而别无风热病，经脉如常，但较前略少。此因胎小血盛有余而然。俟迟至三四月外，儿大能饮，经脉自止。今常见怀胎七八月而生子者，人但以血止为度，谓之不足月，然其受胎于未止之前，至此而足月，人实不知也。又有壮盛孕妇，按月去血点滴，若无腰痠胎动，不须服药，此血气强盛，至四五月后自然经止。如孕妇虚羸，腰常痠痛，并胎动而按月下血点滴，或下血不止，此非血有余，乃胎漏也。宜服加味补中安胎饮。又云：胎漏多因于血热，然亦有气虚血少，服凉药而下血益甚，食少体倦者。此脾气虚而不能摄血也，宜归脾等方加减，当以脉候察之。

凡堕胎之病，多在三五七月，如前次三月曾堕，后必如期乘其所虚而亦堕。必预服尊生安胎饮或胎元饮加减用之，或泰山磐石散、安胎万全神应散等方，对症择用，以预防之，须常服过七月，可无患矣。更宜戒房欲气恼劳役煿炙诸食。又有受孕一月即堕者，人皆不觉，止知其为按月经行，不知暗堕于中矣。凡人经尽初交得孕后，最宜将息绝欲，若再交接以扰子宫，其胎或一月三五月必堕。试思驴马有孕，牡者近则踢之，名曰护胎，所以绝无小产之患，人可不慎欤？至若劳怒举重亦堕，洗下体则窍开亦堕。今之无子者，大半一月堕胎，非尽不受孕也。至于顿扑伤动胎气，宜服胶艾安胎散。

三四月前胎未成形，名曰堕胎。至五六月后，胎已成形，名曰半产，俗人均曰小产。总属妊妇气血虚弱，胎元不固。盖气虚则提摄不固，血弱则灌溉不周，多致小产。况妇人肾以系胞，而腰为肾之府，腰痛则堕，不可不防。凡治胎漏者，当预培其根，宜用千金保孕丸，又有止漏绝神丹，治漏胎甚效。大凡孕妇暴下水者，其胎必堕，若徐徐下水，可用补气安胎药治之。有胎漏黄浆，或如豆汁，胎动腹痛，乃肝脾湿热，用升阳除湿汤，大全治用黄芪一两，川芎一钱，糯米一合煎服。要知小产与大产不同：大产如果熟自落，栗熟自开，半产如生摘其瓜，生剥其栗，岂不较正产为尤重耶？人皆疏忽不以为重，而轻易视之，因而致病者不少，因而致死者恒多。然此证始因敛血以成胎，继因精血以长养，终因精血不足而萎堕，故瘀血甚少。倘有腹痛，成块有形，多属血虚气逆，惟有先用生化汤去瘀生新为妙，后须大加温补。若但知消瘀破滞，则逆气愈攻而愈升，多致不救，戒之戒之。妊妇三月后，尺脉或涩或微弱，胎必不固。惟脉洪盛者，胎不堕耳。所以《脉诀》内云胎脉弦牢滑利安，沉细而微归泉路，正此之谓也。虽半产皆气血不足，然有禀质偏阴偏阳或寒或热之异，自当凭脉调治。如阴虚内热而用艾、附、白术、砂仁温暖之剂，则阴道愈消，如草木之无雨露，自然枯萎；如阳虚内寒而用芩、芍凉血之剂，则脾胃虚寒，气血亦弱，犹果实春夏易生，秋冬少结也。总之，三月以前宜养脾胃，四月以后宜壮腰肾，补血顺气，佐以清热，此大法也。

加味补中安胎饮：凡妊妇元气壮盛，受胎后尚有经来数点，乃血气盛故耳。若不腰痛胎酸，不必服药，如虚羸孕妇，下血不止，或按月下血点滴，名曰胎漏，多因劳而气血两虚，或喜食煿炙热物过多而致。宜谨房事，并服补药以保全也。人参一钱，白术土炒、当归酒洗各二钱，川芎、黄芩各八分，紫苏、陈皮、砂仁碎、炙草各四分，姜一片，水煎服，渣再煎。

归脾汤附加味归脾汤、济生归脾汤：治心脾郁结，经闭发热，并治脾虚不能摄血，致血妄行。又经带胎漏等证，由于劳伤心脾、发热体倦、食少不眠、怔忡惊悸等证。人参、白术土炒、茯神、枣仁炒、龙眼肉各二钱，黄芪一钱五分炙，归身、远志肉甘草水制各一钱，木香、炙草各五分，姜枣引，水煎服。加柴胡、栀子，名加味归脾汤。柴胡易丹皮，名济生归脾汤。

尊生安胎饮：治血虚有火，曾三月堕胎，宜服此方。并预防五月七月之堕，亦治胎动、胎漏。归身酒洗、白芍酒炒、熟地、生地、砂仁、阿胶炒珠各一钱，杜仲盐水炒去丝、白术土炒各二钱，条芩一钱五分，续断肉八分酒制，川芎、陈皮、苏梗各五分，水煎服。见血加炒地榆、炒蒲黄各一钱，腹痛或下坠，砂仁、白芍、熟地倍加，分两服之，用枣肉为丸服亦可。

景岳胎元饮：治妇人冲任失守，胎元不安不固，随症加减，或间日或二三日服一二剂。人参随宜、当归酒洗、杜仲盐水炒断丝、白芍酒炒各二钱，熟地二三钱，白术一钱五分土炒，陈皮七分无滞者不必用，炙草一钱，水一钟，煎七分，食远服。如下元不固而多遗浊者，加炒山药、炒补骨脂、五味之类；如气分虚甚者，倍白术，加炙黄芪但芪术气浮，能滞胃口，倘胸膈有饱闷不快者，须慎用之；如虚而兼寒多呕者，加炮姜七八分，或一二钱；如虚而兼热者，加酒炒黄芩一钱五分，或加生地二钱，去杜仲；如阴虚小腹作痛，加枸杞二钱；如多怒气逆者，加制香附无妨，或砂仁亦妙；如有所触而动血者，加制续断肉、炒阿胶各一二钱；如呕吐不止，加制半夏一二钱，生姜三五片。

泰山磐石散：见前卷九。治妇人血气两虚，或肥而不实，或瘦而血热，或肝脾素虚，倦怠少食，屡有堕胎之患，此方平和，兼养脾胃气血。觉有热者，倍黄芩，少用砂仁；觉胃弱者，多用砂仁，少加黄芩。更宜戒欲事恼怒，远酒醋辛热之物，可永保无堕。

经验易产丸：酒炒续断一两，土炒怀山药一两，制川芎五钱，酒炒全当归二两，川杜仲一两用糯米粥拌匀晒干，炒去丝，共研细末，用桂圆肉五十枚，煎浓汁和蜜为丸，分作三十丸，凡怀孕甫交九个月，每早用米汤服下一丸，服完临产易产，可免腹痛，生下小儿亦可强健。此方灵验异常，幸勿轻视。

妇科临产门

临　产

妇人生产，乃造化自然之理。俗所谓瓜熟蒂落，原属平常易事，毋庸惊疑。但竟有难产者，皆因临期坐草太早，只知急急用力催生，以致横生逆生，种种难产，伤害母子，或在顷刻，或迟日月，可不慎乎？胎前固宜保护，而临产尤不可不细心讲究也。《达生篇·六字真言》云：一曰睡，二曰忍痛，三曰慢临盆。

初觉腹痛，先自家拿稳主意，要晓得此是人生必然之理，极容易之事，不必惊慌。但看一阵不了又痛，一连五六七阵，渐痛渐紧，此是要生，方可与人说知，以便伺候。若痛得慢，则是试痛，只管安眠稳食谓照常眠食也，不可乱动。此处极要著意留心，乃是第一关头，不可忽略，若认作正产，胡乱临盆，则错到底矣。

此时第一要忍痛为主。不问是试痛是正产，忍住痛照常吃饭睡觉，痛得极熟，自然易生。且试痛与正生亦要痛久，看其紧慢方辨得清，千万不可轻易临盆坐草，揉腰擦肚，至嘱至嘱。再站时宜站稳，坐时宜坐正，不可将身左右摆扭。须知此处要自家作主，他人替不得，与自家性命相关，与别人毫无干涉。

附：《医宗金鉴·坐草》条云：凡产妇坐草，最要及时，不可太早，若见儿身未顺，宁可迟迟，宽心以待。倘坐草太早，非正产之时，妄使产母用力，往往逼胎不正，遂致横生倒生者有之，虽悔无及矣。

到此时必要养神惜力为主，能上床安睡，闭目养神最好。若不能睡，暂时起来，或扶人缓行，或扶桌站立片时，疼若稍缓，又上床睡。总以睡为第一妙法。但宜仰睡，使腹中宽舒，小儿易于转动，且大人睡下，小儿亦是睡下，转身更不费力。盖大人宜惜力，小儿亦宜惜力，以待临时用之，切记切记。

附：若胎前喜于安睡，或嗜厚味或气郁气滞者，临产宜略行动。

增：临产忌侧睡，妨儿转身。无论迟早，切不可轻易临盆用力，切不可听稳婆说孩儿头已在此，以致临盆早了，误尽大事。此乃天地自然之理，若当其时，小儿自会钻出，何须着急？因恐小儿力薄，其转身时，用力已尽，及到产门不能得出，或亦有之，宜稍用力一阵助之，则脱然而下。盖此时瓜熟蒂落，气血两分，浑身骨节，一时俱开，水到渠成，不假勉强，及至生下，即产母亦不知其所以然矣。

或曰：大便时亦须用力，如何生产不用力？不知大便呆物，必须人力，小儿自会转动，必要待其自转，不但不必用力，正切忌用力。盖小儿端坐腹中，及至生时，垂头转身向下，腹中窄狭，他人有力难助，要听其自家慢慢转身到产门，头向下，脚向上，倒悬而出。若小儿未曾转身，用力一逼，则脚先出，以为诧异，且赠之美名曰脚踏莲花生。或转身未定时用力一逼，则横卧腹中，一手先出，又名之曰讨盐生。即或转身向下，略不条直，用力略早，亦或左或右偏顶腿骨而不得出。不知此等弊病，皆是时候未到，妄自用力之故。奉劝世人万万不可用力。然亦非全不用力，但当用力只有一盏茶时耳，其余皆不可乱动者也。如大便未到其时，纵用力亦不能出，而况于人乎？

或问：何以知此一盏茶时而用力乎？曰：此时自是不同。若小儿果然逼到产门，则浑身骨节疏解，胸前陷下，腰腹重坠异常，大小便一齐俱急，目中金花爆溅，真其时矣。当于此时临盆，用力一阵，母子分张，何难之有？

附：凡儿之生，自有其时，时至则儿身转顺，头顶正当产门，胞浆大来，腰重腹痛，谷道挺迸，产母中指中节或末节跳动，此方为正产之时，方可临盆用力送儿自顺生矣。

或曰：小儿会钻出之说，到底未敢尽信。不知古人曾言及否？曰：古人立言，不过撮其大要，安能事事而悉言之。只要后人能体会耳。观瓜熟蒂落四字，即知小儿自会钻出。观揠苗助长四字，即知将试痛认作正生之弊矣。夫哺鸡日足，自能啄壳而出，岂有催生之神药，稳婆之妙手乎？古人谓有迟至三四年而后生者，此是不肯钻出耳，既自不肯钻出，谁能强之？自要钻出，谁能御之？

或曰：早一时断乎不可动矣，不知迟了一时可不妨否？曰：不妨。若果当其时，必无不出之理。然或偶有不出者，则是小儿力尽不能得出，宜令上床安睡，使小儿在腹中亦安睡，歇力少刻，自然生矣。

或曰：倘或儿到产门而大人睡下，岂不有碍？曰：更好。盖小儿向下时，而大人坐立，则小儿倒悬矣，岂能久待？今大人睡下，儿亦睡下，有何妨碍？又曰：倘或闷坏奈何？曰：他十个月不闷，今乃闷乎？

附：儿未脱胞者不闷，若已出胞，不免闷坏，急宜产下。凡儿粪先出产门，或稳婆已将手摸见儿发儿足者，即可知儿之已经脱胞也。

或问：忍疼过久，或亦不妙？曰：最妙。从不闻妇人私产而难产者。或谓有神护佑，非也。总因胎起于私，怕人知觉，只得极力忍痛，痛到没奈何时，自脱然而出。其理甚明，有何疑虑？

或曰：不宜用力，已闻教矣，不知先误用力，已至横生倒产，有何法治之否？曰：急令安睡，用大剂加味芎归汤服之，将手足缓缓托入，再睡一夜，自然生矣。又曰：托之不入，奈何？曰：若肯睡，再无托不入之理。若到此时仍不许他睡，又或动手动脚，乱吃方药，吾未如之何矣。

附：薛氏治法，横生儿先露手臂也，令母正卧，以手徐推儿臂下体，令其正直，复以中指摸其肩，勿令脐带绊系，即生。

逆生儿先露足也，令母正卧，以手徐推其足，仍推儿转正，即生。

偏生儿头偏在一边也，亦照前法徐正其头即生。或儿头后骨偏在谷道旁，徐推近上，即生。

碍产儿，头虽正但不能下，盖因胎转或脐带绊肩所致，用中指按儿两肩，理脱脐带，即生。

坐产儿将欲生，其母疲倦，久坐椅褥，抵其生路，急用巾带高悬，令母以手扳之，轻轻屈足，良久儿顺，即生。

沥浆生，又名沥泡生，浆流一二日不产，或至数日外亦无妨。惟安睡俟浆流渐少，或流尽当自生耳。切勿惊恐，勿动手法。或有浆水流尽，气机仍阻，致胎干难产者，此不得仍听其自然，急用大料四物汤约二三斤，以大锅在房内煎熬，使药气满房，口鼻吸受以滋益之。服加味芎归汤，倘服一剂未效，每停片时，可再进一剂，连连服之，以生为度。此言胎干而未脱胞者也。若儿已脱胞者，可兼令明干稳婆动手取下为妥。

增：畴城医生王珠云：有郑仙姐者，稳婆能手也。据云惟横生必须推正，侧生切不可推转，但候其两足齐下，用法拨儿两手向上亦易生，收生得法，母子俱可无恙。又云：脐带绊肩，不用指拨，于生无碍。盖脐带有缠于腰身者，有缠于头者，且缠头有二三转而儿不能啼者，去之即啼，存之以备一说。

或问：盘肠生是何缘故？曰：是用力之过。盖因产母平日气虚，及到临时用力努挣，浑身气血下注，以致肠随儿下，一次如此，下次路熟又复如此，若能等待瓜熟蒂落之时，何得有此怪异？

附：盘肠生，临产母肠拖出，及儿已产下，其肠有仍不收者，急以芝麻油抹之，以防风袭。用蓖麻子四十九粒去壳捣烂，涂产母头顶心上，内服升补之剂，如补中益气汤或十全大补汤、八珍汤等，倍加升麻以升补之，其肠自收。待肠收上，急将头顶蓖麻洗去勿缓。或为风吹干不能收者，以磨刀水少许温热涂润其肠，一面用上好磁石煎汤服之，肠即收。磁石，俗称吸铁石，须阴阳家用过有验者，乃佳。俗以水喷产母面背，令其惊而肠收。然惊则气散，恐致害，戒之。盘肠生经过一番，则下次怀胎五六个月便须预服补中升提之药，庶几临盆可免。

或曰：有一痛便生，令人措手不及考，此又何也？曰：此乃正理，何足为异！盖胎气已足，母子两分，儿自要出，虽欲留之而不可得，人人皆是如此，皆各有此一时，只要忍耐得住，等待此一时耳。

或曰：稳婆不必用乎？曰：既有此辈，亦不能不用，但要我用她，不可她用我，全凭自家作主，不可听命于彼耳。大约此等人多愚蠢，不明道理，一进门来，不问迟早，不问生熟，便令坐草用力，一定说孩儿头已在此，或令揉腰擦肚，或手入产门探摸，多致损伤，总以见她功劳，不肯安静。更有一等狡恶之妇，借此居奇射利，祸不忍言矣。

按：吴越之间谓之稳婆，江淮间谓之收生婆，徽宁间谓之接生婆。按收接二字之义，因其年老惯熟，令之接儿落地，收儿上床耳，原非要她动手动脚也。每见富贵之家，预将稳婆留在家中，及到临时稍不快利，前门后户，接到无数，纷纷攘攘，吵成一片，所谓天下本无事，庸人自扰之。

附：临产之家，必用收生婆，须预先择老成历练明白经事之人，无故切勿令其先使手法如试水探浆等事，但嘱令宽心静耐以待生时可也。

或问：临时有经验之药亦可用否？曰：不用。从前奇方，莫过鼠肾兔脑丸，今时盛行，莫过回生丹。非谓其不效而不用也，总用不着耳。既不用力，又不动手，又有睡法佐之，他自会生，何消用药，纵有不顺，睡为上策。

附：睡固上策，然亦略须活动。

或曰：服药有益无损否？曰：安得无损？鼠兔两丸，大耗气而兼损血，回生丹大破血而兼损气。盖鼠兔例用香窜之药，产时百脉解散，气血亏虚，服散气药，儿已出而香未消，其损多矣。且令毛窍开张，招风入内，祸不可言。回生丹以大黄、红花为君，其余亦多消导之品，血已耗而又大破之，多致产后发热等病，遗患无穷，都只谓产后失调，谁复归咎于药？

按：此数方古今称为神灵奇宝者尚然如此，其他可知。送药者本是善念，但知其利，不知其害耳。

或问：总无可用之药乎？曰：有。只须加味芎归汤、佛手散两方，用之不尽矣。盖胎时全要血足，血一足如舟之得水，何患不行。惟恐产母血少，又或胞浆早破，以致干涩耳。今两方皆大用芎归，使宿血顿去，新血骤生，药味易得，随地皆有，且使身体壮健，产后无病，真正有益无损。此皆先贤洞明阴阳之理，制此神方，以利济天下后世。奈世人贵耳贱目，以为平常而不用，必求奇怪之药而后用之，只要奇怪，不论损益，岂不可叹？

附：妊娠力旺胎足，本不必催生。所谓催生者，不过助其气血而利导之耳。故加味芎归汤、佛手散二方诚为上药。若气虚者，临期之独参汤尤为第一。临盆时，再宜预备陈米饮汤，倘药料不及猝办，急须先将此饮之，大能安胃接力。

或问：依此言，世间总无难产者耶？曰：偶亦有之。或因母太虚，胎养不足，血气不完，或因母病伤寒之后，热毒伤胎，又或夫妇同房太多，以致欲火伤胎，平日过食椒姜煎炒热物，火毒伤胎，以及跌扑损伤，皆致难产，多令胎死腹中。除此之外，无难产者矣。又有严寒天气，滴水成冰之时，贫家房中，火气微薄，以致血寒而冻，亦令不出，然此亦因临盆太早，去衣久坐之故耳。若令拥被安卧，待时而产，岂有此患？

凡生产艰难，或天寒孩儿生下不哭、或已死者，急用衣服包裹，再用香油纸捻香油即点灯菜油，纸捻即草纸捻，将脐带慢慢烧断，油纸捻须多备，接连烧之，多者烧纸捻数十枚，暖气入腹，渐渐作声而活。倘或先行剪断脐带，则死矣。

附：或急坐儿在温汤中，一面以油纸捻烧脐带，一面以温汤揉其肩背胸腹，汤冷即添换，频频接烧，以儿活为度，此亦一法。

或问：临产时饮食如何？曰：此时心内忧疑，腹中疼痛，甚至精神疲倦，口中失味，全要好饮食调理，但不宜过于肥腻耳。

第一要劝其放心安静，忍痛歇息，切忌在房中大惊小怪，交头接耳，咨嗟叹息，皆能令其忧疑扰乱，以致误事。房中宜安静如常，不得当面求神许愿，叫天叫地。

稳婆只宜一人入房，且令在旁静坐，勿得混闹，饮食宜频频少与，以助精神。

试　痛

或问：试痛何故？曰：儿到七八个月，手足五官全备，已能动弹，或母腹中有火，或起居不时，令儿不安，以此大动而痛，此等十胎而五，不足为奇，只宜照常稳食安眠一二日，自然安静。或痛之不止，用安胎药一二服，自止。此后近则数日，远则月余，甚至再过三四个月才产。人多不知，轻易临盆，终日坐立，不令睡倒，或抱腰擦肚，或用手拖，或用药打，生生将儿取出，母则九死一生，儿则十胎九夭，惨不可言，世间难产，皆此故也。盖胎养不足，气血不全，如剖卵出雏，裂茧出蛹，岂可活乎？只说小儿难养，谁复根究到此？又有受寒及伤食腹痛，不可不知。

或问：何以知其试痛？曰：只看痛法，一阵紧一阵者正生也，一阵慢一阵，或乍紧或乍慢，皆试痛也。

附：《医宗金鉴》云：妊娠月数未足时，或腹中痛，痛定仍然如常者，此名试胎。宜养血以安其胎。若月数已足，腹痛或作或止，腰不痛者，此名弄胎，不宜轻动。二者均非正产之时，切勿躁扰疑惑，惟宜安静以待其时。

或问：伤食受寒，何以辨之？曰：伤食者当脐而痛，手按之更痛，或脐旁有一硬块。寒痛多在脐下，绵绵而痛，不增不减，得热物而稍缓是也。

或曰：试痛亦有，或未必多？曰：甚多。曰：何以见之？曰：以今之难产者多也。

或问：将试痛认作正生，其害如此，倘将正生认作试痛，以致过时，不亦有害乎？曰：无害。果当其时，小儿自会钻出，纵或过时，不过落在裤中，生在床上而已，有何大害？而如此谆谆乎。

验　案

前太仆卿霍山张公三君葆华继夫人，年轻体壮，孕必八个月而产，产必数日，百苦而下，生女必周而夭。再孕再产再夭，皆同。予谓：后当生，宜相闻。明年，又八个月坐草，三日不下，忽忆予言，飞舆相召，中途逢驱者云：迎其父母，作永诀计。比至，已夜分矣，诊之，脉未离经，人余残喘，稳婆在旁，问之，曰：儿头已至产门，不得出耳。予急令安卧，且戒勿扰，与安胎药。明晨，主人出，笑而不言。问之，曰：好了。予曰：昨言儿头已抵产门，今若何？曰：不见了。大笑而别。后此百二十日，计十二足月生男。谓余为父，今八岁矣，始知前此皆生生取出，以体壮年轻，幸保母命耳。

在张宅日，邑庠程以学邀至其家，有宠人坐草二日而不生，亦与安胎药，越十六日生女。

太学戴时济与予比邻契好，先是其弟媳一产三男，母子俱殒，一犹在腹。今又婢孕，其腹膨脝，颇患之。比产，先令安卧，与加味芎归汤，每隔半日而产，积日半三子俱生。康熙四十八年安抚叶公具题。

陈氏妻生九日夜不下，一息尚存，闻余有兔脑丸，踵门求药，余问之，亦曰：头逼产门不得出。谕令安卧，再来取药，强而后去。继与加味芎归汤，明日生下，母子两全。

按：此皆产母用力逼令横在腹中耳，岂有人倒悬十日而尚得生者乎？

昔一妇产儿，手出不得入，稳婆砺刃以须，予见而恻然，急令安卧，与大剂芎归汤，徐徐托之手入，明早生下，母子皆安，右臂紫黑数月而后消。

增：横生切忌刀割，割之多母子俱毙，凡产妇畏痛，曲腰则妨儿转身，多致难产，戒之戒之。

临产须知十则

孕妇似产未产须知：凡胎孕临月，胎忽乱动，而腹痛不甚，或作或止，或一二日或三五日之后方生，名曰弄胎，不可孟浪坐草，须静以待时。或胎水已来，腰不痠痛而不生者，亦曰弄胎。所以有沥浆生，其浆流一二日不产，俟流浆渐少方生，倘浆来过多，恐胞干难产，亦非所宜，须八珍时服，助其血气，可保无虑。又有一月前忽然腹痛，状如即产却不产者，名曰试月。又有腹虽痛而腰不痠痛，脉未离经而不产者。又有腹虽痛而未下坠，胎虽转而儿身未正，亦非当产时也。要知腹中痛阵，乃儿破衣转身也。气壮者转身自易，气弱者转身较难，衣薄则破速，衣厚则破迟，所以有腹痛一二日方生。凡孕妇须当宽心以待其自然之势，切不可乱用气力强产，以致枉命。至于自然当产之时，必有紧阵，如脐腹痛急，腰痠重痛，眼中如火、肛门迸急等类齐至，待儿身已正，头到产门，用力一送即下。然亦有腹觉微痛，或腹竟不痛，止觉腰痠下坠而产者，盖肾候于腰，胞系于肾故也。古人云：时至自然分娩，譬如登厕，未急不能催，时急不能止，此理虽俗，知此免患。

转胎调摄须知：凡孕妇儿身转动，其腹必痛。虽迟日不生，切勿惊怕，且令人扶持在房中行走、或倚物而立，直其体腹，倘精神稍困，则以被褥壅垫脊背，仰卧少顷，又令行立，听腹中慢慢转身，虽迟无害，且宜稍宽裙带以便儿在腹中转舒有余地也。若不禁痛苦，或伛偻屈曲，斜倚侧靠，胎中不免为之拥挤，迷其出路，稳婆不解此理，但见生迟，频频拭水，误伤胎破；或风入产户而成肿胀，或胎未至而胎水先干，分娩愈难矣。遇此者惟令产妇勉强饮食，调其气息，或用活血滑胎之药佐之活血滑胎药方，俱见催生门，候子逼门户，方尽力一努，胎随浆下矣。此乃瓜熟蒂落之理，切不可预使气力，令精神失倦，临期反致疲困，此产家最要紧处。曾见一妇临产畏痛，曲身坐卧，以致胎元转身不顺，儿出胞时寻到产门，被母曲身遮闭，因不得出，少顷再转，母又护痛再闭，如此两三遭，则子无力而不能动，至于难生。人又见子不动则谓死胎，其实子无力非死也，随令产母正其体腹，不时行动坐立，心安气和，勉强饮食，俟儿少停气复，再转至产门，果顺易生下。

稳婆宜加选择须知：凡孕妇临产，当选年高有经识稳婆及纯谨妇女一二人扶持。倘误用无知孟浪妇女收生，不审察是正产与转胎，一见腹痛，乱将双手摸孕妇腹上，夹腹两边重按，欲其直下，以免横生，此第一误人性命者。夫腹初痛，则胞衣未破而欲破之时也。儿将分娩，心中亦有灵性矣，见腹外揣摩，儿不知为何物，遽生惊恐，则缩不敢动，胞衣又何时而得破乎？更有稳婆无知害人，私用手指掐破水衣者，极须防范。夫胞浆乃胞内养儿之水，儿既折破，自随水而下。若过时不得分娩，是胞元无力，转头较迟，恐致浆尽血来，闭塞道路，令子无路可通，胎涩不行，用保生无忧散以固其血。如血已耗，八珍汤加益母草浓煎，时饮之。倘元气困惫，急用上好人参两许，当归二钱煎饮，饮尽再煎服，助其气血，最为得力，舍此而用催生耗气诸药，总无一效也。或先服八珍补养气血，次煎浓葱汤，令稳婆洗产户，使气上下通畅，更用酥油、滑石涂产门，次服催生万全汤，亦妙。

临产避忌须知：凡孕妇临产之月，不可洗头濯足，犯者胎多难产。若至临盆之际，凡系门窗箱笼瓶瓮之属，俱宜松开，以及一切外来亲戚，并孀妇闺女丧孝尼姑与污秽不洁，或月经适至，或原有体气妇女，皆足以触胎致殃，俱宜防备。避忌俗忌多人知觉。盖多一人入房则多一时迟延，此虽俗论，却有至理。恐产妇心烦以致难产也。

临产宜肃静须知：凡妊妇临盆，房中不得喧闹，即有意外紧事，户外不得叫喊。倘令产母恐惧惊心，则胎滞气结不行而难产。《经》云：惊则神散，忧则气结，恐则气怯，怯则上焦闭，闭则气还，还则下焦胀，气乃不行矣。此气结不行，以致难产。更有产母，两尺脉绝，他脉平和，此乃下焦胀，气闭不行，难产之脉，急用紫苏饮散结行气而产矣。

盘肠产子肠先出者，世人莫不惊畏，然无妨碍。令产母安心仰卧，急将净盆盛温水，冬则再加稍热，加入香油养润，待儿并胞衣俱下，稳婆香油涂手，徐徐送入，令产母两足夹紧谷道，肠自收上。有用醋和冷水令人喷面，一喷一收，以渐收之。又有神应丹贴法。然此喷贴之法，肠虽可收，予恐误事，不若皂角末吹鼻，嚏作自上。又有肠被外风吹干不收者，用磨刀水少许，火上温过，以润其肠，后用好磁石煎汤一盏，服之，其肠自收。又有儿并胞衣下后，膀胱即尿胞壅出产户者，同前法送入。凡此子肠膀胱先出，皆平日气虚，因努脱出，并用力太早，内脏动摇，气虚下元不固，关键不牢之故。若此番经过，须防下次，预服补中升提之药于前，庶临盆可免。如浪脐产胞衣脐肠先出者，凡儿出胞时，头必转向产门，自然正产。若无力转运，脚踏胞衣、脐肠先出，急令稳婆理清推入，稍俟气平，乘势就其脚下推转不可久延，久则脐肠复下，便难收拾矣。

临产双生须知：凡孕妇临产，一儿已下，又见一儿，此系双胞，惟稳婆自知之，只云取胞，待生下方言，恐惊母成产患也。

候胞衣生下须知：凡产母生子出户时，人即以两手抱产母胸前，产母亦自以手紧抱肚腹，令胎衣下坠。如胎衣来迟，切勿慌忙，用草纸烧烟薰鼻，即下。如再迟，则急断脐带洗儿，仍用软帛物系坠脐带，此带极脆，系时犹宜轻巧牢固，然后截断。若不断脐带，恐血反潮入胞中，胀而不下，攻心则伤。如稳婆谙事者，能以手指取下甚便，取法见后胞衣不下门。

闷脐生须知：凡儿产下即啼，此正理也。如儿下地气闷不啼，相传寐生呼父乳名，手拍儿股即啼者，此理亦未讲明。盖儿粪门有一膜，闷住儿气，故不能出声，拍之则膜破而能叫哭矣。如拍之犹不破，须令女人中有轻巧者以银簪脚轻轻挑破，甚便。或不能挑，急用棉絮暖衣将儿紧包抱于怀内，勿令散放，未可遽断脐带，速用热水浸其胞衣，寒天则置炭火中煨之。仍作大油纸捻点灯，于脐带上往来燎之，盖带连儿脐，久则热气内鼓，其膜自破，膜破则出声而苏，方可断带洗浴。亦有用蕲艾为捻，香油浸润，薰脐带至焦，使热气内鼓破膜。又一法，用灯心囟门点爆数下，均治闷脐生法也。

儿生即死须知：凡儿生下即死者，急看儿口中前上腭上有泡以手指摘破，用帛拭血令净。若血入喉即死，去血即生。其泡中白米如针嘴尖，亦须刮去，不可令其入喉也。

临产总论

妇人以血为主，惟气顺则血和，胎安而产亦顺，又何俟诸般调护乎？奈富贵之家，嗜欲骄恣，使精血凝淤胞胎，且耽于安逸，全不运动，以致胞胎肥厚，又或食生冷硬物，凝滞气血，又或临产惊恐，恐则情怯气下，而下焦壅闭不行，皆致难产。有如腹痛或作或止，名曰弄胎。浆水淋漓来少，名曰试水。虽脐腹俱痛，儿已转身，而腰不痛者切莫仓惶，切禁稳婆于腹上揣摩，将手入探，以致胞破浆干，儿身难以运转。直待时候已到，痛阵已紧，水破腰疼，眼中如火，儿逼产门，方可坐草。待儿头顺正，方可用力逼送。其或本家仓皇，稳婆冒昧，致令坐草太早，用力太过，产母困倦而犹迟迟难下者，方可用催生之药。又不可轻用峻剂，徒渗水道，愈令难产。如当盛暑，气散血沸，则产室宜贮水一大盆，以收暑毒，并时烧旧漆器以防血晕。如遇严冬，气血凝滞，则产室用火和暖，下部衣被加厚，方免胎寒血结。此调护之法，尤宜因时以制宜者也。

杨子建十二难经

一曰正产。怀胎十月，阴阳气足，忽然作阵疼痛，胎至产门，浆破胎下，儿即正产。

二曰伤产。胎未足月，有所伤动，以致忽然脐腹疼痛，或服催生药太早，或产母用力太过，逼儿错路，以致不能正生。故分娩须待儿身转动对产门，然后努力一送，自然产下。

三曰催生。欲产时，儿头已至产门，而生犹迟滞者，方用药催之。又或挨延日久，产母困倦难支，宜服药以助其气血，令儿速生。

按：助其气血四字甚妙，须细玩之。

四曰冻生。天气寒冷，产母血气凝滞，不能速生，务要产室和暖，衣被加厚，使产母温和，不致血凝胎滞。

五曰热生。暑天产母热甚，则头痛面赤昏晕，产室人多气逼，亦致此患，名曰血晕。宜多放水盆以收热毒，庶免崩晕。然或凉风阴雨，又当谨避。

六曰横生。此由儿方转身，产母努力逼之，以致儿头不正。当令产母安然仰卧，推儿身正直，拨头对产门。推拨时，以中指探儿肩，不令脐带系绊，方用药催之，总以努力一送即生矣。用芎、归、阿胶、葵子、滑石为末，酒蜜调下。古人用三退散为末，用蜜调下。

七曰倒生。由儿尚未掉头，努力一逼故也。亦令安然仰卧，令稳婆徐徐将儿足推送入腹，候儿身自顺，切勿惊惶，如良久不生，令稳婆用手轻轻以推足就令一边，直上拨儿转身，令儿头一边渐渐顺下，正对产门，然后服催生药，努力一送即生矣。

八曰偏生。由儿头未顺生路，产母努力一逼，以致儿头偏坠一边，虽已露顶，实乃头角也。亦当令仰卧，轻轻将手拨正小儿头面直对产门，一送即下。若见儿顶后骨偏坠谷道而先露头，则令稳婆以棉衣烘暖裹手，于谷道外旁轻轻推儿，努力送之，自生矣。

九曰碍生。儿身已正，门路已顺，儿头已露，因儿转身时、脐带绊住其肩，以致难下。亦令仰卧，轻手推儿近上以中指托儿肩脱去脐带，仍候儿身顺正，一送即下。

十曰坐产。言儿欲生时，当于高处牢挂手巾一条，令产母以手扳，轻轻屈足，良久儿即顺生。

十一曰盘肠生。临产时小肠先出，然后生儿，其肠不收，名曰盘肠。急以热水浸软旧布盖住其肠，不可包托，外以醋半盏、新汲水半盏默喷产母背面，一喷令一缩，再喷再缩，以尽为度，不可惊慌。可用如圣膏涂顶心，收尽即洗去。一方以半夏末吹鼻即收。又方：以麻油纸烟熏鼻。又方：用磨刀水少许，火上温过，以润其肠，后用好磁石煎汤一盏服之，自收。磁石即吸铁石，盖用磨刀水之故，即以借其吸力。如肠久出而为风吹干不能收者，用一净器盛贮，煎黄芪汤浸之。

十二曰交骨不开，阴门不闭。二症皆由元气素弱，胎前失于调摄，以致血气不能运达而然。交骨不开者，阴气虚，用加味芎归汤。阴门不闭者，气血两亏也，用十全大补汤。

将产昏倒

凡将产突然昏倒，或坐草之时蓦然口噤目翻吐沫者，皆因胎前不能忌口，恣食肥甘，以致五脏气滞，六腑不和，且胎气既肥，用力太早，遂令胎惊猝倒，治以瘦胎金液丸，可保无虞。

金液丸：公母羊粪烧存性、飞生毛腋下者，煅存性、血余无病者，煅存性各五钱，灶心土一钱，砂仁五分，黑铅一钱，铫锅内熔化，水银一钱拌匀，取出研碎，共为末，用粽子角为丸如绿豆大。遇前症及横生倒产，急以流水吞下五丸，则母子俱保。

交骨不开各方

凡将产真阴枯滞，或中年破腹，交骨不开，以致难产者，宜服开骨千金不易汤。

开骨方：当归六钱，川芎三钱，败龟板三钱，自发一大丸，加酒一盏，煎服。

救逆汤：治产母气血素亏，子无力转头，手足先出，人参一两，当归三两，川芎二两，红花三钱，水煎速服，久之不顺，再煎再服。

独参汤：附论催生第一方。人参二三钱，或四五钱。

论曰：人参固为催生之妙品，然用之不得其法，往往有失误之处，而人不知觉也。若生产之痛阵未来，儿先必转胎腹痛，人未明此理，以为将生之时，即煎参汤与饮，助其气力，未免失之过早。如产母平素气血亏虚，则有益无害。若遇壮实妇人，并非因虚难产，致提固胎气，上逼心胸，闷胀不下，反成难产矣。如生阵已来，腰痠腹痛，谷道迸迫，目中流火，适值儿正出户，方饮参汤，且一饮而尽，岂不知之过迟而急？及产下之后，正欲逐瘀之时，其参力方锐，瘀血受补，凝滞不行，势必上行奔心等患。且有用至一二两者，尤宜慎之。是以古人治产后，非急证不用人参，且多有芎归合用，其意深矣。预备上好人参四五钱，如产妇少壮，临盆安顺，亦无需参汤以助其力。如中年产妇，育产过多，或平素瘦弱，或生产艰难，经日不产，或错过生阵，或乱用气力，以致气乏力倦，及至正产之时，反无力送胎，可用人参二钱或三钱，煎服，自然易产。至于寻常生育，恐临期艰难，预用人参二三钱煎就，用重汤温着，俟浆胞破时，令产妇饮两三口，以助气力，少停，再饮二三口，频与漫服，不过助其气力以催生耳。生下即已，不必多参尽饮以招尤也。或用上好人参一支含口内，生津助气，亦妙。至于横逆等生，须用前论手法施治，再服参汤以助之。盖人参能补气升提，使产母不至倦乏，亦能令儿升举转身为顺，自易生。

催生万全汤附论：人参三钱至五钱大补元气以为君，当归三钱大补营血以为臣，去芦，川芎一钱入肝以疏郁滞，少寓升提之性，则降下之药得力，桃仁十三粒不去皮尖，捣碎，取苦可去旧、甘能生新、滑能润下，干姜一钱温能通行血分，炒焦黄色，焦则令其下降，而遏其上升，炙草六分令其药性少缓，中宫得受补益，不使即为下坠也，牛膝梢二钱既能下行，复走十二经络，令其经络无壅，则气血效力以为运行推出之势，红花三分，多则破血，少则活血生新耳，酒炒，肉桂临煎方去皮，切碎六分冬天用八分，借此引经，率领诸药直入血分，且温可通行散瘀，则生产自易，加胶枣一枚，水煎，食前服。如产妇壮实及无力服人参者，去参用之，其催生之效尚能倍于佛手散多多矣。

论曰：妇人临产，关系母子性命，实存亡顷刻之时，是以古人立方甚多。然产育乃大伤气血者也，其难产又多由气血不足。产后诸疾，固属气血大亏，然产后诸虚，皆因产前所致。奈佛手散、兔脑丸及葵花益母诸方，无非活血顺气，滑胎破瘀，温暖通窍，以图运行推出之势，全不管运行推出之源。产妇精力壮者，借此开导，得以易生，倘气血不足，则虽有催生开导之功，而无运行药势之力，抑何补哉？至于手握石燕，足贴蓖麻，设遇实证顺安心假此证，候时，如当精神气血亏极，用此敷衍之方，神气内竭，势如隔靴搔痒。不调气血而强用催生，何以为运行之具，徒存虚名而无实效，误人性命于顷刻，岂不痛哉？惟达生散立方平正，奈只可调理于产前。生化汤用意甚深，又只可调理于产后，并非可济危急催生之用者。今万全汤乃体二方之意合成一方，务取万全，屡用甚验，故以万全名之。先以调补气血，佐以散瘀下降温中，气血得力，自能健用催生，此不催之催也。故用人参、当归为君，培补气血，壮其主也；少加桃仁、川芎、黑姜、炙草、酒红花，温中而散其瘀也；牛膝梢、桂心温行导下，使无上逆冲心之患，不惟催生神效，产后更无瘀血凝滞，百病不生。补而兼温则不滞，温而兼补则不崩；升少降多，则气得提而易下；降而兼升，则瘀自去而新自归；补多泻少，邪去而元气无伤；苦少甘多，瘀逐而中和仍在，岂非万全催生者乎？

催生佛手散：全当归一两，川芎五钱，龟板七钱酥炙透，水煎服。一方去龟板，加益母草三五钱。

三合济生汤：治临产艰难，一二日不下，服此自然转动下生。当归三钱，川芎二钱，枳壳二钱麸炒，紫苏八分，大腹皮一钱五分姜汁洗，甘草七分，水煎服，待腰痛甚服之，即产。

鱼胶散：治难产，鱼胶五钱，同面炒成珠，去面，将胶研细末，用热酒冲服，少顷即生。

催生简易方：催生时，药不便，就将本年时宪书前黄纸壳面、刊有钦天监奏准云云，并有印信在上者扯来，不要人见，用火烧为灰，将灰调酒一杯与产妇吞之，即时产下。

又，有请本地方官或府州县差签一支，在签上朱书某县知县某人要写名字在此立候催生，将签字倒竖于产房门槛内，即刻产下，仍即将签缴回本县，奇验奇验。

催生如意散：临产腰痛，方可服之，人参一钱，乳香一钱，辰砂五分，共为末，临产时用鸡子清一个调药，以生姜自然汁调开和匀，冷服，如横生倒产，即时转正，子母全安。

催生芎归汤即佛手散，但与佛手散煎服之法不同耳，故又名催生芎归汤：治因事触胎，子死腹中，疼痛口噤，用此探之，不损则痛止，子母俱安，损则立下，临产催生，并治横逆难产等症，当归六钱，川芎三钱，水二钟半，煎欲干时，入头酒一钟，煎沸温服，口噤灌之，如人行五里再服，不过三服，即生。

有一妇人生产三日不下，用此方加入益母草二两，酒水各一碗煎饮，服之即生。曾有人止用本方，治横生倒产，频服顺生，屡效。

葱白益母汤：治难产，益母草五钱，葱头三钱，用纹银一锭，要重四两，水二碗，煎一碗，服之，即生。

神柞饮：催生甚速，并治横逆倒产，死胎在腹。生柞树刺枝如小指大者一握水洗净，切碎，一叶一刺者，处处有之，甘草五钱一方五寸，新汲水一碗半，用新瓦缸入水与药于内，以纸三层密封，文武火煎八分，温服，不煎渣。凡觉腹疼腰重欲坐草时，即将此药温服一盏，便觉心下开豁。如渴，又饮一盏，觉下重便产，更无难产横逆之患。若遇横生倒逆，不过三服即正，子死腹中，不过三服，即下。能保母子两全，最为神验。

曾有一妇横产，儿手先出，至脾肿胀，欲截其手，不保其生，屡服催生药不效，以此药浓煎一碗与服，顷刻苏醒，再与一碗，困睡少时，忽云我骨节都拆开了，快扶我起来，血水涌下，拔出死胎，全不费力。此方救人，百发百中，然据《石室秘录》云宜慎用。论见后加味神柞饮方中。

秘录加味神柞饮附论：治儿头已到门，久而不下，此交骨不开之故，柞木枝一两或五钱，当归二两，川芎一两，人参一两，煎汤服之。如儿头到门，久而不下，服此少顷，必然一声响亮，儿即生矣，真至奇至神之方也。

论曰：倘儿头不下，万万不可用柞木枝。盖此味专开交骨，儿未回头，而儿门先开，亦死之道，故必须儿头到门，而后可用此方也。予谓前方独用柞木枝，治横逆及难产，且云欲坐草时即温服一盏，须防太早有失，不若俟儿头到门，久不下时服之为当。

乳朱丹一名开骨膏：治难产并交骨不开，乳香不拘多少，或遇三月三日、五月五日、七月七日研细，用猪心血为丸梧子大，朱砂为衣，晒干收藏。值难产者，以凉酒化下一丸，不产再服。或莲叶蒂七个，水二盏煎一盏化服，神效。

伏龙肝：治横逆难产，伏龙肝即对灶心之土，多年红者佳速研细末，温酒调下一钱，儿头即带土而出矣。

二蜕散：治横逆难产，蛇蜕全一条，蚕故纸一张，二味新瓦瓶内盐泥固济，烧存性，为末，煎乳香汤调下一钱，连三服，神效。《纲目》煎榆白皮汤调下一钱。予谓此方药峻宜慎用。

胶葵散：治横逆难产，阿胶一两蛤粉炒成珠，黄葵子一两，每服四钱，水煎服。

催生如神散一名黑神散：治横逆产，并治月水不止，崩漏症。百草霜血得黑则止，胞水过多，催生可用、白芷各等分不见火为末。每服二钱，以童便、醋和如膏，加沸汤调，连进三服，能固血，又免血涸。一方加滑石，每服三钱。

催生如圣散：治胞水干涩，儿在腹中不动，或浆血来闭寒路道难产之证，黄葵花二钱，焙干为末，热汤调下，神效。或有漏血，胎脏干涩，难产痛剧者，并进三服，良久，腹中气宽胎滑，即时产下。如无花，以黄蜀葵子为末二钱，酒服亦可。如胎死不下，红花煎酒调下。

经验方：用黄蜀葵四十九粒或三十粒。歌曰：

黄金丙子三十粒，细研酒调能备急。

命若悬丝在须臾，能令眷属不悲泣。

催生起痘神验方：治难产，并治痘疮不长不浆，山羊血七八分或一钱，此血用酒化开服之，顷刻即产，且不伤人，又无产后瘀阻血晕之患。有云：此血仍聚儿顶而出。又治小儿出痘不起长，不灌浆，亦用此血，量儿大小或几厘，或一二分，或三四分，加以酒酿化服，其痘不起长者即起长，不灌浆者即起浆，与用鸡冠血、酒酿之意相同，然鸡冠血不如山羊血多多矣。

尊生救生汤：治难产并交骨不开，全当归一两，川芎二钱，龟版一片酥炙脆，打碎，头发一握烧灰存性，酒水煎服。虚人或产多力衰者加人参二三钱，如人行四五里即下，不下急宜再服，其他催生药皆受伤。予谓此方即加味芎归汤，分量虽殊，药味则一，尊生用之而验，多在虚人加参之力耳。

神应丹又名万全膏：蓖麻子七粒去壳，将蓖麻研如泥，入麝一分，再研成膏，涂产母足心，胎下即洗去，迟则恐子肠出也。如子肠出，即移涂产妇顶心，肠即收上，速去之。此方催生下胎虽速，药性猛峻，用者慎之。一方，蓖麻子四十九粒，去壳研烂，治盘肠产，敷在产妇顶心，肠即收尽而急去之。

临产滑胎煎：临产煎服数剂，以便易生，当归、熟地各三钱，炒杜仲、怀山药各二钱，川芎、枳壳各七分，水煎服。如气虚加人参、白术。若便实多滞，加牛膝二钱。

易产神方：全当归六钱，益母草酒洗，延胡索醋炒、腹皮黑豆汤洗各二钱，川芎、怀牛膝各钱半，炒枳壳七分，冬葵子三钱炒研，加生姜三片，排作乾卦，长流水二碗，煎七分温服。药罐上压小刀一把，如难产者加龟板四钱，腹痛煎药，痛紧即服。

初产交骨不开：全当归五钱，正川芎四钱，油头发烧灰二钱，败龟版炙三钱，水煎，热服。

脐下急痛。凡转胞胎逼及胞压在一边，胞系转戾，脐下急痛，皆因气血虚弱痰壅滞所致，用参术散：当归、熟地、白芍、人参各一钱，川芎八分，白术六分，制半夏五分，陈皮四分，甘草二分，姜引，水煎服。

临产水干不降生，用益母散：麝香三分，白芷、滑石各一钱，肉桂八分，益母三钱，水煎服，水至胎下。

临产血液下多干涩难产：车前子炒三钱，研末，用鸡蛋清调服。

难产催生方：取高墙上蛇蜕的皮一条，要头向下者佳，瓦上焙干，研末，加麝香三分，乳调为膏，贴脐上，生下即速去，不可久贴。

又方：用活雄鼠肾一对，加麝香三分，分作三丸，朱砂为衣，白汤服下一丸。生下男左女右手拿出，如胎死头上顶出，如胎衣不下，子死腹中，取本妇鞋底炙热，熨腹上五七次，即下。

又方：用茉莉花七朵，入净瓶内，将芝麻一合用铜勺炒黄，入井水一茶钟煎滚，连芝麻倾入瓶内，少盖片时，将水饮下，即生。如无鲜花时，预为采取茉莉花，夹在书本内阴干亦可。

经验神效方：凡难产两三日不下及胞衣不下者，用干荷叶或一个或半个，用百沸百滚开水冲泡饮之，立时生产，胞衣随下，产妇小儿，俱保平安。此方屡试屡验，真有不可解之灵，幸勿以平淡而轻忽之为要。

胞衣不下

凡胞衣不下，皆因产妇送儿力竭，无力送衣，或经停日久，外乘冷气则血道凝滞，又或胎前体弱，血气枯涸而衣停，三者速煎生化汤大料进之，血旺腹和，衣自下矣。或加鹿角灰二钱，或益母丸和生化汤送下。胞衣不下时，产母必须坐守，不可卧倒。若断脐带，必用草鞋一只系之。如寒月，扶产母上床，倚人扶靠坐定，盖以热被，时换热衣暖腹，血和腹暖，胞衣即下，但下后须连服生化汤数帖，块痛一止，即服加参生化汤。又有因恶露流入胞中，胀而不能下者，盖儿既生，胞带必下坠，故胞在腹中，形如荷叶之仰，仰则盛聚血水，致胀碍难下。将儿抱定、不可断脐带，惟令老成有识见稳婆，以右手二指跟踪脐带而上，直至胞口，轻轻向下一钩，其血倾覆，其衣即下，法甚简明，当为下胞衣第一妙法，好过用药多多矣。药力总不如手法之速效，是以老成明白有见识之稳婆断不可少。有以用本妇头发搅入喉中，使之作呕，胞衣可下，甚非良法。

胞衣不下各方

用黑豆二三合洗净，炒香熟，入醋一大碗，煎五六沸，去豆取汁，分至二次服之，其胞即下。此仙方也，虽系醋煎，并无酸恶之味，宜先预备，应手见功。

益母丸：治妇人赤白带下，恶露时下不止，及治胎前产后经中诸般奇痛，无所不治，故名益母，益母草一味，一名茺蔚子，一名野天麻，方梗，对节生叶，叶类火麻，四五月间开紫花者是，开白花者非，于五月采取晒干，连根茎叶花子磨为细末，忌用铁器，炼蜜丸如弹子大，每服一丸，用童便和热酒化下，或用生化汤化下。或不曾预备益母丸，即用生益母草捣汁，入蜜少许服之，其效更大。

又方：用黑牛粪不拘多少，略焙带润，以布裹之，束于腹上，胞衣即下。

又方：用山柰一二片，令产妇含于口内，有水咽下，其胞衣自落。

又方：无名异三钱，即漆匠所用煎油之药是也，以鸡蛋调匀，再以陈米醋一茶钟煎滚冲服，其胞衣缩小如称锤而下，倘或未下，不必惊惶，再服一剂，无不即下。

半夏散：治产妇体气肥盛，多痰，阻逆气道，以致难产及子死胎干，或子下而胞衣不出。制半夏不拘多少研细末，用童便调服方寸匙，连进三服，并用吹鼻取嚏，以激动关窍为妙。

难产奇验方：生半夏、白蔹等分，共研细末，凡遇妇人难产，或一二日不生以及横生倒生并胎衣不下者，急用此药末一钱，无灰酒调服，无不立下。

交骨不开论

交骨不开者，阴血虚也，或年幼受胎，阴气不足，阴不足则气不达，所以不开，或年大方嫁，脉络长成，或元气虚弱，胎前失调，皆有此证。用参便佛手散补而开之，或十全大补汤亦可。古法用加味芎归汤，每见服此药者，恶血凝滞，反成不救，惟大剂人参、童便入于芎归剂中，助其气血，开阖之功立致也。证见咬牙昏晕，急以热小便灌之，稍迟则无济矣。若元气不虚者，只有佛手散入小便服之，人参不必用也。又有用开骨膏以参便佛手散煎汤送下，予谓又不如用加味神柞饮开交骨如神也。予曾治彭姓女，初次生产，经日不下，交骨不开，神柞饮并诸催生药服之不效，用人参三钱煎服，立下。

参便佛手散：治临产交骨不开，其验如神，当归三钱，川芎一钱，人参三五钱去血过多加至一两，水煎，临服入童便半盏，续续进之。质壮气实者，但加童便，其参不用可也。

开骨膏：治交骨不开即催生方乳朱丹，彼兼治难产，此独开交骨，明乳香一两，五月五日研细，猪血为丸如鸡豆大，朱砂为衣，凉酒化服一丸。

加味神柞饮：开交骨如神，见本卷临产催生方内。

子死腹中论

凡妊妇胞衣未下急于胎之未生，子死腹中急于胞之未下，盖胞衣未下，子与母气尚相呼吸，若子死腹中，则躯形已冷，胞脏气寒，胎血凝沍，气不升降。欲下死胎，若以至寒之药用之，不惟无益，而害母命者多矣。所以古人有用附子汤使胞脏温暖，凝血流动，以附子能破寒气堕胎也。又有因患伤寒、热病、温疟之类，胎受邪热毒气，内外交攻，因致胎死留于胞脏，古人深虑胎受毒气，必然胀大，故用朴硝、水银、硇砂之药，不惟使胎不胀，又能使胎形化烂，再副以行血顺气之药，死胎即下。此古人立方之意，后人遵意仿而行之，所以有立候下胎散一方。然药味俱多峻厉，且有烂肉之能，即遇壮实村妇，予犹未敢轻用，又何敢施于富贵弱质之体哉？况予屡见死胎，人不慌迫，亦能迟迟生下，并不伤母，其故何也？盖人腹中极热，食物入内俱化，其胎虽死，若产母不惊恐，能安心饮食，腹内热气熏蒸，胎自柔软腐化，亦生而不伤母，但所出秽气令人难闻耳。予每治胎死不下，用胎产金丹一粒服下，顷刻即生。但子死在腹，其故多端，要不过急去其死胎以安产母。如胎气薄弱，不成而殒，如产母久病胎萎而死，如胎肥气滞，恶露已尽，致胎干子死身冷不能出，如临产孕妇护痛，两足不开，夹住儿头，以致子死，如挣挫忍耐，当值之人不善扶持，紧抱其腰，伤胎而死，如生路不顺，逆侧等证，稳婆蠢厉，用手莽撞，伤子而死，如脐带缠项，气绝而死，如儿头到门，交骨不开，久而不下，以致子死，如孕至五七个月，胎漏、跌仆时证等类伤胎而死，用乌金散、脱花煎、香桂散、牛膝、琥珀等丸新法下胎。神柞饮类，择其宜服者服之，死胎自下。又有双躯一死一生者，不可不知。但双躯之脉，三阳俱盛，如少阴督脉微紧，血即凝浊，经养不周，胎即偏夭，或因难产，一死一生，不去其死，害母失胎，千金神造散主之。但恐虚弱人下胎、或有贫富不等，医药一时未便，予故又择诸书内丸散及简易单方，开载于后，以备选用。然下胎最宜谨慎，必先验明产母面赤舌青腹中阴冷重坠口秽气喘的确，方可用下。若见紫黑血块血缕，尤为确候。亦必先固妊妇本元，补气养血而后下之，予故重佛手散、香桂散、滑胎煎为下死胎之王道药也。倘孕妇遇有不安，医者未能审详，遽用峻厉攻伐，难免不测之祸，慎之慎之。

立候下胎散：治临产或横逆，或血海干涸，或胎死不下，命在顷刻，皮硝一钱，少壮者一钱五分，大附子体弱者加三五分煨去皮，壮者不用，如寒天，亦加附子三五分，煨去皮，用黄酒半钟煎一二沸，温服，立下。

乌金散《局方》名黑神散，《灵苑》名肉桂散：治产难，或热病胎死腹中，或因颠仆，或从高坠下，或房室惊搐，或临产惊动太早，触犯禁忌，或产时未到、经行先下恶露已尽，致胎干子死、身冷不能出。熟地酒焙干、蒲黄、当归、交趾桂、芍药、军姜即炮姜去皮、粉草各一两，小黑豆二两炒，百草霜五钱，上为末，每用两钱，米醋半合许，沸汤六七分，寝起温服。疑贰之际，且进佛手散酒水合煎，二三服探之。若未死，子母俱安，若胎已死，立便逐下。如的知其胎已死，进此药后，更进香桂散，须臾如手推下，常用催生，更加好滑石末半两，葵子五十粒捶碎，黄柞叶七八分，葱白二寸，顺流水煎汤调下。盖滑石能利小便，柞叶行气逐血，葱白能通阳气，气盛血行即产矣。

查《局方》黑神散无百草霜，用童便、酒各半调服二钱。《良方》黑神散有炮附子半两，无蒲黄。《简易方》黑神散止用百草霜一味，又有加乳、没、血竭之黑神散。《纲目》用熟地一斤，生姜半斤，同炒干为末，乌梅汤下二钱，为治产后块痛之黑神散。俱各有证治，录此以别黑神散之方不一。

脱花煎：凡将产者，宜先服此药催生最佳。并治难产经日或死胎不下，俱妙。当归七八钱或一两，肉桂心一二钱或三钱，川芎、牛膝各二钱，车前子一钱五分，红花一钱催生者不用此味亦可，水二钟煎八分，热服。或服后饮酒数杯，亦妙。若胎死腹中，或坚滞不下者，加朴硝一二钱即下。若气虚困剧者，加人参随宜；若阴虚者，加熟地三五钱。

香桂散一名桂香散，附救苦散：治胎死腹中不下，简便而最效。桂心三钱，麝香三分一方五分，为末，葱汤调服，死胎即出。温童便、酒调亦可。加生川乌三钱，为下私胎猛剂。一方，单用桂末一钱，童便调下，名救苦散。或童便、酒亦可。

牛膝丸：下死胎，杜牛膝三两，紫金藤即紫木香，蜀葵根各七钱，肉桂二钱，当归四钱，麝香五分，上为末，米糊为丸如梧子大，朱砂为衣，每服五十丸，乳香汤下。

琥珀丸：治妇人或老少，或产前产后百病及疗三十六种诸病，七疝，八瘕，心腹刺痛，卒中瘫痪，半身不遂，八风，十二痹，手足瘦疼，乳中结核结毒，怀胎惊动伤犯不安，死胎不下，琥珀、朱砂各另研、沉香、阿胶炒珠、附子制、川芎、肉桂、五味子、石斛各五钱，牛膝酒浸、当归、肉苁蓉酒洗，去泥、晒、人参、熟地、续断、木香、没药各一两，上炼蜜为丸弹子大，每服一丸，空心食前、午后温酒化开服。一方有牛黄、珍珠、乳香、元胡各一两，共二十一味为丸备服。凡服法，或姜汤或米汤，或酒或灯心汤，随证用引。若伤寒中风，角弓反张，用麻黄汤送下。孕妇临月，宜一日一服，至产顺利，不觉疼痛。凡妇人服至五服十服之后，日倍饮食，其功不能尽述，服者当自觉也。

新法下胎方即平胃散之变局，比平胃散稳妥：治胎死腹中最妙，或有用半剂者。

当归一两，厚朴三钱，陈皮二钱，酒水各一钟，煎至一钟，入朴硝或一钱或二钱，再煎十余沸，去渣，热温服，死胎自下，或化水而出。或止用脱花煎更妙。脱花煎方见前。或用佛手散，以酒调服亦妙。

千金神造散：如妊妇双躯，一死一生，服此生者安、死者出矣。蟹爪一升，阿胶二两，甘草二钱，以流水先煮蟹爪、甘草，去渣，纳阿胶烊化服之。血凝不下，加桂心三钱。此方用蟹爪以去其死，阿胶以安其生，甘草和药性。

扶羸小品方：虚弱人欲下胎，宜用此，人参、粉草、川芎、肉桂、干姜、桃仁、黄芩、蟹爪，上等分，每服一两，水二钟煎八分，空心服，未动再服。

仙传保命丹一名安褫丸，又名夺命丹：凡孕妇下血不止，或小产下血及子死腹中，其人憎寒，手指甲黑、唇青、面色黄黑，胎上攻心，冷汗自出，闷绝欲死，或食恶物毒药，伤动胎气，下血不止，胎尚未死，服之可安，胎若已死，服之自下，此方得之仙传，与黑龙丹媲美，皆产科之圣药也。丹皮、赤芍、桂心、桃仁、白茯苓各等分，上为细末，蜜丸弹子大，每服一丸，细嚼，淡醋汤下，连进三丸，神效。

官桂散：治产妇面赤舌青，子死母活者，或面青舌赤沫出，母死子活者，或唇舌俱青黑，沫出，母子俱死者，此方下死胎如神。官桂五钱去皮，丹皮、川芎、葵子各一钱五分，为末，葱白煎汤调下三钱。

黑神散：凡临产血多，胎为血裹，以致难产，宜弃子救母。横生逆产，子死腹中，以及胎衣不下，血迷心窍，头晕眼花，败血乘虚流散，四肢浮肿，口渴舌燥，乍寒乍热，烦躁发狂，言语错乱，其状如癫，或月内饮冷，败血凝聚，大便艰难，小便闭涩，或血流小肠，小便出血；或恶露未尽，误食酸物收敛，因而崩漏，或肺败鼻中气黑，或败血冲心，喉口气急，或血滞脾胃，心腹胀满呕吐，亦似翻胃，服之神效。当归、熟地、白芍炒、肉桂、炙草各一两，棕灰、蒲黄、没药、血竭各五分，乳香三钱，赤芍八钱，共为细末，每服二钱，温酒调下。

鸡熨死胎法：乌鸡一只去毛，细切，水煎二三升，候汤适手，用衣帛蘸摩腹中，胎自出。

下胎单方：牛粪不拘多少，炒极热，入醋半盏，以青布包裹，于母脐上下熨之，立下。

千金榆皮汤：治胎死腹中，或母有疾，欲下胎，榆树皮一握，将白皮煮汁服之，自下。

返魂丹：治生产诸证，并死胎恶血，胎衣不下，横生逆产，产前清热养血，产后推陈致新，野天麻一名益母草，四五月采花叶子阴干半斤，赤芍六钱，当归七钱，木香五钱，为末，蜜丸弹子大，或童便酒，或薄荷汤，或米饮，或桂枝汤，或枣汤，或秦艽汤，随证酌汤化下一丸。

死胎不下

凡胎死腹中，外症指甲青黑，胀闷不食，口中极臭，用平胃散，加朴硝五钱，水酒煎服，其胎化成血水而下。如血干有寒者芎归汤下，或服桂香丸，或服立竿见影方。

平胃散：苍术二钱，陈皮、厚朴、甘草各一钱。

芎归汤：即佛手散。

桂香丸：肉桂、麝香。

立竿见影方：黄葵花三钱，牡丹花三分，真芫荑三分，麝香一分，桑牛半个，巴豆半粒去油，蓖麻半粒去油，共为末，醋糊为丸如弹子大，大黄为衣，临用研碎一丸，热酒和香油少许送下。

按：此方用葱汁打糊作丸更妙，此方活水瘦胎软骨，一切横生逆产死胎立下。

如双胎一死一活者，用蟹爪一两，甘草二两，东流水十盏，煎至三盏，去渣，入阿胶三两，作三次顿服，能令生者安，死者出。

加味脱花煎：治胞衣带断及胎死腹中奇效，全当归二钱，黑炮姜八分，净车前子一钱，大川芎三钱，川牛膝一钱，东京桂去粗皮，研末冲六分，炙粉草八分，加芒硝五钱冲服，不可煎，熟附片二钱，水煎服。或用芒硝入粥，以附片煎水和饮之亦可，缘硝有烂胎及脐带之功，其性凉，每硝一两必用附片四钱配之也。

既产调护法

产毕不可即时卧倒，当依人坐定，令人以热手从心下轻轻揉挪至脐腹五六次，然后睡下。亦不可久坐，以致耗乏。睡时仍不时揉按。庶使恶露不滞，其法须将两足竖起。坐不可伸膝。其睡须高枕厚褥，四壁无风。

产毕即服生化汤二三帖，连进数碗。如饥，则服一煎后食白粥，不可过饱，片时即服第二煎。如不饥，将药服完，然后进食，自无块痛诸病。

产母腹中，时用小衣烘暖温之，即暑天亦不可缺被，或以薄棉衣盖护心腹。如春冬天气严寒，尤当密闭产室，四围置火，常令和暖，且下部衣被更宜加厚，方免胎寒血凝，变生诸症。

初产不可问是男是女，恐因言多泄气，或以爱憎动气，皆能致病，不可独宿，恐致虚惊。犯时微若秋毫，成病重于山岳，可不慎哉？

集催生诸方

佛手散：当归用君两，川芎用臣两，血旺则胎自下，凡催生无乎不宜，而气血亏者尤当必服。如胞浆已破者，恐其干涸，宜加冬葵子二三钱。

二蜕散：蛇蜕白者一条，蚕蜕一张，煅存性，酒送下。《纲目》云：二蜕散须煎榆白皮，调下一钱，连进三服，觉痛便生。

三蜕六一散：蛇蜕、蚕蜕、蝉蜕各煅滑石一钱，甘草一钱，共为末，酒送。

三蜕散：人蜕男子脱下头发如鸡子大一丸，蝉蜕十四枚，蛇蜕一条，俱烧灰为末，分三服，酒调下。治横逆难产，子死腹中。

桂香散：桂心一两，官桂三钱，为末，和匀作一服，须臾如手推下。此下死胎之药，宜慎用之。

滑血饮：归身六钱，川芎、益母各三钱，冬葵子一合，阿胶一两炒，滑石三钱，水煎服。凡胞浆已破而胎犹不下，每服六钱，连进二三帖。一方加酥油一两。

经验催生秘方：鱼胶一两，用红棉布一尺卷鱼胶，以罐盛贮，封固，火煅存性，为末，每服一钱，用香油、蜜、酒各半盏调服，立下。

按：此方乃秘书中原本，胞浆水破、沥干不下者，用此奇妙。

油蜜煎：香油、蜂蜜、童便各一碗和匀，铜锅慢火煎三沸，掠去浮沫，调白滑石一两，或益母草亦可，搅匀炖服。外以油蜜于母脐上下摩之，此治难产沥浆，胞胎不下，最妙。《纲目》云：此方甚妥，盖童便取破血又有浊阴下降之理，而摩法更妙。

催生如圣散：黄葵子不拘多少，焙干为末，热酒调下二钱，神效。如无葵子，则花亦可。若漏胎血干难产极痛者，并进三服，良久腹中气充胎滑，即产须臾。正产之后，方可服之。如打扑死胎，红花酒下。一云：黄葵子炒七十粒，难产时免哭泣。

华佗肘后方：巴豆肉三粒，蓖麻七粒，麝香少许，共研如泥，捻作饼，贴于脐上，须臾子母分张矣。

王叔和生死脉诀歌

新产之脉缓滑吉，实大弦急逆分明。

寸口滑绝不调死，沉细附骨命可生。

按：产后身发寒热，其脉多数，切不可因热而作热治，盖缘血虚阴亏而然，只须重用当归，则热自退，其脉数当自渐除。

新产禁补

南濠陈鳌妻新产四五日，患腹痛，恶寒发热。医曰：此元气太虚，正合丹溪所论产后大补血气数语。遂以人参大剂，入口补极，发喘而死。殊不知丹溪云产后以大补气血为主，虽有他症，以末治之，其言治末者，即标本之谓也。今陈氏之妻瘀血未净，恶寒而发热，所谓急则治其标，正合用生化汤以先去其瘀血，且方中倍用当归，则血虚身热者自然渐退。乃今骤然大补，是失丹溪主末二字之意矣。此七日以前，不可遽进参芪之明验也。昔扬州一产妇血晕，用参一两，附子一钱而愈。又一产妇，亦用此方，遍身紫黑而亡。盖一因血虚而晕，补之而痊，一因恶露不清，误补而死。一症也，一药也，而病源不同，利害立判，是在临期细心斟酌，必须问其恶露有无，日期多寡，按之痛与不痛，向来虚实何如，审证的确，然后施治，斯为无弊。总之，以生化汤作主，虚则多加人参，七日以前不可骤加，此要诀也。

妇科产后门

产后总论

凡病起于血气之衰，脾胃之虚。况产妇气血脾胃之虚弱，殆有甚焉。是以丹溪论产后，必当以大补气血为主，虽有他症，以末治之。此二语也已括尽医产后大旨矣，若能扩充之，则立方用药治法可无大过。夫产后忧惊劳倦诸症，乘虚易袭。如有气毋专耗气，有食毋专消食，热不可用芩连，寒不可用附桂，寒则血块停滞，热则新血流通。至若中虚外感，见三阳表症之多，似可汗也，在产后而用麻黄，则重竭其阳；见三阴里症之多，似宜下也，在产后而用承气，则重亡其阴。耳聋胁痛，乃肾虚恶露之停，休用柴胡；谵语汗出，乃元弱似邪之症，勿同胃实，其由阳之衰，虽分寒热，非大补不能回阳而起弱；痉因阴血之涸，非滋荣不能舒经而活络。又如，乍寒乍热，发作有期，症类疟也，若以疟治，淹滞难痊；神不守舍，言语无伦，病似邪也，若以邪治，危亡可待。去血而大便燥结，苁蓉加于生化，非润肠、承气之能通；汗多而小便短涩，六君倍用参芪，必生津助液之可利。加参生化频服，救产后之危；长生活命屡加，苏绝谷之症。肛脱茄拖，俱是气虚下陷，补中益气，是良方也；口噤拳挛，乃因血燥类风，加参生化，大有益焉。产户入风，服以养荣羌独；玉门伤冷，洗须床免萸硫。怔忡惊悸，生化汤加远志；似邪恍惚，安神丸助归脾。因气喘而满闷虚烦，生化汤加木香为佐；因过食而嗳酸恶食，六君子加神曲为良。苏木棱蓬，大能破血；青皮枳实，最消膨胀。一应耗气破血之药，汗吐宣下之方，只可施于强壮，岂宜用于产后。大抵新产之后，先问恶露如何，块痛如何，不可遽加参术。腹中痛止，补中益气无疑。至若亡阳汗脱，气虚喘促，频灌加参生化，是从权也。又如亡阴大热，晕厥血崩，速煎生化原方，乃急救耳。王太仆云：补下治下制以缓急，制缓方以滋道路，制急方气味俱薄，力与缓同。故治法当遵丹溪，而固本服法须效太仆。以频加虽未尽产症之详，已统括治疗之要，敢曰济阴之指南，其于女科，不无小补云。

脉诀论

《脉经》云：产后之脉，寸口洪疾不调者死，沉微附骨不绝者生。又曰：沉小缓滑者吉，实大坚弦疾者凶，牢革结代及涩滞不调者不治。丹溪曰：胎前脉当洪数，既产而脉仍洪数者死。又曰：胎前脉细小，产后脉洪大者多死。予见产后多有洪数而生者。要知血虚之脉浮洪而数者居多，产后血虚，故现此脉。若不明以告医，俗医多误认为外感，虚脱之祸，在于顷刻。然此洪数之中，自有和滑之象，非如牢疾而少胃气之谓，故多死也。《产经》曰：胎前之病，其脉贵实；产后之病，其脉贵虚。胎前则顺气安胎，产后则补虚消瘀，此其要也。大凡孕妇临产，气血动荡，胞胎迸裂，与常经离异，必有水先下，俗谓之胞浆。即养胎之液也。水下则胞裂而产，既产则气血两虚，脉宜缓滑。缓则舒徐，不因气夺而急促；滑则流利，不因血去而枯涩，均吉兆也。若实大弦牢，非产后气血两虚所宜。实则邪实，大为邪进，弦为阴敛，宣布不能，牢为坚着，近乎无胃，皆相逆之脉，故凶。

调摄论

凡孕妇产毕，血气未定，不宜睡倒，不宜侧坐，须床头厚铺裀褥，高倚仰靠，宜竖膝，不宜伸足，并遮围四壁使无孔隙，免致贼风为害。倘闭目睡倒，或怒忿逆气，即令人眩晕也。再用醋涂鼻，房中或用醋炭、更烧以漆器，轻轻以手从心按摩至脐，则恶露尽下，又何血晕血逆之有？常见人产毕即饮热童便一盏，又有三日内以童便和酒温服五七次。予谓酒虽能下恶露，行乳汁，产后脏气方虚，即素日善饮者亦不可多饮，并不可产毕即饮，盖恐因血入四肢，或因上行能令血晕。至于童便，味臊而性凉，如胃气弱者，得臊气而呕恶，里无火者，得凉性而滞血，且能伤胃气，均非所宜。不若预煎生化汤，产毕即服为妙，或用红糖滚水冲化频饮，以行其瘀，时食白米薄粥煮石首鱼甘淡食之。如此调摄，自无事矣。有人先于临月时，用有毛淡菜十余个纸包，吊风处二十余日阴干，勿令人知，产下即煎汤一钟热服，产后再不生病。

产后禁忌论

凡生产既下，不必问是男是女，恐因言语而泄气，或以爱憎而劳神。最忌大喜大怒，喜则气散，或生红汗，怒则气逆，或生癥瘕。不可独宿，恐致虚惊；不可刮舌，恐伤心气；不可刷齿，恐致血逆；勿勤梳头，恐头皮作痛。须气血平复，方可治事。犯时微若秋毫，成病重如山岳。

凡初产，其牛羊猪肉，鸡鹅鸭肉及蛋，并猪蹄猪肾绿豆凉粉荞麦面食等类，一切滞气坚韧难化之物及生冷腻滑，皆不宜食，恐新产脾胃气虚，难于运化，易致内伤也。

凡产逢暑月，切不可当风睡卧，最忌贪凉，用扇及洗足澡浴，虽盛暑不可用冷水洗手足。

凡新产骤虚，最忌着寒，寒则血气凝滞，诸变冗生，每致饮食不化，腹痛作泻。此时欲去其瘀，则正气并脱；欲止其泻，则瘀结不行，可不慎欤？治法见后泄泻门。

凡产逢冬月，宜重棉兜护其腹，虽夏月亦当覆巾裹之，以免厥阴受寒。

凡产后百日内不詈骂，少劳碌，禁淫欲，终身无病，而且多子。若未满百日交合，则虚羸百疾从此而生，必患脐下虚冷，手足腰腿痠痛等证，名曰蓐劳，最难治疗。

凡产后勿用椒姜艾酒，虽血块得热流通，然新血为之不宁耳。即砂仁汤亦能动血，咸在禁忌。

产后乳汁乃血气所成，不可食咸，咸能止血，令无乳汁，且发嗽难治。

产后，南北风土不同，江南以新产后即食鸡子，虽告之以利害，相沿成习，毫无疑惧，且竟多安然无事者。予亦只得随俗，令其豁开，淡煮而食之，尚有养胃却痰之功也。

产后药误须知

产后勿轻用乌药、香附、木香及耗气顺气等药，用之反增满闷，虽陈皮用不可过五分。

产后勿轻用青皮、厚朴、山楂、枳壳、陈皮，消食药多损胃减食，即枳壳、香砂等丸，亦多损气血。

产后勿用青皮、枳实、苏子以下气定喘，用之，元气必脱。

产后乳麦伤胃耗气，五味能阻恶露，枣仁油滑致泻，均为禁忌之品。

产后身热，误用黄芩、黄连、黄柏、栀子，损胃增热，致不进饮食，且黄芩苦寒，无论恶露净与不净，皆非所宜。

产后四日内，未服生化汤以消血块，勿先用人参、芪、术，致块不除。

产后勿轻用牛膝、红花、苏木、枳壳等类以消块，尤忌多用独用。至于三棱、莪术、枳实、山楂等峻药更不可用。若误用，旧血骤下，新血亦随之而损，祸不可测也。予每见俗用山楂一味煎汁以攻血块，致成危证，频服两三帖，必死。

产后勿轻用生地黄，以滞血路。

产后不可用大黄、芒硝以通大便，反成膨胀。

产后不可用五苓以通小便，用之愈闭。

产时不可用济坤丹以下胞胎。

不可信《妇人良方》及《产保百问》，俗医多有守此二书以治产，用芎、归、白芍、生地，误人实甚，余可知矣。

凡人有疾病，多有求卜以问吉凶，并卜何方何姓人医治可愈，盖此人不明医理，不知医者孰良孰庸，亦无可如何之计耳。岂知竟有医卜相通，医求卜荐，许以分谢，卜者贪利，假神道以指引，因卜而荐，误人性命，比比然也。产后之证，吉凶在于顷刻，不可不知而慎重也。

或因产过食，恐其劳困，固令勉强，以致停蓄不散，此内伤之实证也。此上诸证，姑举要者以见其概。然既有表邪，不得不解；既有火邪，不得不清；既有内伤停滞，不得不开通消导也。今予治各证，后开生化汤中俱有，随证加减，一以重产，一以兼治，所谓道并行而不相悖，可保万全者矣。

四物汤不宜产后论

凡产后诸病，古方多用四物汤加减何也？以方中有芎归之辛温，佐以地芍之寒凉，温寒适中，可谓无虞矣。不知四物乃女科杂证诸疾妙剂，若用于产后，大非所宜。予考方书之意，以为白芍重复用酒制炒，去其酸之性，但存生血活血之能，或再加黑姜辛热佐之，有何不可？又谓芍药性清，微酸而收，最宜于阴气散失之证，岂不为产后要药？但观其再制以酒炒，则他寒凉峻削之不宜用，概可知矣。予思芍药，初产三五日所当禁用，若产日已久，以酒制透，为他药之佐犹可。惟四物汤中生地更凉，直走血分，且伤脾胃，为害愈甚。或云易以熟地，补益正阴，则称为至当。独不思熟地性滞，更使血滞不快，虽有芎归，反行牵制而少行动，亦非新产者所宜。盖新产之妇，血气俱虚，最忌寒凉，大宜温药，以助资始资生之源也。是以丹溪先生谓芍药伐生发之气，禁而不用，良有深意矣。予叹世之概以四物治产后者，胡不思乎？

生化汤论附方

生化汤论曰：产后诸证，皆缘气血骤下，元气大亏，用药不同常法。是以有虚极不能姑待者，则当峻补之中加入温行之药，峻补则力大而可宣通，温行则流畅而不凝滞。至于逐瘀之剂，即实证亦不可用峻厉之药，况产后大虚，恐血无主宰，一任药力，便为崩而不止，虚则易脱，势如覆水难收矣。人遇大病之后，血气两虚，尤当调补，况产后脾胃血气之虚衰，更有甚焉者乎？今之治产后者，亦云元气因产而亏，运行失度，不免瘀血停留致成诸疾，必以去瘀为先，瘀消方可行补。甚有用回生丹攻血块，下胞衣，殒人性命者。此盖止知专攻旧瘀而不知新血转伤之害，岂知块固当消，而新血尤当生也。盖专消则新血不生，专生则旧血反滞。予考新产诸方，莫若生化汤为产后第一妙方。其方芎归桃仁，温中行血，善去旧血，骤生新血，佐以炙黑干姜、炙草，引三味入于肺肝，行中有补，化中有生，故名生化，盖因功用而立名也。又有加入益母草一钱五分，功效亦同，此实治产之良方，保全产妇之圣药也。故冯氏因此方之妙，变化用于临产，加人参、桂、牛膝、红花，又为催生之神剂矣。

生化汤方：凡孕妇临月，即预备生化汤数剂，俟临产之时，即为预先煎就，产下随服二三道，以逐瘀生新，再无产后诸症之患。无论正产半产，虽少壮产妇俱宜服之，故此汤为产后七日内要药，倘产下之时未及煎服，凡产后诸症仍以此汤治之。全当归八钱酒洗，川芎四钱，干姜四分炙黑存性，桃仁十粒去皮尖，打碎，炙草五分，水二钟，煎七分，加酒小半钟。如素日不能饮酒者，加六七茶匙，稍热服之。其药渣留，并后帖药渣合而再煎，两帖共三煎。在产下一二时辰内，未进饮食，先相继煎服。能速化旧血，而骤长新血，不特可免目前晕厥、汗、崩、恶露停滞等患，且诸病不生，精神百倍矣。如胎前素虚之人，产后又当再制两贴，煎服，以防倦困。若产下已服过一二帖而块痛未除，仍当再进几帖，则块痛无不消矣。

恶　露

产后恶露有块，名曰儿枕。世多先消后补，殊不知旧血虽当消化，新血亦宜生养，若专攻旧，则新亦不宁矣。世有济坤丹攻血块下胞胎者，一时虽见速效，元气未免亏损，不得已而用之，只可一丸，不宜多服，且须随进补剂，庶免虚弱之害。其或劳甚血崩形脱，汗喘不止，急进加参生化汤数帖。加参生化汤：人参二钱，川芎二钱，当归四钱，姜炭四分，桃仁十四粒，枣三枚。加减法：

产后七日内未服生化汤，块痛未除，仍照前方服数帖，或加元胡、益母亦可，自然块消痛止。不可遽加参芪白术，补住瘀血，祸不可言。

产后一二日内块痛虽未除，其产妇气血虚脱，或崩或厥，或汗多而厥，或形色脱去、口气渐冷，或烦渴不止，或气喘短促，无论块痛，从权加参芪以扶危急。如体倦无力，气虚短促，本方多加人参，兼汗加黄芪，烦躁加竹茹，渴加麦冬、五味，喘加杏仁、桔梗。

产后大便不通，或至八九日者，由血少肠燥故也。宜生化汤加麻仁三钱，苁蓉五钱，以润之，日久自通。如虚加人参二钱，勿用承气汤。

产后七日内，或伤寒血块凝结痛甚，生化汤加肉桂五分，元胡一钱。或食冷物，连心腹痛者，再加吴萸七分。

产后肥人多痰，宜生化汤加花粉、竹沥、姜汁，或加橘红四分，勿轻用牛黄及寒冷等味。

胎前素虚弱者，产后一二日，已服生化汤三四帖，块痛稍减，可按揉而定，宜生化汤加人参三钱。

产后虽暑月亦要和暖，如失盖衣被，腹不温和，风邪乘虚而入，虽服生化汤，恐块痛不能止，宜加肉桂四分，五灵脂一钱。

产后劳倦血晕，服生化汤一剂头煎后，即再取一帖，加人参一二钱，汗多亦加。如形不脱去，只用鹿角灰二钱，本汤送下，或益母丸亦可。外用细捣韭菜，纳有嘴瓷瓶内，将滚醋两碗冲入，封其大口，以小口注产妇鼻中，敛其精神即醒。

产后发热汗出，手足厥冷，或血崩气短，神昏气脱，乃大虚症，急须大补，庶可回生，宜加参生化汤，速进数剂，再以生脉散代茶，毋信《产室百问》及《妇人良方》等书。

产后日久不食，闻药即吐，须用独参二三钱，或姜少许，白米一大撮，水煎服，以安胃气。如听其胃虚不能受药，则危矣。

产后不宜汗下利小便论

产后阴血骤下，阳无所附，孤阳外越，每多发热。此乃阴虚生热，切勿作外感而表散。生化汤善能退热，以其内有姜草，所谓甘温能除大热也。故产后虽有表证，一切风药性升不可用，恐载血上行，令人发晕，且虑重竭其阳，必至汗脱而死。即佛手散中川芎辛散能发汗走泄，亦须临时因证审酌用之。产后阴血既亏，津液自少，况临产劳倦气虚，虚则传化自迟，二肠枯燥，势所必然，久则自复。或用生化汤养血兼生津助液亦可。故产后虽二便暂有不甚通利，然于下利等药必须禁用。非特硝黄五苓难于轻试，即四物汤中生地、芍药纯阴而伐生气，且作泻而凝血，五苓利水伤阴，愈通之而愈枯结。若误用而重亡其阴，难免孤阳无辅而走脱矣。故《机要》有云：胎产之病从厥阴，无犯胃气及上下二焦，不可汗，不可下，不可利小便也。

新产三审论

凡治产后，三审不可缺也。一审少腹痛与不痛，以征恶露之有无；二审大便通与不通，以征津液之盛衰；三审乳汁行与不行及饮食多少，以征胃气之充馁。审斯三者，以脉参证，以证合脉，脉证相符，有疾治之即愈。脉证相反，纵无危候，必多变端。即如产后恶露，常以弥月为期。然间有六七朝即净者，又未可以概论也。此虽产母禀质不同，而因胎之所禀亦异，如胎息壮盛，则气血尽归其子，瘀血自少；胎息孱弱，则气血涵养有余，瘀血必多。亦有产时去多，产后必少，产时去少，产后必多，势使然也。大抵常产之妇，开阖有权，产后子宫即闭，儿枕随气攻注，碎作小块续续而下，所以绵延日期。又有由于艰产过伤子宫，关闸废弛，不能收敛。或下血块，大小形色与茄无异，此名儿枕是也，全块顿出，自无淋沥之患。即有余血，尽归溲便，如皂荚汁，少腹略无痛苦。切勿认为产后瘀尚未行，妄用攻下，误人性命。产后又有似乎儿枕痛者，摸之亦有块，按之亦微拒手，人皆指为儿枕宿血。此大不然，夫胎胞俱去，血亦岂能独留？盖子宫蓄子既久，忽尔相离，血海陡虚，所以作痛；胞门受伤，必致壅肿，所以亦若有块而实非正块；肿既未消，所以亦颇拒按。治此者当安养其脏，不久自愈。若有瘀服药，生化汤为最，殿胞煎或四神散亦可。若误用苏木、红花、元胡、青皮之属，反损脏气，必增虚病，慎之慎之。予曾见孕妇产后，少腹旁边以手按之，内有一条形如小黄瓜，斜长而硬，颇似瘀积，然无痛苦，产妇先以为瘀滞，后以为癥瘕，每愁成病，予开导之云：无痛苦，不拒按，是虚非实，血足自消，不须疑虑，迟数月果渐消没矣。

殿胞煎：治产后儿枕疼痛等证如神，当归五钱，川芎一钱，茯苓一钱，炙草一钱，肉桂五分，水一钟煎八分，热服。如脉细而寒或呕者，加干姜炒黄色一钱；如血热多火者，去肉桂，加酒炒芍药一钱；如脉弱阴虚者，加熟地三钱；如气滞者，加制香附一钱；腰痛，加盐水炒断丝杜仲一二钱。

血块痛论

产后血块，是孕成余血之所积也。夫妇人血旺气衰，二七而天癸至，三旬一见，以象月盈则亏，行之有常则曰经，有孕则经水不行，其余血注于胞中以护胎元。一月名胎胚，二月名始膏，三月始成形而名胎，方受母血之荫庇。胎形尚小，虽食母血而尚有余汁，并前两月之血积于胞中，日久成块，至产时当随儿下。或因产妇送儿送胞劳倦无力，或调护失宜，腹欠温暖，致血块日久不散，疼痛拒按，并宜生化汤助血行血，外用热衣暖腹可也。慎勿轻服峻剂，至崩脱不救。

晕厥论

凡产后晕厥二证，皆由气血并竭，苟非急补，何能挽其将绝之元神？无庸疑议者也。但晕在临盆，证急犹甚于厥，用药不及，急救法救之。如其人微虚者，则眼花头眩，或心下满闷，神昏口噤，不知人事，少顷即苏。或因亡血过多，以致虚火乘虚泛上而神不清，身无所主，其阴血暴亡，心神失养，心与胞络君相之火，得血则安，亡血则危。火上炽故令人昏冒，火乘肺故瞑目不省人事，是阴血暴亡，不能镇抚也。《经》云：病气不足，宜补不宜泻。瞑目合眼，病悉属阴，暴去有形之血，则火上炽，均宜频灌生化汤，或从权急救，生化汤二三帖先补血分之亏，则块化血旺，神清而晕止。大虚者，其证面白眼闭，口开手冷，多汗神昏，六脉微细之甚，是气随血脱而欲绝，当大剂人参方可回阳，恐势急而补阴不及，须以气药兼之，此阳生阴长之理也。从权急救加参生化汤，或加参生化汤最效。如制药不及，速用独参汤两许煎汤急救之，但得下咽，即可望生。若少迟延，则无及矣。有人谓产后七日，方可用参，此愚昧讹传，不知始自何人，万不可信。但晕发顷刻，而急救外治之法又不可缓，速宜轻轻扶坐，勿令卧倒，或烧红炭，沃之以醋，或烧旧漆器，令烟气透入口鼻，即苏，急捏人中，静以待之，元气渐复。不可乱动，致令神气散乱。或用韭菜一握，切碎，入有嘴瓷瓶内，将醋煮滚浇入瓶内，急盖口，以瓶嘴向妇鼻孔，令气透入鼻中即苏。但凡大病大虚之人皆能作晕，产后之晕因血去而名之曰血晕，实非因血而致晕也。若偏信古方，认晕证为恶血抢心而轻用苏木、牛膝、红花等类以及牡丹夺命等方，或认为痰火而用调补消痰之方，误之甚矣。俗治产妇或因死胎及胎衣恶血上逆，搐呕昏晕，用小便乘热灌之，但得一口下咽，即止。设遇胃气壮盛之妇，不畏臊气，获效者有之。然童便非能止晕回元，盖取其下行旧路，降火消瘀。考之方书内云：败血流入肝经，眼生黑花，头目昏晕，不省人事。此血热乘虚逆上凑心，故昏迷不省，气闭欲绝也，服童便最好。此论但照管败血，全不顾产虚，且有气闭欲绝四字，岂童便可挽回元气欲绝乎？即有恶血上逆，血滞等证，亦莫若生化汤温而行之，去瘀止晕之妙也。予见江南产科有用当归二钱，益母草一钱，人参二钱，红花六分，炮姜八分，煎热冲童便，服之以治晕，此方兼得之义，庶几近之。如妇人有血晕之证者，不若于将产数日前，预煎择服八珍、十全、归脾等类调补气血，临产又用人参催生，补于未产未虚之前，产后无虚可乘，无晕可发矣。

至于厥证，在分娩之后，因产时用力过多，劳倦伤脾，孤脏不能注于四傍，故手足逆冷而发厥。《经》云：阳气衰于下，则为寒厥，厥气上行，满脉去形。盖逆气上满于经络，则神气浮越去身而散也。宜大补回阳，生化汤连用两服，俟血气旺而神复，厥证自止矣，又非偏补血分之可得而愈也。若服药而口渴，另用参麦散以代茶，助津以救脏燥也。又有四肢逆冷、泄痢，类伤寒阴证，不可用四逆汤，必生化汤倍参煎服，或加熟附子一片，则可以止逆回阳，而见参归之功矣。若血块痛止而厥，滋荣益气汤最效。

凡晕厥乃产后危急二证，若新产块痛未除，又未可遽加芪术，故急加人参，从权以救之，俟晕止厥回，再去参以除块痛，此要诀也。

急救晕法

凡儿方生下，母即昏晕不醒者，此时即有药不能入口，迟则不救。其法急以极软旧衣紧闭产户，以知事妇女用膝抵住，勿令下面气泄。又令一人一手挽住头发，一手扪住鼻口，勿令上面气泄。俟稍转略有声息，方用热水接气，急服生化汤。

从权急救生化汤：治三等血晕，兼化瘀生新。川芎三钱，当归六钱或八钱酒洗，干姜四分炙黑，桃仁十粒去皮尖，炙草五分，荆芥穗四分炒黑，汗多忌用，枣二枚，水煎服。劳倦甚及血崩，或汗多气脱而晕，加人参三钱，肉桂四分，急服一二帖，其效如神，决不可疑参为补而缓之。痰火乘虚泛上而晕，加橘红四分，虚甚亦加用人参八分，肥人加竹沥数匙，姜汁少许。

从权急救加参生化汤：治产后形色脱晕，人参三钱，川芎二钱，当归四钱酒洗，干姜四分炙黑，桃仁十粒去皮尖，炙草五分，荆芥穗四分炒黑，汗多忌用，枣二枚，水煎服。血块痛甚加肉桂七分。渴加去心麦冬一钱，五味子十粒。汗多，加麻黄根一钱；如无块痛，加蜜炙黄芪一钱以止汗；伤面食，加炒神曲八分，炒麦芽五分；伤肉食，加山楂、砂仁各六分。

加参生化汤附大补回阳生化汤：人参二钱，川芎四钱，当归八钱酒洗，干姜四分炙黑，炙草五分，桃仁十粒去皮尖，枣二枚，水煎服。此方产后诸危急证通用。一日夜须服三四剂，方能接将绝之气。如产后三日内块痛未除，俟元气稍复，已有生意，当去参，仍服生化原方。虚脱厥逆汗多，加人参三四钱。脉与形俱脱将绝，必用此方频灌。厥而兼汗，加去心麦冬一钱。汗多渴甚，加去心麦冬三钱。汗多痰喘，加竹沥、姜汁、去皮尖杏仁十粒。汗多喘嗽声重加桔梗、去皮尖杏仁各五分。无汗喘嗽气短，加制半夏一钱，去皮尖杏仁十粒，桔梗五分。汗多身热气短，加人参，左尺脉弱亦加人参。汗不止，三四剂后加蜜炙黄芪一钱。一方，川芎、当归减半，名大补回阳生化汤，治新产厥证，枣引，速煎二服即效。若厥证作渴，佐以生脉五味饮代茶，以救津液，则渴减厥回。

参麦五味饮去五味子名参麦饮，又名生脉汤，又名生脉散：人参二钱一方三钱，麦冬二钱去心，五味子七粒捶碎，煎汤作茶，时时饮之。煎汤用银器或砂器为妙。

滋荣益气汤：治血块痛止而厥，人参、当归各三钱，川芎、白术土炒，黄芪蜜炙各一钱五分或一钱，熟地二钱，麦冬八分或一钱去心，炙草四分，五味子十粒，川附子五六分，或一钱制，水煎服。汗多，加麻黄根、炒枣仁各一钱；大便难，加酒洗肉苁蓉一钱半。

产后血晕

凡分娩之后，眼花头旋，不知人事，谓之血晕。其因有三：一因劳倦甚而气竭神昏，二因去血多而元气欲绝，三因痰火乘虚泛上而昏愦不清。患此三者，皆因魂不随神往来而几运几息也。急服加味生化汤二三帖，以行块停痛，外用醋韭法冲鼻，使产母闻醋气令精神敛而不散。此救血晕之急法也。大约病弱产母临盆之际，须早煎生化汤，预备韭醋瓶以防患，此为万全。及儿下地，不可喜子慢母，母亦不宜顾子忘倦，又不可产讫即卧，与夫愤怒气逆，皆能致晕也，慎之慎之。

加味生化汤：川芎三钱，当归六钱，姜炭四分，桃仁十粒，炙甘草五分，荆芥五分，水煎，加酒热服。如汗多加人参二钱，炙芪一钱，然必块不痛者方用。痛甚者加肉桂五分，渴加麦冬一钱，五味十粒。有痰加竹沥半杯，姜汁一匙。痰火乘虚泛上而晕，加橘红四分。两手脉伏或左手脉绝，加人参四钱，麦冬一钱，五味二钱。三等血晕，切不用破血耗气等药。虽山楂性缓，亦不宜服。其块痛者，生化汤兼送益母丸及鹿角灰。倘气脱将绝、牙关紧闭、药不下喉者，用鹅羽筒插喉灌之。如灌下渐温暖，则不拘数帖灌之。又当用热手单衣外从心揉至腹上，又时换热衣温暖之，自然渐渐苏醒。如醒后其块痛仍未除者，宜减去参芪，单服生化汤，待块消痛止，再进参芪。

产后厥逆

凡产母产时用力过甚，劳倦伤脾，脾气耗竭，不能注于四旁，故足冷逆而厥气上行。《经》曰：阳气衰于下，则为寒厥，厥气上行，满于经络，则神气浮越去身而飘散矣。此惟急方始可举气以归元，苟非大补，焉能回阳而神复？必用加参生化汤倍人参，连进二帖，使气血旺而神复厥止。如渴，另用生脉散代茶，助津以滋脏燥。虽有四肢厥冷泄漏，或类伤寒阴症，亦不可用四逆汤，必倍参生化佐以黑姜，或加熟附一片，以回阳止逆，则可已足以行参芪之力矣。

加参生化汤：人参二钱，川芎二钱，当归四钱，姜炭，炙草各四分，桃仁十粒，加元枣二枚，水煎。如厥回，暂去人参，待血块痛除再加此治新产发厥。

滋荣益气复神汤：产后发厥，无块痛者服此。川芎、焦术、炙芪、麦冬各一钱，人参、当归各三钱，熟地二钱，炙草四分，陈皮四分，五味十粒，水煎服。口渴以生脉散代茶。汗多加麻黄根、枣仁各一钱。块痛不止加肉桂五分。便闭加苁蓉、麻仁各二钱。痰加竹沥，姜汁，橘红四分，酒一杯。手足口气渐冷，加附子五分，倍用人参。

产后血崩

产后血大来，须看血色之红紫，视形气之虚实。如血色多紫，乃当去之败血，留之反作痛，勿以崩论。若红而色鲜，乃是惊伤心而不能生血，怒伤肝而不能藏血，劳伤脾而不能摄血，当以崩治，先服生化汤几帖，则行中有补，血自生旺矣。至若形脱气促、或汗出而不止，宜服倍参生化以益气，斯阳生则阴长，而血乃生旺，非棕灰等止血药可治也。如产已满月外，又宜升举大补汤治之。凡年老积弱人患病，均宜服此。

加参生化汤：治产后血崩，形脱汗多气促，川芎三钱，当归四钱，荆芥四分，桃仁十粒，人参三钱，肉桂五分二帖后去之，炙甘草五分，枣二枚，水煎、热服。汗多加黄芪、人参各三钱。渴加麦冬、五味。泻加茯苓、莲子。两手脉伏或右手脉绝，生脉散倍人参。痰则加竹沥、姜汁、酒一杯。咳嗽加杏仁、知母、桔梗各一钱。惊悸加枣仁、柏仁各二钱。久不进食，闻药即吐，用独参二三钱，水一杯，煎锅焦，末服之，引开胃口。鲜血来多不止，加升麻、白芷各五钱。如无汗脱等症，只服生化汤加炒黑荆芥自安。世言芎归活血，不可治崩，殊误。

升举大补汤：治产后日久，血崩不止。或如鸡卵大块，或去血如片，宜大补脾胃，升提气血，少加镇坠心火之药。此方并治老少血崩等症。人参、白术各三钱，川芎一钱，当归一钱五分，熟地二钱，黄芪一钱，白芷四分，荆芥四分，陈皮、黄连、黄柏炒，泻者勿用、羌活、防风各四分，升麻、甘草各五分。渴加麦冬、五味，泻加泽泻、莲子，痰加半夏，兼白带者加苍术、半夏各一钱。

产后类伤寒三阴症即大便不通

产后潮热有汗，大便不通，勿专论为阳明症；口燥咽干，勿专论为少阴症；腹满嗌干，大便秘结，勿专论为太阴症。又，汗多谵语，勿专论肠胃有燥粪诸症，多由劳倦伤脾，运血稍迟，气血枯竭，乃虚症类实，治宜养正通幽汤，勿执偏门妄论承气，致沾唇莫救。

养正通幽汤一名助血润肠汤：川芎二钱半，炙甘草五分，桃仁五粒，苁蓉五钱，陈皮四分，麻仁三钱，水煎，温服。诸症加减如前，惟汗出谵语便实，乃气血两亏，神衰心主失守，急宜养荣安神，加茯苓、枣仁、柏子、参、芪、白术各一钱，水煎服。如大便至十日以上燥结不通，肛门必有燥粪，用蜜煎入皂角末或猪胆汁及枯盐导之。慎勿误用下药，致泄泻不止，或致虚闭，反致膨胀，为害不浅。产讫第一须服生化汤数帖，必无血燥肠枯之症。

产后类伤寒三阳症

产后七日内，发热头痛恶寒，勿专论为太阳症；发热头痛血疼，勿专论为少阳症。二症皆由气血两虚，阴阳不和而类外感，切不可用麻黄汤以治太阳类症，用柴胡汤以治少阳类症。盖脱血之余，又发汗以重亡其阳，是使阴阳两竭，而虚虚之祸，不可胜言。即或症中真感伤寒，加味生化汤内芎姜能散寒，且荣卫调和，诸病自退。

加味生化汤：川芎、当归各二钱，炭姜五分，炙草五分，桃仁十粒，陈皮三分，枣二枚，水煎，温服，连进两帖。如明知感冒风邪，二帖不退，加羌活四分，葱白四寸。呕加藿香三分，生姜一片。如汗多气促，如微喘，俱加人参二三钱。渴用生脉散。如乍寒乍热，发有常期，加柴胡四分。有痰加橘红、花粉。

产后类中风痉症痉音擎，风强病

产后气血暴竭，少血养荣，忽然口噤牙紧，手足筋脉拘挛，症类中风。又或汗多而类痉，口噤不开，背强而直，身忽反张，气息如绝，虽虚火上泛有痰，皆当以末治之，勿用治风消痰之药以重虚产母，但服生化汤以生旺新血，自能清利关节，所谓血旺风自灭。或用滋味活络汤，兼服天麻丸。若见危症，即多用人参以救血脱。如有痰有火，少佐麦冬、橘红等味，竹沥、姜汁亦宜少加，芩连柏断不宜用。

滋味活络汤：当归、人参各三钱，川芎、熟地各二钱，黄芪、茯神、天麻、麦冬各一钱，陈皮、炙甘草各五分，荆芥、防风、羌活各四分。火盛产久，加炒连三分。有痰，加夏曲七分。痰多，加竹沥、姜汁。大便闭，加苁蓉二钱。渴，加葛根八分。汗多，加麻黄根一钱。惊悸，加枣仁二钱。气息如结，手足渐冷，加桂子一钱，附子五分。

天麻丸：天麻、防风、石菖蒲各五钱，人参、茯神、枣仁、远志、柏仁、山药、麦冬各一两，川芎、羌活各七分，当归二两，南星、夏曲各二钱半，上为末，蜜丸如芡实大，辰砂为衣，每服四五丸。

产后类疟

产后寒热往来，应期而发，此由气血并竭，阳虚生外寒，阴虚生内热，或昼轻夜重，或日晡潮热，一日二三度发，其症虽似乎疟，而发无常期，只须生化汤倍加当归，则身热自退。即或应期而发，症与疟同，亦必以调和气血为主，无用芩连等治热及常果槟楂等截疟。如汗多加参芪，热甚倍加当归、川芎。若产及一月，其人素虚而患疟，用人参养胃汤，并服人参白术膏。

加减生化汤　川芎一钱，当归二钱，人参、白术各一钱，茯苓八分，青皮二分，炙草三分，藿香八分，乌梅二枚。渴加麦冬一钱，五味三分。痰加半夏八分、竹沥、姜汁。汗加黄芪、枣仁各一钱。伤米食加神曲一钱，麦芽五分。伤肉食加山楂、砂仁各五分。

人参养胃汤：人参、白术、当归各二钱，茯苓、半夏各八分，草果、甘草、青皮、藿香各四分，乌梅二枚。

人参白术膏：白术一斤，人参一两，水六碗煎去其半，如法再煎，如此三次，去渣取汁，共九碗，慢火煎至一碗，每日服半酒杯，白汤下。

产后汗出

产后汗出不止，由劳伤脾，惊伤心，怒伤肝，患此三者不宜即加敛汗之剂，但令神宁则汗自止。且血块作痛，芪术未可遽加。凡产毕有汗，先服生化汤两帖以消块，即继服调卫止汗汤。若倦甚而濈濈然汗出，形色俱脱，乃亡阳脱也。此难拘常法，从权以参芪调卫救急，待产母稍有精神，又减参芪，以除块痛。若汗多而阴竭阳微，以致筋脉拘急，项强口噤，牙禁发搐，类伤寒痉症者，慎勿作伤寒治，宜加味生化汤随症加减。汗出虽有自汗、盗汗之分，治当兼理血分药品，并宜加味生化汤。余方但非产后盗汗所宜。若服参芪大剂，汗多不止，及头面汗出不止，腰足青色者，不治。

调卫止汗汤：炙芪、麻黄根、当归各一钱，人参随症加减、防风三分，桂枝、炙甘草各五分，枣三枚，水煎。汗多而渴加麦冬、五味。汗多亡津而小便不利，勿用利水等药。产母多痰，勿用半夏、生姜，只可用橘红四分。

从权参芪调卫汤：人参三钱，炙芪、麻黄根各一钱半，当归二钱，桂枝五分汗少减之，防风三分，元枣二枚，水煎。禁用半夏、生姜、柴胡、黄芩、知、柏等味。

加味生化汤：川芎三钱，当归六钱，人参三钱如虚倍用，天麻八分，黄芪钱半，炙甘草五分，荆芥八分，枣三枚，水煎。渴加麦冬、五味。脉脱加人参三钱，附子四分。便闭加麻仁三钱。痰加竹沥、姜汁。忌葱韭辛热食物。

产后气短发喘

产后气短发喘，血脱劳伤过甚，气无倚仗，呼吸止息，各违其常，气出短促而喘，言语不相接续，是血脱气虚之至，速煎生化汤一二帖，即加人参二三钱以救急。再备醋韭瓶以防晕。无疑参能助喘，不用少用以致不救。惟一切降气等药禁用。若虚不受补，闻食即吐，胃气将绝，不治之症也。

加味生化汤：川芎一钱，当归三钱，姜炭五分，桃仁十粒，人参三钱，茯苓一钱汗多勿用，炙甘草五分。汗多加黄芪。渴加麦冬、五味。胃虚不食，闻药即吐，及食寒药寒物，呕不纳谷，用独参三四钱，生姜三片，秈米一撮。

补气养荣汤：川芎二钱，当归四钱，炙甘草、炮姜各五分，人参二钱，黄芪一钱，熟地、枣仁、山药各一钱，陈皮三分。足冷加附子三分，汗多加麻黄根一钱，浮小麦一撮，渴加麦冬、五味。便闭加苁蓉、麻仁。

产后咳嗽

产后旬日内外，感冒风寒，咳嗽鼻塞，身重恶寒，或兼身热头痛，宜服加参宁肺汤，毋用麻黄以发汗。或喘而胁痛，毋用小柴胡以散邪。或患火嗽有声、痰少面赤，亦毋用凉药以清火。惟有调理气血为主。若半月干嗽有声而痰少者，可用加味四物汤治之。

加参宁肺汤：川芎一钱，当归三钱，人参二钱，杏仁十粒，桔梗、橘红各四分，款冬一钱，桑皮七分，半夏八分，知母一钱。如虚人痰盛，加竹油一小盏，姜汁三匙，炙草四分。

加味四物汤：川芎、蒌仁、知母、诃皮各一钱，当归、熟地各二钱，桔梗、兜铃各四分，款冬六分，水煎服。

薛立斋参苏饮：人参三分，苏木一分，水煎，此治产后瘀血入肺，咳嗽喘急。

产后谵语

产后妄言妄见，由气血两虚而神魂无所依也，轻则睡中呢喃，重则不睡妄言。又或因痰客于上焦，以致十二官各失其职，视听言动，皆有虚妄，毋认鬼邪。治法当论产期新久，块痛有无，以为缓急。如块痛者，宜服宁神生化汤；块痛已除，宜服益荣安神汤。

安神生化汤：川芎二钱，当归四钱，茯神、枣仁、柏仁各一钱，桃仁十粒，炮姜、炙甘草各五分，红枣二枚，去皮，水煎。虚加人参。

益荣安神汤：川芎一钱，当归三钱，茯神、枣仁、柏仁各一钱，橘红、甘草各五分，人参一钱，龙眼肉八个，竹油一丸大，大枣二枚。渴加麦冬、五味。汗多加参、芪、麻黄根。痰加竹沥、姜汁。泻加茯苓、白术。便闭加苁蓉、麻仁。

产后惊悸怔忡

产后忧惊劳倦，去血过多，心中烦动不宁，为之怔忡，如惕然而惊，心中怯惧，若人捕之之状，为之惊悸。二症当调和脾胃，补养心血。使气宁神足，气舒心安，以加减养荣汤，其病自愈。

加减养荣汤：川芎八分，当归二钱，枣仁、茯苓、人参、麦冬、远志、白术一钱，黄芪一钱，陈皮、炙甘草各五分，龙眼肉八个，姜三片，水煎服。虚烦加竹茹，痰加竹沥、姜汁。此方可加丹参、柏仁。

安神丸：黄连、生地酒乳九蒸九晒、当归各三钱，炙甘草八分，作饼为丸如豆大，朱砂为衣，每服四十丸。此与前药并服。

产后忿怒

产后因忿怒，气逆不舒，胸膈满闷，血块大痛，宜生化原方，临时磨木香三分冲服，则气舒怒散，而块自行矣。若偏用香、砂、枳实、乌药之类以散气行块，则反使元气耗损而满闷愈增。如怒后即食，胃虚伤滞，当审所伤何物，如伤肉加砂仁、山楂；伤米食加神曲、麦芽；伤冷物作痛，留滞胸腹，加肉桂、吴萸以逐寒定痛，慎勿用槟榔丸疏气以消食。

健脾化气饮：人参、白术、当归各二钱，川芎一钱，姜炭、炙甘草各四分，水煎。如块痛未除，仍用生化汤磨木香三分。

产后伤食

产后形体劳倦，脾气受伤，是以新产不能多食厚味，食之胃虽少纳，脾转运滞，食停痞塞，嗳酸恶食，良以此也。治当扶元为主，温补气血，健脾助胃，养正兼消，审所伤何物，佐以消导，斯脾气复而运转如常，滞物行而胃始思谷矣。若消导过多，必致绝谷难治，急以长生活命饮救之。

加味生化汤：川芎一钱，当归二钱，山药一钱，炮姜、炙甘草各五分。完谷不化，加煨肉果一个，块痛加桃仁，痛止加白术，虚加人参。所伤何物，治法如前。身热，禁用寒冷药，痞满，忌用耗气药。

长生活命饮：人参二钱，水二钟煎八分，入锅焦，末服之。如贫不能服参，单用锅焦研末，冲糊服之。或以白术煎汤调服，亦可望其开胃。

产后泄泻

产后泄泻，大率虚弱食积与土虚不能湿而然。但恶露未除，脾胃又弱，难于消燥而用补也。治法当先服生化一煎后，即加茯苓一钱以利小便，俟血生化，然后议补议消议燥，使无滞涩虚滑之失。若产毕即泻者，宜加减生化汤。若胎前久泻，产后不止者，宜参苓生化汤，从权以防虚脱。若久泻不止或脾泄者，须服参苓莲子饮百剂，甚至形脱眼花者，服丹溪急救方。

加减生化汤：川芎一钱，当归一钱半，黑姜、炙甘草各五分，桃仁十粒，茯苓一钱半，莲肉、诃子各八分，姜一片，水煎。两帖泻不止，加人参三钱。

参苓生化汤：川芎一钱，当归二钱土炒，姜炭、炙甘草各五分，茯苓一钱，陈皮一钱，白术一钱半，人参二钱，肉果煨、诃子各一钱，莲子八分，糯米一撮，水煎。寒痛泻加砂仁五分。热泄加炒连三分。泻久加升麻三分。泻水加苍术一钱。泻出食肉如败卵及噫气加神曲、砂仁各八分，山楂、麦芽各五分，或加豆蔻、丁香各一钱。渴加麦冬一钱，五味六分。

参术莲子饮：人参、焦术各二钱，茯苓一钱，当归一钱五分，炒芍八分，炙草五分，陈皮、升麻各三分，山药一钱，莲子十粒，姜一片。如腹痛，加炮姜五分。

丹溪急救方：人参五钱，白术三钱，茯苓三钱，制附一钱，水煎服。

产后痢症

产后七日内外，患赤白痢疾，后重频数，最为难治。欲调气血而推荡邪秽，又虑产后元虚。欲滋荣养气而大补脾肾，又恐补住瘀邪。惟生化汤减黑姜而代以茯苓、木香，则善消恶露兼行痢疾，并行而不悖也。再服加味香连丸，以俟一二日后，病势稍减，可保无虞。若七日外患褐色后重虚痢，则当加补无疑。其产母禀厚，产期已过二十日，可于生化汤加芩、连、芍药、枳壳及加味香连丸之类，承气等药断不可用。如产母虚弱，虽及月余，行积峻剂切不可用。若产后阴虚血痢，日久愈甚，又当用四物汤加人参矣。

加减生化汤：川芎二钱，当归四钱，桃仁十粒，茯苓五分，陈皮五分，木香二分。红痢腹痛，加砂仁二分，煎八分，送香连丸三十粒。

加味香连丸：即香连丸加莲肉粉一半为丸。

加连生化汤：川芎一钱五分，当归三钱，白芍一钱炒，川连六分姜汁炒，枳壳五分，茯苓一钱，甘草四分，木香三分，水煎服。积重者加山楂一钱。

申论泻痢十方

产后泻痢，气血暴虚，必用生化汤加减。然致病之由，虽系湿热，多由饮食伤脾而起，故重申余意，另立十方于后。

一、产后泻黄色，乃脾土真气虚也，宜补中益气汤加木香四分，煨肉果一枚，炮姜四分。

二、产后久泻不止，元气下陷，大便不禁，肛门如脱，宜服六君子汤加木香四分，煨肉果一枚，炮姜四分，可加升麻五分。

三、产后伤面食，六君子汤加麦芽。伤谷食，六君子汤加神曲。

四、产后伤肉食，六君子汤加山楂、砂仁各五分，神曲一钱。

五、产后胃气虚弱，泻痢完谷不化，六君子汤加木香三分，肉果一枚。

六、产后泻痢脾虚，四肢浮肿，补中益气汤加五皮散，或六君子汤加五皮散。

七、产后诸症兼呕者，宜加藿香一钱，痰多加半夏八分。

八、产后以前诸症兼小便短涩者，加茯苓一钱，泽泻五分，灯心十二根。

九、产后泄泻不止，加莲子十粒，石榴皮一钱。

十、产后患赤痢，久而不止，用人参二钱，香连丸二钱，同服即愈。勿多用木香、姜汁之类，盖热则血愈行也。方内可加地榆。

以上十方，须问块痛已除，方可服之。

产后呕逆

人之胃府为五谷之海，水谷之精，上输肝肺，分布五脏，化为气血，荣润百骸。产后劳伤脾胃，正气亏折则邪气易乘，入于肠胃，则气逆呕吐而食不下矣。若七日内呕吐不止，全不纳谷，血块未除，治当消块，佐以温药，宜服安胃行血汤。若痛已除而呕不止，不纳谷者，宜服加减六味汤及后温胃和中饮。若呕而气血不足，食物不能如常，宜服补中和胃汤。

安胃行血汤：芎䓖一钱，当归四钱，人参一钱，桃仁十粒，姜炭、炙甘草各五分，藿香、砂仁各四分，姜三片有汗勿用。

加减六物汤：川芎一钱，当归二钱，山药一钱五分，人参一钱，茯苓一钱，藿香五分，豆蔻仁、姜炭各四分，扁豆二钱，陈皮三分，炙甘草五分，姜三片。呕止去豆蔻仁。

温中和胃汤：人参、茯苓各一钱，当归、扁豆各二钱，陈皮、炙甘草、藿香、丁香各三分，姜三片。呕止去丁香，受寒加吴萸。

补中和胃汤：人参、白术、扁豆、当归各二钱，茯苓一钱，山药一钱五分，炙甘草、陈皮、炮姜各四分，水煎。

产后霍乱

产后劳伤气血，脏腑虚损，不能运化食物，及风冷相乘，以致阴阳升降不顺，清浊乱于肠胃，冷热不调，邪正相搏，上吐下泻，名曰霍乱。若块痛未除，宜生化六和汤。若块痛已止，宜藿香温胃散。

生化六和汤：川芎二钱，当归四钱，黑姜、炙甘草、陈皮各四分，砂仁六分，茯苓一钱，姜一片，水煎。

藿香温胃散：当归、白术各三钱，姜炭、藿香、陈皮各四分，厚朴八分，人参一钱，炙甘草三分，姜一片，水煎。若手足逆冷，加附子三分。

产后臌胀

胎前素弱，临产又劳，中气多不足，心腹多不舒，胃虽纳谷，脾不健运，如产毕即服生化三四帖，痛止后随服加参生化汤助脾健胃，自无中满等症。其或中满膨胀者，大率因消食而误进消导，因气郁而专于消耗，又因多食冷物而停滞恶露，又因血虚便闭，误下而愈胀。殊不知产后血气两亏，痛减后宜大补气血以助中气，不宜过于消耗，消耗稍峻，胃气益损，满闷益增，气不升降，滋热助积，郁积之久，遂成膨胀。治当审何物误用，如误用耗气药，宜益气汤；误用消导药，宜健脾汤；误服攻下药，宜养生化滞汤。

益气汤：人参、白术、当归各三钱，川芎、白芍各八分，茯苓一钱五分，陈皮、厚朴各四分，苏根、炙甘草各五分，腹皮六分，木香二分磨，萝卜子三分，木通五分。

健脾汤：人参、白术、当归、茯苓、白芍、神曲各一钱，川芎七分，陈皮四分，炙甘草、砂仁各五分，腹皮五分。伤食加麦芽五分，伤冷物腹大痛，加吴萸一钱。

养生化滞汤：川芎二钱，当归四钱，人参一钱半胀甚者减半，白芍、茯苓各一钱，白术二钱胀甚倍用，桃仁十粒，腹皮四分，苁蓉酒洗一钱五分。如块痛，即将本汤送三消丸一钱方附后。病剧者，须服至数十帖。

产后口渴或兼小便不利

凡产后口燥咽干而渴，兼小便不利，由血枯而多汗，且劳倦伤脾，不能为胃行其津液，则生化之元气不运，渗泄之令不行，是以上无津液流通，而有咽干燥渴之症，下则胃肾闭滞，而有水道不通之候。治当助脾益肺，升其血气，则血气流行，阳升阴降，自然津生而便利矣。若认口渴为火，而用芩连知柏以降之，便涩为水滞，而用五苓等味以通之，非徒无益而反害之。

助脾益肺汤：黄芪一钱五分，人参、麦冬各二钱，五味十粒，当归二钱，茯苓一钱五分，干葛一钱，升麻四分，炙甘草五分。汗多，加枣仁二钱，麻黄根一钱。渴甚，生脉散代茶。大便不通，加苁蓉二钱。如产母壮盛而热剧，小便不利者，暂加知母、滑石各一钱。

产后便数淋症

凡产后小便数者，由腹内宿有冷气，因虚而发，宜桑螵蛸散，或以益智仁炒研为末，米饮下二钱。若淋沥作痛，亦由产母虚弱，冷气客于腹中，以茅根汤治之。

桑螵蛸散：螵蛸十二枚，人参三两，黄芪三两，鹿茸、牡蛎、赤石脂各二两，共为末，米饮汤空心下。

白茅根汤：白茅根、瞿麦、茯苓、车前、人参、滑石、通草、麦冬、炙甘草，加灯心数根煎服。

又，内府秘方：用陈米淘浓泔澄清，热服之，小便即通。

按：治血淋，可加怀牛膝。

产后伤脬小便淋数不止

产后伤脬，此缘稳婆之故，以白及散治之。

白及散：白及、凤凰衣、桑螵蛸等分，入猪脬内，煮烂食之。

产 后 水 肿

产后四肢浮肿，皮肤光莹，脾虚不能制水，肾虚不能行水故也。当大补气血为主，佐以苍术、白术、茯苓等药，虚加人参、木通，热加麦冬、条芩。若因风冷湿气伤表，无汗而肿，宜加姜皮、半夏、苏叶及五皮散以微表之，使水气从皮毛而出，然后以补剂调理。

利水益气汤：人参、白术各三钱，白芍、茯苓各一钱，陈皮六分，木瓜八分，苍术、厚朴、苏叶、木通、腹皮各一钱。

五加皮散：加皮、腹皮、苓皮、骨皮、姜皮。

产后热蒸成劳瘵症

产后劳瘵症，皆由嗜欲无节，起居不时，以致真阴耗竭，虚火上炎，或蒸而热，或往来寒热，似疟非疟，或咳血咯血，自汗盗汗，或心神恍惚，梦与鬼交，或经水闭塞，日渐羸瘦，皆缘阴虚生热所致，热郁积久变成虚怯，宜清热止嗽，润肺泻火，滋补真阴，以复其元。患此者必须寡欲内养，方能有效，否则不治。

保真汤：川芎一钱，当归、生地、白术各二钱，麦冬一钱，天冬一钱五分，川贝、茯苓各五分，桔梗八分，五味十粒，骨皮一钱，炙甘草四分，枣二枚，水煎。虚加人参一钱，黄芪六分。胃弱加茯苓、山药各二钱，砂仁三粒。

加味大造丸：生地一钱，人参、当归、山药、杞子各一两，知母一钱五分，石斛酒蒸、麦冬各八钱，银胡六钱，龟板五钱，共为末，炼蜜为丸如桐子大，早晚服。

以上两方，但举其概，至辨症施治，全在临时取裁。如补中益气汤、六味、肾气丸、八珍汤、十全大补汤、还少丹、逍遥散加芎归，此数方俱可治劳瘵，因症选用可也。

产后心腹痛

产后心痛即胃脘痛，以胃脘在心之下，因伤寒气及冷物，故作痛，用生化汤佐以散寒消食之品，无有不安。若腹内痛，定然血块未除，只服生化汤，佐以益母丸，鹿角灰治之，则瘀消而痛止。若风冷乘虚入腹作痛，亦宜加味生化汤，以内有肉桂、茱萸，可以温散之也。若真心痛则指甲青黑，或手足冷过腕节，朝发夕死，无药可治。

加味生化汤：川芎二钱，当归四钱，炮姜、炙甘草各五分，桃仁十粒痛止去之，肉桂八分，吴萸七分，姜三片，水煎。伤米食加神曲、麦芽各一钱。伤肉食加砂仁七分，山楂肉五枚。

产后遍身疼痛及腰小腹痛

产后遍身痛，由产后百节开张，血脉凝滞，累日不散，则经脉经络不舒，故腰背不能转侧，手足不能动履，或兼身热头痛，若误认太阳表邪而发散出汗，则手足逆冷，变成险症矣，宜祛痛散治之。妇人肾位系胞，腰为肾府，至产劳伤肾气，损动胞络，或产未平复而风寒乘之，二者皆致腰痛，宜养荣壮肾汤并加味大造丸。若小腹作痛，未曾服生化汤，问恶露如何，若可按揉而稍止者属虚，并宜加味生化汤治之。

祛痛散：当归二钱，人参、白术各一钱，黄芪、川膝、独活各八分，肉桂五分，韭白一撮，生姜三片，水煎。

养荣壮肾汤：当归二钱，防风四分，独活、桂心、川芎、杜仲、寄生、川断各八分，生姜三片，水煎。

加味生化汤：川芎一钱，当归三钱，桃仁十粒，炮姜、炙甘草各四分，肉桂五分，元胡五分。后二味痛止减去。若脐下无血块而仍痛不止者，加熟地三钱。

产后乳疽乳痈

产后乳生痈疽，初发时寒热往来如疟，不可作疟治，亦不可全用败毒消疽等味，当大补气血，佐以金银花等味以散邪毒。若脓已出而虚弱日甚者，宜服十全大补汤。

瓜蒌乳香散：瓜蒌一个连皮子捣碎，当归、净银花各三钱，白芷一钱，青皮五分，乳香五分，没药五分，甘草四分，公英五钱，水煎，加酒温服。

排脓大补汤：人参、白术、生地、银花各二钱，当归三钱，茯苓一钱，川连五分，黄芪一钱，青皮三分，乌梅一枚，元枣一枚。此方可加白芷八分，以能排脓内托也。

加减十全大补汤：人参、白术、当归、生地、黄芪各二钱，茯苓、川芎各八分，甘草五分，远志一钱，银花三钱，水煎。泻加莲子十四粒，肉果一枚。渴加麦冬、五味。久不收口，加参末膏药贴之。

产后流注

产后恶露，流注于肾腰关节之处，或漫肿，或结块作痛，久则肿起，肢体倦怠，急用葱熨法以散外肿，内服参归生化汤以散血滞，至已溃未溃，其法参之乳痈症中。

葱熨法：用生葱一握捣作饼，贴患处，加厚布三四层，以火斗熨之，立效。此方可治痈疽初起。

参归生化汤：黄芪、川芎各钱半，当归三钱，人参二钱，肉桂八分，甘草五分，马蹄香二钱。

阴门肿痛

临产用力过多，以致阴肉两旁肿痛，手足不能舒伸者，用四季葱入乳香末，捣成饼，贴肿处，良久即愈。

阴门突出

临产用力逼送阴门突出者，四物汤加龙骨少许，连进两服，外用如圣膏贴顶，少收即拭去。

乳汁不通

产后乳汁不通，其故有二：一由气血两虚，乳来稀少；一由气闭血滞，壅塞不行。盖妇人多忧思忿怒，忧思则气结而血亦结，忿怒则气逆而血亦逆，甚至乳硬管塞，胁痛烦热，故古方于通乳药中，多用香附、木香、青皮者，以行气故也。用王不留行者，通乳而兼行血也。若但由气血虚弱，则不必用行气药等味，须服猪蹄汤或钟乳饮。

猪蹄汤：猪蹄一只，通草五钱，煎汁服之。

钟乳饮：钟乳粉二钱，漏芦三钱，煎汁服。一方，鲫鱼、木通，煮汁食之。

消　乳

产母无子饮乳，有乳而欲消者，用麦芽二两，炒为末，四物汤调服即消。

又方：用神曲二钱为末，酒吞，日服一次。

产后诸异症

下物如茄，产后阴中坠下一物如茄，盖儿袋也，名曰茄症，由产时用力过多，元气下陷之故，治须补中益气汤以升提之，自然渐退。补中益气汤方入胎前子满条内。

下物如钵，产后阴中下一物如钵状，有二歧者，子宫也，用补中益气汤去柴胡，连进二三大剂，一响而收。后以四物汤加人参调理。

按：四物汤内用芍药，终须少为妙，至七日外另斟酌。

阴 挺 下 脱

产后阴中下精肉一块如菌，或如鸡冠，约长寸许，甚至有满尺者，名阴挺下脱，即平常妇人亦有之，总因元气下陷而然，治法与茄症相似，用补中益气汤。如产后则本方去柴胡，以有升麻提脾气而自愈也。

产后总三方

三消丸：治妇人死血、食积、痰结三等块痛，黄连钱半用吴萸四钱煎汤去渣，浸以黄连，逾时取起炒干，一半同益智炒透去益智，加莱菔两半炒，川芎、桃仁去皮尖、黑枝、麦皮、曲、三棱、莪术各五钱醋制，山楂、香附各一两，共制为末，蒸糊为丸，俟食远后煎补中益气汤送下五十丸，或用白术、当归各三钱，陈皮五分煎汤送下。

乌金散：治产后十八症：一产难，二胞衣不下，三死胎不下，四眼目昏花，五口干心闷，六寒热如疟，七咳嗽寒热不定，八败血如肝，九败血入四肢浮肿，十失音不语，十一血邪颠狂谵语，十二心腹痛，十三骨节痠痛，十四舌干津枯，鼻中出血，绕项生疮，十五腰疼如角弓，十六小便短缩，十七喉如蝉声，十八胸膈气满，喘逆不食。乌金子即黑豆、紫葳即凌霄花、大蓟根、小蓟根、当归、肉桂去皮、血余无病者，烧存性、蒲黄、木香、青皮、赤芍、皂荚不蛀者，烧存性、蚕蜕纸烧存性、棕毛煅各五钱，红花一两，川乌一枚生用五钱，辰砂少许，血竭少许，上除烧灰者另研外，共为细末，入灰烧药研匀，姜汤或酒下，甚至一日三剂。

济坤丹即回生至宝丹：治同乌金散，取效甚速，但过于峻，非万不得已，不宜用也，川芎、当归、牛膝、蒲黄酒拌，隔纸炒、茯苓、桃仁、熟地各一两此须九蒸九晒、三棱、芍药、羌活、橘红、萸肉、灵脂各五钱，木瓜、青皮各五钱，良姜四钱，香附、元胡、苍术、益母各一两，乳香、没药去油各三钱，甘草、黄药子各五钱，乌药去皮一两五钱，麝香三钱，上除木香乳没麝另研入，余共为细末听用，又以大黄一斤净为末，苏木三两，河水五碗煎三碗，去渣存汁，乌豆三升，水六碗煎豆汁三碗去豆，红花三两炒黄，入好酒四碗，煮四五沸，去花存酒，先将大黄末，好醋七碗煮干，再下醋五碗煮干，又下醋三碗，入豆苏红花酒汁，共煎为糊样取起，其锅焦亦铲起为末，入前药和匀，同糊捣为丸，重五钱五分，阴干，每服一丸，酒下，重者二丸。

以上三方俱治标之药，若可稍缓，仍当以大补为本。即万不得已而用之，只可两丸，随进补剂。不然取快一时，非无速效，祸不旋踵，悔无及矣。

蓐劳骨蒸论

产后去血劳伤，再加之调养失宜，致令骨蒸劳热。若富贵之家，虽有美食及药力以调养，必有他事不如意而怒动肝火，耗伤其方生之血，亦能致饮食减少，虚羸体倦。况新产之妇，原属血虚，所生之血无几，一经伤耗，则阴血更虚，焉得不成内热骨蒸也？即藜藿之人，不特无美食药力滋生气血，更兼自乳其子，则方生之血岂能骤足？倘本质瘦弱，又焉得而不阴虚内热以成骨蒸也？故治产后虚弱，用参归汤。作寒热，白茯苓散。虚证杂见成蓐劳者，鳖甲汤。无疾觉虚，十全大补汤，又当归羊肉汤。有治产后骨蒸，先服清骨散，后服保正汤，又有加味大造丸亦能治骨蒸劳热。《医通》云：产后蓐劳，疲极筋力，忧心劳虚，或产后将养失宜，致令虚羸喘乏，寒热如疟，百节烦痛，头疼自汗，肢体倦怠，咳嗽痰逆，腹中绞刺，当扶正为主，六君子加当归。若脾肺气虚，咳嗽口干，异功散加麦冬、五味。气虚头晕，补中益气倍用归芪。肝经血虚，肢体作痛，四物加参苓术桂。肝肾虚弱，自汗盗汗，往来寒热，六味丸加五味子。脾虚血弱，腹痛，月经不调，归脾汤倍木香。血虚有热，增损柴胡汤。骨蒸劳热，咳嗽有经者，异功散去术，加山药、丹皮、五味、阿胶、童便。热而无痰、干咳，逍遥散，用蜜煎姜橘，蜜蒸白术。产后虚损，不时寒热，或经一二载，元神不复，月事不转，先与千金当归芍药汤，后与乌骨鸡丸调补。大抵此证多因脾胃虚弱，饮食减少，以致疲惫而成，当补脾胃，进饮食，则诸脏有所倚赖，病自愈矣。

参归汤：治产后虚弱，人参、当归酒浸各二钱，猪肾一个，糯米、葱白水煎服。

白茯苓散：治产后蓐劳，头目肢体疼痛，寒热如疟，人参、当归、熟地、川芎、白芍炒、黄芪蜜炙、桂心各五分，茯苓一钱，猪肾一个，姜枣引，水煎服。

鳖甲汤：治产后虚证杂见成蓐劳，黄芪蜜炙、鳖甲各一钱，牛膝七分酒蒸，人参、茯苓、当归、白芍炒、桑寄生、麦冬去心、熟地、桃仁去皮尖、桂心、炙草各五分，续断三钱酒制，取净肉，猪肾煮汁作水，加姜枣引，煎服。

当归羊肉汤：治产后无疾觉虚。当归五两，黄芪四两蜜炙，生姜六两，肥羊肉一斤，煮取汁煎药，分四服。

清骨散：治骨蒸劳热，男女皆可用，柴胡、前胡、胡黄连、乌梅各八分，猪骨髓一段，韭白十根，水煎成，入猪胆汁少许服。一方，将药为末，猪髓一钱，猪胆汁一个，韭白同捣，为丸绿豆大，每服三四十丸，开水食后送下。

保正汤：人参、茯苓、白术土炒，如咳嗽用蜜蒸、麦冬去心、白芍炒、枸杞、生地、熟地、知母炒各一钱，黄芪蜜炙、川芎、地骨皮各八分，当归、天冬去心各二钱，五味子十粒，黄柏炒六分，炙草四分，枣二枚，水煎服。亦可作丸服。一方，天冬只用一钱，无麦冬。

增损柴胡汤：治少阳血虚，寒热不止，人参、川芎、芍药、炙草各一钱，柴胡、制半夏各一钱，陈皮八分，姜五片，大枣四枚，水煎服。

千金当归芍药汤：治产后烦满不安，人参、芍药炒、麦冬去心、干地黄各一钱，当归一钱五分，桂心四分，粳米一撮，生姜三片，去核大枣三枚，水煎服。

乌骨鸡丸：治妇人郁结不舒，蒸热咳嗽，月事不调，或久闭不行，或倒经血溢于上，或产后蓐劳，或崩淋不止及带下赤白、血淫诸证，兼疗男子斫丧太早，劳嗽吐红，或虚损者，乌骨鸡一只取白丝毛者方可用，男用雌，女用雄，拣嫩长者，搦倒，泡去毛，竹刀剖胁，出肫肝，去秽，留内金，并去肠垢，仍入腹内，熟地四两如血热加生地二两，北五味一两碎。上二味入鸡腹内，用陈酒或酒酿、童便各二碗，水数碗，于砂锅内，旋煮旋添、糜烂汁尽，棉黄芪三两去皮，蜜酒拌炙，于术三两饭上蒸九次，白茯苓去皮净、归身酒洗、白芍酒炒各二两。

上五味预为粗末，同鸡肉捣烂焙干，骨用酥炙，共为细末，入下项药：

人参三两虚甚加至六两，川芎一两童便浸，切晒，牡丹皮二两酒浸，勿炒，上三味，各为细末，和前药中，另用干山药六两打糊，众手成丸，或晒干，勿令馊，瓷瓶收贮，清晨人参汤或沸汤送下三钱，卧时醇酒再服二钱。大便实者，炼白蜜为丸亦可，骨蒸加炙九肋鳖甲三两，银柴胡、地骨皮各一两五钱。经闭加肉桂一两。崩漏下血，倍熟地，加真阿胶二两。倒经血溢，加去心麦冬二两。郁结痞闷，加童便制香附二两，沉香五钱。赤白带下，加真川萆薢二两，四制香附二两，蕲艾一两。白淫，倍用参芪苓术。

按：乌骨鸡丸，诸药皆寻常而无奇处，治调经最验，盖鸡属巽补肝，犹妙在乌骨益肾，变巽归坎，甲癸同源，兼滋冲任也。

大小便血论

产后尿血，小腹痛者，乃败血流入膀胱，小腹不痛，但溺时涩痛者，乃内热也，并用小蓟汤主之。《尊生》用加味肾气去桂附，加生地、发灰治之。至于大便便血，或因饮食起居失宜，或因六淫七情过极，至元气亏损，阴络受伤也，四君子加生地、升麻、归身、白芍、发灰治之。

小蓟汤：小蓟根、生地、赤芍、木通、蒲黄、淡竹叶、甘草梢生各一钱，滑石二钱，灯心四十九寸，水煎服。败血加归尾、红花各一钱，兼内热加黄芩、去心麦冬各一钱。

月水不通论

产后月水不通者，不必药也。上为乳汁，下为月水，若产后去血过多，常有月水不通。若乳子者，半岁一岁之内，月经不行，此犹常候。若半岁左右便行，是必少壮血盛之人。若产后一二年月经不通，无他疾苦，亦不必服通经之药。盖因劳伤荣卫，冲任脉虚，气血衰少耳，但服健脾胃及滋补气血之药，自然通行。若强通之，是犹揠苗者也。

痈　疽　论

新产半月左右，忽发痈肿于四肢胸腹者，是败血不尽，流滞经络，或气血虚弱，荣气不从，逆于肉理也。如败血瘀滞者，则焮肿赤痛而脉弦洪有力，当补血行血之中，佐以导瘀疏气为主。如血气虚弱，荣涩卫逆者，则平塌散漫而脉虚微无力，当大补气血为主，如十全、八珍之属以固本元，扶胃气，气壮血和，其毒自解。若以毒治而用清凉解毒，势必不脓不溃，变成坏症矣。

乳少无乳并乳汁自出论

产妇冲任血旺，脾胃气壮，则乳足而浓，乃生化之源旺也。无他证，但少乳，是气血滞，用行气下乳汤。若脾胃气弱，饮食少进，冲任素亏，其人面必黄色，则乳少而薄，所乳之子亦怯弱而多病，务服滋养气血兼通利之剂，宜十全大补汤加红花五分，或四物汤加茯苓、花粉、甘草、王不留行、麦冬、漏芦、穿山甲、通草、猪蹄汁煎服。如既服通利之药亦无大效，仍然乳少，系此妇气血亏甚，津液短少，药亦无益。产后乳汁不行，身体壮热，头目昏痛，或乳下发热身痛，玉露散主之。有产妇气血旺而壅滞不行者，法当疏而通之，生化汤加木香、青皮、白芷、花粉、穿山甲煎服。又有用麦冬、瓜蒌仁、天花粉、人参、葵子、猪胰、木通、漏芦、猪蹄之类煮食而乳行矣。至于血气虚而燥涩阻滞不行者，宜十全、八珍之类，补其虚而自行。全书内有猪蹄汤二方，治气血不足，乳汁不行。如脾虚，饮食少，无乳，宜香砂四君子汤。若乳将至而未得通畅者，宜猪蹄羹、涌泉散。若乎乳汁自出者，乃阳明胃气不固，亦宜八珍或十全补之。若阳明血热而溢者，宜保阴煎或四君子加栀子。若肝经怒火上冲，乳胀而溢者，宜加减一阴煎。若乳多胀满而溢者，不必服药，宜温帛熨而散之。若未产而乳自出谓之乳泣，生子多不育。若产妇劳役，乳汁涌下，此阳气虚而厥也，独参汤主之。

行气下乳汤：治产妇气血滞，无他证，但少乳，生地、当归、川芎各一钱，白术土炒、茯苓各六分，制香附、陈皮、红花各五分，穿山甲三片炒，木香二分，水酒各半煎服。

玉露散：治乳汁不行，身体壮热，头目晕痛属虚者，人参、茯苓、当归、白芍炒、桔梗各一钱，川芎、柴胡、炙草各六分，水煎服。《准绳》及全书俱无柴胡，有白芷一钱，参苓归草各五分，炒白芍七分，桔梗、川芎各一钱。

猪蹄汤：治产妇气血不足，乳汁不下，用八珍汤料，加炙黄芪、漏芦、陈皮、木通，先用猪蹄一副，煮汁二碗，煎药服之，或加天花粉。

又方：川芎一两，通草二两，甘草一钱，穿山甲十四片炒，用猪蹄一副洗，切，入水六碗，同药煎至三碗，加葱姜盐料，取汁饮之，助其气血，乳汁自下。夏月不可失盖，时用葱汤洗乳为佳。忌生冷食物。

香砂四君子汤：治产妇脾虚，食少无乳，人参、白术土炒、茯苓、麦冬去心各八分，当归一钱，陈皮、制香附、砂仁、红花、炙草各四分，水煎服。

通草猪蹄羹：猪蹄一只，通草一两，水煮去一半，饮汤，兼服涌泉散，即通。

涌泉散：王不留行、瞿麦、麦冬、龙骨煅、穿山甲炒各等分，上为末，每服一钱，热酒调下，饮猪蹄羹少许，以油木梳在两乳上梳二三十梳，日二服，俱如前梳法即通。一方无穿山甲，用猪蹄汁一碗，酒一杯，煎服，以木梳于乳上照前法梳之。

加减一阴煎：治水亏火胜，生地、白芍炒、麦冬去心各二钱，熟地三五钱，知母炒、地骨皮各一钱，炙草五七分，水煎服。

独参汤：治产后乳汁涌下，人参，随证多少用之，水煎浓汤，作茶饮。

妒乳吹乳乳痈论

产后妒乳，因无子食乳，蓄结作胀，或妇人血气方盛，乳房作胀，以致肿痛，憎寒发热。若不以手捏去乳汁及令人吮通之，必致成痈，四物汤调炒麦芽五钱煎服，立消。又妇人乳头生小浅热疮，搔之黄汁出，亦为妒乳，以槲树皮煎洗，或天麻草煎洗。至于吹乳之证，有内吹外吹，上逆下顺之异，总属胆胃二经热毒，气血凝滞。内吹者，胎热也，外吹者，因儿食乳为口气所吹也，俱令乳汁不通，壅结肿痛，不急治之，多成痈肿，速服瓜蒌散，外以南星末温汤调敷，更以手揉散之，势甚者惟连翘金贝煎最炒。《正宗》用橘叶散治内外吹乳。《医通》云：吹乳初起作寒热，即服加味逍遥散，加瓜蒌霜散之。《尊生》治惯吹乳，用清肝解郁汤。又立治吹乳三方，分别初起、身热、结肿施治。至于乳痈一证，即吹乳不散，久积成痈，又云轻为妒乳，重为乳痈，亦胆胃二腑热毒，气血壅滞而成。势甚有余者，宜先以连翘金贝煎治之，甚妙。如初起肿痛，肉色焮赤，或发寒热，或憎寒头痛，烦渴引饮，尚未成痈时，于人参败毒散、加味逍遥散、神效瓜蒌散选择治之，肿自消散。若至数日脓成溃窍，稠脓涌出，脓尽自愈。予治吹乳、结乳、乳痈等证，立消毒饮二方，外用槐艾洗法，通治乳证，效过多人。又瓜蒌贝母饮亦效，并附于各方之后。若产妇气血虚弱，患此等而误用败毒，久不收敛，脓清脉大则难治。《医通》云：脓清脉大，非大剂开郁理气，温补气血，不能收功也。

瓜蒌散：治吹乳肿痛，瓜蒌一个打碎，乳香二钱，用酒煎服，外用南星末，用汤调涂。

连翘金贝煎：治阳分痈毒，或在脏腑肺肝胸乳之间者，此方最佳，甚者连用数服，无有不愈，金银花、土贝母去心、蒲公英、夏枯草各三钱，红藤七八钱，连翘一两或五七钱去心，用好酒二碗煎一碗服，服后暖卧片时。不能饮者酒水各半煎之。火盛烦渴乳肿者加天花粉。若阳毒内热，或在头项之间者，水煎亦可。

橘叶散：治妇人有孕胎热为内吹，有儿食乳为外吹，至乳结成肿毒，寒热交作，甚者呕恶，并治之，柴胡、陈皮、川芎、山栀炒、青皮、石膏煅、黄芩炒、连翘去心、甘草各一钱，橘皮二十片，水二钟煎八分，食远服，渣再煎服。

清肝解郁汤：治惯吹乳，熟地、茯苓、白芍炒、贝母去心、栀子炒、当归各一钱，柴胡、丹皮、川芎、陈皮各六分，甘草五分，水煎服。虚加人参、白术。

尊生治吹乳初起一方：当归、贝母去心、白芷梢各一钱，花粉八分，制香附、瓜蒌仁、甘草节各六分，青皮、乳香、没药各五分，穿山甲一钱炒，川芎四分，水酒煎，二服。

尊生治吹乳身热二方：羌活、独活、前胡、柴胡、枳壳炒、桔梗、贝母去心、白芷、青皮、当归、穿山甲炒各等分，水煎服。

尊生治吹乳已结肿三方：陈皮、牛蒡子、山栀炒、忍冬、甘草、瓜蒌、黄芩、花粉、连翘去心各一钱，皂角刺、柴胡、青皮各五分，煎服。内热加石膏。

人参败毒散：治四时伤寒瘟疫，憎寒壮热，风湿，头眩项强，身体疼痛，岭南烟瘴之地疫疠时行，或卑湿脚气痿弱等证，人参、茯苓、枳壳炒、川芎、羌活、独活、前胡、柴胡、桔梗、甘草各等分，姜三片，水一钟半煎服。或为细末，沸汤点服。

神效瓜蒌散：治乳痈及一切痈疽初起，肿痛即消，脓成即溃，脓出即愈，治痈之方甚多，独此方神效，瘰疬疮毒尤效，凡一切痈疽余毒，皆宜用之，瓜蒌一个研烂、当归酒洗、生粉草各五钱，乳香、没药各一钱《尊生》乳没各二钱五分，上用酒煎服，良久再服。如不能饮，以酒水各半煎之。如数剂不效，宜以补气血之药兼服之。若肝经血虚，结核不消，佐以四物、柴胡、升麻、白术、茯苓。若肝脾气血虚弱，佐以四君、芎、归、柴胡、升麻。若忧郁伤脾，气血亏损，佐以归脾汤。

消毒饮：专治乳房或乳顶黑晕之内，肿毒未破，发热恶寒，疮处或痛或不痛或麻木，服之即愈，蒲公英、紫花地丁各一钱二分，当归酒洗、白芍醋炒、赤芍、丹皮、地骨皮、天花粉各一钱，陈皮八分，生草三分，灯心五十寸，水煎，食后服。仍以槐艾水不时洗之。

定痛消毒饮：治乳顶傍或乳房吹乳成痈，并乳结之证，发热恶寒，冷汗自出，势欲破而疼痛难忍，服之即出脓痛定，蒲公英、紫花地丁各一钱二分，当归乳房用身，乳顶用尾、白芍醋炒、赤芍、花粉、浙贝去心，研各一钱，皂角刺五分，柴胡梢八分或一钱乳顶肿结用之，若乳房易白芷、牡丹皮、广皮各八分，明乳香、没药各五分，生草三分，红枣二枚去核，灯心五十寸，水三钟煎八分，临服，加无灰酒小半酒杯入药，滚数滚服之，不时用槐艾水洗。

槐艾洗法：治产妇乳上结核乳痈，槐条、艾叶不拘多少，连须葱一条，将槐艾用水同煎煮，入醋少许，频频洗之。若乳顶旁生疮，脓出洗净与儿吮之，随以松萝茶叶末掺上。

瓜蒌贝母饮：治乳房结核焮肿，瓜蒌实、土贝母去心、甘草节各三钱，煎服，效。已溃加忍冬一两，佳。

乳岩论

妇人乳岩一证，原非产后之病，但乳岩乳痈皆疮生乳房，治此证者混同施治，误世不小，不得不分别论明也。其乳痈起于吹乳之一时，非同乳岩由气血亏损于数载。始因妇女或不得意于翁姑夫婿，或诸事忧虑郁遏，致肝脾二脏久郁而成。初起小核结于乳内，肉色如故，如围棋子大，不痛不痒，十数年后方成疮患，烂见肺腑，不可治矣。故初起之时，其人内热夜热，五心烦热，肢体倦瘦，月经不调，宜早为治疗，益气养荣汤加味逍遥散，多服渐散。气虚必大剂人参，专心久服，其核渐消。若服攻坚解毒，伤其正气，必致溃败。多有数年不溃者最危，溃则不治。周季芝云：乳癖乳岩，结硬未溃，以活鲫鱼同生山药捣烂，入麝香少许，涂块上，觉痒极，勿搔动，隔衣轻轻揉之，七日一涂，旋涂渐消。若荏苒岁月，以致溃腐渐大类岩，色赤出水，深洞臭秽，用归脾汤等药，可延岁月。若误用攻伐，危殆迫矣。曾见一妇，乳房结核如杯，数年诸治不效，因血崩后，日服人参两许，月余参尽两斤，乳核霍然。此证有月经者尚轻，如五六十岁无经者，不可轻易看也。

益气养荣汤：治瘰疬结核流注，一切郁热毒气，人参、白术土炒、茯苓各一钱，当归二钱，川芎、白芍酒炒各八分，熟地二三钱，黄芪蜜炙一钱五分，桔梗一钱或八分，贝母去心一钱二分，香附七八分，橘皮、炙草各五分，生姜引，水煎服。

乳悬论附方

产后瘀血上攻，忽两乳伸长，细小如肠，直过小腹，痛不可忍，名曰乳悬，乃危证也，速用当归、川芎各一斤，水煎浓汤，不时温服，再用二斤，逐渐烧烟，安在病人面前桌子下，令病人屈身低头，将口鼻及病乳常吸烟气。如未甚缩，再用一料，则瘀血消而乳头自复矣。若更不复旧，用蓖麻子捣烂，贴顶上，片时收，即洗去。

前阴诸证论

产门不闭，如无肿痛，或肿既消而不闭者，此气血虚不能收摄，以十全大补汤服数剂，再用补中益气汤加五味子治之。或以补中益气汤加制半夏、茯苓以健脾，使元气复而诸疾自愈。或以硫黄汤外洗，又敛宫方治子宫不敛，甚效。

产后阴户脱下，乃元气不足，及阴挺突出肿痛，清水淋漓者，用八珍汤加炙黄芪、防风、升麻各五分，即收。或补中益气加醋炒白芍一钱，五味子十粒，或易酒炒白芍一钱，肉桂五分，补而举之。亦可兼以硫黄散外治之，又有熨阴、洗阴法录后备用。

产门肿痛，因脏中风冷者，当归汤洗之。

产后阴挺阴菌，诸虫痛痒，盖因妇人七情郁火，伤损肝脾，湿热下注，故有阴中舒出如蛇，俗呼阴挺。有翻突如饼，俗呼阴菌。亦有如鸡冠如鼠乳。亦有生诸虫肿痛湿痒，溃烂出水，胀闷脱坠者。其内证口干，内热体热，饮食无味，晡热发热，胸膈不利，小腹痞胀，赤白带下，小水淋沥。其治法：如气虚，十全大补加五味子，倍参桂，补而敛之；初产肿胀，痛而热者，宜加味逍遥散，或逍遥散加荆芥、牡丹皮；如产久则与杂证同治，法用四物汤加柴胡、山栀、丹皮、胆草；湿痒者，归脾汤加山栀、柴胡、丹皮；淋沥者，龙胆泻肝汤加白术、丹皮；溃腐者，加味逍遥散；肿闷脱坠者，补中益气加山栀、丹皮。以上诸证，均可佐以外治之法。如硫黄汤熨阴洗阴诸方，选而用之。

产后子肠不收，宜用收肠方收之，神应丹收肠甚捷。产后阴户中生小疮，形如痱子，名曰䘌疮，或痛痒如虫行状，脓汁淋漓，用疗蚀方、椒汤、肉汁、金银散、杀虫硫黄散等方选用。

硫黄散：治产后玉门开而不闭，及阴户突出，硫黄三钱，吴茱萸、菟丝子各二钱，蛇床子一线五分，上研匀，水一碗煎汤，频洗，自收。

敛宫方：治子宫不敛，荆芥、藿香、椿根白皮，煎汤熏洗，神效。

硫黄散：治产后阳气虚寒，玉门不关，硫黄、乌贼骨各五钱，五味子一钱，上为末，掺患处，日三易。

熨阴洗阴法：治阴肿、阴痛、阴脱，用蛇床子，不拘多少，炒极热，以绢袋盛，或布裹熨患处。又法，用蛇床子五两，乌梅十四个，煎水，日洗五六次。

当归汤：治产后脏中风冷，阴肿痛，当归、独活、白芷、地榆、矾石、败酱煎水，适寒暖洗阴，自愈。《千金》不用败酱。

龙胆泻肝汤：治肝经湿热，腋胁满痛，小便赤涩。柴胡梢、泽泻各一钱五分、车前、木通、当归梢、龙胆草各八分，生地二钱，生姜三片，水煎，食远热服，更以美膳压之。此本导赤散加柴胡、胆草之属，入肝以泻湿热。

治子肠不收方：枳壳、诃子、五倍子、白矾，共煎汤熏洗。若不收，再灸顶心百会穴，数壮即上。凡遇子肠不收，以铁锈水润肠上，用堪舆家真磁石一钱研末酒服，肠即收矣。

千金疗蚀方：治䘌疮，川芎、当归、芍药、地榆、甘草各等分，用水五升，煮至二升，去渣，热熏温洗，日三夜一，即愈。

椒汤治法：治阴中小碎疮如痱子，痒不可当，胡椒二十一粒，煎汤洗之，自愈。

肉汁治法：治阴户内疮，用猪十斤水煮取肉汁一半，浸疮，冷再炖热浸之，不过三两次，即愈。

金银散：杀阴户内疮虫，蒲黄一升，水银一两，二味研匀细末，用以搽疮，即愈。此方不可轻用。

杀虫硫黄散：治痔虫蚀下部五脏，硫黄研为细末，取东南桃树枝五七枝，轻打头使散，以绵缠黏末令少厚，又截一竹筒，先纳下部中，仍以所捻药桃枝烧着，熏之。

验方新编新增卷之二十一

痘症慈航

〔李洞书识〕

岁乙丑季秋，检阅所刻《验方新编》，校正讹字。本邑少海陈君，赍以《痘症慈航》一卷。余以为《新编·小儿科》论治痘详矣，似不必赘。旋为翻阅其书，著自明季欧阳公调律先生，经郭崑山先生删润成集，所论辨症用方，理悉与《新编》相合。第自发热以至齐苗、灌浆、收结，现何症候，从形色、声气、脉息之间，辨其顺逆，审其寒热虚实，何症宜用何方，即以方药附后，一览朗然。虽不知医者，亦可按卷辨症，对症用方，诚仓卒时救急之慈航也。因附录《补遗》卷内，以为广渡众生之一助云。同治四年乙丑岁仲冬月资阳李洞书识。

折诸家之衷

治痘之家多矣。刘河间悉用寒凉，偏害非小，至于钱仲阳，立方亦以解毒为主，而多用寒凉，少用温补，张洁古、王海藏咸宗之，此其意俱本于《内经》诸疡疮皆属心火之一言，故以寒凉泻心火也。厥后，陈文中立方，力矫其偏，专主温补，凡痘已出未出之间，悉用十二味异功散，其意归重于太阴之一经，盖以手太阴肺主皮毛，足太阴脾主肌肉，肺经恶寒，脾土恶湿，故用丁香、官桂以治肺之寒，术、附、半夏以治脾之湿。此方用之得当，其效固大。然不分寒热虚实而一概用之，则宜于虚寒，不宜于实热，其偏害又可知也。朱丹溪解之是矣。至丹溪立论，矫陈氏之偏，而取钱氏之长，主于解毒和中安表，以为的当，举世用之，数百年无有议其失者。余则以为治他症，丹溪多妙论，至于治痘，则孟浪而未尽其妙，倘亦千虑一失乎？盖其矫偏于陈氏，而不敢轻用木香、桂、附等药，似乎因噎而废食，其取长于钱氏，而必用芩、连、牛子之类以监制参、芪、术、附补剂，似乎任将而中制，因兵而外监也，其失亦泥于《内经》诸疡属心火之一言而未透其理也。不知痘疹虽属心火，却与诸疡不同。诸疮之毒，当其初发而未成形，可用药解散而愈，及至已形而未成脓，又可用药逐散而愈。痘毒发自五脏，必借血气送出于皮肤，运化之而成脓，收结之而成痂，而后收全功也，可解散而愈乎？可未脓而愈乎？故诸疮以解毒为主，能解毒于早则轻，不能解毒于早则重。痘毒以血气为主，气血能送毒以灌脓结痂则生，气血不能送毒以灌脓结痂则死。解毒之药多损胃气，不顾血气之亏损而急于解毒，是犹不虑我兵之强弱而急于杀敌也。

盖毒有必解者，又有不可解者。若小儿禀赋壮实，胃气好，饮食如常者，其血气自旺，自能送毒气以成功，其痘自始至终多顺症，此不必解毒也。若其禀赋素弱，脾胃又弱，出痘之时，饮食又少，或渴或泻，或腹胀，或手足冷，或气短促，或失声，或痘出不快，或根窠不红活，或色白而顶陷，或当灌脓而不灌脓，当结痂而不结痂，皆由血气不能送毒气，此不可解毒者也。当速用温补，以扶胃气而助血气，若用参、芪、归、术等而力不及，即加入木香、丁香、桂、附佐之，亦不为过，又何可参入牛子、芩、连等凉品，以监制温补之力而损气血乎？所以丹溪未尽其妙者也。丹溪又教人用犀角地黄汤以解痘毒，后人沿其说，失其初意，因习而用之，以为奇妙而不知其害。盖心者血之主，心之所以能主血者，以其属火也，痘属心火，正借心火以运用一身之气血而成功，岂其可泻而去乎？盖人身之血，温则流行，寒则凝滞，犀角地黄汤凉心经而泻心火，心经既凉，心火既泻，则一身之血俱凝滞不行，何以运化毒气成脓结痂乎？故内攻之患作而竟以告毙者，泻心火之药实杀之而人不知也，医者亦竟不悟也，可慨也夫！余谓痘已出之后未结痂之前，凡一切凉心之药如犀角、地黄之类，姑禁绝不用，待痘结痂后用之解余毒可也。或曰：若然，则未收结之前，毒俱不可解乎？曰：奚为不可。若其血气与毒气俱盛者，脉必洪数，或初出即带紫黑，或既出而稠密红紫，内则烦闷燥渴，小便赤涩，大便秘结，此则属实热，宜速用清凉之剂以解毒。如大便久秘者，量入酒炒大黄微利之可也。若其毒气虽盛而血气未旺者，则以解毒为主而兼活血养气，参、芪、归、芍之类亦未可离也。临症时，须细心审之。

近世痘方多宗黄西邱，其书自始至终俱分顺逆险而立说。其谓顺者，不必服药；谓险者，宜以保元汤调治，犹近理也；至谓逆者，俱不可治，治之徒劳无功，是教人袖手待毙也，其言不仁之甚。此为俗医图利计则甚便，而于救济生成之术则甚乖也。盖医者仁术，圣人以之赞助造化之所不及，所贵扶危救困，起死回生耳。若治其易治而弃其难治，何以医为？惟俗医意在图利，又恐坏名，见有不顺者，辄诿弃之，彼诚恐利未必得而徒冒不识症之名。若是仁人君子，当为死里求生，岂忍坐视其死而不治乎？故曰西邱之言便于俗医，而非所以救世也。且其所指逆症多端，稠密者多有之，如发热而惊悸吐泻，报痘而先发于司空印堂天庭等处，初出而根窠无晕，既出而色白灰陷，或发水泡，或痒塌，或当行浆而不行浆，或痂未落而寒战咬牙，皆其所谓逆而不治者也。余每治之而得生者多矣，奈何悉谓治之无益而戒人勿治乎？惟初出而形如蚕种，既出而紫黑干枯者，难以灌浆，多不可救耳。然明知救之而不活，不忍坐视而不救也。

辨寒热虚实之证

凡治病，必先辨明寒热虚实。望闻问切，无非辨此四者而已，四者了然胸中，则用药取效，其应如响。四者不能分辨，鲜有不误者，即或中病而愈，亦幸而偶中也。至于痘症之寒热虚实，尤为紧要，辨之不明，多致败事。何历代治痘之家，著书立方，互相异同，至于虚实寒热，多略而不辨，或辨而不明，致令检方者，漫无下手处，竟不知某症属虚寒，某症属实热，当用某方，则虽千百妙方，千百妙论，无益于用也，无怪乎自古及今，治痘之家多迷途，而慈幼之术疏也。且痘之虚实寒热，与诸症之虚实寒热，固自有辨。诸症有虚者，元气虚也，宜补之，痘有表虚，有里虚，亦元气虚也，宜补之，此其相同者也。诸症有实者，邪气实也，宜泻之，痘有表实，有里实，此则元气完固，毒气不能为害，不可泻，亦不必泻也，此其不同者也。诸症有虚之甚者，阴有余而阳不足，则寒自虚生，宜温热之剂补之也，痘有虚之甚者，亦阴有余而阳不足，而寒自虚生，亦宜温热之剂补之也，此其相同者也。诸症有寒自外入者，外感也，当其在表，宜发散之，久而入里，则郁而为热，宜清解之，痘出而风寒外袭，宜温而散之，或外寒入内而为吐泻诸症，则宜温之而已，外不可发汗，内不可清解也。诸症有虚热者，元气虚，精液竭，而火从虚生，补之则热自除，不必解热也，痘亦有虚热者，元气虚而毒气肆也，当以补元气为主，而略兼解毒可也。三者皆同有不同也。诸症有实热者，血气未亏而邪气壅盛，单用寒凉之药泻之可也，痘亦有实热者，禀气强，血气盛而毒气亦盛，亦单用清凉解之可也，此又其相同者也。今自发热之初以至还元之后，俱先辨痘之虚实寒热，而各立方于后，令人细心审症而后用药，庶不致虚虚而实实乎，不致于损不足而补有余乎，不致于以水益寒而以火益热乎。然痘之虚实寒热，较之他症，尤显而易察。盖自见点以致结痂，其形其色，既昭昭然而可睹，又听其声音，观其静躁，视其饮食之多少，大小便之利涩，三岁以上切其脉之迟数洪细，辨虚实寒热，当于黑白之分明而后用药，取效易易矣。

晰气血盈虚消长之理

痘疮全凭气血以成功，而气血之盈虚消长，其理甚微，不可不透也。盖气体天而亲上，血体地而亲下。痘之出也，其高处之泡，气之位也，上也，气宜充焉，其四晕根脚，血之位也，下也，血宜附焉。疱尖而色白润，是气尊而居其亲上之位也，四围有晕而色红活，是血附而安其亲下之分也。气居其尊而血安其分，气血和顺而载毒出外，此最吉之症，可勿药而愈也。顶陷而气反亲下，此气亏而不能充也，法当补气。四围根脚无红晕，此血亏而不能附也，法当补血，此其理尤易明也。其有通顶红色成血疱者，血反亲上也，此症最险，必不能成浆，至八九日则痒塌而死。然此非独血盈，乃由气亏而失其居尊之常，故血得以妄行而僭居其位也，急宜大补其气，气充则能统血，血自不得泛溢妄行而疱转白矣。世人不识此理，见其疱红，则谬认为血热，而用凉血行血之剂，致令气愈亏而毙愈速也，不亦悲乎！故气血盈亏之理，微妙而难识也。至于调理气血，其气独虚者，固宜专补其气而不宜补血，盖阳不能从阴，阴愈长则阳愈消也。其有血虚者，多由胃气损伤，元气不足所致，则补血宜兼补气，盖阴必从阳，阳生则阴长也。黄汝言《明医杂著》乃谓血虚而用参芪以补气，则阳旺而阴血愈消，甚矣！其不明于阴阳消长之理而立此言，为世大害也。余每治妇人产后去血过多而发大热、妇人血虚崩漏而下血不止以及便血之虚滑者，俱用参芪姜附而佐以血药与升提药，皆获奇效，安得谓血虚不可补气乎？若小儿痘疮，以胃气为主，则补血必先补气，故气血消长之理，不可不深明也。

炮制用药之法

凡用寒凉除阳症伤寒、积热痢症及诸实热等症外，其余用之降炎上之火、清血分之火，俱有寒因热用之义，须依酒炒、酒制之法，最为紧要。若痘症中前后所用解毒诸凉药，皆因毒火燥血，而用入血分药以凉血活血者，必须依法炮制。是以芩、连、知、柏、花粉、大黄等必用酒拌炒，牛子必炒香研末，当归、白芍、生地、红花、紫草、牡丹皮、地骨皮之类必以酒临时洗用，此要法也。而时医苟简粗率，往往不依法炒制而生用寒凉，不惟无益，而反以致害者多矣。此其失非小，而人不知，不惟病家莫之知，而时医亦竟不悟也。若悟其失，岂肯省此微劳而贻此大害哉？故表而出之，以训将来。

有热者，甘草、黄芪、白芍俱生用。虚寒者，黄芪、甘草俱炙熟，白芍酒炒。

附治痘医案

余第四子生四十日即出痘。其初头上并身上不过三五点，身不甚热，食乳如常，看者皆谓其痘极少，当不满百耳，余以为未必然，即令禁风调理。再越三日而遍身甚多，其头上胸腹腰背手足俱稠密之甚，至于额上面上及阴囊等处俱一片纯红，不分颗粒，脐内甚多，因肿大突出，舌上亦多，形如白米脓浆，布置满舌。看者以为儿小痘多，且有不顺症，此必不可为矣。余见其痘色红活，又颇能食乳，尚为可治，但虑其血气难支，因以参、芪、炙草煎浓汁，时与乳相间服之，以助其灌脓起胀。至于五六日之后，其头上之痘多有脓浆而间有水泡，至于身上及手足，则水泡大半而脓仅少半耳。余以为儿小则气血有限，其理宜然，不足忧也，独虑其面额上一片纯红，无一点脓浆，以为忧耳。盖必得皮下有脓而后毒气可散，仍时以参、芪、甘草汤与之，至于第七日一更时分，额上纯红者忽有一处转黑色，余见大惊，以为此毒盛而变逆症也。然察精神与饮食，则又未见困惫。是夜三更，见其阴囊处亦转黑结痂，因悟而喜曰：此非恶候，乃痘收而结痂也。缘儿小而气血易于周浃，是以七日后即收靥，不可拘以九日常期也。果于第八日寅卯时分，自上至下，遍身俱落痂，至晚遍身复发大热。余曰：此痘毒未得尽发，因速结速落，而余毒欲发痈也。急宜解毒，以大连翘饮煎浓汁，缓挑服之，凡一日一夜服三酒杯，而热退身凉，可无痈患矣。其鼻上痂落一层又结一层，封闭鼻气不得出，以蜜润其痂，用银挖耳挑开鼻孔以出其气，一片纯红处，痂虽落而脓水未干，以黄柏、黄连、甘草、骨皮、倍子为末，搽之而愈。其阴囊流清水，数日不愈，诸药不效，用棉茧散而愈。夫以此极小之儿极危之症，而随症用药，其效如神，已彰彰可睹矣。而古人之著书与今人之治痘，一见小儿痘多与穿脐、纯红、水泡等症，即弃而不治，不亦大枉哉？生灵夭死，何可胜计也。虽往者无可如何，而来者犹可急救，有司命之责，怀慈幼之仁者宜知之。

一妇人年二十三岁，有娠三月余，夜间为盗贼所惊，不数日而小产，发热二日而出痘，至四五日而痘出齐，稠密可畏，又兼呕吐，痘色淡白，诸医见其气禀弱，小产亏损，痘出又多，皆不敢施治。余曰：岂有坐而待毙者乎？因以参、术、陈皮等安和胃气，止其呕吐，而痘色亦略转红活。余喜曰：此可以温补而调治也。因以参、芪、川芎、当归、炙草、官桂、丁香等大补剂屡投之，每服补剂后，其痘色辄转红活，若一日不服药，则转为淡白，余因一日必投以两大剂。至于痘正灌浆时，闻其血漏尚未净，余曰：此注漏危也。急于前补剂中去官桂、木香，加黑姜、升麻、柴胡各一钱五分，阿胶、艾叶各八分，服二剂而血漏立止。仍除此五味，依前剂频频服之，其脓渐渐充满，至于二十余日而后收靥。后又眼肿、翳颇甚，服清毒拨翳汤数十剂而愈。当其服补剂时，每剂用参、芪各二钱，丁、桂各一钱，他药多寡称之，前后共服二十余剂。夫此极虚之症，苟非此峻补之药，岂能得生乎？拘常格者，可以悟矣。

一儿年十五岁，出痘，遍身稠密，至八九日当灌脓时，其痘粒粒陷入成窝。诸医用异功散治之，其伏陷愈甚，惟有待毙而已。余往视之，见其痘色红紫，而体气颇旺，余曰：此非虚弱，乃毒气壅蔽血气，是以伏陷不成浆也。因以清毒活血汤与之，辰投一剂，至午而伏陷立起，再一剂而脓浆充满矣。乃至靥期，又发热熏蒸，投以甘露回天饮而获安矣。

一儿年十三岁，出痘，身热三四日，痘出隐隐数点，忽然惊狂谵语，欲走出外，医欲以凉药解毒。予诊其脉缓弱，而察其痘色淡白，余曰：此其症虽似阳，然因血气虚弱，而送毒不出，故发狂谵语也。因投以温中益气汤一剂而痘出遍身，狂语自解，精神清爽，不必服药矣。

一儿十岁，出痘极稠密，而颈项甚多，俗谓之锁颈痘。又有暴胀痘数粒在各处，谓之贼痘。又初出带紫黑色，诸医技穷袖手，以为断不可治。余往视之，其痘已出六日有余，当灌浆时，尚无些少脓浆，医者因其儿体质素弱，又有贼痘、锁颈痘，疑当以解毒药与之，余曰：此但得脓充满，则可生矣，何必以锁颈、贼痘为疑哉？且到此灌脓时，又何可解毒也。其儿素娇，不肯服药，而喜饮酒，可因之以为用，遂制参归鹿茸汤一大剂令其煎汁，而以好酒相半和匀，与儿频频饮之，自先日申时至辰时，分服完一剂，视其各处痘疮已灌浆大半矣。是日午时忽溏泻二次，知其内虚极而脾弱也，因制参术散投稀粥内服二三钱，而泄立止，后再服参归鹿茸汤一剂而脓充满矣。收时，余毒颇盛，大便秘涩，用大连翘饮加酒炒大黄一钱二分，一剂而安。

一儿年四岁，出痘，其痘症起胀时，泄泻大作，投以参、术、诃、蔻之类，竟不能止，势甚危急。余以参术散投之，服数次而泄止，痘亦遂安。

一女年六岁，出痘，其体虚弱，先服补药已多，至于痘已结痂，而忽泄不止，投以异功散加诃、蔻亦不止，医将以七味豆蔻丸与之。余思此女一向服补药，何以一旦虚滑若是，因察其大便多努力，且泄之粪又少而色黄，因以加味四苓散一服而泄止。后因其大便涩滞，复加入槟榔、青皮、枳壳，一服而安。余用加味四苓散治痘中热毒泄泻，取效甚神。

一儿三岁，当痘收时，泄泻不止，诸药不效，以七味豆蔻丸与之，亦不止，其丸从大便泄出。余知其虚滑甚也，仍以豆蔻丸研末，和粥少许饮之，其泄立止，痘收而安。余以参术散并此方治痘中虚寒泄泻，神验。

初发热至痘出齐数日调治法

大凡调治痘疮，自发热之初见点之时，即当思及如何起发，如何灌浆，如何收结，一动手用药，便顾首顾尾，慎其初以善其后，然后次第调治，可保万全也。发热之初，若身热和缓，或热或退，神清气爽，则不必用药发汗，但戒荤禁风而已，不必服药，盖痘有顺而不必治者，不轻治即所以治之也。其或憎寒壮热，头痛咳嗽，鼻流清涕者，多因外感，不可不发散也。当视其强弱，用药发散，见体质壮实者，用加味升麻葛根汤微汗之，体质怯弱者，宜用加味参苏饮汗之。然皆不可出汗太多，恐虚其表后难起胀灌浆也。然此二方，即外感而非痘，服之亦无妨。

或发汗之后，身热不退者，且勿峻攻，姑少待之。其或烦闷燥渴而妄语者，用败毒和中散清之，大便秘者，加酒炒大黄微利之，不秘不加。服之后，觉烦躁少解，即止勿服，听其痘出外而中自安。切不可轻用伤寒症柴胡、黄芩、花粉等清解之，此药若用差一剂，则解虚其表，至七八日浆必不行，虽极力补助，莫能救疗，至焦枯痒塌而死者多矣。盖痘以里为根，以表为基，一虚其表，是犹筑室而圮其基也，是以治痘与治伤寒异也。近世管橓著书，不知此理，而首以发表解热为说，岂痘可与伤寒同治乎？惑世误人，为害甚大，姑举其一，以辟其余。

或有腹痛腰痛而烦闷者，此其毒气沉重，亦当用败毒和中散主之，大便秘，加酒炒大黄微利之，听其毒出外而内痛自止，然后视其痘或稠密，或红紫，或带黑，方议解毒可也。切不可纯用寒凉以阻遏其毒出之势，立致内攻告变。世人不知此理，纯用寒凉解毒，或用硝、黄峻下，因而速毙，而卒不悟，可慨也夫。

当时令出痘时，小儿或有发热稍缓，其热或作或止，或红点，或未见红点，或微见而未明，或是出痘，或非出痘，正在疑似之间，当此之时，不如且勿服药，以待其定，但禁风戒荤而已，所谓不轻治正所以深治之也。有等富贵之家，爱惜太重，见其如此，屡投以清凉解毒之剂，不知若是痘症，则其毒气发于五脏，勃勃欲出于外，其势决不可阻遏，倘用清凉阻遏其势，即所以迫之内攻而速祸矣。故犯此者，多有出痘数日，烦躁惊搐而死，此解毒之药害之也。正如寇在宫墙之中，不逐之出外，反阻其出路，围而攻之，室中之人有不遭其残害者乎？然医者曰吾用解毒之药，何至于杀人，既不自任其咎，病家曰彼用解毒之药，何至于杀人？亦不归咎于医。杀人于冥冥之中而已不悟也，人不知也，噫！良可悲也。余故表而出之，以戒夫世之爱而反害者。

语曰：久腊者毒必厚。痘毒禀于胎元，伏于五脏，其轻者无论，其重者深藏久蓄，不为不厚矣。一旦触发于倏然之顷，其势猛锐，断不可御，是以必借血气载毒出外，成浆结痂，然后毒散而功成，此病机亦化机也。此岂若诸疮之毒，可以骤然而解散者乎？故解之于既出之后，是顺其欲散之势，犹为近理。解之于未出之先，是遏其猛锐欲出之势，其祸甚速，如水势排山，而欲捧土塞之，有是理乎？自古治痘之家，其卑者固不足道，其高者亦未深悟其理。每于发热之初，欲出未出之际，辄以解毒为主，且曰服其药则毒可解，而痘必稀。不知痘之稀，由其初受毒之轻耳，岂将出之时所能骤解乎？致启后之庸医讹以承讹，见痘将出之时，毒气盛炽，则多用凉药以解之，或妄下以解之，彼自以为对症之妙药，而不知反致内攻之奇祸，至于杀人而终不悟，前覆而后不戒，其祸又无穷也。余观近世庸医，多犯此失，以致童幼数日而毙者甚多，则皆茫然委于症恶难救，而举世莫知其致此之由，殊可矜也，故不得不发明其理，以救将来。

初发热辨症用药诸法

有发热之初偶感风寒，饮食停滞而腹痛者，用加味升消平胃散一剂，其痛立止。然停食作腹痛与毒气作腹痛其症不同，停食腹痛者，其痛必急疾而叫啼必甚，多在脐之上，而面必清白，唇淡手足冷，升消平胃散主之；毒气作腹痛者，痛稍延缓而有作有止，多在脐以下，或连腰而痛，面红而唇紫，手足不冷，败毒和中散主之。

一发热之初，有呕吐，有泄泻，有吐泻交作者，全要辨虚实寒热而用药。或吐泻交作而胸腹痛甚者，此感寒而停食也，仍用升消平胃散主之，一服立效。或胃气弱而有寒，呕吐不思饮食，或食下即吐，其吐必顺快而无声，面必青白，唇必淡，精神必倦怠，宜用加味参砂和胃散主之。或脾气弱，饮食不化而泄泻，其泄必滑利而色带白，宜用术苓调脾散主之。或有毒气作吐泻者，其吐必酸辣而有声，神气不甚困倦，其泻必黄色而秽臭，虽或吐泻交作，胸腹多不痛，此则毒气由吐泻而发泄，所谓吐泻为顺候而不必止者，惟此一症耳。若虚寒吐泻，与此迥异者多矣。张洁古等乃谓痘前一概吐泻，慎勿乱治而多吉，并不分虚实寒热，何其孟浪之甚耶？

身热至二三日，痘欲出不出，或烦闷惊搐，或狂言妄语，切不可惊惶失措，须详审虚实寒热而治之。要之此等症，皆由毒气在内，不得宣发于外，然毒气不得宣发，症有不同，不可不辨。

有毒气壅盛于内，不得骤发于外而惊搐狂躁，其症痘影必红紫，面赤唇紫，声音亮，口气粗，手足热，脉洪数。此毒气壅盛也，宜用清解散宣之。

有内毒本盛而外为风寒所束，郁滞不得出而惊搐狂躁者，其形色多同前，但声重鼻塞或鼻涕，脉浮数。此毒气为风寒所束，然此多在寒凉之月，或不禁风寒者然后有之，宜以苏解散发之。

有气血虚弱，送毒不出而惊搐狂躁者，其痘影淡淡在皮下，不见红活，唇淡面白或青，脉又迟缓。虽烦躁惊狂谵语，亦是气血虚而送毒不出也，宜用温中益气托之。

以上三者，最宜精详，观形察色，审音问症，又参之以脉，然后可以辨别明白，而用药当，一剂之后，痘出而惊狂定矣。昔人谓痘未出之前，惊搐为顺，皆不必治，岂其然乎？

又儿欲出痘，有发热二三日，全无痘点形影而忽然惊搐狂躁，状与急惊风相似者，此亦毒气壅盛，不能宣发所致，宜用清解散宣之，痘出而惊即定矣。若医者不知是痘，而误作急惊风施治，或以寒凉药投之，或以驱痰药下之，其儿必死，何者？阻遏其毒，使不得出而内攻也。故未出痘之儿，若遇此等症，即当惊疑，恐是出痘。

又有发热稍轻，三四日而痘常隐隐不出者，最要详审，不可概认为毒轻痘少。若发热和缓，精神清爽，饮食如常，出痘少而点数明，颗粒尖，渐渐长大红活，此谓毒轻痘少无疑矣。若身热虽轻，至三四日而倦怠嗜卧，不思饮食，所出之痘，形影淡白，点粒不明，此非毒轻痘少，亦是气血虚弱，送毒不出也，急用温中益气汤以托之，甚者必连二三剂，痘始出齐，其痘必多。若因其安静而袖手玩视，不急托痘出外，延至五六日后，毒气内攻，须臾告变，甚可畏也。则昔人热轻痘少之说，可尽信乎？而六日以前，痘未出齐，勿用温补之说，可尽拘乎？自有方书以来，其时不啻二千年，其人不啻数百家，然皆详于已出之后，略于未出之先，深言出速稠密之危，不言留中不出之祸。不知已出之毒外寇也，未出之毒内寇也，内寇与外寇势孰急？内攻与外攻祸孰烈？故痘已出而死者，多在旬日之内，外痘未出而死者，多在六日之中。徒知逐外寇而不知御内寇，自古以来诸贤之为计疏也，然其失计安在？惟在痘未出而急于解毒，缓于逐毒也。不知未出之毒说已见前，但当急急逐之出外而已。余深明其理而明鉴其失，顾长虑却思为未出以前诸症设法，明辨其虚实寒热以施治。实热者，宣发其壅滞以逐毒出外；虚寒者，补助其气血以逐毒出外。至于急用寒凉遏毒内攻等弊，则谆谆致戒，不惮再三，一以救前哲之失，一以开后人之迷，虽岐黄复起，不易吾言矣。

一发热至三四日报痘，形如粟米，口鼻腮耳年寿之间先发数点，淡红润泽者最吉。若身热一二日即出，先发于天庭、司空、印堂等处者，或一齐涌出而稠密者，或干枯而紫黑者，或成片不分颗粒者，皆血气凝滞而毒气肆行，最为可忧，急宜活血养气而解毒，宜用调元化毒汤主之。腹痛者，去参、芪，加枳壳八分；大便久秘者，参、芪不用，加熟军一钱五分；若血气与毒气俱旺而脉洪数者，归、芍减三分之一，去参、芪不用。

若痘出不快者，其症不同，最宜分别。有痘色红紫干枯，或密如蚕种，或一片不分颗粒，身热，大便秘而出不快者，此毒气壅滞，血气不行也，宜用调元化毒汤去参、芪，加小川芎清之。

或有痘色淡白，饮食减少，身凉，手足冷，小便清，大便滑而出不快者，此气血怯弱，不能载毒出外也，宜用温中益气汤以托之。

有鼻塞声重，咳嗽恶寒而出不快者，风寒闭之也，宜加减参苏饮以发散之，但不可出汗。

或有因邪秽所触，伏陷而出不快者，其痘必痒，宜平和汤解之。外用苍术、红枣、沉檀烧之，以避其气。

痘正出时，有忽传风眼直视，牙关紧者，此调护不谨而外为风寒所袭也，且勿轻用驱风峻药，宜用姜附汤，白附子二钱此药毒重不可轻用，以制附片或肉桂代之可也，老姜二钱，煎浓，温服，出微汗自愈。

痘正出时，以身微温，不热不寒者为佳，或轻热和缓者亦无妨，惟大热者可忧，若出齐而发大热尤可忧。其痘必稠密，必红紫，必干枯，宜用调元化毒汤去参、芪主之。看痘出齐与否，以足心为验，足心有痘则出齐矣。若痘稀者，不以此拘。

肉食不可太早，必待痘出齐而身热尽退，方可食猪肉。若身热未退，而遽食肉以助火邪，必成大害。鸡肉首尾俱不可食，惟起胀时，虚弱者可食以助行浆，壮盛者仍宜忌之。诸鱼皆腥，牛羊皆膻，痘家最忌，所宜禁绝。

初发热至痘出齐调治方

加味升麻葛根汤：粉葛根一钱，升麻六分，甘草三分，桔梗三分，牛蒡子五分炒，赤芍六分，苏叶五分，川芎四分，炒楂肉八分，生姜引，热服，微汗。此方加荆芥六分，防风六分，前胡一钱五分，小儿初发热者服一剂，则痘必现红点，即非痘症，服之亦可退热。麻症初起，亦宜服此方。虚弱者，荆芥、防风不加亦可。

催痘出齐方：玉竹力量最薄，须用五钱方可，生芪亦宜稍加。生玉竹一钱，前胡一钱，川芎八分，桔梗八分，生绵芪一钱，防风一钱，归身一钱，甘草五分，蝉蜕去头足五枚，炒楂肉五分。凡小儿已服前方，痘已现点，而通身不出齐者，急宜服此方。即通身已出齐，而痘不起发者亦可服。服此方后，无吐泻腹痛诸杂症者，急以千金内托散连服数剂，便可灌浆结痂矣。

加味参苏饮：无力用人参者，真高丽参须用钱半，若真台党参，须用三四钱方有力量，以下仿此。法半夏三分，茯苓五分以上二味不可轻用，人参三分，苏叶五分，桔梗四分，前胡四分，牛子炒四分，粉葛八分，楂肉炒六分，川芎四分，生姜引。此方去法半夏、茯苓较妥当。

此书所录皆屡效之方，内药有与灌浆不甚相宜而可偶用以救急者，必注不可轻用，恐人粗豪以误事也。

大凡痘症，初发热及正灌浆时，苍术、白术、陈皮、法半俱不可轻用，收靥时则可用矣。发热时，羌活、独活、麻黄、细辛尤不可轻用。灌浆时，穿山甲、天丁、皂刺断不可用。总记于此，业是术者，尚其慎之，勿以人命为儿戏也。

败毒和中散：连翘去心七分，牛子炒七分，黄连酒炒七分，枳壳炒七分，荆芥五分，木通五分，桔梗四分，紫草茸酒炒四分，蝉蜕酒洗四分，川芎四分，甘草四分，前胡五分，升麻四分，大麦冬酒炒，去心八分，防风五分，不用引。毒气盛，烦渴腹痛者，宜用此方。

升消平胃散：苍术米泔水制五分，陈皮三分此二味不可轻用，恐燥干精液不能灌浆故也，后仿此，川芎五分，香附制五分，紫苏五分，厚朴姜炒五分，藿香三分，砂仁三分，白芷三分，炙草二分，麦芽六分，楂肉一钱，生姜引。

参砂和胃散：法半夏四分，云苓土炒五分，白术土炒五分，陈皮三分以上四味不可轻用，人参四分，砂仁四分，藿香三分，炙草二分，煨姜五分。此方只用后五味亦效。

术苓调脾散：白术土炒七分，云苓七分上二味不可轻用，酒芍五分，神曲炒五分，炙草五分，扁豆姜汁浸，去皮八分，厚朴姜汁炒三分，香附三分，砂仁三分，煨姜、红枣、元肉引，加人参四分亦可。

清解散：防风四分，荆芥四分，蝉蜕酒洗四分，桔梗四分，川芎四分，前胡五分，楂肉八分，干葛五分，升麻五分，黄芩酒炒六分，黄连酒炒六分，紫草茸酒洗六分，木通六分，牛子炒七分，连翘去心七分，甘草三分，生姜引。

苏解散：即清解散去芩、连，加白芷四分，羌活四分此味不可轻用。

温中益气汤：参、芪二味宜加分量，说已见前，以上均仿用。白术土炒五分，茯苓六分以上二味不可轻用，人参五分，生芪八分，归身酒洗六分，炙草四分，川芎四分，白芷五分，防风四分，木香四分，官桂三分，楂肉炒三分，生姜引。

调元化毒汤：生芪八分，生芍酒炒六分，当归酒洗六分，牛子炒七分，连翘去心七分，黄芩酒炒八分，黄连酒炒八分，防风六分，荆芥六分，桔梗六分，前胡六分，木通六分，红花酒洗三分，生地酒洗三分，甘草三分，蝉蜕酒洗四分，楂肉炒八分，紫草茸酒洗六分，人参四分，生姜引。

加味参苏饮：羌活三分冬加麻黄四分此上二味不可轻用，慎之，陈皮四分此一味亦不可轻用，白芷三分，苏叶六分，人参四分，荆芥四分，防风四分，桔梗三分，甘草三分，生姜引，热服，但不可汗。

平和汤：人参四分，当归酒洗四分，桔梗四分，白芍酒炒四分，黄芪四分，防风三分，白芷三分，甘草三分，官桂三分，沉香三分，乳香三分，藿香三分，檀香三分用沉香，则不用檀香亦可，生姜引。外用苍术、红枣、沉、檀烧之，以辟其气。只用红枣一味置炭火上烧之，更佳。房中切不宜熏安息香。

凡正灌浆时，痘痒而动手抓破者，此症最险，宜用西域真藏香烧至床头，内亟服大剂补药，浆足而手自止。

痘出齐后起发灌脓
数日内调治法

报痘二日后，痘已出齐，身体温和，精神清爽，颗粒尖圆润泽，根脚红活，脑背稀疏，饮食如常，二便不涩，此顺候也，不必服药，但节饮食，避风寒，防秽气而已。

痘出齐三日内，其时日十分紧要，其形色症候，最宜精详。盖好痘全要脓浆浓满，其次亦要六七分脓浆，方可保全无虞。痘一出齐，形色显然，其脓之成与不成，足与不足，皆可逆睹。其痘顺者，自然脓足，不必服药。其症之不顺者，后必无脓，或脓少而清，急于此三日内，察形观色，分别虚实寒热，用药调治，以为灌脓汁，犹可及也。失此不治，多有缓不及事而竟不成脓者矣。痘之生死，判于脓之有无，有脓则生，无脓则死。有脓则毒从外散，故生，无脓则毒留内攻，故死，是以脓浓满而痂厚者上也，脓未满而痂薄者次也，其下者遍身俱水泡。然水泡七八分而间有二三分薄脓疱，犹可生也。其最下者，密不成颗，串为一片，而其皮下有脓浆，又或疱密而溃，脓水湿渍，犹可生也，惟干枯无脓浆，或薄浆不满二三分者，必痒塌而死，无生意也。是以出齐而调治灌脓，如拯溺救焚，不可缓也。

气血流畅，则毒化而为脓。脓之不成，其病有二：毒气盛炽，则血燥而凝，不能运化以成脓，故痘色干枯红紫，或带焦黑者，毒炽而血凝者也，急用清毒活血汤，烦渴者去参、芪，加麦冬、花粉八分；元气虚弱，则血寒而缩，亦不能运化而成脓，故痘色淡白，疱不尖圆，根无红晕者，气虚而血缩也，急用参归鹿茸汤或千金内托散，甚者服此一二剂，其痘即转红活。行浆困倦，手足冷，饮食少者，加木香、丁香五分，官桂五分，寒战咬牙者，再加官桂三分，制附子八分；泄泻者，去当归，加神曲、白术、酒芍、云苓八分，木香、丁香三分，另用参术散。止泻托脓之剂，莫妙于此方。以鹿茸补血力峻，与草木诸药不同，然恐鹿茸未必得，故又录千金内托散，加减法同上。

出齐后，当治不治，则浆不行，而五陷之症作矣。五陷者，白、灰、紫、黑、血陷是也。

痘稠密红紫而顶陷者，紫陷也，甚则转而为黑陷也。此热毒盛炽，闭其气，凝其血而陷也。仍用清毒活血汤，烦渴者，去参、芪，加麦冬、花粉八分。然此紫陷时，不过一二剂，而痘即立起，其效如神。以至黑陷，则受毒已深，虽用此药救治，而不活者十常八九。

痘虽稠密，其色淡白，根无红晕而顶陷者，白陷也，甚则转而为灰陷也。此气血虚弱，不能运化毒气以成浆，故陷也。宜用参归鹿茸汤或千金内托散，其随症加减法亦如之。

又有一种痘疮，颗粒通红，或血疱而不成浆者，此气不能统血，而血溢妄居气位也，详见前论气血条。宜大补其气，用参芪汤主之，服此，疱即转白而成浆，否则血疱不治，则气愈虚而为血陷，然治之亦不外此方。血陷与紫陷相类，但血陷虽红，然淡而不紫也，紫陷属热，气粗身热，血陷属虚，气少身凉，不可不辨。何西邱论五陷，说此朦胧不明，管橓论之，尤乖谬可恶，业医者切不可孟浪而不明其理也。

犯五陷者，治已见前。其或虽不顶陷而痘不光润，或疱虚而浆不过三四分，虽或有浆而清薄，或行脓至二三日尚不充满，此皆难以收靥。宜用参归鹿茸汤催足其脓浆，或千金内托散亦可。若浆不满，鸡冠血酒亦可，用三四年以上大雄鸡，先将好酒一杯炖温，次刺鸡冠血滴入，和匀，仍炖温服之，服后虽燥痛一时无妨，但其鸡不可杀。

又有一种出痘稠密，毒火既盛，然元气虚，血气弱，精液枯竭，不能制火，以致虚火炎蒸，或咽喉痛，或鼻时出血，难任温补，痘不能成脓结痂。大凡年长之男女，嗜欲久开，血气既耗者多有之，最为难治。时医见其多热症，率用清凉，如犀角地黄之类，不知原因血气不能胜毒气而有此种症，今又纯用寒凉，则血气愈亏损，而毒气愈妄行，岂复有可生之理？是以此等症治之者十无一生，殊可哀怜！今特制参麦清补汤，须频频服之，方保无虞。

痘出五六日后至七八日，若脓浆不行，亦当用参归鹿茸汤托之，黄芪生用，不必加减，如脓浆不起，则无生意矣，若有四五分脓，犹可望生。

灌浆时有吐泻者，症各不同，吐有二症，泻有二症。

吐而酸苦有声，吐讫反快者，毒火上腾也，痘色必红紫。用连栀二陈汤，缓缓服之，吐止勿服。但二陈不可轻用，用伏龙肝、藿香可也。

吐而有物无声，不酸不苦，吐讫困倦，不思饮食，胃气损也，痘色必淡白。用参砂和胃散主之，方见前发热条。

泄而粪黄臭秽，小便赤涩者，毒气奔越也，痘色必红紫。用加味四苓散，食前服。

泻而粪滑利清白者，虚寒也，痘色必淡白。用参术散，食前温服，入稀粥内和服亦可。或去白术，加赤石脂、骨碎补亦可止泻。如虚滑不止，服前药不效者，兼用七味豆蔻丸。此等丸散，治痘之家必须预制，以防虚滑泄泻。若痘起胀收结时，骤然泄泻不止，危在旦夕矣。然止泻有用汤药不效，服至异功散而不止者，惟此丸散可以止之。若热毒作泻者，加味四苓散一二剂即可止。

起胀灌脓时，或有六七日不大便而烦闷作痛者，毒盛而秘也。用前清毒和血汤去参、芪，加淮牛膝二钱，入生蜜半杯，紫草、当归倍用。如又不通，加酒炒大黄微利之。若仍不通，用猪胆汁滴入谷道中即通。切不可用硝、黄下之，恐下后变他症则危矣。

灌浆时有身凉而汗不止者，用归芪主之，有痰用白附子，热水磨服。切不可用二陈，恐燥阳明，孤阳无阴，不能化也，至收结时用之无妨。

医方汤头

清毒活血汤：归身酒洗六分，牛子炒六分，前胡六分，木通六分，生地酒洗五分，酒芍五分，连翘去心五分，桔梗五分，黄芩酒炒七分，黄连酒炒七分，甘草四分，楂肉八分，人参三分，生芪八分，紫草茸酒洗六分，生姜引。烦渴者，去参、芪，加麦冬、花粉各八分。

参归鹿茸汤：无鹿茸，以真鹿胶四钱代之，无人参，以真高丽参二三钱或真台党五六钱代之。鹿茸酒洗三钱，炙芪二钱，归身酒洗二钱，炙草六分，人参一钱，生姜、龙眼、好酒一杯引。鹿茸多虫，不可用鼻嗅之，恐虫入鼻颡。

千金内托散：人参二钱，归身二钱，炙芪三分，酒芍六分，川芎六分，官桂五分，炙草五分，楂肉五分，木香三分，防风三分，白芷三分，厚朴三分姜汁炒。方内既用厚朴，又用木香，未免耗气，用者慎之，龙眼、好酒、生姜引。

参芪汤：人参五钱，炙芪五钱，炙草一钱，官桂五分，生姜引。

归芪汤：归身五钱，炙芪三钱，枣仁炒三钱，不用引。

参麦清补汤：人参八分，拣冬去心，酒炒一钱，花粉酒炒一钱，生芪一钱，牛子炒五分，炙草五分，酒芍五分，生芍五分，当归八分，生草五分，红花酒洗五分，川芎三分，生地酒洗三分，桔梗三分，楂肉三分，前胡五分，生姜、龙眼引。

连栀二陈汤：云苓五分，法半四分，陈皮三分上三味不可轻用，黄连酒炒五分，炒栀五分，炙草三分，生姜引。

昔新安汪机，号石山，治痘症用四君子汤加黄芪、紫草多效，间有枯萎而死者，自咎用药之不精，思之至忘寝食，忽悟曰：白术燥湿，茯苓渗水，宜痘浆之不行也，乃减去二味，加官桂、糯米以助其气，因名保元汤。观此，则知白术、茯苓、二陈等药，自初发热以及灌浆之时，痘一日未收靥，一日不可轻用也，明矣。何世人不察，而谓必用白术始可催足其浆也，甚矣！其贻害于人不浅也。

参砂和胃散：方见前发热条。

加味四苓散：猪苓八分，木通八分，泽泻七分，赤苓七分，车前炒五分，黄芩酒炒五分，黄连酒炒五分，牛子炒五分，灯心引。

参术散：白术土炒一两，云苓去皮五钱，陈皮四钱，苡仁炒五钱，砂仁研五钱，莲肉五钱，六曲五钱，楂肉五钱，诃子研四钱，木香三钱，甘草炙五钱，肉豆蔻面包煨，去油四钱，上药共为细末，每用二钱，清水汁调，食前温服。

七味豆蔻丸：诃子面包煨，去核五钱，肉蔻面包煨，去油五钱，龙骨醋煅五钱，砂仁五钱，木香五钱，赤石脂煅七钱，枯矾七钱，上药面糊为丸如绿豆大，用清米汤吞之，或二十粒，或三十粒，量儿大小与之。儿小不能吞丸者，研末，入粥内服之亦可。

浆足至回水结痂时数日调治法

痘出八九日，脓浆充满，颜色苍蜡者，若无他症，勿药可也。痘出稠密，而脓不甚满，此时饮食多减，痰液甚多，用养胃开痰汤。渴者，去法半，加麦冬八分，北味九粒；吐逆者，加藿香、砂仁三分。灌脓时忌用术、苓、半夏，恐其燥干精液，脓浆不行也，至将靥时则可用矣。

此时有咳逆者，俗呼呃，胃气上越也，取真黄土鼻边闻之即止。此时浆满，或为寒所剥，一时痘俱紫黑，如紫卜闻色，不必惊恐，急以上好肉桂磨汤或煎汤，服之立效。如旧有寒战咬牙者，此真气外发而内虚寒也，宜建中汤，一服立止，甚者不过二服。收靥时后寒战咬牙者，亦同此调治。或谓寒战咬牙，有热有寒，如痘色红紫，一齐涌发，身热，烦躁作渴，大便秘，小便涩赤，脉来洪数者，热也，盖胃热则咬牙，肺热则寒战也；如痘色淡白，皮薄顶陷，身凉恶寒，大小便利，脉沉迟者，寒也，盖胃寒则咬牙，肺寒则寒战也。此说当矣，然此症属寒者十之九，属热者十之一，是于七八日之前，犹有属热者见，于七八日之后，其属热者寡矣，是以不为热者立方。

九十日间，脓足而色苍者，且必发热薰蒸，此回水之候也。盖真阳运化，其水自消。

其有元气不足，则不能及时回水，而当靥不靥矣，此虚寒症也，必身凉而手足冷，须大补气血以助其收结，宜用温表调中汤主之。

其有发热熏蒸，当靥而不靥者，毒气未解也，退其热则痘自收。宜用清表散毒汤，或用砂糖半酒杯，百沸汤调作一碗，温服，谓之甘露回天饮，能令热退痘收。但毒盛者恐未必效。

痘靥时，有外溃而脓水淋漓者，谓之水靥。用新瓦粉调鸭蛋清，敷之，立收而落。

当靥时，有忽然腹痛，着在中脘，此热毒凝滞，瘀血作痛也，宜用消毒散血汤。若结痂厚实，无他症者，不必服药。

结痂后，发热或烦渴者，当辨其寒热虚实调治。发热壮盛，胸腹手足头面俱热，大便秘涩，小便赤涩者，余毒盛也。即当解毒，若解毒迟，则痂落后必发痈毒。急用大连翘饮解之，大便仍秘，加熟军五分。

若其发热稍缓，头热面不热，其手足心热，手脚背不热，精神困倦，大小便利者，虚热也，宜补中益气汤，渴者加麦冬一钱，五味子九粒。

痂落还元，或痂落一半后，忽然遍身大热，余毒欲发痈也。或手足四肢头顶胸背有一二处更甚者，即痈之所在也。此在脓浆不满，而痂浮薄速收速落者多有之。急用大连翘饮以退其热，大便秘者，加酒炒大黄微利之。如热不退，须连服数剂，热退身凉，方可内消。

此时又有忽然头顶大痛者，余毒上攻也，或因多服热药所致。若不急治，其毒必注于眼目，而目病大作矣。宜用大连翘饮去木通、车前、滑石，加升麻、桔梗六分，川芎、薄荷四分，服数剂以解散上攻之毒，则目患可免也。

痂落后，有精神困倦，饮食减少，胸腹头项手足心发热而烦渴者，内虚也，仍用补中益气汤主之。或有虽不发热而倦怠嗜卧，不思饮食，或手足冷，或津液少而渴，或瘢白不红，皆内虚之症也，亦宜用补中益气汤主之，不然恐生他变。

须知出痘多者，收结之时还元之后，五脏真气发泄已多，一身血气耗散已甚，虽或毒气未净，而其真气极虚，是以用凉药解毒，必须用酒炒制。其体质弱者，或时加参、芪、归、芍之类以救血气，切不可因其有热症而遂投以生三黄、生栀子、大黄、石膏之类。此时正气微弱，用寒凉峻攻，多有一投而辄毙者矣，必须戒之。

治痘之家，既谨其始，又须慎其终。盖痘之危险者有二，一曰毒盛，一曰体虚。当其未出之时，或三五日而速毙者，皆毒盛也。及结痂还元之后，或误投一药、误进一饮食而辄毙者，皆因体虚也。毒盛欲出不出者，能顺其势而导之使出，不妄施解毒以阻遏拂逆之，则未必致毙，故前论再三告戒，深为谨始者虑也。其体虚者，能察其虚而补养之，又防其虚而不峻攻之，则可保无虞。惟玩其收结还元，而忽意不加谨者，多致误事，故又深为慎终者警也。

医方汤头

养胃开痰汤：人参三分，白术土炒三分，炙草三分，云苓三分，桔梗三分，楂肉炒五分，怀药炒五分宜用二钱，陈皮三分，生姜引。

建中汤：人参二钱，炙芪三钱，白术土炒一钱五分，归身酒炒一钱五分，川芎八分，制附子一钱，黑姜一钱，肉桂八分，炙草八分，丁香三分。

温表调中汤：炙芪二钱，人参一钱，白术土炒一钱，云苓一钱，官桂一钱，干姜一钱，川芎一钱，当归酒洗一钱，炙草一钱，白芷五分，丁香五分，防风五分，附片五分，生姜引。

清表散毒汤：骨皮制八分，麦冬酒洗八分，花粉酒炒八分，牛子炒五分，连翘去心五分，归身酒洗五分，猪苓四分，泽泻四分，黄芩酒炒四分，木通四分，甘草四分，不用引。

大连翘饮：连翘去心一钱，牛子炒八分，柴胡八分，归身酒洗八分，赤芍八分，防风八分，木通五分，车前五分，荆芥五分，酒芍五分，楂肉炒五分，滑石水飞五分，甘草五分，蝉蜕五分，生姜引。

消毒散血汤：牛子炒一钱，酒芍一钱，桃仁去皮尖油一钱，熟大黄一钱，红花五分，没药、乳香俱用灯心同研碎，煎热，投入药中各五分，不用引。

补中益气汤：参、芪照前加用。人参八分，炙芪八分，白术土炒八分，归身酒洗八分，柴胡四分，升麻四分，川芎四分，炙草五分，陈皮四分，生姜引。

痘症慈航补遗

痘有夹斑而出者，有红赤点而无颗粒，多随出而随没，又有夹丹而出者，红赤成片，如云头而尖起，此皆毒火浮游散漫于皮肤之间。遇此症者，不必惊惶，但散其游火，其斑丹自退，宜用元参升麻汤。

有夹麻疮而出者，仍用玄参升麻汤，加桔梗、黄芩六分，令其麻疮先退，痘疮自然起发。

痘初见一二日细小，四五日渐大顶平，至六七日脚渐阔，顶愈平陷，其色全白，形如豆壳者，名为倒靥。此气血大虚而浆不行也，宜参归鹿茸汤加官桂、白芍、川芎六分，南木香四分。若泄泻者，兼用参消散。

痘痒者，表虚也，此为危症，急用参芪实表汤补之。痒痘毕竟属虚，管橓乃谓有气盛血热而痒者，此无稽谬说也。又有谓因血上行气分，血味本咸，醃螯皮肉作痒，似为近理，然灰白之痘，不但属气虚，而血虚亦甚矣，岂能上行皮肉，醃而作痒乎？则此说亦未必然。有秽气触犯而痒者，急烧苍术、红枣，或黄茶叶以避之，甚者，内服和平汤，方见发热条。

痘痛者为实，此为吉兆，用生白芍二钱为末，酒调服，立止，甚者不过二服。

痘出齐后，有面目肿胀而痘不肿者，此血气虚弱，不能收摄毒气以成脓，故其毒散漫，妄行肉分也，此为危候。急宜大补气血以收摄其毒，用参归大补汤，则痘灌脓而肉胀自消矣。

痘出齐数日后，其间有紫胀硬痘，独大而无根晕者，此痘疔也。用四圣膏填入，或拔毒散点之，先将银针拨开疔口，将药填入，即转红活。

痘毒发于肌肤，而血气不能运化以成脓结痂，则有郁热不散，赤肿而成痈者，其发于未收以前者少，而发于既收以后者多。未收以前，必脓少而淡者有之，既收以后，必痂浮薄而速结速落者有之。若脓浆饱满，结痂厚实，缓结缓落者，并无有也。此毒气发泄尽与不尽之明验也。又有不虚而服补剂，不寒而服热剂以致发痈者，医之误也，俱用大连翘饮主之。但当其初发肿时，内外夹攻，消散之为上。至于成脓，则幼小之儿多难堪，而在头顶胸背腰腹者皆险也，外治以三豆浆涂之。

痘疮原多溃烂，收结后或手足等处仍作热臭烂，出水不止，用生肌散搽之，热退结痂而愈。其有仍作热作脓而不即愈者，用大连翘饮解之即愈。又有余毒流注各处出清水者，绵茧散搽之。

痘有鼻中衄血者，毒气上冲于肺也。此其毒气外泄，亦非恶候，不必惊惶，只用发灰散或清肺汤治之。切不可峻用寒凉，如犀角、生地、栀子、三黄之类，冰伏其气血，必为大害。世人不知此理，一遇痘疮有衄血、咽喉、口舌等症，即认为实热，遽投以寒凉，冰伏其血脉，以致痘不得成浆而变为坏症者多矣。是治末而妨其本，昧之甚者也。

痘有水疱而无脓者，血少不能化脓也，急用参归鹿茸汤峻补其血。若脓疱与水疱相半者无妨，如十分中有三四分脓疱，犹有生意，惟遍身水疱则危矣，然胃气好而饮食如常者，亦可望生。但其毒气未散，须防发痈耳。

其或小儿痘多，则血气有限，不能尽成脓，而水疱与脓疱相间，此常理也，若无他症，不必施治。

痘有口舌生疮，或是热毒，或是虚火，当以痘色辨之，切不可概认为实热而纯用寒凉解毒之药。如痘色红紫涌盛者，热毒也，用上清饮散主之。如痘色淡白者，虚火也，用前参麦清补汤主之，外用赴筵散搽之即愈。或口舌有痘而肿痛者，痘收自愈，不必治，治亦不效。

痘有咽喉肿硬者，首尾俱用利咽解毒汤，外用玉锁匙吹之。

痘有咽哑者，当辨痘色以分顺逆。若痘色红紫，当行浆而音哑者，此气喉有痘也，是以外痘行浆时，内痘亦行浆，窒碍气道而音不亮也。待外痘收，则内痘亦消而音自亮矣，此不必别加调治也。若痘色灰白而音哑者，乃血气虚弱，送毒不出，毒留于肺，肺气受伤，以致失音，此则危矣，宜参麦清补汤兼千金内托散。

又痘有咽喉呛水者，顺逆不同，须为分辨。若痘灌脓时呛水者，喉中有痘也，外痘成脓，则内痘亦成脓，壅于食门而呛也。盖是门乃饮食所进之门，既有所壅，则饮食必溢于气喉而发呛，若食物无渣，自能咽下，不犯气道，故不呛也。待外痘收，则内痘自收，可不药而愈矣。然此虽呛水，其喉不甚痛也。若痘未行浆而喉先呛水，此则毒气壅塞，其喉必痛，宜用前治咽喉方治之。

痘有小便赤色者，用导赤散主之。有血淋者，用当归一两，怀牛膝三钱，亦效。

痘毒入眼，有赤肿而痛不能开者，有翳膜遮蔽而不能视者，自古方书所载，皆以为痘疮入眼，而不知此非有形之痘，乃无形之痘也。其遮睛之翳，有似痘疮而实非也。盖有形之痘，发于咽喉口舌者有之，然皆外痘胀时，内痘亦盛，外收靥时，而内亦消。惟入眼之毒，必作之收靥之时还元之后，与咽喉口舌之痘迥异，此以知其非有形之痘也。盖眼者，五脏血气之精华也，痘毒之郁滞于肌肤者为痈为疖，而其留于精华则发为眼患矣。其受病也深，治之者，切不可鲁莽躁率，责效于数剂之间，当从容调治，收功于数十剂之后。又不可骤用寒凉，峻攻其里，而疏利其下，何则？痘后之人，元气虚弱，而其毒发露在表，又在至高之分，若峻用寒凉，则既伤其元气，又拂逆其病势，未有不至丧明者，且生他病，而为患不小。又忌用寒凉药点洗。止可用清毒拨翳汤，缓缓调之。

痘后疱白，口作渴者，脾火也，用黄土滚水泡，澄清，温服即愈。

痘后发毒者，用三黄为末，有水干滟，无水，麻油调搽。

医方汤头

玄参升麻汤：元参酒炒二钱，升麻二钱，甘草八分，牛子炒六分，防风六分，荆芥六分，不用引。

参归鹿茸汤：方见前灌脓条。

参芪实表汤：炙芪一钱五分，人参一钱，官桂八分，防风八分，白芷八分，当归酒洗六分，川芎六分，厚朴六分，桔梗六分，木香三分，生姜引。

和平汤：方见前发热条。

参归大补汤：参、芪宜酌量加用。人参一钱五分，归身酒洗一钱五分，炙芪一钱五分，川芎八分，桔梗八分，楂肉炒八分，甘草炙八分，紫草茸酒洗六分，川朴姜炒六分，防风六分，白芷六分，木香三分，生姜引。

四圣膏：真珠法制三分，豌豆炙三分，发灰三分，冰片五厘，上药用油胭脂调成膏。

拔毒散：雄黄二钱，胭脂浸水调，点疔头上。

大连翘饮：方见前结痂条。

绵茧散：用生矾末填入出蛾蚕茧内，烧令汁尽成灰，为末，搽之。

发灰散：用少壮无病人乱发，肥皂洗净，焙干，用新瓦罐，将发填入罐内，瓦片盖口，盐泥封固，用炭火围罐煅一炷香，取出，研令极细。每用二钱，童便七分、酒三分调服，立止。轻者，用发灰吹鼻亦止。此法不惟痘衄可用，凡血症者皆佳。

清肺汤：花粉酒炒五分，麦冬去心，酒洗五分，桔梗五分，天冬去心，酒洗五分，当归酒洗五分，甘草五分，酒芩四分，酒芍四分，知母蜜炙四分，丹皮四分。

上清饮：薄荷四分，防风四分，牛子炒六分，甘草四分，连翘去心六分，桔梗六分，酒芩六分，黄连酒炒六分，花粉酒炒六分，麦冬去心，酒洗六分，粉葛六分，生姜引。

赴筵散：薄荷、黄柏为细末，入青黛少许，和匀，搽之。

利咽解毒汤：山豆根一钱，麦冬去心一钱，元参酒洗一钱，桔梗一钱，牛子炒一钱，防风五分，甘草五分，生姜引。

玉锁匙：硼砂一钱，朴硝五分，僵蚕一个，冰片五厘，上药为细末，以竹管吹之。

参麦清补汤、千金内托散：二方俱见前灌脓条。

导赤散：赤苓八分，麦冬去心八分，车前子四分，生地酒洗四分，甘草三分，人参三分，灯心引。

清毒拨翳汤：黄连酒炒五分，当归酒洗五分，花粉酒炒五分，牛子炒五分，草决明五分，桔梗五分，甘草五分，白蒺藜炒，去刺五分，甘白菊四分，密蒙花四分，谷精草四分，川木贼四分，粉葛四分，川芎三分，羌活三分，柴胡三分，防风三分，薄荷三分，生地酒洗三分，炒栀三分。大便久秘者，加熟军一钱，生姜引，一剂后，大便行动，仍去大黄。

生肌散：地骨皮、黄连、黄柏、甘草、五倍子，共为末，干搽之。

孕妇出痘论

凡孕妇出痘，热能动胎，胎落则气血衰败而不能起发灌浆矣，故始终以安胎为主。外用细软之帛紧兜肚上，切不可用丁、桂燥热之品及食牛虱毒物之类，以致触犯，其条芩、白术、艾叶、砂仁之类与痘相宜者，采而用之。其初发热，则以参苏饮发之，痘既出后，则多服安胎饮保之，渴者则用人参白术散加减，泻者则用黄芩汤加四君子汤内加诃子，血虚者则以四物汤加托药，色灰白而起发较迟者则用十全大补汤去桂服之。总之，不问轻重，悉以清热安胎为主。更有孕妇出痘，正当盛时，忽临正产者，势必气血俱虚，亦只以十全大补汤大补气血为主，虚寒者少加熟附。若腹中微痛者，此恶露未尽也，宜四物汤加干姜、桂心、木香、黑豆，用熟地黄而去芍药，盖恐寒凉有伤生气，然有当用者，酒炒用之。若寒战咬牙，腹胀不渴，而足冷身热者，此乃脾胃内虚，外作假热也，宜参、芪、桂、附、木香之类，一二剂而愈者吉，不愈者凶。若孕妇肥胖者，则气居于表而慊于内也，人参可多，黄芪宜少，多加带壳缩砂，切忌脱蒂果子之类。至有痘浆收靥，忽作泄泻，口渴饮水，小便短少，其痘胖壮红润者，此内热也，宜用五苓散，内加黄芩、芍药之类。若至滑泻不止，食少腹胀而足冷，痘色灰白，脉细无力者，此犯五虚，必死之证也。凡妇人方产之后或半月左右，适逢出痘者，此无胎孕系累，惟气血尚虚，治宜大补荣卫为主。若痘出多者，则加连翘、黏子之类，大便自利者，则用肉果、炮姜之类，余即照常一例而治，不必多疑，反生他误。至于孕妇出痘，在于初出之时胎落者，则血气虽为大虚，然热毒亦因走泄，兼之未经起胀灌浆，则血气未曾外耗，倘痘非险逆，加以大补托里，每多得生。至于收靥之时胎落者，则毒已出表消散，亦多无事，但重虚而元气易脱，倍宜补益耳。若正当起胀灌浆而胎落者，则气血衰败，内外两虚，既不能逐毒以外出，则毒必乘虚而内攻，其为不救者多矣。

黄芩汤：治热痢。黄芩、炙草、芍药各等分，大枣五七枚，水煎服。

妊娠麻疹论

妊娠出疹，当以四物加减而加条芩、艾叶，以安胎清热为主，则胎不动而麻疹自出矣。然热毒蒸胎，胎多受伤，但胎虽伤而母实无恙也。盖疹与痘不同，痘宜内实，以痘当从外解，故胎落毒气乘虚而内攻，其母亡；疹宜内虚，以疹当从内解，故胎落热毒随胎而下，其母存。虽然，与其胎去而母存，孰若子母两全之为愈也？且古人徒知清热以安胎，不思疹未出而即以清热为事，则疹难出而内热愈深，是欲保胎反足以伤胎也，宜轻扬表托，则疹出而热自清，继以滋阴清解，则于疹于胎，两不相碍，不安胎而胎自安矣。如疹出不快，宜白虎汤合用升麻葛根汤，倍加元参、牛蒡治之。胎气上冲，急用苎根、艾叶煎汤，磨槟榔服之，再以四物汤进之。热甚胎不安，服固胎饮数剂。如又不愈，腹疼腰痠，即知胎有必堕之机，如胎堕，即以产法论治矣。

升麻葛根汤：葛根、升麻、白芍、甘草各等分，水一盏煎七分，温服。

此解表发散之方也。表热壮盛，邪实于表，《经》曰轻可去实，故用升麻、葛根以疏表。所以然者，升麻能解疫毒，升阳于至阴之下，以助发生之气，葛根能解热毒，兼疏荣卫以导起发之机。二味之外，又加甘草佐之以和在表之气，芍药佐之以和在里之荣。去其实邪，和其荣卫，风寒自解，麻疹自出。

固胎饮：止痛安胎。地黄、川芎各五分，归身、人参、白芍、陈皮各一钱，白术土炒、黄芩各一钱五分，甘草三分，黄连、黄柏各一分，桑上羊儿藤七叶圆者。上细切，每服二三钱，入糯米二十粒，水一钟煎至七分，温服。痛加砂仁，血虚加阿胶。

点牛痘法光绪三年丁丑新增

西洋种痘论

痘疮之起由来远矣，或云自周，或云自汉，然总不越乎氤氲化醇。当构精结胎时，先天之邪火伏于脏腑，偶感天时，遂行发泄，故曰天行。

天行之来，父母之心惕然矣，何也？以其夭折之多也。前人出大智慧，创为种痘之法。预贮痘痂之纯洁坚厚者，研而为面，于天行未起和风甘雨之时，择婴儿之无疾病疮疥疳积等症者，以纸筒装痂末吹其鼻内，或用银簪剔取鲜浆，藏于鼻中，令其气息透入于肺，同类相招，因而泄发。天时既正，身体又健，而且未渴掘井，治之于未然，慎之于将发，刻刻提防，事事周匝，故十存其九，法至善也。然不能保其万全者，因肺开窍于鼻，肺为华盖，朝百脉而覆脏腑，气一感之，则五脏六腑之火一齐并发，毒有浅深，痘有疏密，偶一失调，故间有不救，非种之之过也。

夫人不生于空桑，自不免乎出痘，然天地之大德曰生，保合太和，默默中常欲胥天下而尽登仁寿，彼婴儿何罪，天岂忍故生斯疾以夭折之耶？何以天花流行殇者多而寿者寡，此非天之特降其灾也。同一时行耳，其中或赋质本虚而适逢疠气，或身当疾病而又遇眚灾，故痘未出而已伏危机，痘一出而即遭夭毙。本实先拨，倾者覆之，固亦事理之常，无足怪者，然此亦不过十中之一二耳。天心仁爱，断不多也。其不须治而勿药有喜者则恒四五，略治而即愈者二三，因治而后坏者乃竟四五焉，而婴孩遭劫矣，此非持论之过刻也。试与之平心而论，旷观乎天花盛行之时，其暗昧无识，贪财射利，装模作样，草菅人命而不知罪孽者无论矣。即或浅尝辄效，侥倖成功，世所称崭然见头角者，亦不过牛羊之眼，恪守师传，既不能因人变化而蠖屈之虫，专泥成书，又不能随地迁移，求其胸罗万卷，镜挂秦台，用法而不羁于法，治人而不困于人，变通尽利，神而明之者，虽或不乏人，然戛戛乎其难之矣。此所以全豹未窥，垣方难洞。过于寒，则遏其勃发之机而毒攻于内，偏于补，则犯乎实实之戒而锢蕴于中，甚至以毒攻毒，不善其用而溃烂肌肤，无贼引贼，胡乱而投，而本根克伐，推其广络原野，坐失机宜，其流弊之祸，不至于不毙而毙、当生不生，烂额焦头，沿街遍巷而不止也。呜呼劫哉！贾生所谓可为流涕痛哭者此也。然操治者一误再误，犹复自以为是而诿之于天，归之于命，夫天岂任咎耶？命岂任咎耶？苍苍者天，蚩蚩者氓，亦安能禁此无学无识之徒而不为之戕贼也。呜呼！谁生厉阶，水火刀兵，莫甚于此。有心者所以俯仰悲怀，悯童稚之无辜而筹思乎种痘者，又何为得乎万全之法也，而西洋之种痘则万全矣。

嘉庆十年，西洋暎咭唎船载痘种并其国医咭拿，自吕宋航海至粤，为人种痘。据伊书所载：国医咭拿悯出痘之多灾，见养牲之家独不出痘，审视其牛身起蓝泡，疑其为痘，挑取其浆，用小刀剔起小儿两臂中央之皮，以牛痘之浆装入于内，旋出一颗，又将其浆轮流递种，百发百中，永不再出云云。但查伊书，只图绘种法而未确指出其源，故于初种之时，人见其与吹鼻异，多疑以为怪，而不知殊非怪也，彼鬼子特未发明其所以然耳。

夫西洋之法，亦犹吹鼻之法也，而巧则过之，何也？吹鼻之法，由肺引入，挑臂之法，亦由肺引入，但吹鼻则触动五脏六腑之火，故出痘或多，挑臂则于两臂之中，独取三焦微微动处之穴，剔起装浆，经络皮毛俱属于肺，而传浆和血又兼入于心。《内经》云诸痛疮疡俱属于心，痘为先天邪火，伏之于心，彼巧莫巧于单刀直入，独提出先天一点心火而余经不动，此所以独出一颗而奏万全之效也。其用牛痘为种者何？因牛性属土，毒逢土则解，借牛之土性以解痘之火毒耳。兹有力之家，各捐果金以留其种，洵菩提甘露遍滴人间也。能留其种固佳，倘万一失传，千万里远隔重洋，又何能一时飞渡耶？顾思医者意也，牛之种可以种人，人之种亦可以种牛，当天行之时，择痘痂之纯净坚厚者，研而为面，如人吹鼻种痘之法以种无病少壮之牛，得牛之种，则可以转而种人，似亦无不可也。但当种之之时，须按正两臂中间微微动处，即系三焦之穴，用笔墨点定，然后轻轻用手斜刀挑起纤纤薄皮，不可挑破肉上之膜至令血出，则是皮毛之下，血肉之上，中隔一膜，《内经》所谓分肉者此也。若不从微微动处点定下针，偏左偏右，稍远三焦之穴，则不独不能提出先天心火而痘不出，即出后亦复发，此非种法之差也，特其下手种痘时之谬耳。

余恐日后转相传授，差之毫厘，谬之千里，讹以传讹，必至复出，遂哗然谓种法荒谬而置之不议，则辜负慈航救世之苦心，为大可惜矣！因不揣固陋，详为揭焉。庶几刍荛一得，葑菲弗遗，于运针之时手如握虎，点穴之际部在秋毫，则一举手而仰副上天大生广生之心，一下针而尽遂世间为父为母之愿。弥天花雨，种植无枉折之灾，遍地慈云，齠齔获平安之福，不伤财，不劳民，至简至易，万举万全，法至善也，术至仁也。惟愿缙绅君子，慈淑仁人，坚其信焉，远为播焉，则广种福田，同登寿域，岂不乐哉。嘉庆二十年端阳日书于小有清虚精舍，南海黄安怀书。

〔吴珍儒〕序

济世之道，莫先于医，医术多途，莫险于痘。稽种痘之说，上古未有。自汉代伏波将军征武陵蛮，从壶中进兵，军中遂染此疾，厥后班师，毒气传入中国，诸医调治，皆据《内经》痛痒疮疡属心火之一言为治痘之要领，十损八九。及至宋仁宗时，丞相王旦，初生诸子俱死于痘，后老年生一子名素，欲为出痘，招集天下诸医有能深明治痘之法及著书立说者，重金酬谢，诸医皆言不敢深明于痘。川人闻其求医甚殷，乃为延请天姥仙娘现身说法，取痘苗絮于鼻孔，旬日之外，告厥成功。嗣是相传三桥善女，痘症日渐通行。然或有感天气而发者，或有取苗吹入鼻孔而发者，顺则易治，逆则难医，甚至凭于危亡而勿可救药。俾天下赤子罹此害者，不可胜计，儒窃悯之！

壬午冬，清邑族君天池延嘉禾邑庠生李翘楚为孙童种痘，适儒医业是邑，闻其术不劳而效甚大，一日邀游界溪市寓，聚谈之次，论及此事，始云拣选佳苗，剔取鲜浆，披点人身两臂消烁、夹白、清冷渊穴，所按日期，与吹鼻无异。寻其源，则来自西洋，传自邱熺，效捷功深，名公钜卿，多有投赠。族戚好善诸公，以儒习此，宜广行其术，儒怀疑观望而不敢妄进焉。癸未春，清邑点种通行，因再为之反复详观，果于所刺之处，红晕鲜活，坟起如痘，以痘证书，果如其言，种种吹染，全无复出。夫乃叹荷圣天子洪休，引外洋之奇方，传留中国，跻人生于寿域矣。于是谋之族君恭寅，同学是术，传点千百小儿，俱有真验。第虑版存东粤，路途迢遥，题咏方书，难于传遍，今幸本省大人深仁厚泽，爱民如子，刊版通行，将千载流传，永为万民攸赖，敢不捧稿恭呈，而详为之序。衡山吴珍儒。

验方新编原刊坚信点牛痘说

人谁不爱儿女？爱儿女谁不虑其出痘一事？要过了这个关头，方算得是自己儿女。今有种洋痘一法，不避风，不禁口，行所无事，万无一失，岂不大好？奈何犹不能盛行，只是人不能坚信，怕出了洋痘，遇着天行痘子又会复染。夫广东行此近三十年，予所问广东人多矣，皆从未有复发者。广东三十年来所生之人，在外省仕宦商贾者不少，未闻有再染天行痘子者。就是湘潭虽未盛行，前三四年也有数十家出洋痘，何曾再染天行痘子来？且今年有几家出了洋痘，信不的确，又吹苗试之，并不复出，此亦实实信得过了。或谓种洋痘者，过十年当复出。果尔则十年一回，百年不过十回，稳稳当当，也不费力，况乎必无此理也。试想他从两臂点苗，略刺皮肤，微见血点，到次日已无形迹了，若不是直达脏腑，如何过了三四日方见红影？又三日长水，三日灌浆，三日结痂，如期不爽，与吹苗一般，长得晶圆饱满，比吹苗之痘更好看些。盖先天之毒蕴于无形，以气引气而痘出焉。吹苗是以气引气，点苗也是以气引气，为何独信吹苗而不信点苗乎？但点痘之家，主人必须留心，其结痂之后，痂是尖顶斜脚，则毒气未出，必要再点方能算得。即不尖顶斜脚，而当长水灌浆时，小儿气血不足，或有泄泻之病，不能长到饱满，毒气须出而未尽出，必须重服芪、术等药补脾助气，使他长得十分饱满方好。诚恐本要再点，而主人自以为算得过了，业痘科者亦照管不到，则万中或有一二复出者。盖此法原有引至两次三次之说，不可颟顸了事也。或因本要再点，未及再点，遇天行痘或又复染，则人皆藉口，更无复有信之者矣，岂不大可惜哉。予考医书中载婴儿生数日，刺出臂上污血，终身可免出痘一条，后穴道、刀法皆失传，今之点痘或其遗法也。夫以万全之法失传已久，而今复行者，大约前此劫数未满，而今日洋烟入中国，害人不可胜计，把那劫数抵过了，故此法亦从洋来，得以保全婴儿之年寿耳。若不坚信而遵行之，是违天而自外于生生之理矣。予家中今年点牛痘者十余人，目击其事，深察其所以然，坚信不疑，何忍秘而不宣，欲以坚天下人之信，广为流传，俾天下之婴孩从兹同登仁寿之宇也，敢以俚浅之词为坚信点牛痘说云。

按牛痘之术，道光丁亥行之，吾乡全活婴孩甚众。吴子献廷，其术尤精，所点不下数千人，以吾亲友所见所闻，二十年来从无一复出者，诚保赤之妙手也。

〔贺熙龄〕序

茶陵茂才谭子服思得种牛痘之法，试之应手辄效。余闻其名，延至家，为两儿子引痘，其法不吹鼻而挑臂，出不过五六粒，饮食如常，风雨无忌，不数日而平复，若行所无事者，而且此后永不再发，盖其术之神而艺之巧如此也。夫痘之为患至烈矣，自有吹鼻之法以较天行之痘，鲜有败事，然犹不能保其万全。今谭子精于此艺，且将广其传，是天之慈爱斯民，而使婴儿尽登仁寿之域也，岂不休哉。若其法之由来，与法之所以微妙之故，则温黄法君言之详矣，故不复赘。道光癸巳孟春善化贺熙龄。

引痘略诗

肘后占牛掣，新方妙入神。简如棼引乙，捷似火传薪。省识金环梦，全回绣褓春。散花天女手，邂逅见斯人。

大中丞吴荣光题

〔唐方煦〕叙

古无点痘法也，自南海邱浩川得洋医之传，而其法始盛行于世。往余在京师，见《引痘新书》所载引泄诸说，与世所行吹鼻法迥异，心窃疑焉。随见士大夫家出痘率用此法，因嘱业是术者至宅中，按其部位种之。时都下天行骤发，害最烈，点痘之家卒无患，而余向之疑者始信。爰携是书归里，拟广其传，未果。岁壬午，昆陵谭君服思，以名诸生，走粤东，尽得其传，率其徒杨煦生、王月川、邓复亨至省垣，依法引种，颜其局曰体仁，而事属创闻，信之者鲜，因为白诸同人，行之而验者无算。窃谓是举也，有三善焉：顺其自然，小儿不以种痘为苦，一也；种后即不复发，得遂为父为母之愿，二也；不计利，不假方药，于无力之家尤便，三也。三者合，而保婴之方，济世之道，孰加于此哉？今年春，诸君重刊邱氏书而问序于余，余喜此事之信而有征，且韪其行义之勇，为能公善于人也，遂书以赠之。道光癸巳仲春育菴氏唐方煦叙。

〔温汝适〕题

自卢扁不世出，善摄生者多持勿药之说，然必慎之于未病，斯能百不失一。余曩在京师，见安徽人来北方种痘，询其苗，则来自江南，多能获效，心已奇之。及归里，晤南海邱君浩川，其法更捷。云嘉庆初元，外洋医者试于婴儿臂上，依穴法挑破，见膜而止，用薄刀取牛痘之浆傅之，不数日即出数颗，如期收效，永不再出。嗣是以人传人，如火之传薪，无不应手而愈。嘉庆十年，逾重洋到粤，欲传其术，人未之信，独邱君询得其详，验之果效，遂传其方，活人无算。时方伯曾公、学使傅公先后延至署中，并奏效如神。方伯取《羲经》《勿药有喜》四言书匾以赠，傅公亦赋诗赠之，一时名流，题咏几遍。余观《本草纲目》，见其稀痘方用白牛虱，以此虱仆缘牛身，食饱自坠，用之能稀痘，即取其中有牛血耳。牛虱尚能稀痘，则牛痘必稀，用其苗以种，宜获十全之效，理有固然，无足怪者。是中国人已发其端，而外洋人专心致志，触类引伸，亦其一长也。用能顺其自然，不假方药，无小无大，无有恐怖，岂非补名医之未备，为活婴之妙术，而能百不失一者耶。余嘉邱君之志，故备书之，以告来者。嘉庆丁丑仲冬顺德温汝适题。

〔邱熹〕序

顺造物之生成易，补天地之缺憾难。婴儿之患天花，十损二三，甚者不存五六，古之医者，惟待其毒之既发而治之。宋以来始有取痘苗絮于鼻孔一法，后人效之，可谓善于所感，事捷而功巨矣，然犹失十一二于千百，未能操券而十全也。我圣朝德化涵濡，跻民仁寿，薄海内外，詟慄偕来。嘉庆元年，外洋医人悯其国中婴儿遽遭此厄，尽心讲求，得牛痘之法，于毒之未发，先行引之，不择天时，不烦禁忌，不延医，不服药，以此流传邻近诸国，如响斯应。迨嘉庆十年四月，由小吕宋舟载婴儿递传其种，以至澳门。予时以贾在澳，闻其事捷，不劳而取效甚大也，以身试之，其法果验。泊行之家人戚友，亦无不验者。于是洋行好善诸君以予悉此，嘱于会馆专司其事，历十数寒暑，凡问途接踵而至者，累百盈千，无有损失。夫婴儿之无不出痘者，天也，治之有效有不效者，人也。尝恭读《御纂医宗金鉴》云：正痘感于得病之后，而种痘则施于未病之先。正痘治于成病之时，而种痘则调于无病之日。既无诸症夹杂于其中，复有善方引导于其外。然则牛痘之理，原包于种痘诸法之中，虽种之法有不同，而其为善方引导于外则一也。予素不知医，亦未尝以此取人丝毫之利，其所以力行此者，则以出痘者人所同患，慈幼者人有同情，苟可以去险履平，避危就安，少可有济于人，何敢或懈于己？第念足不出国门，行不离乡曲，而痘之患处处有之，此法予既得之最先，行之无误，何妨笔之于书，爰取其法之历验者条述之，并绘为图，以质诸世。仁人君子知有此法，相与讲明而流布之，俾婴儿不罹天花之厄，共嬉游于光天化日中也，不亦慈幼者之所同快哉？嘉庆丁丑仲冬朔南海邱熹浩川氏识。

手少阳三焦经图

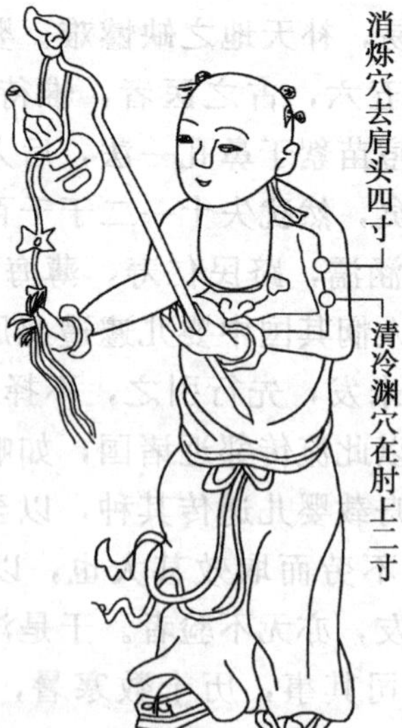

此图按铜人图尺寸，孩儿大小不等，宜因此类推。

种牛痘穴分图

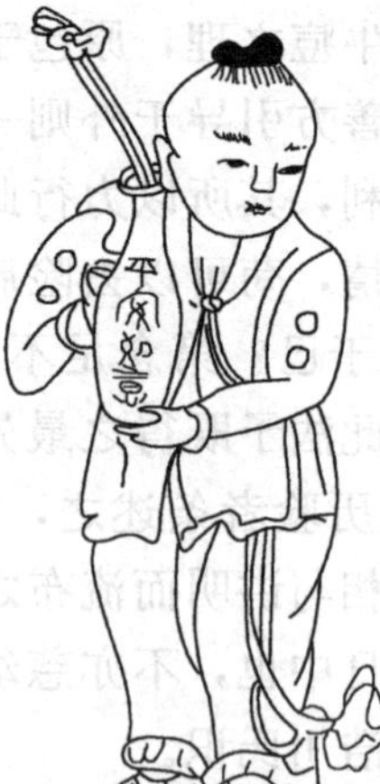

种痘刀式

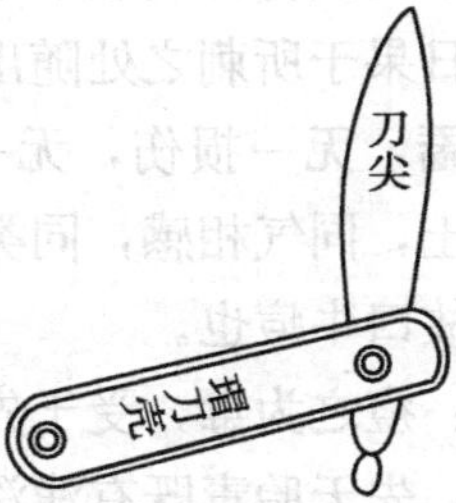

此刀锋宜尖薄利，约长寸许，外用玳瑁壳藏护。

取痘浆象牙小簪式

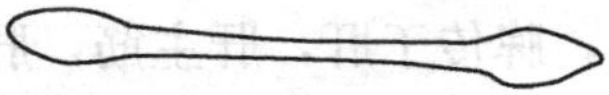

此象牙小簪约长寸许，两头宜尖利。

执刀式

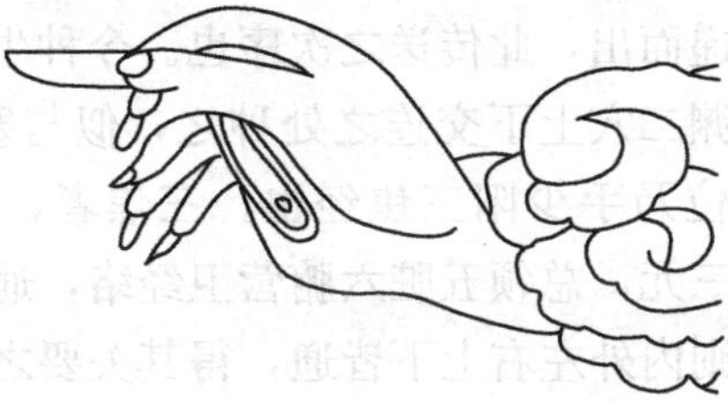

引痘略

引痘说

痘何以曰牛也？痘之种自牛来也。外洋向无此疾，后由他处传染，患亦滋多，惟畜牛取乳之家独不沾染。医人欲穷其故，见牛乳旁有青蓝小疱，形与痘类，因悟牛之患痘必轻，以之传人，必然无害。于是按古针刺法取牛痘之浆，种人两臂消烁、清冷渊二穴，旬日果于所刺之处随出数颗，按日灌水，按日满浆，按日结痂落靥，无一损伤，无一复出。盖牛土畜也，人之脾属土，以土引土，同气相感，同类相生，故能取效。若此，痘种自牛而来，故曰牛痘也。

其曰引何也？曰：痘之为毒，受于先天，感于时气，散于经络。男女交感之会，先天胎毒既有浅深，感时行之气，复有善恶，而散于经络，分配五脏，又有轻重。正痘有发热即现点者，最险之症，肾经之毒也，由肾而肝而心而肺而脾，传经最多，其症亦递减，故痘之发毒，肾最重，脾最轻。按古痘苗塞鼻孔法，亦必五脏传遍，始能发热。缘鼻者，肺之外窍也，苗塞鼻中，其气先传于肺，肺主皮毛，肺传于心，心主血脉，心传于脾，脾主肌肉，脾传于肝，肝主筋，肝传于肾，肾主骨，痘毒藏骨髓之内，感苗气而发，其毒自骨髓尽达于筋，肾脏之毒解矣，自筋尽达于肌肉，肝脏之毒解矣，自肌肉尽达于血脉，脾脏之毒解矣，自血脉尽达于皮毛，心脏之毒解矣，自皮毛尽达于颗粒，肺脏之毒解矣。苗气必历五脏层递而入，内毒亦必历五脏层递而出，此传送之次序也。今种牛痘法择于两臂中消烁、清冷渊二穴上下交连之处种之，似与塞鼻孔法有异，殊不知二穴部位乃手少阳三焦经也。三焦者，人身最关要之腑，如天地之三元，总领五脏六腑营卫经络，通内外左右上下之气，三焦通则内外左右上下皆通，得其关要之处引之，直从皮毛血脉肌肉筋络同时直传而入，使纵有胎毒深藏于肾，亦自然同时引其端绪，则无纷乱之忧，《金鉴》所谓引其毒于未发之先者即此意，张逊玉《种痘新书》所谓以佳苗而引胎毒，斯毒不横而症自顺者亦此意。故凡种痘皆用引法，而欲引毒从三焦经而出，则惟牛痘之法为最良也。

痘为小儿一大病，当天行时，人人尚思远避，今无故取婴孩而与之以病，可乎？曰：非也。譬之捕盗，乘其羽翼未成就而擒之甚易矣。譬之去莠，及其滋蔓未延，芟而除之甚易矣。人家小儿出痘，如遇险症，延医服药，举家日夕守视，多少酸辛，问卜求神，多少惊恐，其轻者亦须多方调护。今牛痘则止种四颗或六颗，一儿嬉笑饮食一切如常，旬日之外，告厥成功，无灾无害，不惟小儿省却疾苦，即育子者亦省却忧劳，法诚善也。

或问：种牛痘有死者否？曰：断无致死之理。予少时未出天花，详医为予种，时年三十二岁，今已十有三年矣。经予手所种小儿，不下万千，皆根基长养，以至娶妻生子，不能悉数。即如南城宾谷曾大中丞，年近六旬，艰于得嗣，前开藩吾粤时举一子，命予为种痘，随手奏效，蒙赠以勿药有喜四字匾额。其他所种，万无一失，人所共知，若非身试无误，敢以人为戏乎？

首在留养苗浆

牛痘法全在养苗，此苗始自外洋，嗣后以人传人，贵乎连绵不绝。予既于洋行会馆设局，夏月以八日为一期，春秋冬以九日为一期，周而复始，来种者风雨勿改。而洋行好善诸公，复醵金生息，自四月至九月来种者，酌以果金与取浆之人。其所以设果金者，盖当盛夏溽暑之时，即平日深信者，亦多拘执而不肯来，痘不种则浆无从取，浆不取则苗无以继，今既设果金，俾来者孩童既获安全，而贫乏者亦不无小补。于是种痘者源源而来，而佳苗乃绵绵弗绝，行之既久，人咸知牛痘之法，虽盛暑亦无碍矣。

次在认识疯疾

父母爱子之心，人人皆同。粤东地势卑湿，不无疯疾，来求种痘者，恐一同混杂，误取其浆，传之无疾小儿，为害不浅。以此告知洋行诸公，呈请有司派令养济院认识疯疾之人，具结存案，逢期到局伺候。凡来者先令认过，然后取苗，自无贻误。

引泄法

其法不论春夏秋冬，随时皆可，不拣天气，不择良辰，不避风，不禁忌，不分男女，不拘大小，自小儿生百日后，但现在无疮癞、无瘰疬、无胎毒及皮肤血热疳积诸疾病，便可随时引种。

牛痘灌浆满足，总在八九日，故种痘之期，大都以八九日为率。太早则浆无力，太迟则苗老无功。至期，于先一期所种浆水满足之孩童，择其痘顶不尖，脚不斜不皱不黄不暗不破，要如红线围缠，收束紧实，色若珍珠宝光者，又察此童现在无疮癞、瘰疬、胎毒、皮肤血热疳积疾病等症者，是谓佳苗。若其痘色淡白，暗而无宝光，顶虽平而脚斜似松，中央无一点焦硬者，不宜用。

苗既佳矣，取苗时，用刀尖向其痘面四围轻轻剔破，将痘面中央一点焦硬小靥微揭，其浆清亮者可用。若见浆水浊白或黄，即使刀尖两三次点去浊浆，俟其流出清浆如圆珠，粒粒不流散者为贵。好浆一粒，可种数人。

种痘时，孩童衣衫两袖卷贴膊上，用小绳横穿两袖，结束紧紧，令其臂露出，虽寒天不忌。男先左，女先右。种痘者左手执定孩童之臂，勿令伸缩，右手将刀尖点取佳苗，向两臂消烁、清冷渊穴，每臂每穴各种一颗。如孩童年至八九岁以上，日啖腥腻五味，恐或有后天之毒，则于两穴上下相连之处中间，更各种一颗，不宜出四颗六颗数外。

其刺法，用刀不宜直竖，宜轻巧，将点苗刀尖轻轻平刺皮膜如一纸之薄，刺处约宽一分，以微见血为度，将刀尖之浆辗转拉拭，同其微血注于所刺穴中，使浆与血调和，其气达于三焦之经，自然取效。断不宜手重，恐深刺入肉，出血略多，反将苗浆带出，不能成功。

如法种毕，其两臂微血勿被衣衫拭去。其拭去，可将浆苗补种原处。俟血点既干，徐将衣衫垂下，不必用绸包裹束扎，反令血气不行。贴身之衣宜用柔软丝绸，若衣服浆洗粗硬者，恐致擦损。

度苗法

按期取鲜浆种痘，以人传人固妙，但只可施之近处。若远处难取鲜浆，可寻佳苗之靥如前式者，缸藏密封，带在身旁，日夜不离，可以留十日半月。倘不能即用，逢痘期之日，将其靥背铺在鲜浆之上，使其气息沾润，或用刀尖沾鲜浆抹过靥背亦可。凡用靥时，取备人乳少许，将刀尖刮取靥中之肉，即痘痂向肉一面脓所结成者，放于瓷器面上，以人乳滴入，令其湿润，然后用刀尖研刮乳浆，照法刺于臂上。此特为路远不能取鲜浆而言，即痘靥亦可取效。

又有干苗法，将象牙小簪两枝各就满浆之孩童痘上，两三次沾取痘浆，俟其干了，藏于鹅毛筒内，用蜡密封，可留三两日。用时，取备清水一碗煎滚，以象簪在滚水气上熏润，互相刮浮其浆，推聚于簪尖上，即用刀如前法刺破孩童皮膜，随将簪插入所破皮膜孔里，辗转略为摇动，得其微血洗此浆于肌肤内亦可。或将有浆之簪插入滚水内，立即提起，摇去滚水，如法用之。但干苗有引出有引不出者，不如用痘靥，更不如用鲜浆，得气较全，自然之理也。

出痘时宜辨

自刺引之后，并不发热，起初三日，所刺处常如蚁咬。然至第三四日，始露形影，发出痘尖，顶脱血迹。第五六日，起如小疱，周围灌水。第六七日，水足灌浆，微微觉痒。第八九日，灌浆满足，两腋底微痛，略似结核，头额掌心俱见微热，此周身毒由此出，毒发则火动，正要其元阳运化也。其痘灌浆满足，有如绿豆大，又如白豆大者。第九日十日，脚外红晕随散，微热必退，浆转黄蜡色，先从痘心焦硬处变苍而结靥。半月之外，靥落有疤，其靥光泽坚厚，卷边如小香菰样，细看疤内，更有几点小疤居其中，此种情形齐备，可以告成功矣。予身曾亲历，故知之更详。

天行之痘，医家先论成色，牛痘则须分真假。凡痘顶平而不尖，脚收束紧实，色如珍珠宝光，中央一点焦硬，根脚如有红线围缠，痘脚外有红晕如先天毒重始有红晕，毒轻则无，如此者乃真痘也。无水无浆，无红线脚，或有灌水而不上浆，或灌浆如黄白脓者，其痘顶尖而不平，脚斜散而皱不收束，色淡白暗而无宝光，靥黄而薄，又有中央厚而边薄者，此假痘也。真痘既出之后，天行永不复出，即再引之，亦无复出者。假痘仍要再种，恐其遇天行复出，务须于此等处辨清。而种痘之小儿，至灌浆后，亦必须请原种痘之人看过，方保无误。

天行之痘，必由五脏一经而发，牛痘亦然。间有夜睡略惊搐，略烦躁者，主心经也。有略多眼眵者，主肝经也。有略作渴，略作闷呕及泄泻者，主脾经也。有略咳嗽及喷嚏者，主肺经也。有夜睡龁牙者，主肾经也。何以既走五经而不用服药哉？盖引之则症轻，所谓毒不横而症自顺也。

种牛痘宜趁天行未到之先引泄更佳，诚恐孩童沾了天行气息，引泄适逢其时，则有出天行而不出牛痘者，亦有天行与牛痘并出者。如播种之日即晚或次日发热，此乃天行在先，非牛痘发作，否则系夹感冒别症，自须延医诊视。恐有射利之徒，自作聪明，竟将天行痘浆与人刺引，及遇发时浑身俱出。先天毒轻者出痘少，尚无妨碍，毒重者出痘必多，更须医治。若依牛痘之法，以所种之痘苗种人，则引一颗即出一颗，断无多出之理，种此穴即出此穴，亦无横出别外之理，种痘家宜致谨焉。

牛痘固无多出之理，亦有四颗六颗不能出全者乎？曰：有。有将奈何？曰：无伤也。假如两臂各出一颗，则泄引已均，可无后虑。或止一臂种出，或独出一颗，其毒已发，十数年来，亦未见有再出者。然或虑引泄未清，恐有后患，则须俟其元气既复，一年半年之后，再补种一次更为细密。然彼时毒气已轻，即或种出，必不如初次之形象矣。又有八九日灌浆如蓝紫色，此系胎毒极深，亦必须次年补种。更有种一次，一颗不出，至种第三次始出者，此非引泄不验，良由小儿先天毒气太盛，根深蒂固，一时难于引拔，尤须随期复种，倘不再引，恐毒已微动，不得其苗引发，必须惹出天花，虽有痘科医治，亦无牛痘之从容自在也。余所见不一，为父母者不可自误。忆卢澹庵农部嘱予为其子女数人齐种，独其少君连种三次不出，隔年余，天行时出痘症不出，则吾见亦仅矣。

种痘之初，四五日宜食火腿、腊鸭、瘦猪肉、鲜鱼、素菜、豆腐、冬笋、芫荽、荸荠、甘蔗、清汤、粥饭一切清淡各物。肚泻则不宜食鱼腥，灌浆后亦不宜食芫荽、冬笋及豆腐、甘蔗、荸荠诸凉物。到灌水时，观其似弱，则稍食鲜虾鲜蟹，催助浆水，壮旺者，不食亦可。忌食生鸡鲤鱼牛肉误食，恐痘破成坑，不能合口，又恐结痂后痂旁红肿，如类痘疱。及一切煎炒热毒面食凝滞之物。放苗之初，太酸太咸各物不宜食，豆腐食多，亦恐致痒。

出痘后须知

种痘后，断不再出，间有出者，名曰小痘，非真痘也，犹之天花之后，亦有水痘。必先发热一两日，然后发出，仍亦灌水，其中或有数颗略大，亦似灌浆，痘脚亦似有淡淡红线，但六七日必结靥，靥薄如纸，万无妨碍，幸勿误听人言，认为再出。

其有先天毒盛，发泄未清，出麻疹时必密，延医用一二发表之剂疏解之，即安然无事。间有痘后即出麻疹等类，亦须延医治之，非恐大碍，特要孩童不致辛苦耳。

又间有结痂后，臂上痘痂之旁红肿，略类痘疱，此固万中无一，宜用豆心渣，即豆腐渣，或三豆散、紫花地丁、芙蓉膏，四围敷之，留顶勿敷，使其毒由顶出。忆予所种，惟常博何公梦豁少君、又本坊崔渭生令媛及中协兵弁张耀清之孙有此，按药治之，无不立效。十数年来种小儿以万计，所见者仅三人，此外不复有矣。

或腠理气血凝结，致枝节生疮，用棉茧散敷之即愈。无论诸疮，如湿烂，用金华散糁之，疮干，则以猪油调敷。若生癍癣，烧干陈牛粪敷之。

或问：天花忌抓破，此独不忌，何也？予曰：此原是针刺法，毒以刺而引出，刺且不妨，抓破何害？

又问：取鲜浆时，于取浆之小儿有妨碍否？曰：予已试验诸千万人，俱未见其有妨碍也。其所以疑有妨碍者，缘种痘之人见有好痘，捏破痘浆，盗以作种，其取浆之时，或手力太重，或捏入太深，或浆水未灌满而取之非其时，或筋脉有关而取之非其处，如是，则或致有碍耳。若牛痘之法则不然，俟其八九日，灌浆满足，轻轻点取，于已无损，于人有益，何乐而不为乎。盖痘之患在毒，痘浆既满，则毒已尽泄，取之得法，断然无碍。且予之行此，亦不过以善方济人耳，若损此而益彼，即予亦不肯为也。

遇有抓破者，系在第七日以前，仍必灌复浆水。如在八九日以后，则不能灌复，然其毒已引动，泄破亦无妨碍，或有随而结痂者。倘成脓不干，用武夷茶煎浓洗之，或黄豆皮煎水洗之，或胭脂膏、鲫鱼膏、蜡梅油贴之，皆可。若成脓而不能合口，用生肌散糁之。外洋原有药水、药膏，治此立效，因不能常得，故不录。

以上各条，皆予所亲试而立效者，引无不出，出无不佳，不患后灾，不忧复发。以医痘至难之事，今变而为至易，莫非上苍爱怜赤子有意使然。夫父母之于子，未有不欲其以生以长以至成人，顾听其自出天花，症有险易，医有贤愚，悬悬莫必，孰若趁其毒之未发，引而出之，不费一钱，不受一吓，何等放心，何等快意耶！听愿为父母者深信勿疑，同志者广为传布，此则予之厚望，亦凡为父母者所厚望也夫。

方　药

治痘损破，脓水不止，棉茧散：取出蚕蛾茧不拘多少，将生明矾为末填入茧内，烧煅成灰，研为细末，糁之，其水自干。或用甘草水浸过其灰，俟干，复研为末，糁之，其性更醇。

又方：每茧入明矾五分，煅过，其矾一两，加配陀僧五钱，白芷一钱，为末，以蜜调敷。

卷舒散：绿豆一两，茶叶五钱，雄黄三分，冰片二分，共为细末，如痘干，用芙蓉花油或腊梅花油调搽，若痘湿，则用末糁之。

又方：松花粉二钱，黄丹一钱，研匀，糁之。

又方：用武夷茶煎浓水，洗清脓，拭干，以京都胭脂膏贴之，或用鲫鱼膏贴之，或用蜡梅花油润纸贴之亦可。

治痘溃烂，灰草散：荔枝壳微燎存性、草纸烧灰存性、多年陈茅草晒干，三味共为细末，糁于烂处，即收水结痂。

白龙散：用陈久干牛粪烧过，取中间白者研末，敷之。

豆灰散：黄豆烧灰，研为细末，糁之。

治痘溃烂，流血不止，败毒散：取多年盖墙屋之烂草或稻草，洗净泥垢，晒干为末。此久经风霜雨露之滋，而感天地阴阳之气，善解疮毒，收湿气也。

治痘破成坑，不能合口，生肌散：黄连二钱，黄柏二钱，甘草三钱以上俱生用，地骨皮二钱，五倍子二钱，枯矾二钱，共为细末，糁之。

治痘后诸疮，金华散：黄连、黄柏、黄芩、黄丹、大黄以上生用、轻粉各等分，麝香少许，共为细末，疮干则用猪油调敷，湿则糁之。

治痘疔，拔毒膏：雄黄、轻粉共为细末，用胭脂水调敷。

治痘风癣，黄豆衣壳煎水，洗之，自散。

治余毒红肿，凡敷药，皆留顶勿敷，使其毒由顶出。以下皆同。

三豆散：绿豆、黑小豆、赤小豆共为末，调醋敷之，或以七夕水调敷。

又方：用豆腐渣敷患处。

又方：口嚼烂白豆，敷之。

又方：用紫花地丁捣烂，外敷。任无名肿毒，无有不退。

芙蓉膏：用芙蓉花或叶或皮或根俱可，花更佳、黄荆子各等分，共捣烂，用鸡蛋白调敷两三次，立效。

必胜膏：马齿苋捣汁，猪膏、蜜糖共熬膏，敷之。

如意膏：南星八钱，半夏一两，大黄一两以上俱生用，白芷五钱，郁金五钱，姜黄五钱，苍术五钱，共为末，用醋调敷。

又方：黄豆、姜、葱共捣，敷之，亦消。

〔周景明〕识

南海邱浩川先生牛痘一法，自西洋传中夏，行之而验者，不可更仆数。余曩闻其术，而以为未获见其书为憾。岁戊子，负笈麓山，始得其书于吴君葆元，以呈欧阳坦斋夫子，夫子善之，于是同砚诸友咸踊跃醵金镂版，以广其传。其书原有诸名公题咏，约数千百言，皆身受其益而赞其妙者，兹因简帙太繁，未及备录，第即其图说、方法刊焉。余惟世之苦痘久矣，吹鼻之法往往得失参半，而是书乃计出万全，转难为易，转危为安，诚发千古未发之蕴，而有以跻一世之婴孩于仁寿之域也，遵而行之，是所望于慈幼者。道光八年岁在戊子七月既望衡山周景明春台氏识于岳麓书院之居业斋。

引痘撮要

痘科之流传久矣，自昔遵用鼻苗，由肺传肝及脾肾，相攻相伐，逆传命门，攻出先天伏毒，毒因逆攻而出，发无定处，设遇蒙头锁项缠腰，以致变症丛生，调治不善，在惊其险峨。近有西洋传浆新法点于两臂，以两臂消烁诸穴属手少阳三焦，故浆自少阳传胆，相引相导，顺传命门，引出先天伏毒，毒随顺引而出，发于两臂，按日亮水、灌浆、结痂，所以症无烦杂，获效不劳，人人安于磐石，洵保赤万全之善术也。此法留传中夏，今师其术而行之者日益广，仆阅历斯道有年，颇于其理有得，细考《引痘略》书，晦而不显，但国师邱君，原绘点痘之图，虽指明其所当然，尚未透发其所以然，故后之学者点法不一，不能无讹传之弊。然此道以审穴为要着，不得其审穴之法，其何以行之无误耶？按宋诏命明医所铸铜人明堂之图穴，有至当不易之理，其理固不可强不知以为知，又何可秘所知而不冀人以共知，于是谨遵《针灸大成》、《御纂医宗金鉴》录集同身寸法，铜人背面两图镌刻于后，俾有志斯道者，阅图知脏腑之分别，按经知穴分之所在，既辨其所当然，复深究其所以然。由是寻经审穴，传点得法，不致有毫厘之谬。此不惟精明其术之可嘉，实保全婴赤之功甚大也，岂非仆之所深幸也哉。醴陵黄之檀龄馨氏识，并点痘穴法附载于后。

中指同身寸法

宋铸铜人七尺六寸四分，按指五分为度，实则身长三尺八寸二分。至今点痘，论男左女右，手中指与大指相屈如环，取内侧纹两角为一寸，各随长短量度。再加精细，无论老幼，手臂肩至肘长各为一尺七寸，以一归七除扣算，兼中指互考比量，未有穴不妥当。

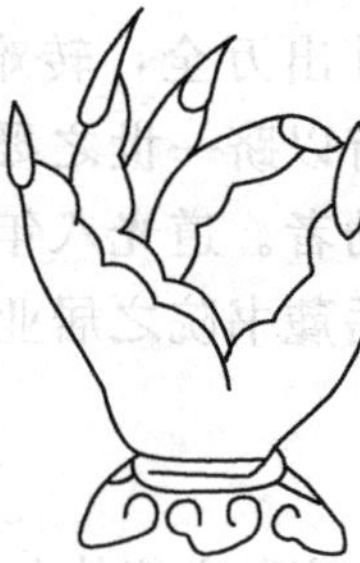

铜人面图

手太阴肺经，中府至少商。手厥阴心包，天池至中冲。

手少阴心经，极泉至少冲。足少阴肾经，涌泉至俞府。

足太阴脾经，隐白至大包。足厥阴肝经，大敦至期门。

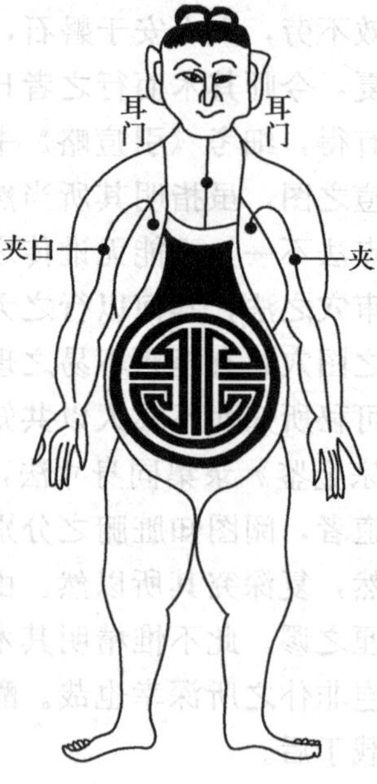

铜人背图

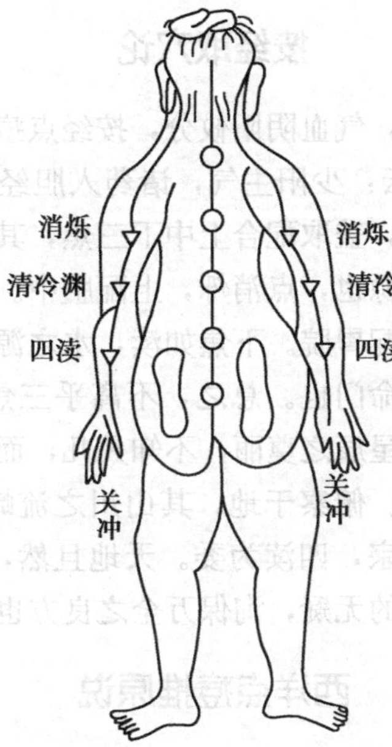

手阳明大肠，商阳至迎香。手少阳三焦，关冲至耳门。
手太阳小肠，少泽至听宫。足太阳膀胱，睛明至至阴。
足阳明胃经，头维至厉兑。足少阳胆经，童子至窍阴。

手少阳三焦经，起于关冲，终于耳门，共二十三穴，内录三穴点苗，余穴不点，故不录。其余十四经、十五络小穴多，亦不全录。

消烁，肩下臂外间腋斜肘分下。又云分肉间。此穴虽无寸法，总须审其的是。

清冷渊，肘上二寸，伸肘举臂取之。但人有大小肥瘦之分，其间不可以不辨。

四渎，肘前五寸，扳肩取之。然取之更捷，非显而易识。以上所载穴分，虽属明白，然亦仅指其所当然，而其中之所以然，尤必经口授，乃更得其穴之真的，庶点种不致有误，迩来医家业是术者最宜慎之。

按经取穴论

人身一十二经，气血阴阳攸分，按经点痘，独点少阳三焦经者何？《备要》云：少阳主气，诸药入胆经气分者，并入三焦，惟点两臂三穴，盖取配合上中下三焦，其理最妙。《内经》曰上焦如雾，气之源也，点消烁，上配膻中。中焦如沤，血之源也，点冷渊，中配胃脘。下焦如渎，水之源也，点四渎，下配丹田，丹田，即命门也。总之，不离乎三焦者是。故《易》曰：仰观于天，其星辰之奠丽，不知凡几，而其要则以七宿为经，二十四曜为纬。俯察于地，其山川之流峙，又不知凡几，而其要则以五岳为宗，四渎为委。天地且然，人身何独不然？细考其法甚善，理的无疑，洵保万全之良方也，毋庸予赘。

西洋点痘推原说

人身背脊十四椎下，名为命门，为督脉之穴。前与脐对，脐下丹田，为三焦之募穴，分与命门相表里。命门为生气之门，出而治脐，下分三歧，上冲夹脐，过天枢，上至膻中两乳间，元气所系焉。三焦有脏无腑，上焦在胃上口，治在膻中，中焦在胃管，治在脐旁，下焦在脐下，膀胱上口，治在脐。三焦、命门，原一气相贯通者也，故《经》曰元气者三焦之使，李濒湖曰三焦即命门之用，王海藏曰三焦命门为一府，其脉同诊。以是观之，三焦、命门，真相须而为用者也。点痘家，故点自三焦之穴，其初藉三焦而引入命门，其后由命门而转达三焦，理确而当，法奇而便，若审穴的实，则较稳吹苗家万万矣。大清道光十七年岁次丁酉夏四月醴陵图南子识。

按：是书所称引种万人，并无再出天花之患，固非虚语。然近亦间或千人中有一复出者，吹苗家即肆诋毁，谓其术不足凭，婴儿父母虽明知牛痘甚便，犹未敢以轻试也。抑知千中间或有一复出者，其弊非由于立法之不密，实由于奉行之不善，以迩来业牛痘者，粗心浮气，偶尔刺穴稍偏，致胎毒未能出尽，后又不为之再引所误也。近得复引一法，最为稳妥。凡小儿引痘一次后，或逾数月，或至下年，复引一次，如仍上浆结痂者，尚须再引，总以传浆后，越三宿而刺处微见红盘，再过二三日而红盘自退，并不起顶上浆者，为胎毒已尽之证，此后，虽遇自行天花，永不沾染矣。

验方新编新增卷之二十二

痧症

删订痧书序古无痧字，本作沙，俗或作痧。

痧无专书，虽古有绞肠痧、干霍乱、青筋、白虎、中恶等症治，而禁忌未明，剖析未尽，千古如在暗室，医家托为怪症。稍知推拿焠刮者，又禁人服药，迷误就毙，可胜悼哉！康熙初，林药樵始以痧书授王养吾，丙寅刻，晰微补化，全书未广流传。乾隆丙午，江宁有重梓施送者，《沈氏尊生书》亦已收入，而见者卒鲜。爰为删纂开雕，较原书词理简琤，视沈刻眉目清疏，中有叠出数见者，便于仓猝检阅，对症施治，毋嫌烦复也。方名原取六十四卦，今改八音分纪，省字数易记查耳。家置一册，庶几识所忌宜，无误身命，倘有同志益广其传可也。嘉庆三年岁次戊午太兴何汾丹流氏志

附原书正误一条。医家不信有痧，头痛则用紫苏、麻黄发汗，腹痛则用木香、枳实温中，不语直视则认为阴症，而用桂、附、干姜，卒倒脉伏，认为中风，而用牛黄、苏合。小儿则误作惊风、痘症，妇人则误为经阻血凝，立刻杀人，可胜惜哉！人只知绞肠痛是痧，不知有不肚疼而种种杂症之兼现，疑似之间，必当详究也。

原叙节录

吾师林姓，其先闽人，讳森，号药樵，自号深山野人。性韬晦，有山水癖，佳句妙楷，时与邱壑争奇。一日遇于荆溪之南岳拂石，对语片晌，投洽，徐而叩之。凡天文、术数、地理、方药，无不精贯，予追随不忍释。野人曰：伟男子立身行己，岂得虚生于天地？必将世上人维持调护，所贵一点真心耳。出《痧书》一册付予曰：子知医，是书不道人所已言，不经人所已试，持此以往，可与古人颉颃霄汉间矣。既又授我手法。予复综核古今，即所闻见，编成是书，幸得张子一菴详加订绎，紫崖詹子概为梓传，二十年来，始得相与有成以广野人之惠泽，岂偶然哉？康熙丙寅养吾山人王凯伟仙志

续著刮痧辨并添刻痧药方及扯痧法序

余刻《痧症全书》，前已印刷千部送人，人得其书者，依法治疗，效验甚速，谅诸君亦有所闻。无如间有识字不多之人，将刮字认作割字，竟任意用刀在病人手足弯割裂，殊不知刮者系用光圆无破损之清铜钱一文，或用香油在手足弯上拍湿，或用凉水在手足弯上拍湿，然后将钱在手足弯上轻轻刮之。如果是痧，略刮一二十下，必有紫黑点现于皮上，则痧气已出。如病仍不减，则是痧毒太深，即用瓷锋在黑点上将皮略为刺破一点，放出黑血，则病必松，并不用刀也。查书内，并无痧药统治方及扯痧法，兹施铁珊兄赠余《消劫警世编》内有痧药妙香方，又三弟卿臣寄到所叙扯痧法，特一并刻入，并再印千部以广其传。是书治病甚多，伏望得是书者，存济世活人之心，平时实力讲求，临时对症发药，其有操刀妄割者，尤宜善刀而藏，免增余之罪戾也。同治三年三月初九日退一步想斋主人又识。

痧药妙香丸

苏合香一两如无，以霍香代之，晒干不见火，朱砂四钱水飞，紫厚朴五钱，紫河车三钱白面调裹，火煨熟，去面，真麝香七分半，川贝母五分去心，晒蚕沙一两，紫苏叶五钱，白滑石七钱五分水飞，制半夏五钱，橘红二钱五分，赤茯苓二钱五分，青皮二钱五分，茅山苍术二钱五分米泔水浸，生甘草一钱五分，枳壳二钱五分麸炒，粳米粉三两，明雄黄二钱五分水飞净，上药研为细末，用生姜、葱各四两取汁去渣，和粳米粉为丸绿豆大，用瓷瓶收贮，勿令泄气。痧重者九丸，轻者七丸，阴阳水吞服。孕妇忌服。配药宜用历载天医天德吉日，麝香宜在大药行买真的。丸时务将各药末放在擂钵内擂数千下，庶几擂匀，然后用葱姜汁和粳米粉入药末内揉搓许久，使米粉与药末配合均匀，干湿相宜，赶成细条，捻绿豆大丸子，捻至二百丸即放碗内，另备朱砂末为衣，用碟盖住碗口，双手转摇，及丸子捻完，伙入一碗，多多转摇，摇至丸干如铁沙子之坚为度。

扯 痧 法

南方秋夏痧症最多，曾见人猝病扯痧，不药立愈。其法用水拍湿结喉及两边即大迎穴皮上、两手臂弯即曲泽穴，在腕中皮上、两腿弯即委中穴皮上，将食指、中指拳曲夹着结核等处皮上，用力揪扯一二十下，则痧气发现，皮上露出黑紫颜色。若是毒重，则皮上必有黑紫点，或有黑紫高起一道，须用瓷锋尖在黑紫处轻轻刺破浮皮，即流出黑血而愈。至于结喉及结喉两边，万不可用瓷锋刺也。此外治易知易行之法，必有益无损，与痧药均便于行路之人。盖一面吞药，一面自己换手扯痧，立即见效。较之针灸诸方，既简便而且稳当，愿仁人君子留心焉。

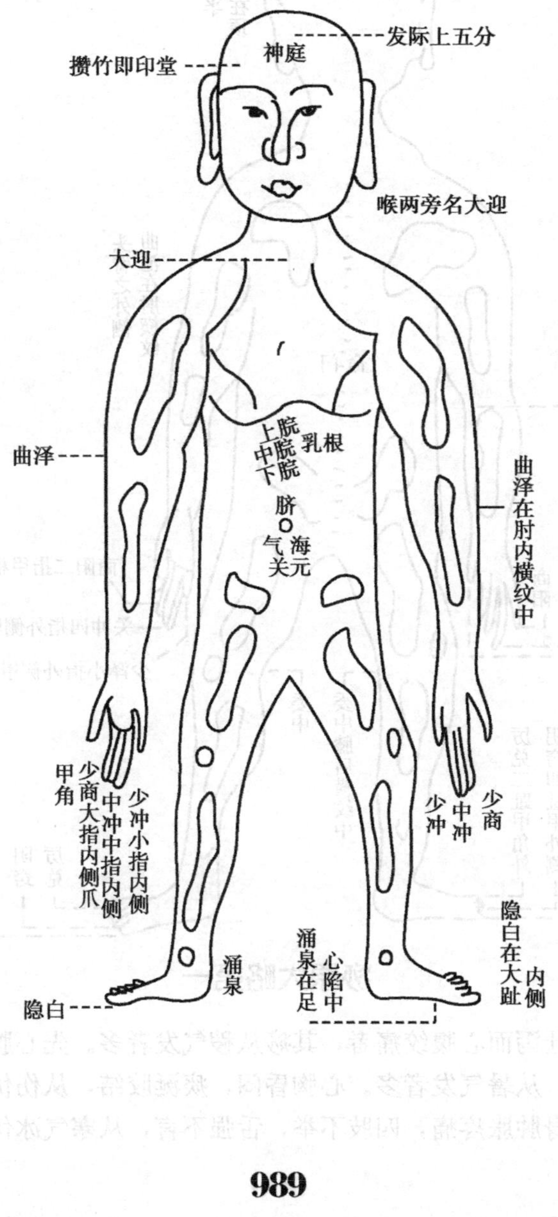
发际上五分
神庭
攒竹即印堂
喉两旁名大迎
大迎
上脘
中脘
下脘
乳根
曲泽
曲泽在肘内横纹中
脐
气海
关元
少商大指内侧爪甲角
中冲中指内侧
少冲小指内侧
少商
中冲
少冲
隐白在大趾内侧
涌泉
涌泉在足心陷中
隐白

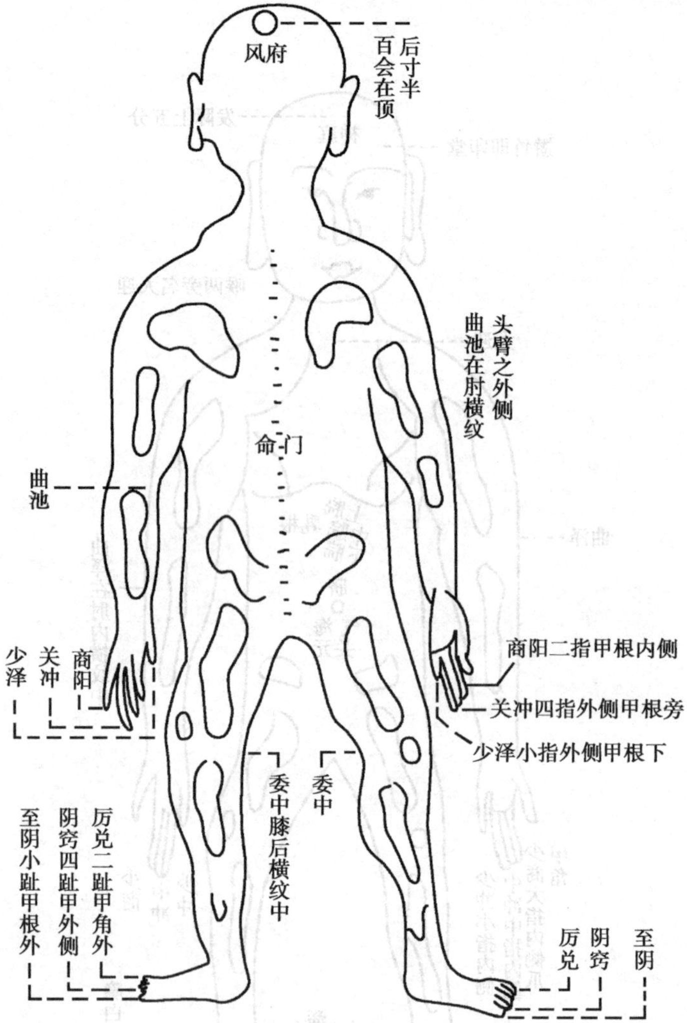

痧原大略第一

先吐泻而心腹绞痛者，其痧从秽气发者多。先心腹绞痛而吐泻者，从暑气发者多。心胸昏闷，痰涎胶结，从伤伏热发者多。遍身肿胀疼痛，四肢不举，舌强不言，从寒气冰伏过时郁为火毒而发者多。

痧无补法第二

痧者，厉气也，入气分则作肿作胀，入血分则为蓄为瘀，遇食积痰火则气阻血滞，最忌热汤热酒。不论犯者虚实，皆以有余治，绝无补法，用药克削，病自当之，中病即已。

分经络第三

腰背颠顶，连及风府，胀痛难忍，足太阳膀胱经痧。两目赤肿，唇干鼻燥，腹中绞痛，足阳明胃经痧。胁肋肿胀，痛连两耳，足少阳胆经痧。腹胀板痛，不能屈伸，四肢无力，泄泻不已，足太阴脾经痧。心胸吊痛，身重难移，作肿作胀，足厥阴肝经痧。痛连腰肾外肾也，小腹胀硬，足少阴肾经痧。咳嗽声哑，气逆发呛，手太阴肺经痧。半身疼痛麻木，左足不能屈伸，手太阳小肠经痧。半身胀痛，废俯仰，右足不能屈伸，手阳明大肠经痧。病重昏沉，或狂言，不省人事，手少阴心经痧。或醒或寐，或独语一二句，手厥阴心包络经痧。胸腹热胀，揭去衣被，干燥无极，手少阳三焦经痧。

按：十二经受病见症，随症施治，其引经药亦不可少，今通列手足经脉后：手少阴心循手小指内侧出其端。手太阳小肠起手小指端，循外侧上行。手少阳三焦起手无名指端。手厥阴心包络，又名手心主，出中指端。手阳明大肠起手食指端。手太阴肺出手大指端。足厥阴肝起足大指蘩毛上。足太阴脾起足大指端。足阳明胃起足次指外间，又一支亦入大指端，又一支入中指外间。足少阳胆起足四指间。足太阳膀胱起足小指外侧端。足少阴肾起足小指下。阅此便于针刺。

足 手	太阳	膀胱 小肠	阳明	胃 大肠	少阳	胆 三焦
足 手	少阴	肾 心	太阴	脾 肺	厥阴	肝 心胞络

足太阳膀胱　藁本、黄柏 手太阳小肠　羌活少用 足阳明胃　葛根、石膏，沈作厚朴 手阳明大肠　白芷少用，去升麻 足太阴脾　酒白芍，去升麻 足少阴肾　独活、盐、酒，去桂	足少阳胆 足厥阴肝　柴胡 手少阳三焦　青皮，川芎少用 手厥阴心胞络　沈有丹皮 手太阴肺　葱白，沈有桔梗，白芷少用，去升麻 手少阴心　独活、细辛

膀小藁柏羌些须，胃大葛朴芷区区，脾芍肾独盐酒俱。

胆肝焦络柴丹青，川芎宜少再丁宁，肺葱桔芷心独辛。

羌芎白芷少为贵，胃肠脾肺升麻废，肾尤切戒毋加桂。

看凉热第四

痧犯太阳，则头痛发热；犯少阳，则耳旁肿胀，寒热往来；犯阳明，则面目如火，但热不寒；犯太阴，则腹痛；犯厥阴，则小腹或胸胁痛；犯少阴，则腰痛。以上皆身凉。犯肺，则咳嗽痰喘微热，甚则鼻衄；犯心，则心痛或心胀，头额冷汗如珠，而身或热或凉；犯膀胱，则小便溺血，甚则身热；犯大肠，则痢下脓血，重则呕吐身热；犯肝，则沉重不能转侧，晡热内热，甚则吐血；犯三焦，则热毒内攻，上则口渴，下则便结。

凡痧气壅阻，发而为热，若误为外感传经热症而发汗温饮，虽慢痧迟缓，亦必变出头汗、发狂、谵语种种重症。不知外感之脉浮数而紧，热症之脉洪数有力，痧症之脉终有不同，或有可疑，须看痧筋有无辨之。

痧症，身凉而内热者宜攻其里，表实者宜透其肌，用药随时活变，故不主方。

分表里第五

痧感肌表，人不自知，则入半表半里，故胸中作闷，或作呕吐而腹痛生焉。此可焠刮而愈。不愈，用金四、金五方。

痧毒入里，故欲吐不吐，欲泻不泻，冲心则心胸大痛，攻腹则盘肠吊痛，可放痧而愈。不愈，用丝三、石六方。

痧毒中深，逆攻心膂，立时发晕，气血不流，放亦无紫血，即有亦不多。惟当审脉辨症，的系风寒暑湿气血食积痰饮，施治令苏，气血流动，然后扶起放痧。如不醒，择用丝五、匏一、土五方。如此重症，立时连进汤丸，方能有救。

痧阻于气分宜刮，壅于血分宜放。痛而绞动者，阻于食积之气分也；痛而不移者，壅于血分而有瘀也；发于头面上部，毒气上壅也；缠于手足下部，毒气下注也；上吐下泻，痧气冲激也；烦闷气胀，痧气壅塞也；恶寒发热，痧气遏于肌表也；胸膈偏痛，毒血滞于经络也；为肿为胀，食积血瘀结于肠胃也；吐血便血，痧气泛溢而忧溃败也；咳嗽喘急，痧壅气分而生痰逆也；立时闷绝者，毒血攻心也；手足软而不能运者，毒血注下也；腰胁俱痛者，偏痛半身者，身重不能转侧者，皆毒壅瘀也；变成肿毒溃烂者，毒血凝滞攻坏肌表也。

审 脉 第 六

痧脉多微缓细涩，有时弦数，纵浮大亦虚而无力，疾徐不伦，时或六脉俱伏，伏亦无妨，痧退脉即渐还。如头痛壮热，脉应洪实而脉反微迟者，痧也。厥冷不语，脉应沉细而反滑数者，痧也。脉症不符，便舍症而从脉。诊痧尽此两言。

按：伤寒杂病自有本脉，若一兼痧，其脉必变，病必凶暴。然兼痧之脉可知也，伤食痧脉多紧实，伤血痧脉多芤滑，伤暑痧脉多洪滑而疾数，伤风痧脉多沉微，秽触痧脉多变异不常，伤气痧脉多沉伏或如雀啄，伤寒湿痧脉多沉细。或有痧脉似阴症者，尤不可不辨。如伤寒脉沉迟无力，是直中三阴，治用热药何疑？惟伤寒兼痧，脉似阴症，一服温补热药，痧毒变幻，悔无及矣。故于其外见症候稍有不合，便取痧筋验之，有则为痧，无则为阴，凉热异施。且放痧服药后，经络无阻，脉便不复沉伏，然后按脉辨证，治其伤寒，无不效者。至杂症兼痧有沉伏之脉，亦准此法。

凡痧脉微细者生，实大急数者重，洪大无伦者凶。一部无脉者轻，一手无脉者重，两手无脉者死。六脉无根及诸怪脉现而放痧、服药不应者不治。

丹溪治杂症，以气血痰为先，痧胀何能离此？痧胀有气塞者，为喘急，为胀满，为呕哕，为头眼胀，其痛紧，脉必洪数，属阳；有气闭者，为昏冒口噤，目翻厥冷，虽痛口不能言，脉必沉伏，属阴；痧有血热者，为烦躁，为紫斑，为头面赤，为衄，口出红沫，脉必实大，属阳；有血阻者，腰痛胁痛，攻心痛，手足青紫，脉必紧牢，乍大乍小，属阴；痧有痰塞者，喉中漉漉有声，吐咯不出，呕吐酸水清涎，脉必弦滑，属阳；有痰厥者，卒倒，手足厥冷，肌肤芒刺，遍身青筋，坐卧不能转侧，脉必微细，似有似无，属阴。亦不得谓阳痧则生，阴痧则死，痧有脉伏三日亦得救活者，在得其窍而已。

论吐下第七

伤寒食未化，下之太早，反引寒邪入胃，变为热邪，固结所食，乃成结胸。若痧症新食，以吐为先，至所食既久，骤然痧胀，虽食消未尽，下之无碍。尽因痧本火毒在肠胃，肠胃部分肌肉作肿作胀，盘肠绞痛，遍及脏腑，故外宜刮放以泄其毒于表，内可即下以攻毒于里，则肿胀自当潜消，食积因之通利，非有寒邪入胃变成结胸之可忧也。但下之必先消散食积，又宜以渐而进，中病即止。

霍乱症，恶心腹痛，上吐下泻，泻如水注，此感受暑火暴发，升降不利，清浊不分，所泻皆五脏津液，宜急用五苓散或胃苓汤以分利阴阳，清暑火之气。有夹食积者，亦不可过下，恐津液暴涸，元气损伤也。更有吐泻无物，亦有上下关闭竟不吐泻者，为干霍乱，惟心腹绞痛，令人立毙。急以炒盐汤探吐，通则可救，即定后，周时勿进粒米，得食复发，慎之！即如呕尽泻空倦极，当用六和汤调理方补群方末。

急症第八

急症昏迷，先观唇舌，色黑者凶，黄者重，淡红者略轻。盖黄知内热，黑知热极，淡红虽热，用药不可太冷，又要看舌苔施治。

痧症危急，放血不流，若审无食积，血痰阻滞于中，用阴阳水或泥浆水、晚蚕砂水、细辛水、白沙糖梅水，择一饮之。稍醒扶起，再治。若有食积血痰，破瘀用桃仁、红花、童便之类，去新食用盐汤、矾汤吐之。食久痧胀，用楂、卜、麦芽消之。有积阻，用槟榔、大黄驱之，金七方治之。或痰血凝结，昏迷不醒，用菜油、麝香调下，立苏。阻滞去，痧气行，筋自现，而后可刮可放，当药即药。盖缘痧症初发，未攻坏脏腑故耳。

凡痧药得宜，倘有不效者，盖汤剂多带冷，冷则直入肠胃，未能达于肌肤血肉，故治先刮放也。刮放而药仍不效，必刮放未尽也。刮已到，放已尽，而痧犹在，则毒惟在阳明胃及脾肝肾三阴经络，非药何以治之。

昏迷不醒，难施刮放，当用药救。夫汤药带冷，虽不能即周血肉，然当热毒攻心，正遇带冷之药顺流而下，昏迷自醒。有不醒，乃食积血痰所阻，攻而下之，无不醒者。

痧发无寒症，然亦有时为寒，非真寒也，盖因痧热而服大寒之剂以至此。夫痧必无食积血阻于中，方可服寒饮得效。若一有之而饮大寒，则食不消，积不行，血不散，而毒反冰伏矣。尝见岩谷中行旅感暑，渴饮涧泉而即毙者，是名寒痧，盖饮寒毒结，多致不救也。若幸遇放痧之人，毒血一行，便无阻滞。故方书有服阴阳水者，不独取井水，即此故耳。是以久服凉饮痧有未痊者，略用三香温和之剂，实为权宜之术。若骤用桂、附、干姜、吴萸、参、芪之属，则又误矣。

痧皆属火，火有君相之别。手少阴君火也，右肾命门为手心主，乃手厥阴胞络之脏，《经》言心之原出于大陵，凡刺大陵穴者，以泻手心主相火之原耳。又有手少阳三焦合为表里，神脉同出现于右尺，二经代君行令，故相火之为病居多。火性炎烈，以致三焦阻塞，六脉全乖，昏冒痰喘。然相火作病，犹有可回，若犯心君，殒在须臾，莫谓术疏耳。

痧犯咽喉，则痰喘如锯，先放痧，急用薄荷、牛蒡、山豆根、童便之类清之，兼吹竹一方，余症且缓治。

痧症危急，大便不通，急宜放痧，用润下丸以攻之。小便不通，宜放痧，用土四方以分利之。

痧有心胸高起如馒饺者不治曾用竹六方愈一妇，心胸左右或背心一点痛者凶，角弓反张者死，腰肾一片痛者死，胁肋痛者、四肢肿痛者难治。鼻如烟煤者、舌卷囊缩者、环口黧黑者、头汗如珠喘而不休者、昏迷甚放无血服药不应者、痧块大痛服药不应者俱死，此皆实热之为害耳。

绪论第九

痧感气分而毒在肌表者，或作胀作呕，或微眩微恶寒，不饥饿，宜急刮之，毒气不致内攻则愈，是刮之不可不早也。若入血分而毒在血肉者，或痛或泻，或懊恼不安，或发热，或两胁胀痛，宜急刺之，毒气得以外泄则愈。若深入而重者，毒滞于脏腑经络之内，直攻心腹，呼之不应，扶之不起，危在须臾，虽经刮刺，仍不能不用药救之。但有风寒暑湿之宜分，食积痰气之宜辨，所当因症而施治者也。且先灌凉水使痧气少降，或以阴阳水调白矾灌之而后进药，庶可得生。最忌热汤热酒粥饮米食。若不知禁，则轻者必重，重者必危。或结痧块，以致变出奇症，尤必先行刮刺以泄其毒，用药方能取效。

闻江南溪涧有射工虫，含沙射人影，即寒热头痛，筋急体强，闷乱呻吟，涎流咳嗽，始中便不能言，朝轻暮重，不识者指为伤寒。土人曰：此痧病也，用真正玉枢丹磨服一锭即安。凡渡有毒虫处，先用竹竿击水面，急渡则无妨。

按：射工溪毒中病者，状如伤寒，寒热发疮，偏在一处。用红苋茎叶捣汁，饮一升，日再服，以渣敷之。马齿苋同。惟鹅喜食此虫，故邻近家多畜鹅。

岭南烟瘴，尤多痧病，乃溪毒、沙虱、水弩、射工、蜮、短狐、虾须之类，俱能含沙射人，被其毒者，憎寒壮热，百体分解，肢节痛酸，似伤寒初发状。彼土人治法，手扪痛处，用角筒入肉以口吸出其砂，外以大蒜煨热捣膏封贴疮口，即愈。诸虫惟虾须最毒，若不早治，十死八九。其毒入骨，状若虾须，疮类疔肿，彼地有鸿鹈鹦鸡等鸟，专食诸虫，以此鸟毛、粪煅灰服之，及笼此鸟于被毒人身畔吸之，其痧闻气自出而愈。其余治法，详前后各条。

瘟疫与痧胀皆气为之，或因风雨寒暖不时，山泽湿热蒸动，又兵荒积尸之气，随天地升降流行，人在气交中无可逃避，转相渐染，故痧有触秽一症也。凡人尤忌夜行，多致犯痧，以受阴浊之气故耳。

明末癸未京师大疫，有胸腹满生白毛者，有头大如斗，眼鼻俱没者，有两腮红肿，痰喘壅塞者，呼吸间死以万计，皆痧类也。针挑血出随愈。顷之变为嗽喘，症虽轻，不半日随毙，用前法挑之，亦随愈。放痧之法，由来久矣。

按：所谓大头瘟者，下非不病，特甚于上耳。疙瘩瘟，内非不病，特见于外耳。虾蟆瘟，腹非不病，特痹于喉耳。症类多端，惟以清热解毒为主，治之先上先下、从内从外，自当因症而施。以上诸症用普济消毒饮，最好新增祛瘴辟瘟汤一方。

辛酉一妇孕几八月，夫不在家，黄昏时忽饥不可忍，即炊米一升为饭，食尽而睡。少顷，隔房听其啼叫三声，以为产矣，呼之不应，持灯照之，妇已死，腹内依然。如此怪症，焉知非痧？然亦不及措手矣。

解㑊症，解者骨节解散，㑊者筋不收束，似寒似热，困怠烦懑，腹疼，饮食不美，呕吐酸水，或因伤酒中湿，或感风寒房劳，女人经水不调，血气不和，皆成此症，即痧类，非伤寒也。宜先用热水蘸搭臂膊，以苎麻刮之，甚者刺十指、委中出血，或以香油灯照身背，有红点处烙之，使腠理开通，血气舒畅而愈。又宜服苏合香丸。

汾按：解㑊不尽为痧，然暗痧慢痧每似解㑊，人所当知。《名医类案》更解㑊以痧名，未为无见，但后附载杭氏说，力辨解㑊非痧，适与庸医之见同，勿为所误。

白虎病：凡太岁后一位为白虎，如太岁在巳、则白虎在辰，太岁在申，则白虎在未，其神所值之方，小儿出入居处或有触犯则病。其身微热或冷，有时啼叫，屈指如数物状，以集香汤治之，用沉、降、檀、乳四香，参、草、茯神、枣仁，水煎，临服入麝香少许，存滓，房内烧之。

至如小儿出瘖疹、一名麻，又名痧，散见于皮肤，与沙粒相似。小儿出疹，必先身热咳嗽，或呕吐腹痛，时隐时现，三日乃平。今时痧症，亦有细粟红点，或隐或显，额上最多，胸胁颈项次之，手足腰背又次之，在内则心腹胀疼，在外则肌肤芒刺。其原皆因血热毒炽，故与小儿之痧疹同名。若小儿果系痧疹，必从本科正治，又不当混入此痧症也。治痧当明杂症，其于兼痧、类痧等症，方能兼治无误。

缪仲醇曰：绞肠痧属胃气虚，猝中邪秽，郁遏不得吐泻，以致绞肠异常，胸腹骤胀，遍体紫黑。细寻头顶心必有红发，速拔去之，急以三棱镵针刺委中，挤出热血，可立苏。次用新汲凉水入盐两许恣饮，得吐泻即止蛇虫伤亦有红发。

手法第十

脉不明不可乱用药，症不明不可轻用药，手法不明即药亦不能速效，故手法为治痧要着。

一曰焠。痧在肌表未发出者，以灯照之，隐隐肤间，且慢焠。若既发出，状如蚊咬，粒如瘖麸，疏则累累，密则连片，更有发过一层，复发两三层者。焠法：看头额及胸前两边，或腹上与肩膊处，照定红点，以纸捻条或大灯草微蘸香油点灼焠之，即时爆响。焠毕，便觉胸腹宽松，痛亦随减。

一曰刮。痧在肤里发不出者，则用刮。若背脊颈骨上下及胸前胁肋两肩臂弯，用铜钱或碗口蘸香油刮之。若在头额项后两肘臂膝腕，用棉纱线或苎麻绳蘸油戛见红紫血点起方止。大小腹软肉内痧，用食盐以手擦之，痧既刮出，痛楚亦轻矣。

一曰刺。古言东南卑湿利用砭，以针刺放毒血，即砭道也。痧重者经铁器难解，放痧当用瓷锋作针，为妥善得法。

放痧有十处

头顶心百会穴只挑破略见微血，以泄毒气，不用针入、印堂头痛甚者用之，针锋微微入肉，不须深入、两太阳穴太阳痛甚者用之，针入一二分许、喉中两旁惟虾蟆大头瘟可用，亦勿轻用、舌下两旁惟急喉风、喉蛾痧可用，急吐恶血，不可咽下、两乳乳头垂下尽处是穴。此处不宜多用，不如看有青筋在乳上下者刺之、手十指头用他人两手扐下不计遍数，捏紧近脉处，刺十指顶出血。一法：用线扎十指根，刺指近甲处出下血。或谓针刺手足，无如指顶为妙。指顶勿太近甲，令人头眩、两臂弯臂弯中名曲泽，腿弯中名委中，先蘸温水拍打，其筋自出，然后迎刺、足十趾头同手、两腿弯细看腿弯上下前后，有细筋深青或紫红者，名痧眼，即迎其来处刺之。如无青筋，用热水拍打腿弯，直刺委中，惟此穴可深分许。其腿上大筋不可刺，刺亦无血，令人心烦。腿两边硬筋不可刺，恐令筋吊。至臂弯筋色，亦如此辨之。

痧筋现者，毒入血分，宜放。乍隐乍现者，毒入气分，及现而放。微见者，乃毒阻气分，治宜通其肠胃，痧筋自现。至伏而不现者，必从脉症辨之，血则散，食则消，痰积则驱，结既解而筋复现，然后刺放可也。

痧筋或现数处或一处，必刺去恶血，令痧毒尽泄。或误饮热汤，痧筋反隐而不现，略现亦刮放不出，急饮冷水解之，后可刮放。痧为食积所阻，刮放不出者，当先消食积而再刮放。热极血凝，瘀阻胸腹，刮放不尽者，当先散瘀血而再刮放。痧发兼遇恼怒，伤肝作胀，刮放难尽者，又当先用破气药再刮放，如此痧毒皆可渐消矣。

用药大法第十一

凡治病用药，若得其宜，未有不效者。痧之为病，乃感受四时不正之气，故当以驱邪为主，养正非所先也。宜疏散不宜大表，宜下降不宜升提，宜凉解不宜辛热，宜清理不宜滞涩，宜消导不宜补益，宜开通不宜收敛，宜行气不宜补气，宜活血不宜补血，佐之以解毒，兼之以清火，化气以消其胀，行血以逐其邪，此用药之大法也。又须因病制宜，用荆芥、防风之类者，从表而散也；用陈皮、青皮之类者，从中而消也；用枳实、大黄之类者，从大便而下也；用木通、泽泻之类者，从小便而下也。山楂莱菔所以治其食之阻，槟榔莪术所以驱其积之滞，香附砂仁所以开其气之闭，红花银花所以活其血之凝，此因病用药之大法也。

药　忌

用药一差，凶危立见，先知其忌，则思过半矣。参、芪、白术、山药恐补毒气，痧所大禁。熟地、白芍补血敛血，痧所大忌。甘草，用之恐成痧块难治，一应甘甜之味俱不宜。茯苓、猪苓恐其渗湿，转实痧气，俱在禁例。半夏、白芷、苍术性燥忌用。升麻禁用，恐提痧气上升难遏。麻黄发表太过，禁用。肉桂、附子、吴茱萸禁用，恐助毒立时有变。干姜能助热毒，当忌过服冷水宜少用，以善散寒气。五味子、木瓜酸敛忌用。竹沥性寒忌用。用须姜汁方走经络，不如弗用为佳。杜仲、补骨脂、枸杞子，即腰疼不可用。

茯神、柏子仁、酸枣仁，即虚烦不寐亦不可用。苁蓉、巴戟尤所大忌。

评：半夏、藿香止吐，凡治吐症用半夏、藿香，独痧症作吐，半夏性燥，须防益助火邪，必不可用，藿香惟取其正气以治秽触，倘肠胃有食积血瘀阻滞痧毒，骤用此以止吐，反有闭门逐盗之忧。

药宜

陈皮、青皮，陈行痧气，青伐肝气，痧气壅阻郁结不行者，非此不利。枳壳、枳实，破痧气，驱毒气，除胀气，下食气，积滞壅塞者，非此不开。枳壳性缓，枳实性速，各有所宜。荆芥透肌解表，散痧毒，痧筋隐隐不发者，非此不现。防风透肌发表，为臣使之功，寒热往来，痧毒壅滞郁遏不发者，非此不清。柴胡和解表里，专治少阳胆经寒热往来。前胡疏风消痰治嗽，表热者宜用。干葛散阳明胃经之邪，兼能解渴。紫朴宽中治呕，消痰下气。薄荷辛凉利窍，消肿解毒，消气清喉、紫苏疏风顺气，身热当用。独活发散治热，其性至颈而还，力不能过发，且可活血，解痧毒是最要之味。细辛透窍，散痧之妙药，勿以其味辛而疑之。

汾按：细辛极散真气，过服即能杀人，壮实而痧重者多止钱许，老稚单弱者酌减少用，痧轻者可弗用。

桔梗入肺经，其性上而复下，故能引枳壳破胸中至高之气。香附行血中之气，恐香燥，须便制，行血酒炒，敛血醋炒。延胡索活血行气，理血气凝滞作痛。五灵脂善消宿血，血块凝滞不散，非此不破。郁金能入心经，散郁消瘀，痧毒攻心者，非此不能奏功时以价高，用姜黄代之，终不妙。木香行滞气，燥湿气，驱寒气，开郁气，痧后腹痛不解，此要药也。砂仁顺气开郁，散痧消食，始终可用。乌药善行周身之气，凡痧气阻滞者，得此无处不到。秦艽活血驱风，消痧毒筋骨疼痛，壮实不清者，非此不解。连翘消痧毒，解诸经火邪，清热而不滞，治痧要药。栀子凉心去火，发斑并痧根红者可用。贝母，川贝专治热痰，土贝兼破瘀血。白芥子，胁下之痰，非此不达。天冬、麦冬润肺消痰，一治其本，一治其标去心。杏仁泻肺润肠胃，利气消痰涎去皮尖，桑皮、兜铃治嗽泻肺。

汾按：兜铃清热降气，但肺虚挟寒者大忌。曾闻之世医者云：凡治嗽，禁用诃子、兜铃、紫菀、白芍、五味等药。小儿尤忌。能令肺缩小。即贝母亦非风寒湿滞诸痰症所宜，误用反令不愈，附志于此，以俟别择。

赤芍，血热发斑者可用。陈香橼，破结气可用。丹参，亦活血之剂。山楂、卜子、麦芽、神曲，痧为食壅，善消而不暴。红花、茜草、银花，活血解痧毒。桃仁破瘀活血，瘀为血阻，非此不流，痧为血滞，非此不顺。苏木，取恶血新瘀者莫及。荆三棱、蓬莪术，食积心痛，痧毒阻滞痞闷者宜用。牛膝活血，引痧气下行。香薷通上彻下，利水气，治暑伤之要药说详金三方。牛蒡子，解痧毒，清喉，痧中要药。刘寄奴，散瘀血，解痧毒，下气消胀破血仙药，多服令人下痢。紫花地丁，解毒化斑。泽兰叶，解痧毒。益母草，女人胎产俱宜。地骨皮退热除蒸，止阴虚骨蒸劳热。菊花清心解热毒，叶亦可用。青黛，治痧至妙之品。晚蚕砂，解痧毒，治热。穿山甲，透痧消痰，破瘀托毒，善走经络之神剂，经络诸药所不到者，非此不达土炒末。乳香、没药，消瘀血而不伤新血，痧症以治血结。阿魏，破积聚，逐恶血，其功甚大。角刺透毒，能引诸药至于痧毒血瘀之所。大麻仁润大肠，肠胃燥结者宜用。雄黄、牛黄、胆星、天竺黄，消痰丸中宜用。麝香开窍，散痧功亦甚大。明矾，解痧毒，消痰定痛，用之探吐宿食甚妙。石膏，暑痧暑天最多，自汗大渴，用白虎汤即解。龟甲破宿血，在胸用上截，在下用下截去肋，酥炙，末。僵蚕，活血分之痰，佐山甲，透经络以破瘀毒须炒末用一二分。童便，解痧毒，消痰降火最速，定痛，治血痢、痢下血水诸药莫及。板蓝根，即淀叶，普济消毒饮中用之以解瘟毒。小青草，一名血见愁，清热除疹最速。梅花，得一元之气，治痧上品取大半开者，纸笼当风处阴干，桃花亦可。天仙子，即红蓼子，治痧块多用，亦去痞积。紫荆皮，丝一、丝七俱用作引惟丝一有之。

评：荆芥、细辛、防风，痧症寒热，不由外感，其毒从鼻吸而入，搏击肌表，荆芥、细辛善能透窍，使由窍入者亦由窍泄，防风臣使为佐，不比麻黄、羌活专主发表，反有升发火毒之虑也。

宜忌相半

羌活，痧忌发表太过，若头痛或因寒起，更兼痧症，欲引太阳经，用半分至二分。川芎上行头目，头角骨痛者必需，下通血海，肝脏不荣者当用，用一分至三分止，多则恐提痧气。藿香，痧症作吐，取其正气以治秽触，然必痧毒无阻，乃可俟冷饮之。沉香、檀香、丁香，痧始发忌用，若痧后心腹疼痛不休，胸胁胀闷，寒凝气滞，得此可舒，用一分至三分。生地凉血，血热者可用，血瘀者非宜。当归，头身尾各有所宜，用须斟酌归尾不妨。黄连，心脉洪实者可用，能解热毒。黄芩，肌热不退者可用上二味冷性凝滞，痧中忌用，用须酒炒。元参，咽痛，犯肿毒者可用，色黑，紫血痧有瘀血忌用，亦能清气消痰，滋阴润肺。花粉，口干渴，连饮水不能止者可用，性沉寒，痧毒未清者忌，恐凝滞痧气也。木通、车前、泽泻，痧气郁阻，小便不利，在所当求；若郁热太重，不因小水禁用。黑丑，通上彻下，痧毒胀满，必须用此丸散中奏效；凡破气之味，俱莫能及；但耗散真气，恐人有宜有不宜，故方中不载。大黄，治食积阻痧毒，为丸以备急用，其功莫大；若痧胀之极，必须急服此以攻之，恐病有宜有不宜，故方中虽载，不及细加。

补原本未列药注取本草

姜黄：理血中之气，破血下气，性烈于郁金，血虚者勿用片子者入手臂，金七、石一、丝二三、土二三六、革八。

槟榔：破滞散邪，消食行痰，坠诸气至于下极，气虚下陷者勿用金七八、石六、丝三、竹七、匏五、土一。

白蒺藜：散肝风，泻肺气，破血消癥，通乳坠胎去刺，酒蒸用。石四、丝三四六、竹五、匏四六、革一。

降香：辟邪恶，疗创伤，止血定痛，消肿生肌金七、石二四五、丝四、竹五。

丹皮：泻阴胞中火，治无汗骨蒸地骨治有汗骨蒸，金六、竹二、土四、革二。

蒲黄：性滑，行血消瘀，通经脉，利小便，无瘀勿服炒黑，性涩，止一切血。丝六七、土三四。

白豆蔻：利三焦，暖脾胃，散滞气，消酒积。若火升作呕、因热腹痛、气虚诸症，咸宜禁之金八、石一、丝一。

旋覆花：软坚下气，行痰水，通血脉。肺与大肠药，虚者勿多服，冷利大肠宜戒绢包扎煎，金一、土六。

瓜蒌：降痰治嗽，荡热涤垢，清咽利肠。胃虚脾泻者忌金一加石七歌、竹八。

大腹皮：下气行水，治痞胀。稍涉虚者勿用酒洗，再黑大豆汁洗，晒，灰火煨。金一加竹四。

威灵仙：善走十二经络，治诸风痰积，浮肿闭结。大走真气耗血忌茶面。金一。

饮食第十二

痧气壅满胸膈，甚者十日五日不饮食亦无妨，惟俟痧气尽，然后与之。初退觉饿，设骤进饮食，立能变重，必忍耐一二日，乃可万全。痧后多戒荤腥数日，庶无屡发之患。痛后亦有不喜食者，有食而作胀复疼者，又有或疑伤寒而饿坏者，其间饮食最要斟酌，宜忌不可不审也。

食忌

生姜痧所大忌，勿作药引、圆眼、大枣俱忌作引、辣酱、花胡椒、烟、茶、火酒、醋、面、索粉、面筋、糯米团粽、猪羊肉、鸡、鱼、蒜、葱、芥菜、瓜、茄、水红菱、糖食、桃、梅、李、杏。

发痧若饮粥汤、热汤、热酒，轻者必重，重者必危。吃米食诸物，恐结成痧块，日久变出他疾，难于救疗。忌用热汤洗澡，愈洗愈将毒气赶入腹内。

食宜

黑砂糖，活瘀血，解痧毒，凡瘀血作痛者，得此则安。食盐，解痧毒，定痛，用之吐去新食。芋艿，治痧热解毒，有痧患者生食之甘美。灯心汤，口渴者饮之，作药引可用。芦粟汤、山楂汤、萝卜子汤、芦柴根汤。荸荠、百合、藕、西瓜。

待痛止后，知饥方可吃饭汤、清水米粥、米糊汤，亦宜少用，且须冷吃，不然则复发陈大麦煮粥为妙。

救急小方第十三

芋艿带毛生嚼不麻口方，斑痧已验。生黄豆细嚼不豆腥。上二方可试痧，亦解毒。

烧盐汤待冷，灌下探吐，或盐放铲头烧红，焠水中饮。明矾末，阴阳水调服二钱，多至三钱，服之取吐，不吐再服。上二方，乃吐新食阻隔痧毒之法，必多饮吐，善救急。

阴阳汤，凉水滚汤各半对冲。阴阳水，井水、河水各半，中隔者可饮。泥浆水服，路上受暑起胀，用仰天皮水搅清饮之。白沙糖搅梅水服。细辛末同砂仁汤冷服。此法治气阻受寒痧。晚蚕沙为末，白滚汤冷服。头发数十根烧灰，白矾二钱研末，用凉水调服，取吐。

陈佛手柑煎汤凉服。陈香橼煎汤凉服。羊粪一把，滚汤泡，以碗对合，一时滤去渣，待冷极饮之。童便连饮碗许。萝卜缨子煎汤服。芦柴根煎汤，微温服。芦粟子或粟根煎汤，待冷服。绿豆煎汤，温服，做绿豆粉泔水亦可。生豆腐浆吃碗许。麻油一盏灌下。菜油二两，麝香一钱，昏迷欲死者调下，立苏。丝瓜叶捣汁，饮又可止霍乱。伏龙肝即灶心土泡水饮止呕吐。蚱蜢五六个煎汤，温服。陈樟木、陈皮等分，东壁土水煎，连进三四服。银朱擂细，点眼角，愈。荞麦炒焦，去壳，为末，温汤调三钱服荞麦与皂矾相反，日后谨防有犯。此方勿忌。

痧分症治第十四

痧不尽，系六气七情，或因饥饱劳逸，或为秽触疫染，皆可成痧。痧无定脉，凡脉与症不应者，即为痧脉。亦无定症，不论风食劳痰，而以本症治之不效者，皆痧症也。

风　痧

头疼腿痠，身热自汗，咳嗽腹痛，此时气所感。不可同伤风治法纯用疏风，当刮痧为先，用金一方。

暑　痧

头眩恶心，自汗如雨，脉洪拍拍，上吐下泻，腹痛或紧或慢，金二方主之。暑胀不已者，金三方。如竹叶石膏汤、六一散，俱可选用。

阴　痧

腹痛而手足冷，宜焠。或因秽触，用金四方。

阳　痧

腹痛而手足暖，出血即安。或因郁气不通，用金五方。

阴 阳 痧

此症猝然从腰腿起至心腹痛，上身热下身冷者易治，上身冷下身热者难治。急令强健人将热手尽力向下顺捋，并熨足心，急用油、钱刮两腿弯穴，刮出现点，再用瓷针刺出涎水，再针十足趾尖出血。如无血，必须再拍再捋再刮再针，以见血为度。即用滑石末一钱、麻油一两服之，服后吐出涎痰宿食，自然大小便俱通，下身渐热矣。如心腹痛仍不减，方用灶心土、槟榔、藿香、木通、枳壳、芦粟、砂仁等分，灯心三十寸，以阴阳水煎服即愈。已经效验。

红　痧

肤隐红点如瘖疹，痧在肌表，外用焠刮，内服金五方。

斑　痧

头眩眼花，恶心呕吐，身有紫斑，痧在血肉，急用刮放，迟则入里生变，当用金五方。

乌　痧

满身胀痛，面色尘黑，身有黑斑，毒在脏腑，气滞血凝，以致疼痛难忍，用金七丸外用老姜汁点眼角，男左女右，汗出即愈。

吐　痧

汤水入口即吐，研伏龙肝泡水澄饮，即定。药亦以此水煎，用金四方。

泻　痧

水泻不计遍数，不可下，又不可止涩，惟分理阴阳，用五苓散去桂，白术换苍术，加车前、木通之类。

紧　痧

急痛，霎时晕倒，半刻即死。急为放痧焠刮，服涤痧丸，亦得救活。

慢　痧

痧之慢者，或十日半月而死，甚至三四月而死，必须速治，迟则痧毒蔓延滞结，在内者先坏脏腑，在中者先损经络，在表者先溃肌肉，一若失治，便成死症。

初犯痧症，邪气胜，元气衰，或旬日辄发，久则日近一日。盖由胃气本弱，故尔数犯。待痧退后，当用木八方充其胃气，则痧自断矣。

晕　痧

一时晕昏跌倒，乃痧毒所攻，毒血一冲，必坏脏腑。盖毒血与食积痰气结聚心腹胸膈之间，而经络不转，气血不通，虽欲刮放，而痧不出。治法：视其食积痰血气阻及暑热伏热秽触之类，急用药消散，俟胸膈一松，昏迷自醒，然后验筋刺之，用金八、石一丸。

绞 肠 痧

心腹绞肠大痛，如板硬，如绳转，如筋吊，如锥如割，轻者亦微微绞痛，胀闷非常，放痧可愈。若不愈，必审脉症，辨暑秽食积血痰所阻施治，须连进数剂，俟少安，方可渐为调理石二至八。

一妇绞痛危急，刮放不愈，右手脉伏，放痧三十针，用石二末、金八丸，清茶饮之，并用石三方服下，熟睡愈。

一妇口吐痰涎，腹中绞痛，刮之少安，用药不效。次日复昏沉，大痛，先刺指头出血，用石四末冲砂仁汤下，并用金一方加丹参、山豆根、茜、银、楂、卜，服下而安。

一人盘肠绞痛，脉伏，刮痧，用石五、石六方稍愈，黄昏，复绞痛叫喊，又用石七、石八方而痊。

抽 筋 痧

两足抽筋疼甚，忽至一身青筋胀起如箸粗，将处处大放毒血，用丝一丸。

暗 痧

心中闷闷不已，欲食不食，行坐如常，即饮温热，不见凶处，并无心腹腰背疼痛，但憔悴日甚，若不知治，亦成大害，此痧之慢而轻者，放之即愈。更有头痛发热，心中作胀，类于伤寒；有寒热往来，似疟非疟，闷闷不已；有咳嗽烦闷，似乎伤风；有头面肿胀，两目如火；有四肢红肿，身体重滞不能转侧。此痧之慢而重者。误吃热物，遂沉重昏迷，或喘急狂乱。此等当审脉辨症，在表者刮，在中者放，在里者或丸散或煎剂，须连进数服，俟少安，渐为调理丝二三四。

一孀妇四月间忽昏迷沉重，颜色变黑，左脉洪大，右脉沉微，此暗痧也。腿弯青筋三条，刺紫黑血如注，不醒，次日用石二方，稍苏，至五日复刺痧，用丝二方乃能大醒，再调理愈。

一老人六月发热沉重，昏迷不醒，舌上黑苔芒刺，狂骂不绝，六脉俱伏，刺血不流。用石二方、丝三方稍冷饮之，又用金三方，次日少苏，但身重如石，苔刺不退，用金六方而痊。

一少妇重娠，夜闻火下楼坠仆闷绝，竟不作声，安胎治惊药俱不效，经两日而死胎下。延予诊之，无脉，细按如蛛丝，但四体温软如睡，急放手足血，便作呻吟，投涤痧散一服，遂苏，更用丝三并四方而痊。

一十一岁婢，六日不食，头面微肿，索消食方。予曰：脉微面肿，其殆痧乎？刺腿弯二针，用石二方一服愈。

闷　痧

痧毒冲心，发晕闷地，似中暑中风，即时而毙，此痧之急者。如略有苏醒，扶起放痧，不愈，审脉服药施疗。若不醒，扶不能起，必辨症的确，用药数剂灌醒，扶起放痧，再为调治。

一五旬外女人，目闭牙紧，冷至肩胯，但胸腹微暖，六脉毫无，间忽睁目苦叫数声，灌药亦稍受，如此三日，医用乌药顺气散、牛黄丸罔效。予为刺十指，血紫黑相间，投涤痧丸，一服呻吟，再服脉起。或云是痓症，用他药，脉伏，病如初。又来索丸，与之，人渐醒，脉复起，投石二方、石一方而愈。

落弓痧

倏忽昏迷不醒，或痰喘眼吊，形如小儿落弓症。此暗痧难识，必审脉辨证，再看身体凉热，唇舌润燥何如。然后治之丝五六七。

一人发热口渴，昏迷不醒，两目上翻，六脉微细而伏，用石二方、砂仁汤冷下而苏，扶起放痧，用石七方，痧尚未尽，又用丝五方加银花、丹参、山楂而痊。

一人时常身热微渴，煎滚茶饮之，倏然沉重昏迷，左尺沉细，动止不匀，右寸浮而芤。此肾虚而痧犯之，肾水之痧逆行于肺，故痰气壅盛而发晕也。用丝六方加牛膝、贝母，和童便饮，更用丝七方而醒，然后扶起放痧，愈。

噤口痧

默默不语，语亦无声，此乃痧气壅盛，热痰上升，阻逆气管，咽喉闭塞而然。宜先放痧，审肺肾脾三经脉，次推详余经丝八。

一女日为后母所詈，痧胀烦闷昏沉，左关有力，右脉沉伏，语无声，乃伤气痧也。煎陈香丸一个，微冷饮，稍有声。次日左关弦长而动，盖因怒伤肝，痧气犹阻肝经之故。刺腿弯三针，血如注，又刺顶心臂指十余针，乃用丝二方与丝八方加延胡、香附，微温服，乃痊。

扑蛾痧即喉痧

痰涎壅盛，喘急如锯，痛若喉蛾，但喉蛾喉内肿胀，痧只痛而无肿胀，形若急喉风，但喉痛而不移，痧则痛无一定，且痧有痧筋可辨也竹一二三。

一人痰气壅盛，脉多怪异，吹吊痰药，益凶暴痛极，此三焦命门痧也。刺臂指腿弯青筋，紫黑血甚多，不愈。用石五、丝五方，外吹竹一方，又用竹二方三服而愈。

一人喉痛极，痰涎壅盛，余视之，痧也。不信，延喉科治之，且饮热汤，至夕殂。此症用竹三方必救。

角弓痧

心胸胀极,痧毒内攻,故头顶向后,形如角弓反张。是脏腑已坏,死症也。急用白烧酒将毛青布蘸抹手足拘急处,再喷其遍体,少顷松动,然后用药,或可回生。药用石二、丝二之类。附歌:

手足拘缩角弓张,脏腑攻冲毒势强。

火酒遍喷兼蘸抹,死中求治石丝方。

瘟痧

寒气郁伏肌肉间,至春而发,暑热凝滞血肉中,至秋而发,皆名瘟痧。秋瘟尤易传染,其症寒热似疟,腹或痛或不痛,或喘急饱闷,头面肿胀,或变下痢脓血,轻者缠绵,重者危急,宜放痧、消食积为主,俟痧毒已泄,然后和解清里,除其寒热,健脾养血,补其中虚竹四。

一人于九月恶寒发热,痰嗽烦闷,口渴,舌胎刺血不流,卧床沉重,此误饮热也。用阴阳水加明矾一钱饮之,又用消食去积药加熟军二钱,微冷饮,少愈。次日复刺臂指痧筋去血,用活血解毒药渐愈。

其妻同时寒热烦闷,头面肿胀,脉伏,放痧不愈,饮微冷矾汤,次用透窍消毒下气药加牛膝三钱,二服愈。

其子亦寒热如疟,心腹绞痛,吐泻不已,六脉沉紧,用石一方并竹四方入大黄一钱,次日再服,愈。

满痧

初起跌倒,牙关紧闭,不省人事,捧心拱起,鼻扇耳鸣,急为大放毒血,用金七、石一丸、竹五末竹五。

脱阳痧

小腹急痛,肾缩,面黑气滞,出冷汗,名为脱阳,有似发痧。用连须葱白三茎研烂，酒四碗煮二碗，作三服。又炒盐熨脐下气海穴，令气热。

羊毛痧

腹胀，连背心或腰胯如芒刺痛，用烧酒坛头泥研，筛细，和烧酒作团，辊擦痛处，即有细白毛粘团上。

羊筋痧

腹胀，浑身板痛。此二症，胸前或腰背用小针穿皮挑出筋毛，自愈。只拣疼处看，有毫毛聚起者便是。药用涤痧丸、普济消毒饮。

一人伛偻不前，自谓鬼箭打，药樵视其疼处，用小针贯红绿丝线，就肤间穿过二三分许即拽断，亦不见血豁处露绒毛状，挑三四针后，其行如驶。

紫疱痧

痧不内攻则外溃，为肿为毒之外，又有发为紫疱血者，亦异症也竹六。

一养媳手足下半身俱肿，大腹亦胀，发出两腿足紫血疱如圆眼密布，皆云烂麻疯，服药益甚。及见腿弯痧筋发现，遂放五针，又指头十余针，尽去毒血，诊脉俱和，用竹六方二服，结痂愈。

疯痧

一人犯大麻疯，眉发脱，面目败，手足挛，遇老人为放痧三次，曰此痧疯也，传一方曰日服之，以渐而痊方附竹六后。

血沫痧

胀闷废食，两胁疼甚，口出痰血沫如西瓜瓤汁，用熏陆香为君，佐以寄奴、茜草之类，治之即愈熏陆，即丹阳所产零陵香。

湘闻京师曾患时症，凡吐唾淡红色，旋病不数日死。有乩仙传方，但知其和猪胆汁作锭，锭可活三人。适一医用猪胆作引，亦立愈。遂屡用得效，症与此类附记。

蛔结痧

痧毒攻胃，蛔死入大肠，与宿粪相结，腹中大痛。又有胃中热胀之甚，蛔不能存，因而上涌，乘吐而出。或蛔结腹痛，不大便，或由大便出，与伤寒吐蛔伏阴在内者不同。治宜清痧胀为主，加熟大黄竹七。

一女痧发痛极，头汗如雨，脉芤而洪实，放刮不出，用竹二方，次日筋现，放痧，用石七方，下死蛔三条，结粪亦下，腹痛遂止。

一妇发热心疼，口多痰涎，吐蛔二条，投竹七方，痰遂退。

铜痧

浑身上下头面眼珠尽如姜黄色者，邪热攻乎脾胃，而土之本色现乎外也。盖脾为阴脏，已土主燥，胃为阳腑，戊土主湿，一湿一燥，湿热熏蒸如盦面状，故发黄也。竹八。

一羽士时疫七八日，遍身发黄，目瞪体僵，六脉如无，忽又如沸，二便久闭，奄奄待毙，以涤痧散撬灌，刺臂指，血点滴如墨，委中绝无，勉与竹八方，竟霍然。

汾按：《本草从新》云：黄疸须分阴阳，阳黄宜茵陈，阴黄须温补，若用茵陈多致不救。叶氏《临证指南》论之尤详。此书专为痧症言之，痧皆属火，如前所言羽士脉症，故当无阴阳之分也。其稍轻者，非便闭亦不必大黄，又可参用五苓之类。

铁　痧

头面手足十指如锅煤色，不治，以血凝也。或用火酒擦身法，委中刺出紫黑血两茶杯，竟有立愈者。

痧　块

气痞痛，血块痛，食积块痛，皆因刮放未尽，不用药消，以致毒流滞成块。治法：在气分用沉香、砂仁之类，血分用桃仁、红花之类，食积用槟、卜之类，相兼者当并治匏一二。

又有不忌食物，痧毒裹食成块，两胁下痛，其痧块变症甚多，故为难治。且治痧惟在初发，若饮热汤，毒血凝结，即慢痧不致胀急伤人，亦成胁痛，瘀之日久，势必难散。

一妇腹痛，放痧二次，忽左胁有块，屡痛不止，坐卧不安，脉芤沉微。此毒滞不行之故，用竹五并匏一方与石一方加贝母、白芥子，二服而痊。

一人身热，吐痰胁痛，喘呕不已，左脉洪数，右脉似伏，刺过二针，服童便，喘呕稍减，用金七丸、润下丸，身热吐痰俱已，又用匏二方三服而痊。

身　重　痧

痧症始发虽暴，未必身重，若饮热毒阻，遍身重痛，不能转侧，放痧后，急宜消瘀解毒。久则难治，放痧不效者死匏三四。

一人腊月腹微痛，呕酸水，饮姜汤大痛，胀重不能转侧，右脉伏，放痧，用匏三方，痧减，又放痧，服匏四方愈。

心烦嗜睡痧

痧冲心胸，故心烦或嗜睡。此等俱慢痧，若误以心烦嗜睡治之，日甚一日。倘饮热物，必渐凶险，遂成不起之疾。治法：刺血为主，可不药而痊。

遍身青筋痧

一羸瘦人惯发痧，一月数发，发则面青如靛，满身青筋胀起如箸，痛自小腹攻上胸胁，困倦难状。向作虚损温补，愈益甚。针曲池、委中，黯血如注，少苏，用火酒进涤痧丸，立效，后连进数服，竟绝根。

遍身肿胀痧

暑热疫毒攻里，则为痰喘，为血瘀，昏沉不省。若元气实，内不受邪，即散于肌肉，为肿为胀。误饮热汤，便成大害。此痧之暗者，宜从脉异处辨之。

一女手足俱肿，将逮于腹，六脉弦细沉迟，此慢痧变症。缘不肯放血，数日肿胀益甚，勉强放二十余针，紫黑血出，用石二方并散痧解毒消瘀顺气药，以痧久绵延，服十余帖肿胀始消。

一婢久患疮，腹大如臌，手足俱肿，左脉微数，右歇止。夫疮毒入内肿胀，脉必洪数有力，今脉症不合，此慢痧为患也。腿弯果有青筋，刺五针，未愈，又刺指头十余针，用石二方并匏四方五服，遂如旧。

痧别兼类变第十五

痧有兼症、类症、变症，非望闻问切所能尽，惟看痧筋辨之。夫痧筋所见者，青紫之色也，痧症所原者，血中之毒也。血中之毒既无可消则百病生，治之自宜刮放，刮放不尽，则宜用药，先去其痧，后理其病，其或当兼治当预防者，务详审之。

伤寒兼痧

凡伤寒头痛寒热诸症，或受暑、触秽、感疫，忽兼犯痧，惟认脉看筋，必先治痧，痧退乃治伤寒。若误饮热汤姜引，慢者犹可，紧者立见凶危匏五。

一人伤寒十四日，忽昏沉身重，医治不醒。予曰：痧气冲心，故昏迷。痧入血分经络，故不能转侧。先放痧，用匏五方，痧退，治伤寒而痊。

一女头痛发热，属太阳症，用羌活冲和汤稍愈，至四日，药忽不应，更面赤身热烦闷，六脉洪大无伦，此伤寒兼犯痧症。刺青筋一针，流紫黑血，余细筋隐隐，服匏二方两帖，稍松。次日痧筋大现，刺九针，服丝七方少安。后骤进饮食，复发热面赤，又刺两足青筋，用匏二方两帖，稍愈。偶饮温茶，立刻狂言，令饮冷井水二碗，更服数帖，痧气乃清。但病久身虚发晕，服参汤而苏。

痧类伤寒

伤寒集中有四症类伤寒，未若痧类伤寒之凶暴。夫伤寒头痛寒热，属足太阳膀胱经，是寒从肌表而入，故宜发散为先。若痧症头痛，是毒气上攻，不因外感寒气，其寒热虽在肌表，乃时气由呼吸而入，郁为热毒，搏击肌表，内热则外寒，故亦恶寒。宜先刺颠顶放痧泄毒，用药透窍解毒顺气为主。若误用羌活、麻黄发表太甚，反助痧焰，势必攻冲肿胀，立时见凶。要知痧症宜清凉，则痧毒可内解，伤寒宜辛散，则寒气可外舒，断不可以互混匏六七。

一人寒热昏沉，面色红黑，指头青黑，脉洪数，皆曰新昏，症必属阴。予曰：非也。脉洪数，痧毒搏击也；指青黑，毒血流注也；面红黑，痧毒升发头面三阳也。视痧筋放之，微见紫黑血，用石二方，晚蚕砂汤服，渐醒，复刺，血如注。但发热身重，肩背痛，用大剂匏六方，渐能转运。犹身热大便不通，用卜、实、军、朴、麦芽、桃仁，温服，便通热减，痊。

一妇头痛寒热，烦闷喘渴，头汗如雨，面黑指青，气口脉虚歇止，左三部洪数无伦。若非痧而有是脉，恐不能生。刺顶心一针，臂腿数针，不愈。彼因饭后起病，用矾汤吐之，烦闷喘汗俱除。余症未愈，用匏七方二帖，大便通而安。后十余日，腹中大痛，口吐涎沫，又因秽触而然，刮痧，用金四方而愈。

伤风咳嗽痧

痧感时气咳嗽，肺经受伤，不可同伤风治，法当刮痧为先，清喉顺气、凉肺散痧为主匏八。

一人伤风咳嗽，日晡微寒发热，脉芤虚而无力，乃肺经痧也。刮放稍可，不服药，至十余日嗽不止，用匏八方加前胡、山豆根，愈。

咳嗽呕哕痧

痧凌肺经，气逆发呛，痰涎呕哕，或面目浮肿，或心胸烦闷。此热毒入气分，痧筋往往不现，当刮之。间有入血分者，必待痧筋方刺之。急宜理其痧毒，若从伤风治则误。

一人呛不绝声，面目肿，呕痰不已，更吐鲜血，脉弦紧且数。此痧气搏激于筋脉间。令多刮之，用石二方加童便，微冷服，又用丝四方而痊。

一女子发热咳嗽，呕吐痰涎，胸中胀闷，面目浮肿，服风嗽药，心益胀闷。延及一月，知为痧之变症，刮讫，用金一方加贝母、薄荷、童便，饮之即愈。

霍 乱 痧

痛而不吐泻者，名干霍乱，毒入血分宜放痧，新食宜吐，久食宜消，食消下结宜攻。痛而吐泻者，毒入气分宜刮痧，有痧筋则放，宜调其阴阳之气。须知肠胃食积，宜驱不宜止，止则益痛。若吐泻而后痛者，此因泻粪秽触，宜用藿香正气，须防食积血滞。或消或攻或活血，彼山药、茯苓及燥湿之剂、温暖之药，皆不可乱投。干霍乱盘肠大痛，先放痧，用石二方与润下丸妙。

一人晚觉腹痛，吐泻数十次，痛益甚。宿食虽吐泻尽，乃毒入血分，血瘀作痛也。用丝六、丝七方少平，次日再服，愈。

痧　痢

夏伤于暑，秋必疟痢，痢初必先泄泻，肠胃空虚，则易感秽气，即成痧痛。或炎热疫疠，因积而发，亦致痧痛。夫痢不兼痧，积去便轻，若一兼犯，必绞痛异常，止治痢无效，或变如猪肝色，如屋漏水，或惟血水，或变噤口不食，呕哕凶危，或休息久痢，绵延岁月。惟先治痧兼治积，则痧消而积易去，积去而痧可清矣。

一人发热，痢血水日百余次，肛门窘迫，腹痛异常，呕哕不食，六脉迟数不常，或时歇止，此痧痢也。刮放后，痛减半，用石一方，砂仁汤下，煎用竹六方，去赤白滞甚多，诸证悉愈。

一人发热，胀闷沉重，痢下紫血，医但治痢，甚危笃。见六脉洪大不匀，令刮痧，用匏三方入童便饮，次以苏木、红花、五灵脂、茜草、乌药、香附、当归导瘀乃安。

痧类疟疾

痧有寒热往来，类乎疟疾。或昏沉，或狂乱，或痰喘，或烦闷叫喊，或呕哕吐痰，睡卧不安，或大小便结，舌黑生芒，如此重极，脉必有变，不与疟同，宜细辨。

一人日晡寒热，昏沉胀闷，大便不通，舌焦苔厚，左脉浮大而虚，右沉细而涩，不似疟脉，视乳下有青筋，刺出毒血，用散痧消毒活血药，诸症退，又用润下丸二钱，大便通。惟寒热未退，用小柴胡汤而痊。

疟疾兼痧

疟忽兼犯乎痧，疟必因痧而变，苟慢以为疟而忽视之，必至伤人，是非先治其痧，即轻痧亦必有遗患土一。

一少男患疟凶暴，验筋放痧，稍松，用石二、金八方两服，扶而起。次日伤食，患益甚，更放痧，用散痧消食顺气解毒药三服，稍安。后又伤食发热，用楂、卜、青、陈、紫朴、白芥四服，大便不通加大黄、枳实，便通热减。但病久虚晕心跳，用枣仁、茯神、参、芪、熟地之类调补一月，痊。

一妇疟八日，忽壮热不已，昏沉不醒，左脉不匀，右虚涩，非疟脉也。刺臂青筋，流紫黑血，不愈。服金五方加藿、朴、槟、卜并土一方，稍醒。次日又刺指头，服金五方加军、枳，热退后，用丝二方运动其气，痊。

头痛痧

毒中脏腑之气，闭塞不通，上攻三阳颠顶，故痛入脑髓，发晕沉重，不省人事，名真头痛，旦夕死。急刺颠顶泄毒，药惟破毒清脏为主。毒中脏腑之血，壅瘀不流，上冲三阳头面肌肉，故肌肉肿胀，目闭耳塞，心胸烦闷。急刺颠顶及其余青筋，药宜清血分、破壅阻为要土二三。

一人头痛发晕沉重，脉伏，刺颠顶及痧筋，少苏，脉沉实而上鱼际，用土二方。

一妇头面红肿，发热头痛迷闷，脉芤而疾，刺左腿弯三针，血如注，冷服红花膏半杯，用土三方。

心痛痧

属气则时疼时止，痰涎迷闷，刺手臂，服顺气药为主。属血则大痛不已，昏沉不醒，刺腿弯，服活血药为主。迟则难救。

一人心中暴痛，痰涎迷闷，两寸沉伏，关尺洪紧，刺痧筋二十针，用石三方四帖而安。

腰痛痧

痧毒入肾，腰痛不能俯仰，若误饮热，必烦躁昏迷搦搐，舌短耳聋，垂毙而已。

一妇腰中大痛板硬，误饮热酒，发热烦躁，昏沉痰涌，左尺虚微，右尺洪实，脉兼歇止，刺血不流，用石四方，腿弯筋现，刺二针，血流，再服二帖，痛减。

小腹痛痧

毒入大小肠，则小腹大痛不止，形如板硬，绞绞不已，治须分左右二股，屈伸为验土四。

夏月不头痛发热，但小腹疼，或心腹俱痛胀痞不能屈伸。此皆暑火流注脏腑，故先小腹痛，遍及心腹。宜六和汤清解之，或四苓加香薷、木瓜、紫苏和散之，或正气散加黑栀，或炒盐和阴阳水探吐痰涎可耳。

一少年小腹大痛，每每左卧左足不能屈伸，太阳小肠经痧也。服土四方三帖，筋始现，刺左腿弯二针，用丝七方冷服，愈。

一人小腹大痛，每每右卧右足不能屈伸，阳明大肠经痧也。刺腿弯青筋四针，血流，不愈，用竹八方冷服，半夜痧退而安。

头眩偏痛痧

痧气慢者，常觉头眩内热，或半边头痛，心烦不安，宜刮痧。不愈，用清热下气之剂。

流火流痰痧

痧毒传变，忽足忽手，忽发肌肤，忽为痰喘，隐现无定，来去不常，而痧脉又不现，最难识认。有热似流火，肿似流痰，而不比流火流痰之轻缓，或痛极难忍，或痒痛不已。此等验于痧筋发现，刺之无疑，然后凭脉所犯风寒暑湿及食积痰血气阻分治之，斯能有效。

一妇日间左小腿红肿大痛，暮即腹痛而足痛止，次日右小腿红肿大痛，腹痛又止。六脉如常，难据为痧。腿弯有青筋三条，刺血甚多，反加痰喘，此放痧未尽之故。用竹二方加土贝母二钱两服，稍愈。次日左腿弯又刺痧筋一条，颠顶一针，服前汤加牛膝三钱，痧即退，更服丝七方，俱痊。

一人晚间右腿红肿痛方已，喉旁肿痛，不觉为痧，只见时症犯此者多。细看两臂痧筋，刺血，用石八方倍楂、卜，加大黄一钱，食消便下而安。

痰喘气急痧

先有痰喘气急，痧胀因之，先治痧，后治痰气，无令痧为本病之助。先有痧胀，痰喘气急因之，但治痧而痰气自愈。若痧有寒热不清，痰喘气急者，兼和解。痧有但热无寒喘急者，兼消食顺气。有大便不通、小便不利喘急者，又有痢下脓血喘急者，俱宜攻里。有瘀血凝滞，小便利，大便黑喘急者，当虑痧毒攻坏脏腑，不痛可治，痛而不已难治，服药不应者死土五。

一人发热头痛，胀闷昏迷，痰喘气急，六脉无根。若痧胀则有救，因放痧，用石五方、丝四方，稍冷服，又用土五方一服，昏迷即醒，胀喘俱平。更用金一方加青、翘、楂、卜、熟军，发热头疼俱已，脉复旧。

一妇痰喘气急，胀闷不已，刺乳下二针，出紫黑血，稍可。用竹四方三服，愈。

一人痰喘气急，发热身重，腹中绞痛，刮放不愈，用金四方并石六方加大黄服之，愈。

半身不遂痧

慢痧迟缓，中于血分，未至攻心，留滞经络，或在左在右，半身疼痛或麻痹，遂成半身不遂，见痧筋急刺破，用药散毒活血消瘀土六。

一人朝凉夜热气急半年，服药不应，加右半身疼不能俯仰，痰嗽食减，成劳弱病。然脉症不符，阅痧筋刺二十余针，用土六方二服后，疼痛吐痰俱除。后朝用六味丸，夕用补中益气，寒热愈。

鼓 胀 兼 痧

先有臌胀，忽痧乘之，臌胀益甚，痧宜早治。

一人脐突筋青，心坎将平，知为血臌，其指头黑色，兼痧无疑。刺二十余针腿臂，血出，略松。服丝三方，脐下青筋渐退。后用臌症药导去恶水，日服治臌香橼丸二月余，臌症尽平。

痧 变 鼓 胀

慢痧迁延时日，留滞肌肤肠胃中，若不早治，即成真臌。

一人急气作胀饱闷，脐下青筋突起，心坎将平，此慢痧成臌也。刺二十余针，出毒血，脐筋即淡，腹内觉松，用石二方，胀渐消。

老 病 兼 痧

先有痰火嗽疾，忽喘急如锯，或头汗如油，烦闷莫状。虽是痰火危笃，然有兼感时气秽触骤然势盛者，必宜察脉按症，先清痧，次治痰，渐补气血可耳。

一妪素抱痰火老弱病，忽痰壅喘急如锯，六脉不匀如雀啄。此兼痧症，尚有挽回，刺出恶血，用散痧消食豁痰顺气药并进土五方，渐安，后大补气血而痊。

弱症兼痧

先有劳弱症，或时吐血，或微干嗽，颧唇鲜红，或骨蒸发热不已，一染时气秽触，必兼痧症，或痰喘，或喉鲠，或胀闷烦热，较平时不足之症益觉沉重。宜治痧为主，令痧退尽方治本症。

一劳弱吐红症，脉洪实有力，医谓此脉是症之所忌，予见势暴疑焉，视腿弯筋青色，先放痧，脉和症平，又用散痧消食去积药，饮食渐进，后用六味丸及十全汤，劳弱亦愈。盖向病俱从痧气而泄，所以用补得效也。

一妇吐血干嗽，昼凉夜热已久，因怒，午后忽发热胀闷，痰喘昏迷，左关微缓，余脉应指不匀。夫怒气左关必有力，劳弱脉亦宜弦数，内有瘀血，寸关亦当见芤，脉不对症，兼痧明矣。刺痧筋，倍用石二方，清茶饮之，神清喘已，但劳弱未愈耳。

内伤兼痧

先辨痧症治其标，后审内伤治其本土七。

一老妇争产相殴，发热嗽痰，胸中胀闷。诊知内伤兼痧，刺痧筋二十余针，服石二方，稍松，用土七方治其内伤，服后下黑粪，瘀消症平，后用木六方，并前虚症亦除。

痧变痨瘵

痧恶饮热，有反喜热汤者，症益莫识，慢痧所以渐成痨瘵也。毒入气分伤肺，喘嗽吐痰，发热声哑，肺为娇脏，若不知治，变为百日紧劳，轻者数年终殆。毒入血分，重者兆变在即，轻者岁月延捱。若毒瘀胃口，必须去尽乃愈。毒瘀肝经，损坏内溃，吐血数发，势极多危。毒瘀心包络，更加凶险，不待时日。毒瘀肾经，腰脊疼痛，嗽痰咯血，日甚一日。凡痧毒遗患，总成劳瘵，治须识之于始，莫咎其终。

一人痧胀，不服药，惟放痧三次，胃脘间成一块，咳嗽吐痰，发热不食，日渐尫瘦，右关芤而紧，余俱数。此内有瘀血，必吐出方解，用桃仁、苏木、泽兰、白蒺藜、香附、乌药，酒煎服，吐出紫黑血碗许，更用活血引下之剂，加童便酒服，愈。

痧变吐血鼻衄便红

痧毒冲心则昏迷。痧毒冲肺则气喘痰壅，甚则鼻衄。痧毒入肝则胸胁疼痛，不能转侧，甚而血涌吐出。痧毒流于大肠则大便血，流于膀胱则小便血。治宜先清痧毒，顺其所出之路，则气自顺而血自宁矣土八、革一。

一人放痧，不服药，变筋骨疼痛，十日后吐血甚多，疼痛不愈。诊其脉芤，此痧退尚存瘀血，用匏四方。

一幼儿痧痛，大便红，令放痧，用土八方。

一女痧痛，溺血甚多，放痧不愈，用革一方加银花、连翘、牛膝、益母而痊。

一人痧胀鼻衄，是痧气由衄而泄，用金六方。

痧变发斑

痧粒不过红点而已，至有浑身成片斑烂，发热头晕者，金五方主之。

犯痧小便不通

毒结膀胱，溺水不利，小腹胀痛难忍，用土四方。

一八岁小儿发热，眼窜不语，或以惊风治，以伤寒治，一无效。予用涤痧散，灯心汤调，灌下便作呻吟。已经十日大小便闭，小腹胀急，手不可按，用润下丸五分，小便去数升，再用一钱，大去宿粪，遂愈。

眼目怪症痧

毒火上冲，幸心君不受邪，而逆犯厥阴肝母，故两目红肿如桃，甚则眼珠突出。然他症患目惟在于目，痧必心中烦闷而目疾因之，苟不早治，则痧毒已参阳位，其火势炎极，轻则坏目，重则殒命。宜先刺颠顶以泄毒气，用清火活血顺气之剂加牛膝、石斛以引火归原。

若心中烦热头眩，两目红肿大痛，眼珠挂出，左目尤甚，至晚即昏晕，用革二方加童便服，眼珠始收。若两目通红，甚至起障翳，此痧之余毒在肝，用革三方加灯心、白芙蓉叶，水煎，温服。

一妇头痛身热，眼珠突出半寸，痛不可忍，眼科疗之更甚。予为刺顶门一针，太阳、睛明、合谷三穴各二针，痛减半，竟投痧症药，珠收痛止。惜治已迟，竟失明矣。

痧后牙疳

用革四方，神效。

痧后胸膈痛

痧已退尽，留瘀胸膈作痛，用失笑散。

妇人倒经痧

遇痧经阻，或鼻红，或吐红，腹肿胀，不能转侧者是也。腹不痛，亦为暗痧。若攻坏脏腑，不治。急放痧，再用药革五。

附　胎产痧论

孕妇痧易伤胎，产后痧防恶阻，救疗俱为尤急。若暗痧陡发，则胎前痧脉溷于有孕，产后痧脉杂于恶阻，又无心腹痛据，须究症候，察声色，看有痧筋，急宜刺破，肌肤痧壅，焠割兼施，攻坏脏腑，莫能挽矣。

胎前痧痛

胎前痧痛，冲绞可畏，凡安胎药如白术、当归、茯苓之类，痧所大禁，其治痧破气破血之剂，又胎所忌，斟酌其间，活血解毒用银花、丹参、益母、红花、寄生，顺气用香附、陈皮、紫朴、砂仁、乌药，散痧用荆芥、防风、独活、细辛，消食积用楂、卜、神曲、麦芽，采择于中，最为稳当。若势盛难效，权用一二味，克伐恐于胎气有防，不可不慎革六、红花、细辛少用。

一妇娠六月，寒热烦闷，痧在初发未现，用药不应，忽尔昏沉，次日左手脉伏，面目微黑，乃刺腿弯六针，少愈，服革六方而安。后用小柴胡汤退热、又参、苓、归、地健脾养血，乃痊。

产后痧痛

产后药须温暖，痧胀药惟清凉，既属相反，则方毋执一。今制方为临症法：散痧用独活、细辛，破血用桃仁、红花，顺气用香附、乌药、陈皮，解毒用银花、紫地丁，消食用楂、卜、神曲、麦芽。如产后利用姜炭、肉桂以温血，痧症所禁也，痧症利用荆芥、防风以散痧，连翘、薄荷以清热，产后不宜也。况痧症胀极，尤贵大黄、枳实、槟榔以通积滞，而产后之药更不可用。盖痧而用温，胀者益胀，产而用冷，瘀者益瘀，惟取微温之气，则两不相妨，更加童便以清热消瘀，岂非良法乎革七八？

一产妇三日后腹绞痛，胀如臌，恶露不通。夫产后痛当在小腹，今大腹绞痛异常，非产妇本病，脉洪数有力，兼痧无疑。先饮童便一杯，少苏，刺出毒血，痛稍定，用丝六方，痧退而恶露通。

一产后数日，去血过多，忽寒热胀闷甚危，脉洪大无伦。念恶血去尽，不宜得此脉，视痧筋，果有红、紫二条，放过，便不复洪大，又刺指臂十余针，用革七方四服，痊。

一产妇六日，遍体疼痛，寒热如疟，昏闷异常，六脉歇止。见指甲带黑，刺指七针，舌底紫黑血一针，稍缓，用革八方四服，全瘳。

小儿夹惊痧

小儿一时痰壅，气急不语，眼目上翻，发搐胀满，人尽作惊治，不愈。速看痧筋，放血，额上现痧，急用火焠，先令痧退，然后治惊，用土五方可也。若执惊风治，必死。

痘前痧胀

痘本先天因时而发，痧亦时气所感，而胎元之毒因之俱发。凡痘未现点前痧胀，必烦闷痰涎，甚至昏迷沉重不省人事，此其候也。小儿滑疾之脉，类于痧症厥厥动摇之脉，虽若疑似难明，然有痧筋可辨。不可针，单用药清之，宜木一方透痧兼发其痘，痧自退，痘自起矣。若痘点既形，触秽痘隐者，诸痘科自悉。

痘后痧胀

痘后气虚，尤宜防护。尝有收靥结痂，安然无事，一遇暑侵秽触即成痧胀，忽然生变，人多认为恶痘所致，大误。

一七岁子脱痂光洁，饮食行步如旧，迨二十五朝，忽叫喊发晕，脉微细而伏。若恶痘余毒兆变，脉当沉紧有力，今脉症不合，痧筋历历可指，用竹二合竹四方即苏。后小腹痛变痢，用当归五钱，山楂一钱，熟军五分，童便微温饮之，即愈。

痘前痘后见有痧筋，止可用药，切忌针刺。

疮症兼痧

疮痛者，心火血热所致，脓肿作痛，必渐而来，非若兼痧之骤而可畏，况疮脉多洪数，兼痧脉固不同，筋又可验。

一女患疮半载，一日酒后血热，且食鸡鹅，脓疮大盛，与凉血解毒药，更觉昏迷饱闷，脉不洪数反沉微，必痧使然。刺头顶一针、指头数针，稍清爽，犹胀闷，用木二方、木三方愈。

痧变肿毒

痧毒留滞腠理即成肿毒，宜先放痧，用解毒散痧药以除其根，然后审十二经络脏腑，分阴阳寒热处治，轻则消之，重则托之，虚则补之，实则泻之。红肿甚者属阳，用木三方。白色平肿，不起发者属阴，用木四方。毒有半阳半阴，用木二方。穿破后，贴太乙膏。若无脓，止流毒水，或脓少血多，用飞龙夺命丹研碎，些须填太乙膏中，拔去毒水脓血后，单贴膏，毒口难收，掺红玉散木四五。

一人遍身疼痛，背发一毒，黑烂痛苦，脉沉微，指头黑色，而恶热饮。此痧变恶毒，用冷围药而成背疽也。令去围药，放痧讫，俟痧气已绝，用木四方温托之，外敷如前法，另有木五方选用。

附：痧后调理，说见后木六七八方。

六十四方第十六加总歌

风暑阴阳斑乌晕，金接石头绞肠并暑晕各二绞肠七。

丝首抽筋尾噤痰，暗痧落弓中各三。

入竹三喉次瘟满，六疱七蛔八黄疸。

匏中块重症俱重，伤寒兼类又伤风。

土疟头头小腹喘，更有不遂伤红转。

革连血目牙妇科，木排痘疡痧后和。

按：七十二症，丝方者半，或一症数方，或一方数症，今症案专汇中卷，歌方另编，分类便查。

金一：金一风痧腹痛频，头疼汗热腿酸臻。荆防细壳陈旋等，烦嗽早先匏八陈痧胀春夏多，暑尤甚，故首风暑。荆芥、防风、细辛、枳壳、陈皮、旋覆花等分，水两杯煎七分，稍冷服汤饮冷温见用药第十一。

加减法大同小异，余可类推，后不具载：头面肿时荷与菊，膝归手足膝威银。渴须花粉吐须便，知母连翘内热清。贝蒌并力治痰多，寒热须将柴独和。茜草丹皮行血滞，射干山豆属喉科。腹皮厚朴皆消胀，食积疼时楂卜强。心痛延胡蓬莪妙，青皮小腹胀疼良。薄荷藿香清秽触，面黑红花与苏木面黑，血瘀也。痧兼痢疾赤白同，加用槟榔效自速。放痧不出弗须惊，苏木桃仁血可行。荆芥细辛加倍用，其余对症再论评细辛不得过五分。

头面肿加薄荷、甘菊，手足肿牛膝、威灵、银花，口渴花粉，吐不止童便，内热知母、连翘，痰多贝母、蒌仁，寒热柴胡、独活，血滞茜草、丹皮，喉肿射干、山豆根，腹胀大腹皮、厚朴，食积腹痛山楂、萝卜子，心痛延胡、莪术，小腹胀痛青皮，秽触薄荷、藿香，面黑红花、苏木，赤白痢槟榔，放痧不出加苏木、桃仁，倍荆芥、细辛。

金二：暑痧金二治头眩，自汗如倾吐泻兼。薷荷翘通银与朴，泽车瓜豆藿频添头眩者必恶心，扁豆、木瓜、木香、香薷饮。香薷、薄荷、连翘各一钱，木通、银花、紫朴各七分，水煎，冷服原方有银花，原歌无银花，加有泽、车、瓜、豆、藿等味。

金三：暑胀金三自可平，卜薷楂朴壳陈青。紫苏催汗随加减，竹叶膏汤用亦灵。萝卜子、香薷、山楂、紫朴、枳壳、陈皮、青皮、紫苏等分，冷服。汗多去紫苏。

《本草从新》云：贪凉饮冷，阳气为阴邪所遏，宜香薷温散利湿。若饮食劳役内伤暑症，宜清暑益气及人参白虎等汤。无表邪而误服香薷，重虚其表，反益之热矣。审之。

金四：腹疼肢冷宜金四，焠后楂翘枳索荷。藿附可加砂与木，阴痧秽触最为多。山楂、连翘、枳壳、延胡索各一钱，薄荷七分，藿香、香附各四分，冷服。歌加砂仁、木香。

金五：金五阳痧手足暖，荆防翘郁与陈青。芎妨喉痛心烦热，腹痛多般加减灵原歌有郁无芎。荆芥、防风各一钱，连翘、陈皮、青皮各八分，川芎三分，稍冷服。食不消加楂、卜，食积棱、术，有积槟榔，痰多贝母、白芥，咳嗽桑皮、兜铃，气壅乌药、香附，血壅桃仁、红花，郁闷不舒细辛，大便不通枳实、大黄，小便不通木通、泽泻，暑热香薷、厚朴，喉痛去川芎，加薄荷、射干、牛蒡，心烦躁去芎，加黑栀。

金六：退痧热之剂。金六头眩呕发斑，速行刮放免奇患。粉丹荷骨栀元细，带冷汤将血热删。花粉、丹皮、薄荷、地骨皮、山栀、元参、细辛等分，稍冷服。

金七：治食积壅阻痧毒，疼痛难忍，头面黑，手足肿，胸腹胀闷。乌痧金七水丸方，苏索脂仙卜最强。棱术姜陈槟实朴，乌香沉降魏砂汤。苏木、延胡、五灵脂、天仙子、萝卜子各两，三棱、莪术、姜黄、陈皮、槟榔、枳实、厚朴各七钱，乌药五钱，香附四钱，沉香、降香各三钱，阿魏二钱，水法为丸如绿豆大，每服十五丸，砂仁汤稍冷下。

金八：治痧气急，胸腹胀痛，迷闷昏沉。金八晕痧莱实朴，仙陈棱术姜沉槟。蔻乌广木香丸就，汤用砂仁急胀平十一味同上，多蔻、木，少苏、延、脂、附、降、魏。莱菔子、枳实、厚朴各七钱，天仙子、广皮、三棱、莪术各六钱，姜黄、沉香、槟榔各五钱，白蔻、乌药各四钱，木香三钱，水丸绿豆大，每服三十丸，砂仁汤稍冷下。

石一：治气壅血阻，昏迷不醒，遍身沉重，不能转侧。石一晕痧先广脂，姜仙棱术与青宜。枳乌蔻木沉阿魏，丸进气壅血阻时八味同，二方脂魏同，七蔻木同，八加青皮。广皮、灵脂各一两，姜黄、天仙子、三棱、莪术、青皮各七钱，枳实六钱，乌药、白蔻仁各五钱，木香、沉香各二钱，阿魏钱，丸法服法同上。痧块案加贝、芥。

石二：治痧仙剂。石二仙方治绞肠，细辛荆穗降真香。郁金共末清茶冷，三匙勿多怕有伤。细辛一两，荆芥五钱，降香三钱，郁金二钱，共为细末，每服三匙，清茶稍冷服以下七方相联酌用。

石三：治痧气内攻。脉伏石三痧内攻，元胡卜芥与棱蓬。青乌枳壳红香附，任是盘肠可奏功。元胡、菔子、三棱、白芥、蓬术各一钱，青皮、乌药、枳壳各八分，红花七分，香附四分，水煎，稍冷服。

石四：治痧毒中肾。石四腰疼中肾痧，怀牛白蒺凤仙花。桃红降末调糖黑，童便冲来力更加歌原注作桃仁，童便宜十二岁童子。牛膝二两，白蒺一两，大红凤仙花、桃花、红花各七钱，降香五钱，共末，黑砂糖调童便冲服。

石五：治痧气寒凝。石五寒凝腹痛方，辛乌降郁木沉香。冷调细末三分服，通下三条可迭尝可与石二、丝二、匏一参看。细辛五钱，乌药三钱，降香二钱，郁金、木香、沉香各一钱，共研细末，每三分冷服，砂仁汤下。

石六：痧因食积主方。石六痧缘食积因，消除腹痛力堪凭。青乌槟卜蓬棱实，依类还将楂曲增。青皮、乌药、槟榔、萝卜子、蓬术、三棱、枳实各一钱，水煎。歌加楂、曲。

石七：治痧大便干结，气血不通，烦闷昏沉。便结昏沉石七通，灯心汤佐水丸功。桃麻军实青辛朴，青与蒌和酌量中原歌有蒌无青。桃仁去皮尖、麻仁、大黄、枳实、青皮、细辛、厚朴等分，水法丸，灯心汤冷服一钱至三钱。

石八：治痧食气壅盛。食气壅时石八方，绞肠七剂此分详。青陈楂朴蓬棱实，辛卜翘煎滞冷汤流火流痰案倍楂、菔，加大黄。青皮、陈皮、山楂、紫朴、蓬术、三棱、枳实、细辛、卜子、连翘等分，水煎，稍冷服。

丝一：治食积成块，痛久不已，推上移下，筋脉抽掣。抽筋丝一荆汤下，丸曲楂脂菔实青。蓬朴棱槟姜药蔻，木沉阿魏又加丁。神曲、楂肉、灵脂、萝卜子、枳实、青皮各一两，蓬术、厚朴各八钱，三棱、槟榔各七钱，姜黄、乌药、蔻仁各五钱，木香、沉香各三钱，丁香一钱，水丸绿豆大，每十丸，紫荆皮煎汤下。

丝二：治过饮冷水，痧不愈者。丝二砂汤末细罗，木沉檀共五分多。暗痧暑被寒冰激，刮放兼施气可和。木香、沉香、檀香等分，共细末，每五分，砂仁汤微冷下。

丝三：治食积血瘀成块，日久不愈。丝三瘀食成痧块，蒺索脂桃末最宜。茜菔姜兰楂土贝，银槟乌药并青皮。白蒺藜去刺二两，延胡、灵脂各两半，桃仁去皮尖两二钱，茜草、菔子、姜黄、泽兰、楂肉、土贝母净各两，银花八钱，槟榔七钱，乌药、青皮各六钱，共末，每一钱，温酒服下。

丝四：治血瘀不散。暗痧丝四与前通，血瘀桃仁蒺索攻。细没降香均作末，一钱酒下与前同。桃仁去皮尖、白蒺捣，去刺、延胡各一两，细辛四钱，没药去油，为末、降香各三钱，末一钱，酒下。加歌：落弓痧症颇难知，痰喘昏迷眼吊时。丝五方仍联六七，放痧去血复何疑。

丝五：治痧气郁闭。末成丝五郁堪排，枳卜乌翘与郁偕。更拟银丹楂作辅，清茶冷下致为佳。枳实、萝卜子各两，乌药、连翘各八钱，郁金二钱，末，清茶稍冷下照案加银花、丹参、山楂。

丝六：痧因血瘀主方。丝六专攻血郁方，桃红独蒺索蒲黄。乌兼壳附成方外，膝贝加来入便良。桃仁、红花、独活、白蒺、炒末、延胡、蒲黄、乌药各一钱，枳壳七分，香附三分，水煎，微温服案加膝、贝、童便。

丝七：治血痰。丝七昏迷治血痰，青红蒲壳用宜谙。无多香附些须贝，记取落弓症第三。青皮、红花、蒲黄各钱，枳壳六分，香附四分，贝母二分，温服。

丝八：痧因气阻主方。噤痰丝八语无声，气阻须兼刺放行。乌药青陈楂紫朴，瘀痰汗渴两加增。乌药、青皮、陈皮、山楂、紫朴等分，稍冷服。血瘀加延胡、香附、桃仁，痰多贝母、白芥，头汗枳实、大黄，口渴薄荷、花粉，痧筋不现细辛、荆芥。加歌：痰涎壅盛扑蛾痧，莫认喉蛾用药差。竹一二三来救治，外吹内服妙堪夸。

竹一：治痧咽喉肿痛。咽喉竹一热方升，天竺硼朱明粉冰。肿痛吹消声拽锯，煎方有二次相承。天竺黄、硼砂各二钱，朱砂一分，元明粉八厘，冰片五厘，共末，吹喉。

竹二：治血滞。竹二喉疼血滞生，寄奴红赤茜丹荆。蒺藜乌药兼香附，气急痰壅不用惊流火流痰案，加贝母，一加牛膝。寄奴、红花、赤芍、茜草、丹皮、荆芥各一钱，白蒺捣末八分，乌药五分，香附三分，水煎，微温服。

竹三：痧症咽喉肿痛主方。喉痛竹三理命焦，菊蒡荷梗贝银翘。壳加桔梗和乌药，童便冲来肿即消原歌无薄荷。甘菊、牛蒡、薄荷、老苏梗、川贝、银花、连翘、枳壳各钱，桔梗五分，乌药四分，微温，冲童便服。

竹四：治痧气食结，胸中饱闷，腹中绞痛。瘟痧竹四杂牵缠，细麦前陈卜腹钱。二两山楂浓作汁，药宜消食放宜先。细辛、麦芽、前胡、陈皮、萝卜子、腹皮黑豆汤泡洗各一钱，先将山楂二两浓煎汤，次入六味煎，稍冷服。

竹五：治痧毒血瘀成块，坚硬突起不移者。满痧竹五突坚持，苏木红桃索蒺脂。姜黄降赤军乌附，棱术青陈角独筛。苏木二两，红花、桃仁去皮尖、延胡、白蒺各一两，灵脂七钱，姜黄、降香、赤芍各六钱，大黄五钱，乌药、酒炒香附、三棱、蓬术、青皮、陈皮、角刺各四钱，独活三钱，细末，每二钱，温酒下。

竹六：竹六痧成紫鲍罗，须从血治用蓬莪。兰红芎桔桃乌膝，放血先觇脉已和。莪术、泽兰、红花、川芎、桔梗、桃仁、乌药、牛膝，水煎，温服。

麻疯痧方：重用银花及苦参，怀牛生地赤红芩。角和酒水频煎饮，痧似麻疯放几针。银花六钱，苦参四钱，牛膝三钱，生地、赤芍、红花各二钱，黄芩一钱五分，角刺一钱，酒、水各半煎。

竹七：治痧食积气阻。竹七攻蛔结食伤，更兼气阻痛难当。槟陈楂卜荷翘附，砂末同冲广木香。槟榔、陈皮、山楂、萝卜子、薄荷、连翘、香附，以上等分，煎好，加砂仁末五分，木香磨冲二分，稍冷服又症案加熟军。

竹八：治痧毒结于大肠。竹八能消遍体黄，军除肠毒起垂僵。茵翘蒌实桃青赤，更共银芩栀子黄原歌无银花。大黄三钱，茵陈、连翘、瓜蒌、枳实、桃仁、青皮、赤芍、银花、酒芩、山栀各钱，水煎，微温服。

匏一：治过服冷水痞闷者。匏一饮寒结块多，丸须砂卜与脂和。木沉更倚檀香力，痞闷时兼竹石瘥案兼用竹五、石一，丝一二三亦可参看。砂仁、萝卜子各八钱，五灵脂六钱，木香、沉香各五钱，檀香三钱，水法丸，每五分，白汤下。

匏二：治痧因血实。匏二痧因血实瘀，更将胁块与消除。军楂青贝桃脂赤，香附红花滞可疏。大黄、山楂、青皮、贝母、桃仁、灵脂、赤芍各钱，香附、红花各四钱二分，水煎，微温服。

匏三：消食顺气和血。身重匏三解毒先，散瘀顺气食消兼。卜楂赤壳同归尾，厚朴相和用水煎。萝卜子、山楂各二钱，赤芍、枳壳、归尾各钱，紫朴八分，微冷服。

匏四：治血结不散。更因身重寻匏四，血结痧宜白蒺藜。苏寄桃红青独活，略加乌药助排挤。白蒺去刺，捣钱二分，苏木、寄奴、桃仁、红花各钱，青皮八分，独活六分，乌药四分，微温服。

匏五：治痧因食积血滞。伤寒匏五疗兼痧，卜芍槟翘银与楂。桔梗防乌延枳壳，先疏积滞法无差。萝卜子二钱，赤芍、槟榔、连翘、银花、山楂各钱，桔梗、防风、乌药、延胡、枳壳各七分。

匏六：匏六类寒发热攻，头疼烦闷症何凶。泽兰香附桃苏木，独蒺楂乌并有功。泽兰、香附、桃仁、苏木、独活、白蒺末、山楂、乌药，微温服。

匏七：治先因伤食，发热口干等症。匏七类伤寒食先，口干身热伏同前。柴翘楂卜红荆粉，枳实将军酒制煎。柴胡、连翘、山楂、萝卜子、红花、荆芥、花粉、枳实分数自酌加，酒缚大黄二钱，微冷服。

匏八：治痧似伤风咳嗽。匏八伤风咳嗽痧，荷桑桔壳菊银花。射干铃粉元参贝，嗽甚还须童便加与金一症似方异。薄荷、桑皮、桔梗、枳壳、甘菊、银花、射干、兜铃、花粉、元参、贝母等分，温服。嗽甚加童便饮。

土一：治痧痰气壅盛。土一痧防暑疟兼，热寒迷闷壅痰涎。葛柴知壳青陈朴，贝藿槟榔十味全原歌无贝。葛根、柴胡、知母、枳壳、青皮、陈皮、紫朴、川贝、藿香、槟榔，温饮。

土二：治痰气壅塞。土二真头痛有方，清痰理气贝姜黄。橘辛青朴荆乌药，煎就冲和砂末凉。贝母二钱，姜黄一钱，橘红、细辛各八分，青皮、紫朴各七分，荆芥六分，乌药五分，冲砂仁末五分，微冷服。

土三：散瘀毒，引火下行。头痛土三因症施，除瘀引火下行时。牛翘独壳楂桃泽，赤芍姜蒲并所宜。牛膝二钱，连翘、独活、枳壳、山楂、桃仁、泽兰、赤芍、姜黄、蒲黄各钱，微冷服。

土四：治痧毒入小肠。土四功同竹八分，痛拘小腹左难伸。膝蒲翘芨通银索，兰细丹皮入便温大肠痧痛在右足，用竹八方。牛膝二钱，蒲黄、连翘、白及、木通、银花、延胡、泽兰、细辛、丹皮各钱，加童便，微温服。

土五：治痰涎喘急。痰涎土五喘如奔，星竺雄朱共一门。麝与牛黄丸草水，淡姜汤每进双元。胆星、竺黄各三钱，雄黄、朱砂各五分，麝香、牛黄各三分，甘草水丸梧子大，每二丸，淡姜汤稍冷下。

土六：土六半身不遂痧，丹参旋覆与山楂。橘兰角甲姜延芍，散毒消瘀解痛麻。丹参、旋覆、山楂、橘红、泽兰、角刺、山甲、姜黄、延胡、赤芍，水煎服。

土七：土七烦劳与嗽痰，内伤痧症要兼谙。丹红乌赤桃兰索，独活陈皮一例参。丹参、红花、乌药、赤芍、桃仁、泽兰、延胡、独活、陈皮，温服。

土八：养血和中。吐衄便红推土八，归身熟地与丹参。青红茜赤楂翘壳，养血和中力自深。归身、续断、丹参、青皮、红花、茜草、赤芍、楂肉、连翘、枳壳，微温服。

革一：治痧气血阻塞。革一同前血阻明，肝心肺部患非轻。蒺荆荷赤青陈等，案有银翘膝益名。白蒺末、荆芥炒黑、薄荷、赤芍、青皮、陈皮等分，微冷服瘀血案加银花、连翘、牛膝、益母。

革二：眼目奇痧革二方，栀翘丹决斛银凉。壳牛芍茜加童便，外有当归可酌量原歌加列当归。黑栀、连翘、丹皮、草决明、石斛、银花、枳壳、牛膝、赤芍、茜草，临服加童便。

革三：目症革三须谷精，连通菊贼芍羌荆。羚羊生地兼生草，更有将军望月明。谷精、黄连、木通、甘菊、术贼、赤芍、羌活、荆芥、羚角、生地、生草、大黄、望月砂，煎服。

革四：革四牙疳中白主，官硼粉黛共肩差。二茶荷草黄连等，冰片珠牛拭腐吹原歌缺雨前茶。人中白三钱，官硼、花粉、青黛各钱，儿茶、雨前茶、薄荷、甘草、黄连各五分，冰片一分，珠子、牛黄各半分，研无声，浓茶拭净，去腐，吹。

革五：行经散痧。倒经革五妇人科，腹胀痧攻吐衄多。桃附青红楂独细，放痧煎用便冲和。桃仁、香附、青皮、红花、山楂、独活、细辛，水煎，加童便引。

革六：胎前革六解痧虞，益附红荆卜曲俱。桑寄难求辛略减，煎成冲服与砂须红花亦少用。益母、香附、红花、荆芥、卜子、神曲、桑寄生、细辛，冲砂仁末服。

革七：革七原知产后虚，散痧须是带消瘀。楂银丹益柴牛独，乌附陈辛绞痛除。山楂、银花、丹参、益母、柴胡、牛膝、独活、乌药、石斛、陈皮、细辛，水煎服。

革八：革八仍前产症求，楂银丹益独柴牛。别加桃艾苏姜附，纵有诸邪不用忧。山楂、银花、丹参、益母、独活、柴胡、牛膝、桃仁、艾叶、苏木、姜黄、香附。

木一：痘前木一看筋先，翘壳荆防用必兼。蒡桔青红楂卜子，散痧发痘自安全牛蒡原歌有，方无。连翘、枳壳、荆芥、防风、牛蒡、桔梗、青皮、红花、山楂、萝卜子。

木二：治痧后热毒流连不已。木二疮疡热毒攻，羌蒡归膝穗翘通。青皮蝉蜕红花合，肿痛都随痧气空。羌活、牛蒡、当归、牛膝、荆穗、连翘、木通、青皮、蝉蜕、红花等分，温服。

木三：消痧后余毒窍发。红肿纯阳用木三，荆蒡土贝菊银甘。翘通红紫兼桃肉，窍发无虞痧毒酣原歌少红花。荆芥、牛蒡、土贝、甘菊、银花、甘草、连翘、木通、红花、紫花地丁等分，胡桃肉一枚，温服。

木四：治痧后余毒流连气血，不能即溃者。木四留痈毒溃迟，银花归草贝参芪。芷楂角膝胡桃肉，莫使流连气血移原歌少膝。银花、红花、当归、甘草、贝母、人参、黄芪、白芷、山楂、角刺捣、牛膝，加桃肉一个，煎七分，空心温服。

木五：痧后热毒痈疔疼痛不已。木五痈疔芍大黄，粉连乳麦贝雄蒡。穿山甲与生甘草，研末五分调蜜汤原歌少粉、蒡、草。赤芍二钱，大黄炒一钱晒一钱，花粉、黄连、乳香净、没药净、川贝去心，炒、雄黄、牛蒡炒各一钱，穿山甲土炒八分，生甘草七分，共研末，蜜汤调服五分。

木六：痧气退尽，气血虚弱者，用木六七方补之。木六防邪痧后滋，芎归地芍补虚羸。参苓术草陈芪并，好待痧清应候施。川芎、当归、熟地、白芍、人参、茯苓、白术、生甘草、陈皮、黄芪，水煎，空心服。

木七：痧退调理。木七再商痧后药，银蒡贝药扁归楂。人参甘草无多用，莲肉胡桃作引加。银花、生蒡、土贝、山药、白扁豆、当归、山楂各钱，人参四分，甘草三分，莲肉六枚，桃肉一个，空心服。

木八：治数患痧者，必待痊愈，然后服之，以绝其根。若痧气未除，则不可服，恐甘者作胀，热者助邪耳。木八能教痧绝根，待他痊愈妙方存。盐矾乌草干姜共，米饭为丸汤带温。食盐炒、明矾火飞各两，川乌泡、甘草各五钱，干姜三钱，共为细末，米饭为丸，每服一钱，白汤温下。新犯痧者，一二服即愈，久犯痧者，十服痊愈。盖甘草以助胃，姜、乌以充胃，明矾以解毒，食盐以断痧，诚为良方。人属虚寒，必加倍多服，方能有效。

八丸：金七八，石一七，丝一，匏一，土五，木八。

九末：石二四五，丝二三四五，竹五，木五。

两吹：竹一，革四。

四十六汤：内附疯方。加减法：金一五，丝八。

应用群方第十七

玉枢丹：治瘴气蛊毒，解恶药，服砒毒菌河豚死牛马肉狐狸鼠蟒之毒，蛇犬恶虫所伤，一切痈疽发背疮疹赤肿诸瘤，不服水土，随手取应。山慈菇俗名金灯笼，叶似韭，花似灯笼，色白，上有黑点，结子三棱，二月苗，三月花，四月枯。于苗时记地，秋冬挖得之，上有毛裹。此味不真则不效。去皮，焙二两，文蛤即五倍子，捶破，洗，焙干三两，红芽大戟去芦，焙干两半，千金子即续随子，去壳，研，去油取霜两，麝香研末三钱，上三味为末，入千金、麝香研匀，和糯米浓饮，木臼内杵千余下，分为四十锭。宜端午、七夕、重阳净室修制，勿令女人小子鸡犬见。每用一锭，姜汁薄荷汤研服，井华水冷磨亦得，通利两次无妨，用温粥补。孕妇不可服。痈疽发背未破时，用凉水磨涂，并服，良久觉痒即消。阴阳二毒，伤寒心闷，狂乱胸满，邪毒未发，并瘟疫、岚瘴、缠喉风、痧胀腹疼，冷水入薄荷一小叶同磨下。急中风癫、鬼胎鬼气，用无灰酒下。缢溺心头暖者，惊死鬼迷未隔宿者，并井水磨灌。蛇犬蜈蚣伤，冷水磨涂。新久诸疟，当日桃柳枝煎汤磨下。小儿急慢惊风、五疳二痢，蜜水、薄荷叶同磨下，牙关紧急，磨涂并服。牙痛，含少许吞下。汤火伤，东流水磨涂。跌打伤损，炒松节，无灰酒下。头疼太阳痛，酒磨烂，涂纸，贴太阳穴。诸痫口㖞斜唇眼掣及夜睡多涎、言语蹇涩，卒中风、口噤筋挛、肢节肿痛，并用酒磨下。

牛黄八宝丹：治痧发斑发狂，浑身赤紫，痧后毒疡，随消。元参瓦焙、明雄黄各五钱，羌活炒、川黄连土炒、犀角、羚羊角、川贝母炒，去心、乳香净、没药各三钱，青黛水澄二钱，珍珠四分，劈砂水飞五钱，牛黄、冰片各二钱，上法制细末，外将拣净银花、甘菊、紫地丁各二两，甘草五钱，长流水五碗，砂锅慢火煎至半，取汁绞滤，青桑柴熬膏，入炼蜜盏许，再熬粘，箸和前末丸，每丸三分，幼一丸，长二丸，蜜汤调服牛黄、冰片过多，拟用二分。

仙方脑麝丸：治岚瘴，解茶痰酒渴，除伏暑，退心热，止喉疼，开目雾及赤白痢一切火症，神效。黄药子、白药子各三两，天花粉二两，川连两用心择过，碾末，筛细，止用头末，广木香三钱，沉香三钱，麝香五分，片脑三分，猪胆调，蒸为丸，每丸一分。瘴气痰渴，老年痰火，临卧噙化三丸。暑路常噙一丸，止渴消暑。如感大热，用五七丸，同好茶一撮、盐梅一个擂碎，井华水调下。心热头疼目雾，噙化三五丸。赤痢，用茅根汁擂七丸。白痢，用茶、梅擂服。痧胀，面赤身热，喘急昏迷者，服下即苏。

郁金丸：随常痧症腹痛者，一服见功，且治九种心疼。五灵脂醋炒两，延胡索八钱，砂仁炒、生明矾各五钱，木香不见火、真郁金勿用姜黄代、雄黄为衣各三钱，神曲糊丸卜子大，每用五六丸，唾津咽下须少用温水，水不可丸，竟用神曲糊亦得。

炼石丹：痧胀通用。千年石即陈石灰，水飞两，松根石即真琥珀三钱，水骨石即白滑石，水飞二钱，水滴为丸。表热烦躁者，青黛为衣，眩晕心闷者，朱砂为衣，每二钱，垂头芦粟汤下。

硫矾丸：硫黄、明矾各四两同入罐，用豆腐浆煮一日夜，去腐渣，再慢火熬至干燥，连罐埋地三尺，三日取出成紫金色，下一层有泥渣不用，茯苓、山药各三两二味同蒸，晒干，露一宿，当归酒洗，炒燥四两，白蒺藜酒浸一宿，炒燥四两，乌药略炒三两，半夏水浸一宿，入姜汁二两，明矾五钱，角刺切碎两，同煮，多用水煎干三两，杏仁去皮尖，焙两半，陈皮去白两，小茴炒燥两，共细末，同制硫、矾用胶枣肉丸绿豆大，每清晨盐汤下钱半，临卧白汤下一钱。有人病痧十年，发则叫喊晕死，或用醋炭熏鼻，或盐汤探吐，并用华佗危病方略得解，醒后服此丸痊愈除根。予屡行多效，真神方也。

附华佗危病方：吴茱萸、木瓜、食盐各五钱同炒焦，砂罐水三碗煮百沸，随病人冷热任意服之即苏。

润下丸：治大肠燥实，二便秘结，痧毒壅盛者。大黄酒制四两，黑丑炒，头末二两，牙皂煎汁丸凤仙子大，每服一钱，多至二钱止，灯心汤下。不独润肠，兼利小便。

治臌香橼丸：或水或食或气俱治。萝卜子炒六两，陈香橼四两，醋制香附三两，广皮去白、荆三棱醋炒蓬莪术、醋炒、泽泻、茯苓各二两，山楂去核、青皮去瓤各两，神曲糊丸豌豆大，每服五六十丸，米饮下。

大羌活汤：《经》云：两感者死，不治。一日太阳与少阴俱病，头痛发热恶寒，口干烦懑而渴。太阳者府也，自背俞而入，人所共知。少阴者脏也，自鼻息而入，人所不知也。鼻气通于天，故寒邪无形之气从鼻而入，肾为水，水流湿，故肾受之。又云：天之邪气感则害人五脏，以是知内外两感，脏腑俱病，欲表之则有里，欲下之则有表，表里既不能一治，故死矣。然所禀有虚实，所感有浅深，虚而感之深必死，实而感之浅犹或可治。羌活、独活、防风、防己、黄芩、黄连、苍术、白术、细辛、炙草各等分，知母、川芎、生地倍之，俱片，每服两半，煎一大盏，热饮之，不解再服。此解利两感神方也。若痧症与此彷佛，亦以是方加减而选用之。

加减圣效散：治伤寒时疫风湿阴阳两感，表里未辨，或外热内寒，或外寒内热，肢节拘急，头项腰脊疼痛，发热恶寒，呕逆喘咳，鼻塞声重，及食饮生冷，伤在胃脘，胸膈饱懑，肠胁胀痛，心下痞结，手足逆冷，肠鸣泄泻，水谷不消，小溲不利等症。东坡莅杭，多疫，设剂活众，原名圣散子，今有痧症相类，疗之悉效。卜子炒、砂仁炒，研、槟榔、陈皮、延胡各八钱，厚朴、防风、苍术、藁本、藿香叶、柴胡、独活、石菖蒲、泽泻、枳壳、细辛各五钱，草豆蔻去壳十个，共粗末，每五钱，水盏半煎一盏，去滓，温服，不计时候，取遍身微汗即愈。时气不和，空心饮之，可辟邪疫。

如圣散：治当心而痛，遍身骨节牵痛，或呕吐恶心，不时发作者，兼治疝气劳根，此方可补痧胀所不逮。枳壳面炒三两，小茴微炒三钱，盐砖铲上烧红三分，为细末，每服二钱，温酒调下。如不止，再服一钱。

失笑散：治血迷心窍，不知人事，妇人产后心腹绞痛及腹中瘀积血作痛者，男妇惯发痧胀，服此永不再犯。灵脂去砂，炒、蒲黄炒等分，为末，每一二钱，温酒调下。

普济消毒饮：太和间疫疠，初憎寒壮热体重，次传头面肿盛，目合喉喘，舌干口燥，俗云大头伤寒，诸药莫治。东垣云：身半以上，天之气也。邪热客于心肺，上攻头面而为肿耳。制方活众，刻石以传《医方集解》此方微有不同。黄芩、黄连各酒炒五钱，牛蒡、大黄各三钱，陈皮去白、元参、生甘草、连翘、板蓝根各二钱，马勃钱，川芎、防风各八分，僵蚕炒、升麻、柴胡各七分，薄荷五分，桔梗三分，共细末，半用汤调频服，半用蜜丸噙化，尽剂而愈。或水煎，食远温服原无大黄，便秘加用，酒煨。

祛瘴辟瘟丹：治时疫痧瘴，老幼男妇皆同者。厚朴、苍术、羌活、防风、陈皮、枳实、香附、牛蒡子各钱，槟榔、白芷各八分，藿香、川芎各五分，细辛四分，甘草三分，姜、葱煎服。无汗加苏叶、薄荷，口渴花粉、葛根，身重汗出防已、石膏，温疟柴胡、半夏，遍身疙瘩肿痛蓝叶、大黄、僵蚕，肌肉发红黑紫斑元参、大青、连翘，大便秘结大黄，先中热又中暑加白虎、香薷，头痛川芎，风温身体灼热芩、连、栀子，咳嗽涕唾，头目昏眩荆芥、金沸草，金沸草即旋覆花。

白虎汤：治温病身热，自汗口干，脉来洪大，霍乱伤暑发痧神妙。石膏煨五钱，知母三钱，甘草钱，粳米一撮。病在阳明肌肉，则巨阳之表邪已解，故外不恶寒，又无头痛身疼之症，但自汗而发热也。《经》曰：热淫所胜，佐以苦甘。以知母、甘草解其热，盖热则伤气，用粳米、甘草之甘以益其气，且治不眠烦躁也，烦者肺，躁者肾也。以石膏为君，佐知母之苦以清肾之源。因石膏体坚而重坠，知母沉寒而走下，故用米、草之甘以缓之，使不速达于下焦也。白虎金神，司秋者也，暑火至秋而衰，且知母苦寒，又能保太阴肺金之气，故名白虎，以为三阳经一解表药耳。虽是三阳解表药，切记有汗当施，无汗当戒。盖无汗者，必须柴、葛、升麻以解表邪。不可见其身热，误用白虎，以郁遏其热，使不能外越也。汾尝验温病久而无汗，有必兼白虎乃解者。温疟宜桂枝白虎，《医方集解》明言之矣。至于柴、葛、升麻，亦自各有所宜，《伤寒论注》等书自悉。

记异症方案一条：靖江刘姓，年四旬，遇疫遭数丧，自外归，母病旋卒，遂成惊悸不寐，略睡去即叫跳，其心如荡如撞，服天王补心丹之类半月不效，予用奇方制就琥珀丸，三服遂定每服三分三厘，共钱。又变怪症，饮食如故，忽然目翻涎流，喊如羊，其头侧过左肩，手亦向左反张，突起旋走，面如土色，食顷稍苏，日夜百番，或曰羊痫曰痉病。然痫症当见怪脉，今无脉，非五痫可知。若作痉治，用麻黄发汗，续命祛风，恐立毙耳。予书原载角弓痧，症略相似，即投炼石丹一服，日夜各减半，二服日中不发。晚止数次，三服痊愈。但面色不正，另立丸方调理而痊。真琥珀同灯心研四钱，辰砂研细，取猪心血和，仍放入心内，湿纸包煨，心熟为度，取出晒干五钱，整大半夏两洗净，同姜汁半盏，牙皂、白矾各三钱煮透心极熟，晒干，用八钱，胆星六钱，石菖蒲、炙草各五钱，枣仁二两，远志肉、白茯神、橘红、归身、柏子仁、山药、麦冬各两，煮枣肉丸梧子大，金箔为衣，每服三十丸，临卧圆眼灯心汤下。此丸兼治怔忡健忘、惊悸癫痫等症。

加味活命饮：一切痧后留滞热毒发为痈肿发背疔疽。穿山甲土炒、银花、大黄各三钱，归尾、陈皮各钱半，花粉、赤芍、生地、薄荷、防风、白芷、贝母、甘草节、乳香各钱，没药净、角刺各五分以上三味后下。毒在背加角刺钱半，在腹加白芷，在胸加蒌仁二钱，在头面手足加银花五钱。水入大瓦瓶封口煎，温服。侧睡，忌铁器酸味诸毒物一方无军、地、荷，好酒煎。大溃勿服。

六一散：降火利窍，解烦渴一无湿者多服，反耗津液，加渴。水飞滑石六两，粉草末两，夏月凉水调饮。加朱砂，名益元散，治小儿身热咳嗽，微带惊风，灯心汤调服，屡效。

治腹痛法：取大公鸡一只，其人仰卧，放肚上，鸡即伏，如疼止，即跳下而愈。此法试过，亦验。

又法：凡痧属肝经者多，肝附于背，第七骨节间，遇犯痧者，先循其七节骨缝中将大指甲重掐入，候内骨节响方止，以盐涂之。如不响，即将盐重擦，必便透入，遂能止疼。

补原本未列方

五苓、胃苓、六和、正气，见论吐下泻痧、霍乱痧、水腹痛痧。

五苓散加减：去桂即四苓，白术换苍术，加末二味。

猪苓、茯苓、泽泻、苍术泔浸、车前、木通。

胃苓汤：去白术、桂、草。即前上四味加制厚朴、陈皮去白。

六和汤：厚朴钱五分，赤苓、藿香、扁豆、木瓜、苍术各钱，砂仁、半夏、人参、杏仁、甘草各五分。暑加香薷，冷加紫苏。一方无苍术，一方有白术。

藿香正气散：藿香、紫苏、白芷、茯苓、腹皮各二钱，桔梗、紫朴、陈皮、白术土炒、半夏曲各二钱，甘草钱，每五钱，水煎此与六和、姜枣引勿轻用。或加木瓜，伤食重者加消食药，元气虚弱人慎用。

续附络痛方案

一客匠年十六，发热，久之胸胁痛，脉细弱，或作劳怯治，呕哕便闭，小腹胀急，或参用左金，便溺通而痛愈紧，夜尤甚，小便赤色，投痧症药亦未效。儒医孙敬承云：脉无变，而胸前不可手近，其痛在络。用金铃子肉一个，元胡钱，蒌皮钱，生香附钱半，陈大麦仁三钱，煎饮，一服而愈。金铃入络，佐以元胡，气血俱通。似与痧宜，而书中未收，附记于此。

又海浮石治痰甚妙，并附后。金铃子即川楝子苦寒，能导小肠膀胱之热，因引心包相火下行，通利小便脾胃虚寒者忌，肉与核不并用。海石一名浮石咸软坚，寒润下，止嗽止渴通淋，化上焦老痰，消结核多服损人血气。

原叙言康熙庚戌有涤痧丸引刻于毗陵，此书症案中屡言涤痧散，而方竟失载，续当访补。

附　景岳刮痧新案

向余荆人，年近四旬，于八月终初寒之时，偶因暴雨后中阴寒痧毒之气，忽于二鼓时，上为呕恶，下为胸腹搅痛，势不可当。时值暮夜，药饵不及，因以盐汤探吐之，痛不为减，遂连吐数次，其气愈升，则其痛愈剧，因而上塞喉嗌，甚至声不能出，水药毫不可入，危在顷刻间矣。余忽忆先年曾得秘传刮痧法，乃择一光滑细口瓷碗，别用热汤一钟，入香油一二匙，却将碗口蘸油汤内，令其暖而且滑，乃两手覆托其碗，于病者背心轻轻向下刮之，以渐加重，碗干而寒，则再浸再刮。良久，觉胸中胀滞渐有下行之意，稍见宽舒，始能出声。顷之，忽腹中大响，遂大泻如倾，其痛遂减。幸而得活，泻后得睡一饭顷，复通身搔痒之极，随发出疙瘩风饼如钱大者不计其数，至四鼓而退。愈后，细穷其义。盖以五脏之系咸附于背，故向下刮之，则邪气亦随而降。凡毒气上行则逆，下行则顺，改逆为顺，所以得愈。虽近有两臂刮痧之法，亦能治痛，然毒深病急者，非治背不可也。至若风饼疙瘩之由，正以寒毒之气充塞表里，经脏俱闭，故致危剧。今其脏毒既解，然后经气得行，而表里俱散也。可见寒邪外感之毒，凡脏气未调，则表亦不解，表邪未散，则脏必不和，此其表里相关，义自如此。故治分缓急，权衡在人矣。继后数日，一魏姓者亦于二鼓忽患此症，治不得法，竟至五鼓痛极而毙。遇与不遇，此其所以为命也。

又针灸法

刺委中穴出血，或刺十指头出血，皆是良法。今西北人凡病伤寒热入血分而不解者，悉刺两手掴中出血，谓之打寒。盖寒随血去，亦即红汗之类也。故凡病伤寒霍乱者，亦宜此法治之。今东南人有刮痧之法，以治心腹急痛，盖使寒随血去，则邪达于外而脏气始安，此亦出血之意也。

霍乱吐泻不止，灸天枢、气海、中脘三穴，立愈。霍乱危急将死，用盐填脐中，灸二七壮，立愈。转筋，十指拘挛，不能屈伸，灸足外踝骨尖上七壮。

救急良方

霍乱绞肠痧，以针刺其手指近甲处一分半许出血即安。仍先自两臂捋下，令恶血聚于指头后刺之。

验方新编新增卷之二十三

跌打损伤

总论

六脉纲领，曰浮沉迟数滑涩。浮沉以部位言，而虚实濡弱革牢六脉从之。迟数以至数言，而紧缓促结代五脉从之。滑涩以形象言，而长短洪微芤弦动伏散细十脉从之。此脉之大概也。又有解索、雀啄、屋漏、鱼翔、弹石、虾游等名，皆死脉。人有四海，脑为髓海，丹田为精海，脐为气海，脾为血海。人有五余：头发属心，血之余；眉毛属肝，筋之余；须属肾，精之余；腋毛属脾，肌肉之余；阴毛属肺，气之余也。又指爪筋之余：筋乃骨之余，骨乃精之余，皮乃血之余，脉乃气之余，骨节乃五脏之余也。五脏之窍：舌为心苗，心寄窍于耳，眼为肝窍，口为脾窍，鼻为肺窍，耳为肾窍，肾又开窍于二阴焉。五脏绝症：鼻孔向上而黑者，肺绝也；嘴唇反起黑色者，脾绝也；鱼目定睛，人中陷者，肝绝也；舌尖黑色，芒刺有苔，心绝也；两耳黑色，肾囊吊起，肾绝也。以上五绝之症不治。头为诸阳之会，正额属心，心主血，最畏见风，若破伤风头额肿者，即死。

治法总论

夫跌打损伤，气血不流行，或人事昏沉，往来寒热，或日轻夜重，变作多端。昧者不审原因，妄投猛剂，枉死多人，诚可惜也！治宜及早，半月后才医，瘀血已固，水道不通，难为力矣。既表不可复表，要仔细看明，随轻重用药。青肿转红色，血活将愈。若牙关紧闭，不能进药，万无生理。坐卧避风，忌一切生冷，牛肉缩筋，猪肉发病，亦不宜食。遇有重伤，解衣谛视遍身血道形色若何，诊脉调和与否？脉绝不至者死，沉细者生。山根好阴囊有子可治，肾子入小腹无治。顶门一破，骨陷难存，囟门被伤，髓出即死。心胸紧痛，青色胜裹心，乃偏心受伤，可治，红色胜裹心，乃心口受伤，不治。上心口青肿，一七即死。伤小腹而不及肚，可治。若阴阳不分，粪下不止，气出不收，则肚伤矣。食管虽断，在饱食之后，延二日不死者，可治。若鼻孔黑色，舌大神昏，则脏腑绝矣。耳后为制命之处，脊骨无续断之方。男子乳伤犹非重症，妇人乳伤却是危机。正腰受伤，笑者多凶，小腹受伤，孕妇最忌。以上姑述其大者，在医者临症制宜可也。

十二时气血流注歌

寅时气血注于肺，卯时大肠辰时胃。
巳脾午心未小肠，膀胱申注酉肾注。
戌时包络亥三焦，子胆丑肝各定位。

血头行走穴道歌

周身之血有一头，日夜行走不停留。
遇时遇穴若损伤，一七不治命要休。
子时走往心窝穴，丑时须向泉井求。
井口是寅山根卯，辰到天心巳凤头。
午时却与中原会，左右蟾宫分在未。
凤尾属申屈井酉，丹肾俱为戌时位。
六宫直等亥时来，不教乱缚斯为贵。

左右论

凡受伤不知左右，若有吐血症，见血自明，血黑者左受伤，血鲜者右受伤。若无血吐出，即看眼珠，亦可知其定所，乌珠包丑者伤在左，白珠包丑又加红大者伤在右。左属肝，右属肺，乌珠属肝，白珠属肺，瞳仁属肾。常见右边受伤，发时左边便痛，不可单治一边，必左右兼治，其病始愈。

用药歌

归尾兼生地，槟榔赤芍宜。
四味堪为主，加减任迁移。
乳香并没药，骨碎以补之。
头上加羌活，防风白芷随。
胸中加枳壳，枳实又云皮。
腕下用桔梗，菖蒲厚朴治。
背上用乌药，灵仙妙可施。
两手要续断，五加连桂枝。
两胁柴胡进，胆草紫荆医。
大茴与故脂，杜仲入腰支。
小茴与木香，肚痛不须疑。
大便若阻隔，大黄枳实推。
小便如闭塞，车前木通提。
假使实见肿，泽兰效最奇。
倘然伤一腿，牛膝木瓜知。
全身有丹方，饮酒贵满卮。
苎麻烧存性，桃仁何累累。
红花少不得，血竭也难离。
此方真是好，编成一首诗。
庸流不肯传，毋乃心有私。

药中禁忌

乳香、没药二味，方中屡用，务要去油，若不去油，恐其再发。凡皮破伤用象皮，须滑石炒，以免作脓。凡损伤骨断皮破者，药用水煎；皮不破者，药用酒煎，必加童便，以活瘀血。

发散方

凡跌打损伤，先用发散为主。川芎、羌活、枳壳、泽兰、荆芥、防风、独活、归尾、干姜各一钱，加葱白三茎，水煎服。

十三味总方

三棱五钱，赤芍、骨碎补各一钱五分，当归伤上中二部用全归，伤下部用归尾、蓬术、延胡索、木香、乌药、青皮、桃仁、苏木各一钱。若伤重者，大便不通，加大黄四钱。恐有瘀血入内涩滞，通瘀为主，用陈酒半斤煎，又加缩砂仁三钱，同煎服。

十四味加减方

菟丝子、肉桂、刘寄奴、蒲黄、杜仲、延胡索、青皮、枳壳、香附、五灵脂、归尾、缩砂仁各一钱，五加皮一钱五分，广皮二钱。酒、水各半煎服。

七厘散

地鳖虫去头足、血竭、硼砂各八钱，蓬术醋炒、五加皮酒炒、菟丝子、木香、五灵脂醋炒、广皮各五钱，生大黄、土狗各六钱，朱砂、猴骨各四钱，巴豆霜、三棱、青皮、肉桂去粗皮，不见火各三钱，赤芍酒炒、乌药炒、枳壳、当归酒炒、蒲黄生熟各半各二钱，麝香一钱五分，以上各制，共为末，伤轻者服七厘，重者服一分四厘，最重者服二分一厘，陈酒冲服。仍可加入十三味总方内服之。凡瘀血攻心者即醒。

飞龙夺命丹

硼砂、地鳖虫、自然铜醋炙七次、血竭各八钱，木香六钱，当归、桃仁、蓬术、五加皮酒炒、猴骨制各五钱，元胡索醋炒、三棱醋炒、苏木各四钱，五灵脂醋炒、赤芍酒炒、韭子炒、蒲黄生熟各半、破故纸盐水炒、广皮炒、川贝、枳壳、朱砂、葛根炒、桑寄生炒各三钱，肉桂去粗皮，不见火、乌药、羌活、麝香、杜仲盐水炒、秦艽炒、前胡炒、土狗不见火、青皮醋炒各二钱，以上各制，共为细末，伤重者服三钱，轻者服一钱五分，老酒冲服。仍可加入十三味方内服之。

地鳖紫金丹

地鳖虫、硼砂、血竭、自然铜各八钱，乌药、土狗、延胡索醋炒、当归酒炒、桃仁、威灵仙酒炒、川牛膝各五钱，麝香、香附制、木香各四钱，川续断盐水炒、五加皮炒、猴骨制、苏木、贝母、广皮炒、泽兰、五灵脂醋炒各三钱，菟丝子不见火二钱，以上各制，共为细末，伤重者服三钱，轻者服一钱五分，酒送下。

损伤用药论

凡跌打损伤之症，不可概论也。青肿不痛，或肿不消退者，气血虚弱也，用十全大补汤。若肿，或作寒热者，血伤而肝火动也，用四物加山栀、柴胡。血出不止或又发寒热者，用四君子汤加川芎、当归、柴胡。寒热而痛甚者，欲溃脓也，用参芪内补散。若脓出而痛甚者，气虚也，用八珍汤。疮口赤肉突出者，血虚而肝火生风也，用柴胡栀子散。若脓不止，疮口白肉突出者，气虚而有邪感也，用补中益气汤。若脓溃而痛，或溃而不敛者，皆脾胃虚也，用六君子汤。苟徒知服凉药而不溃不敛，所以致败症也。受伤若肠中作痛，按之不能宁者，内有瘀血也，用承气汤下之。下后仍痛，瘀血犹未尽也，用加味四物汤调之。按之不痛，血气伤也，用四物汤加参、芪、白术。下后胸胁作痛，肝血伤也，四君子汤加川芎、当归。下后发热，气血皆虚也，用八珍汤加半夏。胸胁胀满，饮食不思者，肝脾气滞也，用六君子汤加柴胡、枳壳。咬牙发搐者，肝盛脾虚也，用蜈蚣散加川芎、山栀、钩藤、天麻。以上须要谨慎，不可妄用也。各方载后。

十全大补汤：人参、茯苓、川芎、当归、白芍、地黄、黄芪、肉桂各一钱，白术一钱五分，炙草五分，水煎服。

四物汤：当归、地黄各三钱，炒白芍二钱，川芎一钱五分，水煎服。

四君子汤：人参、焦术各二钱，茯苓、炙草各一钱，姜三片，枣二枚，水煎服。

八珍汤：人参、茯苓、川芎、当归、炒白芍、地黄各一钱，白术一钱五分，炙甘草五分，水煎服。

补中益气汤：黄芪二两，人参一钱，炙草八分，半夏一两，炒白芍、独活、防风各五钱，炒白术、茯苓、泽泻、柴胡各三钱，连翘二钱，羌活一钱五分，生姜三片，枣二枚，水煎服。

六君子汤：即四君子汤加陈皮一钱，制半夏一钱五分，水煎服。

加味承气汤：治瘀血在内者。大黄、厚朴、枳实、羌活、防风、当归、生地、朴硝各一钱，水煎空心服，多寡随量加减。

加味四物汤：治瘀血未尽者。当归、川芎、白芷、生地、桃仁、红花、枳壳、牛膝、大黄、苏木、羌活各一钱，水煎，早服。

逍遥散：柴胡、土炒白术、茯苓各一钱，当归酒拌二钱，炙草五分，薄荷六分，加煨姜三片，水煎服。

异功散：即六君子汤去半夏。

独参汤：人参一两，水二钟，枣十枚，或莲肉、龙眼肉，同煎服。

六味汤：地黄四两，山茱萸、山药各二两，茯苓、丹皮各一两，泽泻一两五钱，水煎服。若破伤出血不止者，加麦冬、五味子各三钱。

托里散：金银花五钱，当归二两，大黄、花粉、连翘各五钱，牡蛎、皂角刺各三钱，黄芩、赤芍各一钱，朴硝五钱，酒、水各半煎服。

跌打损伤辨生死诀

头顶受伤，口鼻出血，手足不动，急灌童便一碗，若能知痛，手足转动者，可治；若手足难动，言语不明，不治；气喘呃塞者，七日必死。顶门伤破，骨未陷入者，可治；骨碎陷入者，不治；气出不收者，不治；囟门出髓者，即死。食后受伤，七日不死，可治；眼闭者，不治。

太阳受伤，晕倒在地，急灌童便一碗。若能知痛者可治；不知痛者七日死；如知痛顷刻又晕者，二十一日死。

耳后受伤，血入内者不治。两目受伤可治。山根受伤，不断者可治，断者不治。

食管断者不治。气管全断者不治，未断者十可救五。色红者可治，发青黑色不治。

两肩受伤，血入内者不治。心口受伤，青色者七日死，服药三日后，转红黄色者可治。食饱受伤，三日不死，可治。心窝骨断者不治。

两胁受伤，痛紧急者七日死；伤入肺者十四日死；伤入肝胆，面青发晕，口吐黄水者，不满五日死；如痰冷者，四十九日死；筋骨麻木，身热如火，饮食不进者，不治。破伤，血入内者，不治；血流出尽者，不治；出黑血黑水者，不治。两乳受伤，男人可救，宜急治；女人难治。

大腹受伤，不发晕，口内吐饭者，可治；若不吐饭，腹内作痛不绝，四十日死；发热乱言，至夜发厥者，三日死。小腹受伤，血入内者，其脉不实，不治。孕妇犯胎者，胎必下，不治。

大肠受伤，粪从口出，当日死；若便出尿，四十九日死；不能语，二十日死；眼目眩晕，手足皆冷，难治；过一时能转热者，可治。小肠受伤，昏晕发热，口中乱言，七日死；不分阴阳者，不治。腹破肠出，未断半断者可治，全断者不治；不臭者可治，臭者不治；色不变者可治，变紫黑色者不治。

腰伤呕血，急饮童便一碗，自知痛者，可治；不知痛而发笑者，三日内死；夹脊骨受伤断者，不治。肾经受伤，呕吐不出，全身难动，挣坐不起，睡卧不安，七日死；若吐鲜血，十日死；外肾伤，囊内有子者可知，子入小腹者不治，子碎囊内者不治。囊肿，不从上痛者，可治；时日久长，连腹内作痛者，四十九日死；若发热发晕，三日死；人事不知，手足不动，一时死。囊破，子入小腹者，不治；子未入腹，虽垂悬于外，可救。老人左股压碎者不治。

凡受伤后，鱼际骨有脉者可治，脉不动者死，脉大而缓不治。汗出不止，形象变者，防五日死。目晕青色者不治。鱼口传风不治。头目青黑，额汗不流，眼小目瞪，身汗如油，谓之四逆，不治。

仙授外伤见血主方按症加减

归尾、川芎、地黄、白芍、益母草、藁本各二钱，乳香炙、没药各二钱五分，川续断三钱，苏木一钱五分，白芷一钱，甘草五分，生姜三片，水煎服。

头顶伤，加升麻一钱，肉桂二钱；头骨沉陷，加白芷三钱；脑门肿痛，加茯苓、白术各二钱；脑髓出，加香附二钱，白附子、苍耳子、牡蛎各一钱；面青懒食腹痛，加柴胡、茯苓各一钱五分，陈皮八分，升麻、半夏、黄芪各一钱；破处生蛀，加细辛、青黛、蝉蜕各一钱，蛀即化为黄水滚出；脑侧近耳边寒热作痛，加丹皮一钱，石枣、泽兰各二钱；目伤出血不止，用人乳饭上蒸过，涂之；如黑睛脱出，用手掌趁热按进，将绢紧紧包住，三日不开，外用生地黄捣烂贴退其血，内服方加木贼草、石决明、菊花各一钱；目眶伤损，胬肉脱出，用杏仁去皮尖嚼细吐手掌上，趁热以棉裹筋头按胬肉上四五次，送安目内，再用鲜地肤子汁点之，自愈，如无鲜者，即浓煎熬膏亦可，后以清水调生半夏末搽六七日，眉毛即生；目伤青肿，水调生半夏末涂，立愈；耳伤，加磁石一钱；鼻伤，加辛夷二钱，鳖甲三钱；颊伤，加独活、细辛各二钱；唇伤，加升麻、秦艽各二钱，牛膝三钱；舌伤，加石膏二钱，升麻三钱，用黄芩片贴舌上含之，以断其血；齿伤，加独活、细辛、谷精草，血流不止，用灯心紧咬，立止；左肩伤，加青皮一钱；右肩伤，加升麻一钱；喉项伤，加羌活、独活、谷精草各一钱；手伤，加桂枝、禹余粮各一钱，姜汁五匙；胸伤，加川贝三钱，柴胡一钱，枳壳二钱；乳伤，加川贝、百合各二钱，漏芦一钱；胸腹伤，强言乱语，加辰砂、茯神各一钱，远志一钱五分，金银箔十张，盆子二钱为引；吐黄水，加木香、木瓜、扁豆、大茴各一钱，大黄二钱，砂仁十四粒；左胁伤，加北芥子一钱，柴胡一钱五分；右胁伤，加北芥子一钱，升麻二钱；腹伤，加大腹皮二钱；如腹破肠出，加黄芪、鹿茸各二钱，其肠将手轻轻按入，不可犯指甲，其伤口用柿饼众人嚼碎填塞，七日痊愈，若不便以手按者，用磁石末、滑石粉各二钱，米饮调服，其肠自入，如不入，将病人卧席上，四角用人拿定举摇，其肠自入，或以小麦煎浓汤，待冷，不令病人知，含喷其背，渐渐自入，不令多人相见，并止旁人说话；腹破脂膜出，用铜刀割去，伤口用竹片夹住，十日自愈，肠入后，食羊肾粥十日，不可大饱，若伤口燥裂，以热鸡血涂之；腹伤倒脎者，将病人横卧被上，被四角用人拿定打悬，一头提起，一头放下，彼此上下，令病人左右转旋数次，其脎即归原处矣；小腹伤，加小茴一钱，槐花二钱；背伤，加香附、木香各一钱，羌活一钱五分；腰伤，加木鳖子一个，杜仲、牛蒡子、破故纸、小茴、白芷各一钱，大茴八分，巴戟二钱；臀伤，加白蜡、自然铜各二钱；肾囊破，睾丸跌出，血筋未断者，将手轻轻托入，用桑白皮取丝成线，以针缝合其皮，外用生肌散涂之；如睾丸坠地，无血筋相连，取起捣碎，早米饭捣糊为丸，空心黄柏汤送下，伤口仍用上法缝之，三五日如旧；寒热发搐，咬牙，唇口牵动，加天麻、升麻各一钱，柴胡八分；囊肿痛不愈，饮食少思，加人参、白术、柴胡各一钱；两足腿伤，加牛膝二钱，木瓜、苡仁、五加皮、槟榔、石斛、苏梗各一钱；伤口作痒，加干葛一钱，防风、荆芥、连翘壳各一钱五分，赤芍二钱；血出多瘦弱，加人参、麦冬各一钱；烦躁不止，加柴胡五分，丹皮一钱；面黑喘急，加人参五分，苏梗一钱；脓出口噤流涎，加人参三钱，柴胡、升麻各一钱；脓出不干，加滑石、苍术各一钱，白术一钱五分；手足微搐，眉目微动，加钩藤、柴胡各一钱；手撒目闭，汗出如雨，加人参一两，附子五钱；眼开能言，气不相接，加人参、黄芪、白术各一钱。

外敷生肌散

炙乳香、炙没药、白芷、赤石脂、儿茶、龙骨、猫头骨、五倍子各一钱，共研细末。

补唇方法

龙骨、乳香、没药、白及、白蔹、文蛤、黄连、黄柏各三钱，麝香少许，人乳调敷。先将麻药敷缺处一刻，再用竹片夹住两边缺弦，用快刀削去薄皮，将绣针二枚上下合正栓定，用线紧紧扎住，外敷药散，三四日后其肉生牢，去针，又用药掺针孔处，痊愈。若新打破者，不必用麻药，去皮，依法敷药即效。

破伤总论

夫刀伤虽易实难，筋断腹破，皮连骨削，刺入骨间箭簇断在肉内，或破后伤风，如此等症最宜良手。皮开而长者，必用细针将两边新破皮慢慢扯合，以针栓好，内外搽药。不可用膏药贴盖，恐败血成脓，肉烂难敛。如燥痛时，以猪油或麻油拭之。腹破肠出者，令平卧避风处，先用油搽伤口四旁，缓缓将肠送入腹内，用药线将皮缝好，然后敷药，三日内不可转侧，须待药气流通，不见疼痛方可。箭簇断骨肉间者，须用麻药服之，使不知痛，庶可钳出。若小刺不出，以黑宝散敷之即出。指节或骱骨被伤而偏者，或连皮屈折者，必要伤时理正，若至溃则不可整矣。敷贴扎缚，均须仔细，勿令粘连，至后成脓。老年虚弱羸瘦，不忍痛苦者，须以救生为本，不必定施整理也。凡头上伤或筋管穴道之处，血来必涌，须预调备止血之药，打开看时，内有碎骨断发等类，必要尽行取出，速以药敷好，必用玉真散盖护，防其伤风。烂坏者用收敛药。至肉满不得结痂，肌有小孔流脓不合者，必有碎骨或芒刺断发之类缠住新肉故也，必用乌金膏、三品锭插入，溃开好肉，细察取出，方能收敛结痂。或生疔或内有脓窠者，亦用此法治之。刎断喉者，伤及内喉，饮食不可进，则难治矣，先以血竭末撤内喉四旁，勿令漏入管喉，以桑线缝合外皮，再用风流散盖一层，补血膏贴之，四围周密，不可泄气，内服参竹饮以接元气，并清气血之药，自然痊愈。

玉真散：南星、白芷、防风、天麻、羌活、白附子各等分，为末，敷用护风，亦可调服二钱。

风流散：降香节四两，血竭二两五钱，苏木二两，乳香五钱，没药三钱，龙骨二钱，红花一钱，桔梗少许，灯心一把，哺成形鸡蛋十个连毛醋煮，黄泥封固，文武火煨，各为细末，和匀再研，干掺上，血止后燥痛，用清油调敷，血不止者，以血竭末独敷，立止。

整骨接骨夹缚手法

夫脑者，诸阳所聚，其太阳、囟门、脑盖等处，一有破伤，即宜分开发寻伤处，剪去近伤之发，方好用药。若血涌出，用灯心嚼成团，蘸桃花散塞之，无不止矣，小则不必。若或臭烂，先煎消风散服之，又煎辛香散洗之，洗时切忌当风处，犹恐寒热增重难医。若头面皆肿，此风入里也，宜服消风散。患处有肿，用蜜调圣神散，或姜汁、醇酒调，贴亦可。若髓出，用安髓散，清茶调敷，二药合用尤妙。若脑骨沉陷，用白金散加淮乌散贴之，即时吸起，服药取效。

夫面有七孔，眼居第一，为人生一世之最要者，治宜详慎。如睛出胞外者，趁热送入，但用圣神散贴，退其血与肿，内仍服药。若黑睛破水出者，其目必坏。若翻转在胞内，可轻轻拨转归原，亦用圣神散贴之。若血侵睛，用桃柳嫩枝、生地黄、地龙煎水，浸猪腿精肉贴眼上，秘传常服活血住痛散及清头面药，余皆照外伤见血治之。

夫颊骨脱，令患人坐定，揉以百十下，令口张开，医者以两手大拇指入口中，合手掇定，往下一伸，复还上一送，即入臼矣，仍用手巾兜住一时可解。

夫牙床骨被伤，用手揣搦，令相按归原，用圣神散贴之，外用绢手巾兜住下颊，直上缚在头顶上。牙落者去之，摇动者以箸拨正。血出不止，用五倍子、白矾煎汤，含口中止之，以米汤调白金散噙化，或用桃花散塞之。

夫头颈从高坠鸱缩者，先用消风散或住痛散加痹药昏昏散服之，令患人仰卧，用绢带兜其下颊，直上头顶，再将头发解伸，同绢带拿作一把，令其头睡得平正，医者坐于地下，伸直两脚，踏患人肩上，用力徐徐拔伸归原合好。用生姜自然汁、韭汁、酒、醋调圣神散，贴之，绑缚牢固，常服寻痛住痛散取效。

夫肩井栏骨折断者，先消风散、住痛散加痹药昏昏散服之，揣搦相接归原，次用蜜调圣神散贴之，却用毛竹一节，长短阔狭以患处为度，破开两片，用一大片削去楞角，阚入骨，用棉絮一团实股下，以绢带从股下缠至那边肩上扎住，服药取效。

夫肩膊饭锹骨破伤出者，以消风散、住痛散加痹药服之，次削甲办药，用手巾袱蘸辛香散药汤洗罨其肩上，以舒其肩骨。令患人侧卧，以一人立其面前，带伸患人之手与肩并齐，以足撑开患人之胁，如此则伸骨而易入也。医者居其肩后，用手搦令患骨相接，要折试其手，上至脑下脑后，又过胸前，令其掌于心脘下，不许摇动，却用姜汁、韭汁调圣神散贴之，用纸裹杉木皮一大片按住药上，用绢带一条，从患处胁下绑至那边肩上。其大杉木皮亦要穿数孔，庶好掺湿内面药。日服加减活血寻痛散取效。

夫肩脾骨脱出腕外者，此骨下段是杵，上段身骨是臼，治法先用住痛散加痹药昏昏散服之，次削甲办药，用布手巾袱蘸辛香散药汤罨洗患处，令筋骨舒软。如左手骨脱者，令患人卧，一人坐其左膝之侧，曲其左足，踏患人左胁下，用带绑住患人肘上，系于坐者腰间，坐者以手扶平患人之肘，却低头向前，倒腰向后，用力徐徐拔伸患人之骨，按正入于胁下。如骨脱向内敛胁不开者，令患人侧卧于地，用踏脚凳一条，夹其脚背，令其转动，着一人曲腰坐于凳子上，用绢带绷住患人肘股上悬于坐者之肩，伸脚踏患人胁下，然后抬肩带肘，徐徐用力拔伸患骨，用手按正其肩腕，务要折转，又试其手，上到脑后，下过胸前，反手于臂，方是归原。然后调圣神散贴之，用绢带一条，从患处绑至那边胁下缚住，又一条从患处胁下绑至这边肩上，亦用棉絮一团实其胁下，方得稳固。日服消风散、住痛散取效。

夫两臂骨折断或破碎者，先用消风散、住痛散加痹药昏昏散服之。用杉木皮三片，削去粗皮，捏令微薄如指面大，长短以患处为则，用棉纸包束粘定，用油透甲纸上，用左绑绳四部编成栅子，如此通漏，内面药干，庶可掺湿，编毕，用热药汤畲软其筋骨。令患人卧于地，用绢带缚患人肘臂，系于医者腰间，医者坐其膝侧，双手捉定患肘，脚踏其腋下，倒腰向后，徐徐用力拔伸断骨，用于揣令归原。以姜汁、韭汁、醋调圣神散，摊于油布上，贴之，外用甲缚，宽紧如法，带兜其手肘，悬于项下，要时常屈伸，肘腕不强，否则日久筋强，难以屈伸。日服加减活血住痛散。若甲两头泡起，不可挑破，用黑神散，油调贴即消。

夫两手肘腕骨络，俗名胖静。若骨出于腕外者，先用住痛散加痹药昏昏散服之，后用药汤畲软筋骨。令患人仰卧，医者居其侧，用绢带缚其臂，系于腰间，伸脚踏其腋下，捉住其股，倒腰徐徐用力拔伸，揣令相按归原。就以大拇指着力，张按其腕中，余四指分四处托其胖静，后又用两手指托其骨内，却随折试其曲肱，使能伸屈，其骨不再脱，方是归原。试两手合掌，一齐复旧，方好用油纸摊圣神散贴之加甲。其甲要阔杉木皮一片，可托得胖静过，其长要至上下臂骨腰间为则，杉木皮中间对静处剐一大孔，容静尖转折可动，其孔两旁皮弦另用皮纸包束粘定，复用皮纸包束其甲，两头亦粘定，如此则可屈伸。用左绑纸绳编上四部，先编大片居中作纸甲，两头各编绳两部，两旁余绳复编小甲，作两头短甲。其短甲编作上下两截，每编绳两部，将上截甲绑住上臂骨上，下截甲绑住下臂骨上，腕间各空二分，庶甲不相撞，屈手无碍。日服活血住痛散取效。

夫两手腕骨断，极难调理。用药不可过凉，夹后不可时常兜挂项下，要时常屈伸。坐则令其舒于几案之上，或屈或伸，卧则令其舒于床席之间，时上时下。三日后令其折转，上过脑后，又反手转于背上，渐渐折试，方是活动归原。若过三日能如此转动，亦不为迟。纵有肿，贴药切忌过凉，恐筋寒贴肉，难伸难屈也。

夫两手背骨折断而碎者，服畲如前。令患人仰卧，医者坐其膝侧，伸脚踏患人腋下，左手托住患人中间三指同作一把，着力拔伸，右手揣令归原，即与贴药加夹。用杉木皮一大阔片，可托掌背过骨，其长短从臂骨中间起至掌背拳尖骨为则。杉木皮中间对腕骨处剐一横孔，令可屈伸，又用杉木皮数小片，如指面大，其长从臂骨起至掌边止，又两小片夹臂侧边者略长半寸，各用纸束定，用左绑绳五部编之，将两部缚其托掌背大甲并两臂侧小甲梢，其中一部缚于大拇指根掌两边弦上，其骨按得牢，外四部皆要宽舒，用带悬于项下，三日后亦要折转屈伸活动，服药取效。

夫两手掌骨碎肉烂，服畲如前。揣正相接，用麻油调白金生肌散贴之，用蜜调圣神散敷四围，纸裹用杉木皮一大片按于掌上，又将纸裹软竹箬一大片盖于掌背，用手巾绑缚如法，不必服药可也。

夫手指骨断者，先整筋骨合皮，用桃花散止其血，以竹箬软者一大片，要包得指头过，纸裹定，用麻油调白金生肌散，摊箬纸上，包束患指，用帛缠之。次日药干，再用麻油透润。三日后，再用麻油调白金生肌散贴之，仍服活血住痛散取效。或蜜调圣神散贴之，亦可取效。

夫肩膊骨脱出，如左手脱出，医者以右手叉其左手，右手脱出，医者以左手叉其右手，以膝跪其胁，用手带伸。如骨向上，以手托其上，要如故搦软，其手可齐头上肩，方可贴药。

以纸块实其腋下，用带二条，一条从这边肩上缠至那边腋下，一条从那边患处腋下缠至这边肩上，日服住痛散自安。

夫腰骨背脊骨折断者，令患人覆卧凳上，用大研米锤置于腹下，用绢带缚其两肩胛于凳脑上，又缚其两足于凳脚横档上，如此则鞠曲其腰，断骨自起而易入也。再用曲扁担一条，从背脊趁直压其断骨，徐徐按入相接归原，然后用圣神散贴之，再用纸裹杉木皮一大片按在药上，以暖肚紧紧缚之。日服加减活血住痛散取效。

夫两胁筋骨折断者，不必夹缚，日服加减住痛散取效。

夫两腿环跳骨脱出者，此最难治之症也。足短者易治，足长者难治，日服加减活血住痛散取效。

夫两足腿骨折断者，酓服如前。令其仰卧，绑其胸腋系于凳脑上，如右足患，直伸左足，竖屈右足，医者侧立右手凳弦边，揳其右足踏患人右臀尖，一人以带系患人右足胫骨，正坐凳头，着力挽带拔伸患骨。医者揣扪患骨归原即按定，双手按住莫动，令伸其足，试其齐否，然后贴药，如法夹缚定，日服加减活血住痛散取效。

夫两足膝盖足碎断或斡脱者，服酓如前。用箍伞篾圈一个，其大要箍得膝盖骨住，四围绢包，旁安带二条，令患人仰卧，直伸其足，医者揣扪相按居位，用圈子箍住膝盖骨上制定不解，后用圣神散敷于圈子内外，再用草纸裹束，则不污染，日服活血住痛散取效。

夫两足胫骨折断而碎者，与接腿骨同。

夫两踝骨及掌斡脱而若蹒跚者，服酓如前。用杉木皮二大片，其长从小腿肚下起至脚底为则，中间对踝骨处剐一圆孔，要箍得踝骨过，又用杉木皮一大片，要托得脚掌过，从趾下起至踭后，转折直上，夹住后踭，要留两旁边弦，又用杉木皮三四片如指面大，编作栅栏子甲，夹住筋骨面前。大小杉木皮皆纸包油透如法，用左绑绳编踝上两部、脚下两部，先拔伸患骨，揣正归原夹之，其脚底用布兜掌，前系于膝，下合脚掌，不直伸下，仍令脚掌时常伸屈，日服活血住痛散取效。

夫十足指折断者，法与手指同。应用诸方开后。

圣神散：淮乌、白芷、赤芍、白及、枇杷叶、芙蓉叶各三钱，韭根、韭菜各一两，用姜汁、韭汁、老酒同调敷。

桃花散止血：大黄、黄柏、黄芩各五两，石灰半斤，同炒至灰如桃花色退火，收贮候用。

消风散：人参、防风、川芎、川朴、僵蚕、桔梗、独活、半夏、肉桂各一钱，羌活、蝉蜕、当归各一钱五分，南星、白芷各二钱，黄芩三钱，柴胡七分，甘草五分，水煎，童便、老酒冲服。

辛香散酓洗：防风、荆芥穗各十两，刘寄奴二两，独活、乳香、明矾、倍子、苦参各五钱，柏叶、当归、白芷、银花、苍耳子、泽兰、细茶各少许，水煎，入飞盐一捻洗之。

安髓散：川芎、香附、白附子、甘草、白芷、相草、牡蛎各一两，共为细末，每服两钱，清茶调服。

白金散：白芷梢一味，为末，香油调敷。

淮乌散：淮乌、川芎、白芷各等分，共为细末，姜汁和酒调服。

痹药昏昏散：草乌一钱五分，骨碎补二钱，香附、川芎各一钱，共为细末，姜汁和酒调服。饮醋、冷水即解。

住痛散：杜仲、小茴、大茴各四两，共为细末，每服二钱，老酒调服。

活血住痛散：白芷、山甲、小茴、甘草各三钱，当归、川芎各二钱，独活、羌活各一钱五分，木瓜、肉桂、淮乌各一钱，草乌、麝香各三分，共为细末，姜、酒调作一次服。

寻痛住痛散：乳香、没药、淮乌、川乌、川芎、山甲、木香、虎骨、自然铜、赤芍、紫荆皮各二钱，当归一钱五分，小茴、大茴、沉香、白术、桔梗、牛膝、乌药各一钱，枳壳八分，甘草、香附、降香节各五分，生姜三片，水煎服。

加减活血住痛散：当归、山甲、木瓜、牛膝各三钱，乳香、没药各二钱，独活、羌活、枳壳各一钱五分，小茴、甘草、淮乌、川芎、白芷、人参、大茴、血竭各一钱，肉桂八分，麝香一分，生姜五片，水煎，酒冲服。

黑神散：百草霜即锅脐煤一味，炒至烟尽存性，清油调敷。

三十六图穴

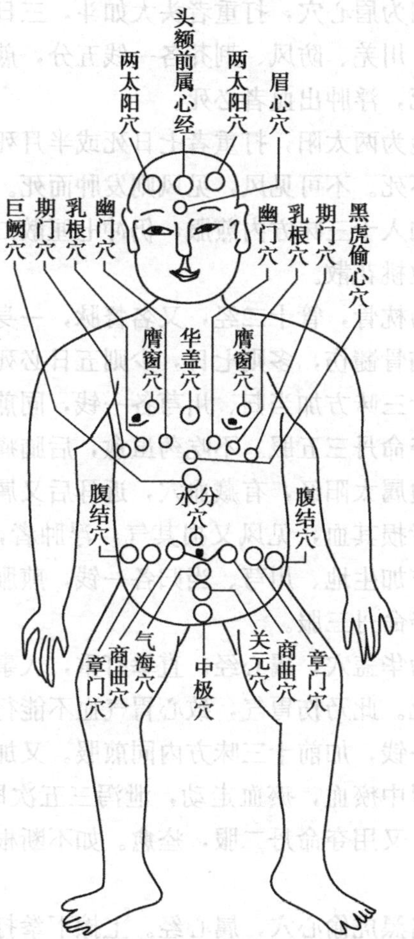

凡人身上有一百零八穴，内七十二穴不致命，不具论。其三十六大穴，俱致命之处，受伤者，须用调治之药法开后。

头额前属心经，心主血，不可损，损后最怕风。打重血不止者，血出见风发肿者，三五日或六七日死。不见风，不肿者不死。用川羌、川芎、防风各一钱，加前十三味方内同煎服，再用夺命丹三四服，愈。

两眉中间为眉心穴，打重者头大如斗，三日死。用前十三味方加川芎、川羌、防风、荆芥各一钱五分，煎服。如不服药者，不肿不死，浮肿出血者必死。

头额两边为两太阳，打重者七日死或半月死。损耳目，其血凝成脓者不死。不可见风，见风则发肿而死。宜用川芎、川羌各一钱，加入十三味方内煎服，仍冲七厘散二分，再用夺命丹二服，外敷桃花散。

头脑后为枕骨，管十二经，又名督脉，一身之主，不可损伤。打重者脑骨髓伤，多则七日，少则五日必死，极重者一日即死。用前十三味方加当归、川芎各一钱，同煎服，冲入七厘散三分，又夺命丹三五服。不吃药虽愈，后脑痛不止。

脑后两边属太阳经，有藏血穴，近耳后又属肝胆经，有厥阴穴。打重者损其血，见风又损其气，浮肿者，四十日必死。用前十三味方加生地、川芎、当归各一钱，煎服，仍冲七厘散三分，再用夺命丹三服。

心口上为华盖穴，属心经。直拳打重，人事不省，血迷心窍，不治必死。此乃伤胃气，致心胃气血不能行走。宜用枳壳三钱，良姜一钱，加前十三味方内同煎服。又加七厘散二分五厘，行走心胃中瘀血，瘀血走动，泄泻三五次即瘥。泻不止，用冷粥止之。又用夺命丹二服，痊愈。如不断根，三十六个月而死。

心口中名黑虎偷心穴，属心经。上擦下拳打重者，两眼昏花，人事不省。用前十三味方加肉桂一钱、丁香五分，同煎，

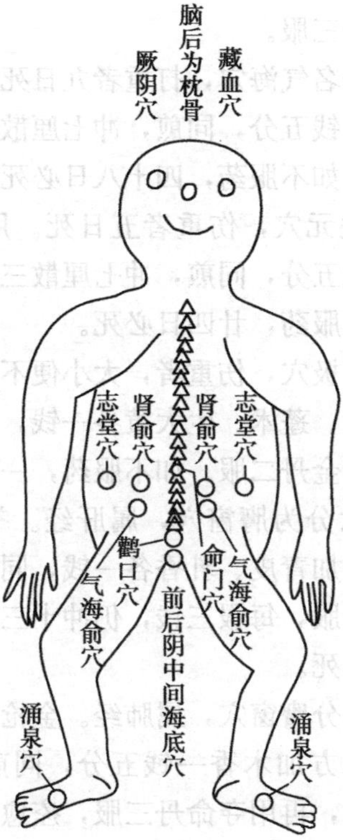

再用七厘散三分冲服，又用夺命丹三服，再用紫金丹三五服。如不服药，一百二十日必死。

又方：金竹叶二钱，柴胡一钱五分，钩藤一钱，当归、陈皮、楂肉、苡仁、麦冬各五分，沉香、炙草、荆芥、防风各三分，加青柿蒂三个，酒、水各半煎，又加胆星五分调服，效。

心口下一寸五分为巨阙穴，为心幕。打重者人事不省，当用打法，向右边肺底穴下半分劈拳一掷即醒。用前十三味方加桔梗八分、川贝一钱，同煎二服，再用夺命丹五六服，又紫金丹二三服。若不愈，一百二十日死。

脐上水分穴，属小肠、胃二经。打重者，不服药二十八日死。宜用前十三味方桃仁、延胡索各一钱，同煎，冲七厘散三分服，再用夺命丹三服。

脐下一寸五分名气海穴，打重者九日死。用前十三味方加木通一钱，三棱一钱五分，同煎，冲七厘散一分五厘服，又加减十四味方二服。如不服药，四十八日必死。

脐下三寸名关元穴，伤重者五日死。用前十三味方加青皮、车前子各一钱五分，同煎，冲七厘散三分服，再用夺命丹三服，痊愈。若不服药，廿四日必死。

脐下四寸名中极穴，伤重者，大小便不通，十二日死。用前十三味方加三棱、蓬术、生大黄各一钱，同煎，冲七厘散一分五厘服，再用紫金丹二服。如不服药，一百零八日必死。

左乳上一寸六分为膺窗穴，属肝经。拳打重者，十二日死。用前十三味方加青皮、乳香各一钱，同煎，冲七厘散三分服，再用夺命丹三服，每服三钱，仍冲十三味方内服，愈。不服药，四十八日必死。

右乳上一寸六分膺窗穴，属肺经。金枪伤重者，一百十六日死。用前十三味方加木香一钱五分，同煎，冲七厘散二分服，可以行走瘀血，再用夺命丹三服，痊愈。

左乳下一寸六分为乳根穴，属肝经。拳打重者吐血死。用前十三味方加郁金、刘寄奴各一钱五分，同煎，冲七厘散二分五厘服，再用夺命丹一服。如不服药，三十四日死。

右乳下一寸六分乳根穴，属肺经。拳打重者九日死，或两鼻出血必死。宜用前十三味方加百部、桑白皮各一钱，同煎，冲七厘散一分五厘服，再用紫金丹三服。如不断根，一年必死。

左右乳下一同受伤，名为一计害三贤，三夹者死。此心肝肺三经伤也，重者七日死。用前十三味方加木香、枳壳各一钱，同煎，冲七厘散三分服，再用夺命丹三服。如不断根，五十四日死。

左乳下一寸六分旁开一寸为期门穴，属肝经。拳打重者，三十八日死。用前十三味方加木香、广皮各一钱五分，同煎，冲七厘散二分五厘服，再用夺命丹三服。

右乳下一寸六分旁开一寸名期门穴，属肺经。拳打重者，三十六日死。用前十三味方加五灵脂一钱五分，蒲黄一钱，同煎，冲七厘散二分五厘服，再用夺命丹三服，痊愈。如不断根，五十四日必死。

心下巨阙穴两旁各开五分，名幽门穴，左属肝，右属肺。拳打重者，名曰冲炮，一日即死。用前十三味方加白豆蔻、木香各一钱，同煎，冲七厘散三分服，再用夺命丹三服，又用加减十四味方煎二剂，冲紫金丹三服。外用吊药敷上。如不服药，其伤必发，一百二十日死。

左肋近脐处为血门，名商曲穴。点打重者六个月死。用前十三味方加羌活、五加皮各一钱五分，同煎，冲七厘散二分五厘服，再用夺命丹二三服。如不服药，一年必死。

右肋近脐处为气门，名商曲穴。点打重者，五个月死。用前十三味方加柴胡、当归各一钱，同煎，冲七厘散二分五厘服，再用夺命丹三服。若损伤后小便不通，加车前子、木通。若仍不通，用葱头白捣碎，酒炒，贴脐上，即愈。如不服药，一百二十日死。

左肋梢骨尽处软肉边为血囊，名章门穴。打重者，四十二日死。用前十三味方加归尾、苏木各一钱，同煎，冲七厘散二分五厘服，再用紫金丹三五服，愈。如不服药，一年而死。

右肋梢骨尽处软肉边为气囊，名章门穴。打重者，一百二十日死。用前十三味方加五灵脂一钱五分，砂仁一钱，同煎服，再用加减十四味方一服。若不服药，二百四十日必死。

左肋梢骨下一分名腹结穴，为血囊。打重者，四十二日死。用前十三味方加蒲黄二钱，生韭子一钱五分，同煎服。如不服药，三个月必死。

右肋梢骨下一分腹结穴，为囊气。打重者，六十日死。用前十三味方加丹皮、红花各一钱，同煎服，再用夺命丹三服。如不服药，一年死。

凡人身背上穴道，乃生死所系，背心从上数下第十四节骨下缝间为命门穴。打重者，晕去一日半，不醒而死。用前十三味方加桃仁一钱，同煎服，再用夺命丹三服。

第十四节骨下两旁各开一寸五分软肉处为肾俞穴。打重者吐血痰，十四个月而死。用前十三味方加补骨脂、杜仲各一钱五分，同煎服，再用夺命丹三服。如不服药，过周岁而亡。

第十四节下两旁各开三寸名志堂穴，属肾经。打重者，三日死，当发笑而亡。用前十三味方加桃仁、菟丝子各一钱，同煎服，再用夺命丹三五服，又用药酒服之。

肾俞穴下两旁各有气海俞穴，打重者，三十三日死。用前十三味方加补骨脂一钱五分，乌药二钱，同煎服，再用紫金丹二服，愈。

尾闾骨下两腿骨尽处中间名鹳口穴，打重者一年死。用前十三味方加牛膝、苡仁各一钱，同煎服，再用紫金丹三四服，愈。

粪门前阴囊后为海底穴，伤重者七日死。用前十三味方加大黄、朴硝各一钱，同煎服，再用夺命丹三服，紫金丹三服。

两脚底心为涌泉穴，伤者十个月而死。用前十三味方加木瓜、牛膝各一钱，同煎服，愈。

以上穴道，皆伤人性命，初伤时不知，至后来病发而死，只说病多，岂知病固由于伤乎？凡人被打时，切勿轻意，必须服药为主。

少林寺秘传内外损伤主方按症加减

归尾、川芎、生地、续断各二钱，苏木、乳香去油、没药去油、木通、乌药、泽兰各一钱，桃仁去皮尖十四粒，甘草八分，木香七分，生姜三片，水煎，加童便、老酒各一杯冲服。

引经各药开后：瘀血凝胸，加砂仁一钱五分；血攻心，气欲绝，加淡豆豉一钱；气攻心，加丁香一钱；气喘，加杏仁、枳壳各一钱；狂言，加人参一钱，辰砂五分，金银器同煎；失音不能言，加木香、菖蒲各一钱；气塞，加厚朴、胆草各一钱，陈皮五分；发热，加柴胡、黄芩、白芍、薄荷、防风各一钱，细辛六分；瘀血多，加发灰二钱；发笑，加蒲黄一钱，川连二钱；腰伤，加破故纸、杜仲各一钱，肉桂、小茴各八分；大便不通，加大黄、当归各二钱，朴硝一钱；小便不通，加荆芥、大黄、瞿麦各一钱，杏仁去皮尖十四粒；大便黑血，加川连一钱，侧柏叶二钱；小便出血，加石榴皮一钱五分，茄梗二钱；大小便不通，加大黄、杏仁、肉桂各一钱五分；小便不禁，加肉桂、丁香各一钱；大便不禁，加升麻、黄芪、诃子、桔梗各一钱；肠中冷痛，加玄胡索、良姜各一钱；咳嗽，加阿胶二钱，韭根汁一杯；肠右边一点痛，加草果、连翘、白芷各一钱；粪门气出不收，加升麻、柴胡、黄芪、白术各一钱，陈皮、甘草各五分；肠左边一点痛，加茴香、赤苓各一钱，葱白三个；咳嗽带血，加蒲黄、茅花各一钱；口中出粪，加丁香、草果、南星、半夏各一钱，缩砂七粒；舌短语不清，加人参、黄连、石膏各一钱；舌长寸许，加生僵蚕、伏龙肝各一钱，生铁四两，赤小豆百粒；舌上生苔，加薄荷二钱，生姜一钱；耳浮起，加豆豉一钱；呃塞，加柴胡、五加皮、木瓜、车前子各一钱；九窍出血，加木鳖子、紫荆皮各一钱，童便一杯冲服；腰痛不能转侧，加细茶泡浓三杯，陈老酒一杯冲服；遍身痛，难转侧，加巴戟、牛膝、桂枝、杜仲各一钱；发肿，加防风、荆芥、白芍各一钱；喉干，见药即吐，加好豆砂纳在舌上，半时用药送下；喉不干，见药即吐，加香附，砂仁、丁香各一钱；言语恍惚，时时昏沉欲死，加木香、辰砂、硼砂、琥珀各一钱，西党五钱；血气攻心，有宿血不散，用乌鸡娘一只煎汤，加陈老酒、黑豆汁各半，冲药内服；头痛如裂，加肉苁蓉、白芷梢各一钱；头顶心伤，加白芷、厚朴、藁本、黄芩各一钱；眼伤，加草决明一钱五分，蔓荆子四分；鼻伤，加辛夷、鳖甲各一钱；耳伤，加磁石一钱；喉咙伤，加青鱼胆、清凉散；两颊伤，加独活、细辛各一钱；唇伤，加升麻、秦艽、牛膝各一钱；齿伤，加谷精草一钱；齿动摇未落，加独活一钱，细辛七分，另用五倍子、干地龙为末，掺牙根上，即愈；左肩伤，加青皮一钱五分；右肩伤，加升麻一钱五分，若身上亦有伤，不可用升麻，致血攻心而死；手伤，加桂枝、禹余粮各一钱，姜汁三匙；乳伤，加百合、贝母、漏芦各一钱；胸伤，加柴胡、枳壳各一钱，韭汁一杯；左胁伤，加白芥子、柴胡各一钱；右胁伤，加地肤子、白芥子、黄芪各一钱，升麻一分；肚伤，加大腹皮一钱；背伤，加砂仁、木香各一钱；腰伤，加杜仲、破故纸各一钱；腰肋引痛，加凤仙花子二钱；小肚伤，加小茴、急性子各一钱；左右两胯伤，加蛇床子、槐花各一钱；外肾伤，缩上小腹，加麝香二分，樟脑三分，莴苣子一杯，三味共研细末，以莴苣叶捣为膏，和药贴脐上即出；肛门伤，加槟榔、槐花炒、大黄各一钱；两足腿伤，加牛膝、木瓜、石斛、五加皮、苏梗各一钱；两足跟伤，加茴香、紫荆皮、苏木各一钱；诸骨损伤，加苍耳子、骨碎补各一钱；诸骨节损，加茯神心木二钱；肿痛，加人参、附子各一钱；瘀血积聚不散，肿痛，服药不效，取天应穴，用银针刺出血，愈；肿痛发热，饮食不思，加人参、黄芪、白术、柴胡各一钱；若寅卯二时发热作痛，加陈皮五分，黄芪、白术各一钱，黄连八分；肿痛不赤，加破故纸、大茴香、巴戟各一钱，菟丝子一钱五分；如漫肿，不甚作痛，加赤芍、熟地、杜仲、苍术各二钱；青肿，潮寒作热，加山楂、山药、厚朴、白术各一钱，砂仁七粒；青肿不消，面黄，寒热如疟，加人参、黄芪各七分，白术、升麻、柴胡各一分，陈皮八分。

损伤补药方

大熟地七钱，炙黄芪、白当归、焦术、生苡仁、净枣仁各三钱，川牛膝二钱，赤芍、白茯苓、木瓜各一钱五分，海防风一钱，川芎八分，加桂元肉三个，水煎服。

轻重损伤按穴治法

计三十四穴。

天关穴：在百会前一寸五分，即前顶穴。督脉与涌泉通，属脾肺二经。红花、当归、刘寄奴、赤芍、陈皮、苏木、续断、川芎、威灵仙、乳香、没药。如皮伤轻者，头上浮肿，其势反重，用原方治之，膏贴穴内自愈。伤重者，穴内血有一块，反不浮肿，其势似轻，其血一阻，周身之穴血不通，伤血入脾经，一二日遍身如刀刺之，六七日转入肺经，腹即肿胀，十日后肺渐毙，十五日准毙，其内医治用原方，将膏贴涌泉穴，约半月，其血流通即愈。打破者，以象皮汤抹净，不可惹头发在内，掺药红玉膏收之，煎药原方加骨碎补。

百会穴：在天关后一寸五分，顶中央旋毛陷中，乃天关、顶门交界之所。受伤时，看近何穴照何穴治之。

顶门穴：在百会后一寸五分，即后顶穴，督脉，属心脾二经。当归、红花、威灵仙、枳壳、乌药、陈皮、赤芍、泽兰、五加皮。伤轻者，将膏贴穴内，煎药用原方。伤重者，伤血即入心经，眼胀头痛，口发谵语，第三日转入脾经，遍身赤胀，原方加三棱、蓬术，不可用破血药。第七日还入心经，则无救矣。若打破出血，仍喷不止，用四生汤治之，后用掺药红玉膏贴之，血止后，用附子、肉桂等热药敷之。

天星穴：在入后发际一寸大筋内宛宛中，即风府穴，督脉。泽兰、红花、归尾、三棱、川芎、桃仁、续断、乌药、陈皮、蓬术、五加皮、骨碎补、赤芍、苏木、姜黄、紫苏、木香。看伤轻重，以此方加减用之。若打破出血不止，急用四生汤止，用象皮汤抹，掺药以红玉膏盖之。

眉心穴：在两眉头陷中，即攒竹二穴，一名员柱，一名始光，一名光明，足太阳，属心肺二经。泽兰、红花、归尾、草决明、乌药、银花、续断、三棱、莪术。受伤不论轻重损破，若不医治，一百二十日即眼患青盲。

耳后穴：在耳后青脉中，即瘈脉二穴，手少阳三焦经。川芎、薄荷、当归、姜黄、泽兰、五加皮、乌药、莪术、三棱、肉桂、骨碎补、陈皮。伤轻者，七日耳内流血死。伤重者，三日七窍流血死，其药宜重剂。二三分伤者，不医，后必发毒，左为夭毒，后为脱疽。先用原方清理出毒，之后以十全大补汤调治，外用肿毒药治之，其毒由损伤发者，其色紫黑，不由损伤发者，其色红白。

骨枕穴：在后顶后三寸，强间后一寸五分，即脑户穴，督脉，属心肺二经。当归、骨碎补、陈皮、银花、乌药、泽兰、赤芍、红花、威灵仙、续断、五加皮、川芎。伤重者，七日头颅胀而死，甚者爆碎而死。伤六七分者，满头胀痛，用原方治之。三四分伤者，不医，发毒，名为玉枕疽，其色初起白，有脓反红，切不可用刀，须用巴豆半粒捣烂，安膏药上贴之，半刻自穿。若不出脓，用火罐拔之，有鲜血流出可救。无鲜血，再用火罐，有血则生，无血，不治之症。可救者，出毒之后服八珍汤数剂，后服十全大补汤。脓黄者脾经，脓清者肺经。

转喉穴：在颈直人迎侠天突陷中，棱子骨尖上横左一寸，再直下一寸，足阳明气舍穴，属心肺二经。红花、乌药、藿香、石斛、当归、姜黄、陈皮、五加皮、丹参、赤芍、续断。受伤如刀刺，有时痛有时不痛，重者七日喉闭而死，治法当用葱姜熨数次，煎药加肉桂、石蚕即好。轻者不医，后必喉痛，用清凉药治之。

闭气穴：与转喉同，亦即气舍穴。左为转喉，右为闭气耳。足阳明，属心经。泽兰、枳壳、红花、乌药、生地、丹参、陈皮、木通、赤芍、续断、木香。伤重者，即刻闷倒，周时内用原方易治，过期难治。先将枳壳煎汤，磨金沉香服之，后用原方，照前法葱姜熨之。

太山穴：离梭子骨四寸六分，属心肝经。红花、当归、续断、赤芍、延胡索、乌药、泽兰、陈皮、秦艽、丹参、茯神、远志。伤重者，即时发喘，十一日死。轻者不喘，二十八日亡。当日医用原方，二三日医加破血药缓治之，外亦以葱姜熨六七次，病稍退轻，后用养血行血药服之即好。

心井穴：在心窝内软骨上，即鸠尾穴，任脉，属五脏。木香、半夏、泽兰、红花、当归、陈皮、骨碎补、银花、乌药、赤芍、肉桂、石斛。伤时不论轻重，积血皆重伤，重者三日死，轻者七日死。俱用原方加五加皮，外照前法葱姜熨之。极轻者不医，伤血积入脏腑，后必发出。伤入心经，则成心痛，用心痛方治之。入肝经，浑身发疮，用枳壳、鸡子煎，红玉膏抹。入脾经，则成痢疾，用枳壳、苏叶、楂肉各五钱煎，将砂糖冲入服。入肺经，则成痰火，用苏子、萝卜子、菠菜子各一两，白芥子三钱，去壳，共为末，以米糖在饭锅上蒸化，将药末三钱调入糖内，候冷，白汤送下，每日一服，连服数日而好，凡年久者皆效。入肾经，则成白浊，用三圣丸治之即愈，凡遗精梦泄者皆效。

对门穴：在蔽骨下一寸五分，巨阙旁各开二寸，即不容穴，足阳明，属心肺二经。木香、当归、赤芍、泽兰、陈皮、乌药、秦艽、红花、肉桂、姜黄、藿香、延胡索。伤重者五日死，轻者四十九日死。俱用原方。若呼吸稍痛，加苏木、生地各三钱。

扇门穴：与对门对，男人左对门右扇门，女人左扇门右对门，足阳明，属肺经。泽兰、红花、当归、五加皮、乌药、陈皮、姜黄、续断、赤芍、威灵仙。伤重者，浑身发热气断，口齿皆焦黑发臭，七日死。口舌必烂，不烂用原方，若烂，加门冬、萆薢、射干、元参。轻者，四十九日咽喉闭塞，饮食不能进而死。

血浪穴：在乳直上二寸，即膺窗穴，足阳明胃经。红花、刘寄奴、归尾、陈皮、赤芍、姜黄、乌药、银花、五加皮、续断、骨碎补。伤重者浮肿，轻者但痛不肿，俱六十日死。重者，原方加桃仁、苏木，或加大黄，轻者止用原方。

丹田穴：在脐下一寸五分，即气海穴，任脉，属肾经。红花、当归、泽兰、续断、威灵仙、赤芍、木通、猪苓、泽泻、乌药、陈皮、姜黄。受伤痛如刀刺，积血甚重，小便不通，用原方治之。过九日者不效。

期门穴：在乳下第二肋端蔽骨下一寸五分，巨阙旁三寸五分，不容旁一寸五分，足厥阴，属心肾二经。红花、当归、骨碎补、乌药、陈皮、威灵仙、姜黄、肉桂、刘寄奴、五加皮、三棱、莪术、赤芍。重者三日即死，轻者廿二日死。当日即医，用原方，第二日原方加半夏，第三日外用葱姜捣烂铺伤处，用火熨七次，原方去三棱、莪术，加归尾、桃仁，破血为主，破之仍痛，用大黄下之自愈。

章门穴：在期门下五寸五分，直平脐端，足厥阴，属肝肺心三经。红花、当归、续断、泽兰、赤芍、骨碎补、乌药、陈皮、银花、五加皮、姜黄、威灵仙、三棱、莪术。伤重者五日死，轻者九日亡。二三日医用原方，四五日医原方去三棱、莪术，加肉桂、附子。然附子，看人禀气厚者可用，薄者不可用。若肿痛不住，加破血药，破之仍痛，用葱姜照法熨六七次，再加升降之药服之。

七劳穴：在期门下二寸，即腹哀穴，足太阴，属肝经。赤芍、泽兰、当归、红花、乌药、五加皮、陈皮、骨碎补、姜黄、威灵仙、银花、肉桂。伤重者七窍流红，轻者发狂。伤左边者左臂不能动，伤右边者亦然。重者用原方治之，不退，加三棱、川芎、香附、延胡索，去威灵仙。轻者，原方加桔梗、苏木。再轻者，只加苏木。俱照前法葱姜熨之。七孔流血者一日即死，初流时用四生汤止之，缓用原方。

京门穴：在监骨腰中季肋，本侠脊也，期门穴下三寸二分，足少阳，属心肝二经。归尾、红花、续断、威灵仙、赤芍、五加皮、骨碎补、陈皮、乌药、泽兰。伤重者日半死，轻者三日亡。当日即医，原方加破血之药，二三日加大黄下之。

五定穴：在京门下四寸八分，即五枢穴，足少阳，属脾肝二经。当归、红花、泽兰、赤芍、五加皮、乌药、银花、骨碎补、三棱、莪术、陈皮、桂枝。伤重者立发寒热，三次即死。一次者，照前法葱姜熨之，原方去三棱、莪术、桂枝，加肉桂、草乌；二次，除肉桂、草乌，加大黄、神曲；三次，去大黄、神曲，加桃仁、桂枝、升麻。其血稍松，去桃仁、桂枝，仍以大黄下之，轻者竟用原方。

伯劳穴：在大椎下二椎上节间陷中，即陶道穴，督脉，属五脏。刘寄奴、红花、当归、姜黄、五加皮、乌药、续断、川芎、赤芍、骨碎补、陈皮、银花。伤重发肿，其首俱不能动，用原方，膏上刺数孔贴之。伤轻不医，其伤反要传入脏腑。传入心经，呕血甚多，一方：梨十斤，藕节十斤，捣烂，水煎成膏，白糖霜搅匀，每清晨服一钟，自愈。传入肝经，浑身发热，不能行动，两目昏花，口齿出血，先将热血药服数剂，后用凉药。传入脾经，身似蛇皮、发疯病，用蕲蛇一条，童鸡一只，干挦毛肠，不可见水，将蛇入鸡肚内蒸熟，去蛇，淡吃鸡肉即愈。传入肺经，似痰火而无痰，微有紫血呕出，先服四生汤数剂，后用六味丸自好。传入肾经，似怯症，肾水阻滞使然，先用原方四剂，后服六味丸。

肺使穴：在第三椎下两旁各开一寸五分，即肺腧穴，足太阳膀胱经。红花、当归、姜黄、三棱、莪术、肉桂、陈皮、乌药、威灵仙、赤芍、五加皮。伤时不痛不肿，浑身酸痒者，无救，三日死；肿痛者，可救，用原方。重者，加桃仁、改归尾，甚者再加苏木。

膏肓腧穴：在第四椎下近第五椎上，两旁各开三寸，足太阳膀胱经。防风、赤芍、当归、威灵仙、姜黄、银花、陈皮、桔梗、肉桂、乌药、柴胡。此穴平时负重肩挑俱不能伤，倘或受伤，手臂不能举动如脱样，须用膏药二张，一贴穴内，一贴肋下，用原方加升麻。

对心穴：在第七椎下节间，伯劳下六寸，即至阳穴，督脉，属心经。陈皮、乌药、骨碎补、当归、红花、威灵仙、姜黄、肉桂、五加皮、赤芍、三棱、莪术、木香、藿香。伤时即刻闷死不醒，微有气息。救法：在百会穴内用艾火灸之，以醒为度，不可再灸，重灸头要爆开。醒时，用原方加桔梗。

命门穴：在十四椎下，对心下八分，督脉，属心肾二经。归尾、杜仲、红花、泽兰、肉桂、赤芍、骨碎补、续断、五加皮、乌药、姜黄、陈皮。伤重者九日死，以原方治之即愈。轻者不医，后必发毒，名为肾痈，先去其伤血，后以肿毒药托之。稍松易治，不松难治，后必肾水耗尽自死。

鹳口穴：在尾底骨上脊骨尽处，督脉，属肺肾二经。归尾、刘寄奴、红花、赤芍、陈皮、木通、续断、骨碎补、五加皮、五灵脂、乌药、泽兰。伤重者立时软瘫，不痛者凶，痛者次之。凶者，须在百劳穴灸三壮，后以原方治之，不医五日死。轻者不医，后发毒，名鹳口疽，用黄芪汤治之，若出毒入内不救。

海底穴：在粪门前阴囊后，即会阴穴，一名屏翳，任脉，属心经。红花、当归、泽兰、续断、威灵仙、赤芍、猪苓、木通、泽泻、骨碎补、乳香、没药。伤处虚肿，积血甚重，小便不通，龟头肿胀，用银丝打通六寸，离龟头一寸上用艾火灸一壮，将银丝取出一寸，再灸一壮，再出一寸，如是四次，取出银丝，其血即出，再以原方治之。

环跳穴：在髀枢中大腿上骱，足少阳，属肝脾二经。归尾、银花、续断、生地、骨碎补、陈皮、五加皮、红花、木瓜、石斛、乌药、牛膝。伤重者不能行动，酸痛非常，腿足皆缩，用原方先服一剂，后熨九次，再以原方服之，即愈。如伤轻不医，后必发骨疽，先用黄芪加之，后加香附，又以白术汤服之。

盖膝穴：在盖骨。延胡索、丹皮、赤芍、续断、归尾、红花、骨碎补、银花、牛膝、乌药、五加皮、苏木。伤重者立刻坐倒，腿不能伸直，筋缩酸痛，用原方加升麻服之，一帖后去升麻，加桃仁，破血为主，数剂即愈。

膝眼穴：在膝膑上内廉白肉陷中，即血海穴，足太阴，属心经。归尾、红花、萆薢、泽兰、牛膝、五加皮、骨碎补、石斛、续断、乌药、陈皮、威灵仙。伤重者周身紫胀，周时即死。立刻就医，原方加苏木、桃仁。轻者，三日嚼碎舌头而死，期内再加升麻、桂枝，照前法葱姜熨之。

膝底穴：在膝下内侧辅骨下陷中，即阴陵泉穴，足太阴经。红花、乌药、归尾、骨碎补、木瓜、陈皮、银花、续断、牛膝、五加皮、赤芍、肉桂、泽兰、丹皮。伤重者，三日内不肿不痛，三日后其色发紫，已在内作脓，用原方治之，伤左用左方，伤右用右方。二三分伤者，人不知觉，虽其伤自愈，但伤血上行攻心主，一百六十日后，中焦必发背，其毒先痛久，然后成形，其色胭脂，见形之后反不痛，皆因伤血内凝之故。治法：先用内伤药一二剂破血为主，后用肿毒药治之。但毒愈后，其腿无小肚子，不能行动，终成废人矣。

竹柳穴：在内踝上二寸，即交信穴，足少阴，属五脏。归尾、泽兰、红花、赤芍、广皮、银花、续断、牛膝、木瓜、威灵仙、乌药、丹皮。伤重者原方治之，轻者不医。病有五种：伤入心经，痴呆，发痫症，不省人事。治法，于原穴内灸三壮，后在百会穴内灸三壮，先以原方服数剂，后以天王补心丹服之即好。入肝经胆经者，遍身虚黄浮肿治法未详。入脾经者，遍身筋骨缩酸麻，治法，用舒筋养血方。入肺经者，发佛顶珠，用上部活血药服一二剂，再用肿毒药治之。入肾经者，小便流血，治法，原方去续断、牛膝、木瓜、灵仙、乌药、丹皮，加泽泻、木通、连翘、黄芩、猪苓、甘草治之。

脚住穴：在脚面上有骨高起似豆之旁。延胡索、当归尾、丹皮、赤芍、续断、红花、骨碎补、牛膝、生地、泽兰、陈皮、五加皮。伤重者立时痛倒，七日后入经络，七日先用原方，七日后加升麻、桂枝。伤轻者不医，变为脚发背，若用肿毒药治之，腐烂不能收功，须用补为妙，当用人参在身边护燥为末，掺上即好，不烂者，用养血药治之。

涌泉穴：在足底心陷中。足少阴肾经，属五脏。泽兰、红花、当归、骨碎补、乌药、陈皮、生地、牛膝、肉桂、五加皮、赤芍、羌活。伤轻重者俱不知觉，顶重者其血不能流通大关，一周时遍身犹如虫钻，原方加川芎即愈。若不医，伤入心经，则眼红，鼻内流血，以生芥子煎汤先服，后以原方治之。入肝经，则半身软瘫，犹如半身不遂，用原方加香附、延胡索治之。入脾经，则浑身发疮，犹如水泡，其泡穿作烂，臭不可闻，先用活血药加脾经引药治之，外以水龙衣即螺蛳壳煨灰研末，生鹅油调，敷疮上即愈。入肺经，肺气胀痛，十五日转入脾经，即发流注治法未详。入肾经，则小便不利，小腹作痛，用原方去牛膝、羌活、骨碎补，加木通、猪苓、泽泻，小腹上用葱姜照前法熨之，立愈。

方药分门

头面门

头破肿痛发热：归尾、川芎、生地、赤芍、防风、白芷、蔓荆子、羌活、连翘、花粉各一钱五分，甘草一钱。如血出过多，昏迷不省，倍加归、芎，水煎服。

头破伤风肿大：先服红药，用鸡肝饭上蒸熟，酒调。后服回生丹：肉桂、自然铜、当归、白芷、防风、升麻、花粉、大茴、羌活、甘草，水煎，酒对服。

百会穴伤脑顶也：金沙、银沙、自然铜、参三七、血竭各一钱，山羊血如无，以地鳖虫代之、甘草五分，虎骨、桔梗、人中白各一钱五分，灯心引，水酒对煎。

又方：人参、地鳖虫、地龙、当归、升麻、白芷、自然铜，水煎服。

脑门受伤：血瘀七孔，鸡汤洗净，将马蹄子调敷。后用八宝丹：朱砂、玛瑙、龙骨、象皮、鹿角胶、地鳖虫、白蜡、乳香、没药。若无血水，用人乳调敷，即愈。

囟门穴伤：天麻、白芷、藁本、羌活、木香、青皮、骨碎补、赤芍、红花、川乌、甘草，共为末，葱引，酒下五分。

太阳太阴穴伤：血窜两目晕死，先服七厘散：猴骨、朱砂、参三七、琥珀、自然铜、血竭各二钱，人中白、沉香、红花、乳香、没药、羊血各一钱，共为末，好酒送服。外用八宝丹点眼。

太阳三么穴：归尾、桃仁、大黄、杜仲、破故纸、青皮、羌活、独活、肉桂、章子、功劳、千里马，姜引，酒炖服。

太阴三星穴：三棱、莪术、肉桂、参三七、苏子、元胡、莱菔子、木香、茜草、乳香、没药、地鳖虫、甘草，不加引，水煎服。

开空穴伤两耳也：威灵仙、当归、山药、木通、虎茨各一钱五分，茯苓、脚樟各二钱，大腹皮、甘草各一钱，木香八分，童便引，酒炖服。

乔空穴伤耳后跟也：天麻、藁本、白芷、羌活、荆芥、麝香、血竭、红花、甘草，共为末，酒下五分。

左眉尖穴：五加皮、桂枝、柴胡、龙胆草、羌活、陈皮、荆芥、薄荷、甘草，共为末，酒下。

右眉尖穴：五加皮、桂枝、柴胡、龙胆草、细辛、五味、威灵仙、木香、麝香，共为末，酒下。

眼角穴伤眼梢也：当归、茯苓、川芎、茜草、地鳖虫各五钱，川乌三钱，青木香二钱，肉桂、甘草各一钱，参三七五分，共为末，酒下三分。

眼角左右方：天麻、白芷、柴胡、桔梗、川芎、独活、儿茶各一钱，三棱、莪术各二钱，甘草五分，共为末，酒下。

大中穴伤鼻中也：香附、红花、桂皮、苏梗、泽兰、半夏、升麻、白芷、陈皮、甘草，葱引，酒炖服。

天平穴伤大中穴之上，此穴断不治：朱砂七分，砂仁六分，石乳、枳壳各一钱，童便引，酒对服。

驾梁穴伤鼻梁也：当归、生地、川芎、白芍、寻骨风、天麻、白芷、肉桂、参三七、甘草，共为末，酒下，葱引。

山根穴伤鼻梁之上：当归、生地、川芎、细辛、白芷、茯苓、虎骨、陈皮、甘草，共为末，葱引，酒下三分。

咽空穴伤鼻下也：血竭、茜草、桔梗、独活、杜仲、白术、红花、柏叶、连翘，葱引，水煎，酒对服。

人中穴伤：升麻、白芷、上力、自然铜、肉桂、地鳖虫、木香、冰片，葱引，水煎，酒对服上力，疑即血竭。

牙关穴伤唇口四穴：白芍、山药、连藁、神曲、麦冬、五味、槟榔、赤茯苓、细辛、陈皮各三钱，共为末，酒下。

牙背牙腮：二穴分左右，在左边，移掇向右，在右边，移掇向左。铁马鞭、骨碎补、五加皮、刘寄奴、纯麻、麻骨、活血丹、牛膝、脚樟、白牙丹、泽兰，金不换七枝，生酒炖服。

咽喉穴伤：饮食不通，要开他关节，用五虎下西川方：麝香二分，马兜铃、青木香、半夏、山楂、元参各一钱，共为末，服之。不纳，用千金分气散：半夏、桂枝、赤芍、羌活、桑皮、腹皮、陈皮各一钱，茯苓、红花、乳香、没药各一钱五分，木通、甘草、青皮、紫苏各一钱，好酒炖服。如气血不行，再用后方：麝香、木香、羌活、桃仁、茯苓、木通、生地、独活、参三七、陈皮、甘草，藕节引，酒炖服。

将台穴伤咽喉左右：当归、川芎、防风、寻骨风、白术、黄芪、质汗查益母草名土质汗、甘草，共为末，酒下。

将台第二方：脚樟、棱麻、白菊、苓皮、肉桂、青皮、朱砂、木香、枳壳、香附、桔梗、川芎、甘草，共为末，童便引，酒下。

将台第三方：橘红、苓皮、红花、砂仁、香附各一钱五分，青皮、郁金、沉香、朱砂、甘草、肉桂各一钱，木香八分，酒和童便引。未效，服沉香顺气散：沉香、茯苓、红花、参三七、熟地、紫草各二钱，赤芍、血竭、木香、朱砂、乌药、木通、白芷、乳香、没药各一钱　甘草三分　糯米一合炒，共为细末，蜜丸梧子大，每服三钱，酒服下。

舌咽血伤服平胃散：苍术、陈皮、厚朴、甘草、五加皮、香附、砂仁，酒炖服。

对口穴伤：舌尖噜出，饮食不进，言语不清，先拿封门穴，再服后方：肉桂、茯苓、白芷、苓皮各一钱，红花、熟地各一钱五分，枳实、木香各八分，麝香二分，甘草五分，龙眼肉五枚引，酒煎。服后舌不收，再服萝卜汤，即愈。

头出脑浆不治，头出冷汗不治。凡头破，鼻流红水可治，流黄水不治。耳背有伤，黑色不治，红青色可治。先服红药，后服全身丹。忌食雄鸡鱼虾蛋。眼带青色或黄色俱不治。

牙关骨打落：用双手掇定，往下一举，往上一端，先服红药，后服接骨丹即愈。舌根跌出者，后颈窝用灯心火二灸，如不应，再用一灸，再灸两耳背。先服经药，后服全身丹，水酒送下。

食管断：用桑白皮和丝密缝，将鸡肫剖开，去食取膜贴定，随用药护之，再用药可愈。

身中门项以下，小腹以上

胁下受伤：伤在左，四肢无力，黄瘦吐血；伤在右，半身不遂。血气行于七孔，宜服后药：赤芍、茯苓、腹皮、青皮各一钱五分，木通、柴胡、桂枝、紫苏、陈皮、半夏、桑白皮、甘草各一钱，羌活八分，生姜引，酒炖，童便一小杯对服。再服下方：赤芍、茯苓、腹皮、橘红、丹皮、陈皮、桂枝、秦艽、半夏、柴胡、鳖甲、乳香、没药、红花各一钱五分，肉桂、木香各六分，桃仁七粒，龙眼肉引，酒炖服。

两胁骨断：当归、赤芍、生地、红花、桃仁、五加皮、木香、桂枝、杜仲、破故纸、寻骨风、小茴各一两，参三七、血竭、肉桂、牛膝各一钱，虎骨、乳香、没药、柴胡、桔梗、骨碎补各五钱，自然铜、三棱、川乌、甘草各八分，地鳖虫五个，左加柴胡，右加桔梗、百合，好酒对服。

右胁方：续断、秦艽、细辛、乌药、陈皮、威灵仙、枳壳、生地、赤芍、川芎、槐花、乳香、陈稻草灰，红枣四枚引。

右胁久损，虚者先服此方：当归、熟地、山药、泽泻、苏叶、沙参、枣皮、丹皮。

又方：当归、桔梗、百合各二钱，桑皮、牛膝、干姜各一钱，骨碎补、泽泻、广皮、乳香、葶苈子、薄荷、元胡、菖蒲各八分，枳壳、沉香、参三七、川贝各六分。吐血者，服两剂后加蒲黄一钱三分，茜草一钱，枳壳、泽泻不可多用。

左胁方：柴胡、白芍、青皮、当归、生地、泽泻、乌药、红硝、骨碎补、山楂、三棱、木通、乳香、没药，共为末，酒调服。

左胁久损：当归、白芍、熟地各二钱，泽泻、泽兰、酥饼、枣皮各一钱五分，牛膝、木香、骨碎补、乳香、没药各一钱，柴胡、元明粉、木瓜各八分，肉桂四分，麝香一分，服二剂后，加杏仁霜。

凤膊受伤，肩膀左右也，先用移掇，后用敷药：红曲、花椒、五加皮各二钱，韭菜根、胡麻各一钱，地鳖虫十个，栀子八个，酒药五个，葱一把，老姜一片，共为末，酒调敷。后服药：地鳖虫五个，鹿筋、乳香、没药各二钱，红花、虎骨、龙骨各一钱五分，山甲珠、木香各一钱，红枣引，酒对服酒药，想即白曲。

两手受伤，出血肿痛，宜服：归尾、赤芍、川芎、生地、桂枝、木香、威灵仙、骨碎补、细辛、桃仁、红花、苏木、广皮、甘草各一钱，水煎服，用酒一二盏以行药力。另加乳香、没药、穿山甲，制末入汤内。若骨断，加虎骨、自然铜、地鳖虫。

左手伤：归尾、赤芍、川芎、生地、红花、洋末、秦艽、细辛、质汗、桂枝、木香各八分，骨碎补三钱，柴胡二钱，水、酒各半煎。若制末，加乳香、没药、自然铜、虎骨、地鳖虫各五钱，水酒调服。

右手伤：归全、生地、红花、桂枝、川芎、洋末、姜黄、骨碎补、穿山甲、威灵仙、自然铜、虎骨、地鳖虫各一两，共为末，水酒调二钱服，一料自愈。

童骨穴伤，在凤膊下，如骨断肿痛，先用移掇，后敷药：红曲、自然铜各五钱，乳香、没药各二钱，地鳖虫十个，酒药七个，小鸡一只，糯米饭一包，石臼内捣烂，敷上。若发热，即去药，又服接骨丹：当归、自然铜、虎骨、小茴、白芷、羌活、独活、白芍、厚朴、地鳖虫、猴骨各一钱，乳香、没药、肉桂各六分，血竭、乌药、甘草各五分，麝香二分，共为末，每服二钱，酒对服。

童骨左右二穴：川芎、木瓜、独活、杜仲、肉桂、脚樟、青木香、乳香、鲜皮，桑树根引，酒煎服。

曲池穴伤两臂弯也：五加皮、桂枝、胆草、牛膝、柴胡、细辛、红花各一钱，生地、丁香、参三七，共为末，酒下。

脉门穴伤：桔梗、川芎、参三七、木香、五味、细辛、桂枝、胆草、怀膝、陈皮、丁香、桂皮，共为末，酒下。

精灵穴伤虎口四穴：柴胡、胆草、五加皮、桂枝、怀膝、羌活、细辛、五味、川芎、木香、丁香、陈皮、红花、甘草、地鳖虫、虎骨，共为末，酒下。

胃脘受伤，吐血不止，气往上逼，先用擒拿，后服药：桂枝、半夏、陈皮、青皮、血竭、参三七各一钱，山羊血、木香、赤石脂各八分，赤芍一钱二分，橘红、灵砂各三分，黑羊肝、甘草五分，童便引，酒炖服灵砂，疑即朱砂。

心窝受伤，吐血不食，冷汗不干，夜间烦躁，服药再看，不可包好：金沙、银沙、肉桂、神曲各八分，当归、红花、麦冬、枳壳、橘红、龙骨、沉香、三棱、莪术、甘草各五分，生姜引，酒炖服。

中脘穴伤，在心窝下，食减气逼，两截不通，服此药：茯苓、黄芪各一钱五分，朱砂、乳石、枳壳、厚朴、砂仁、白芷、破故纸、苓皮、甘草各一钱，龙眼五枚引，酒炖服。如呕，再服下方：黄芪、桔梗各一钱五分，枳壳、附子、黄芩、龙骨、枳实、甘草各一钱，木香、丁香各五分，酒炖服。

肚脐受伤，汗下如雨，四肢麻木，腹痛吐泻，两气不接，不可乱医：人参、红花、乌药、龙骨、木草、甘草各一钱，生地、乳香、没药各一钱五分，薄荷二分，煎服。伤重者，用白蜡、银朱、苍术各一钱，麝香二分，小鸡一只，同捣烂，敷肚。

六宫穴伤即肚脐：生地、参三七、血竭、云皮、茯苓、赤芍、归尾、陈皮、甘草，葱引，生酒煎服。

腹结穴伤，大便不收，小便长流，腹痛，用此：附子、黄芪、当归、茯苓、白芍、血竭、陈皮、乳香、没药、元胡、小茴各一钱，升麻、甘草各八分，红枣引，酒炖服。

两乳受伤，四肢麻闭，即照下方：桂枝、羌活、细辛、猴骨、牛蒡子、乳香、没药各一钱，当归、红花、射干各一钱五分，木香八分，灶心土一钱引，酒炖服。未愈，再服下方：川芎、当归、半夏、杏仁、参三七、苓皮、菟丝子各一钱，红花一钱五分，沉香八分，大枣十枚，童便引，酒炖服。

期门三关，左乳旁二穴：三棱、莪术、柴胡、参三七各八分，郁金、丹皮、茜草、五灵脂、羚羊角各一钱，桃仁七粒。如眼珠胀痛，加夜明砂，酒煎服。

通门三关，右乳旁二穴：生地、香附、枳实、丹皮、乌药、苏木、马鞭草各一钱，苎根、归尾各八分，通草、红花、紫草、桑白皮、母丁香、桔梗、黄芩各六分，穿山甲三分，酒煎，不用引。马鞭草：一名龙芽草，一名凤头草，春月生苗，茎方，叶似益母对生，夏秋开小紫花，作穗如车前子。

期门穴伤：川芎、当归、生地、白芍、柴胡、青皮、红花、紫草、桃仁、乳香、甘草，不加引，酒煎服。

章门穴伤，近背在胁内期门之下：归尾、白芍、血竭、莪术各一钱，柴胡、青皮、红花、紫草、桃仁、化红、川贝、木通、甘草各八分，生地五分，丁香三枚，广香三分，童便引，酒煎服。

气门血瘦，左右两乳下二指，左边气门，右边血瘦，上下不接：苍术、厚朴、陈皮、甘草、木香、五加皮各一钱，枳壳、香附、砂仁各一钱五分，神曲、菟丝子各一钱二分，灯心引，酒炖服。又用银花炖酒饮，再服通行打血汤：牛膝一钱五分，桑寄生一钱，寻骨风一钱二分，甘草八分，酒炖服。后看血黑血紫，再服下方：当归、茯苓各一钱五分，参三七、破故纸、桔梗、乌药、独活、赤芍各一钱，朱砂、甘草各八分，红枣五枚，酒炖服。

气囊受伤小腹左边：三棱、莪术、羌活、防风、枳壳、厚朴、茯苓、苏子、苏梗、乳香、郁金、桃仁、甘草各八分，参三七、沉香、红花各五分，藕节、童便引。

血囊受伤小腹右边：归尾、橘红、茯神、广皮、枳壳、血竭、参三七各一钱，桃仁、红花、苏木、三棱、莪术、乳香、没药各八分，沉香、甘草各五分，丁香三分，童便引，酒煎服。

气关穴伤即气门：桔梗、枳壳、白芷、乳香、没药、红曲、砂仁、血竭、参三七、自然铜，酒煎，空心服。

血关穴伤即血瘦：归尾、生地、桃仁、红花、青皮、桔梗、乳香、没药、甘草，酒煎，空心服。

挂膀穴伤，气门血瘦之下，左右二穴：大黄、红花、苏木、泽兰、桃仁、陈皮、归尾、地鳖虫，醋引。服后，通身麻闭，或寒或热，四肢无力，照前方加桑寄生、寻骨风、木通、苡仁、甘草各一钱，木香六分，生姜引，好酒炖服。

凤翅盆弦，腹下两旁受伤，饮食不进，气往左逼，力软心烦，服后药：羌活、乌药、半夏、石钟乳、红花、血竭、槟榔、木香、破故纸、小茴、丹皮、红曲各一钱，木通八分，桃仁七粒，胡椒三分，生姜、童便引，酒炖服。再服后方：肉桂八分，杏仁一钱二分，参三七、红花、青皮、枳壳、陈皮、厚朴、五加皮、牛蒡子、使君子各一钱，红枣引，酒炖服。

肚角穴伤小腹盆弦之外：白芍、破故纸、车前、红花、菟丝子、乳香、没药各一钱，小茴、地肤子、良姜、青皮、西砂、枳壳各八分，紫草、杏仁各六分，肉桂、木香、甘草各五分，童便引，生酒服。

净盆穴伤，脐左肚角血腕之下，乍寒乍热，咳嗽吐血，服下方：参三七、血竭、苍术、脚樟、紫草茸、甘草各一钱，红花、生地、苡仁、乳香、没药各一钱五分，木香、升麻各八分，桃仁七个，藕节引，酒炖服。

命宫穴伤血瘦之下丹田之右：沙参、当归、红花、菟丝子、枳壳、厚朴、血竭、细辛、五灵脂各一钱，麦冬、自然铜、七厘散各八分，童便、生姜一片引，酒下。

丹田穴伤：车前子五钱，肉桂、桂皮、归尾、丹皮、参三

七、木通、山药各二钱，麝香一钱，丁香六分，共为末，酒下四分。

肚角受伤，吐血不止：用水银、栀子、红花、五加皮，共为末，带毛小鸡一只同捣烂，敷上。

一人骑马颠扑，所佩钥匙伤破阴囊，肾子脱出，筋膜悬系未断，苦痛难忍，诸医束手。以线缝其囊，外用敷药，生肌定痛，不出三日，线脱烂矣。余思刀伤但贴壁钱而效，令其多取壁钱贴敷，数日渐安，其囊如故。

脊背门背有十六节，五脏六腑系焉

脊背打断，用门一扇，令患者睡定，服接骨丹：地鳖虫、当归、破故纸各二钱，杜仲、远志各三钱，地龙一钱，共为末，调酒服。

脊梁穴伤，头晕软弱，疼痛难当，咳嗽吐血，服此：红花、骨碎补、乳香、没药、猴骨、虎骨、刘寄奴、粟壳、龙骨、地榆、甘草各一钱，梁隔即胡桃壳内硬片一钱五分，木香五分，砂仁七粒，地鳖虫十个，红枣五枚，童便引，酒煎服。外用敷药：狗脊、地榆、山韭根、乳香、没药、红花，同捣烂，敷上。再服后药：熟地、茯苓各一钱五分，白芷、龙骨各一钱二分，秦艽、桔梗、羌活、杜仲、续断、甘草各一钱，胡桃壳二钱，鲫鱼骨引，好酒炖服。

背漏穴伤，久咳黄肿，四肢无力，下午潮热，服此：当归、狗脊、泽兰、乳香、没药各一钱五分，桑寄生、骨碎补、川芎、地榆、槟榔、续断、紫苏、秦艽，黑枣引，酒煎。再服平胃散：苍术、厚朴、黄芪、砂仁、枸杞子、香附、菟丝子各一钱，陈皮八分，黄芩六分，共为末，蜜丸，酒送下三钱。忌葱。

背心穴伤背中间也：生地、五味、防风、独活、木香各一钱，乳香、没药各一钱二分，共为末，葱引，酒下三分。

三年穴伤背左右也：台乌、川乌、草乌、威灵仙、大茴、参三七、广皮、地鳖虫各一钱，肉桂、甘草各四分，童便引，酒下台乌，疑即乌药，产台州。

腰眼受伤：肉桂八分，龙骨、郁金、枣仁、五加皮、红花、虎骨、香附、甘草各一钱，纯麻、地鳖虫各二钱，梁隔一钱五分，木香七分，藕节、旱草节二十四个，酒炖服。外用敷药：肉桂、白芥子、乳香、没药，共为末，鸡子清调敷。

腰上损方：杜仲二钱，牛膝一钱五分，破故纸、骨碎补、生地、质汗、青木香、乌药、乳香、没药、当归、威灵仙各一钱二分，小茴、蛇床子各八分，羌活、独活各六分，肉桂五分，地鳖虫五个。腰虚自痛，除地鳖虫、独活，加熟地一钱。

草乌散治跌损腰痛：川乌、草乌生用、骨碎补、陈皮、乳香、没药各等分，杉木节七个，酒炙，共为末，调服一二钱。手上，加穿山甲、细辛、桂枝、威灵仙；左手，加柴胡、木香，用酒服。

腰痛肚胀方：羌活、青皮、乌药、五灵脂、大茴、杜仲、槟榔、红花、桃仁、大黄、甘草。大便不通，加大黄、朴硝、荔枝核；小便不通，加车前、木通、川楝子、铁马鞭。

骑当穴伤：当归、白芍、乳香、没药、元胡、黄芪、升麻、熟附、小茴、茯苓、茯神、血竭、沉香、甘草，红枣三枚引。

拦马穴伤：归尾、丹皮各五钱，五加皮、苡仁、川牛膝、怀膝各七钱，参三七、棱麻各二钱，肉桂一钱，共为末，酒下。

凤尾穴伤，腰眼痛极，大便不通，必定打断凤翅，积血有余，服后方：桑寄生、合夕风、半夏、破故纸、五加皮、红花、穿山甲、乳香、没药、甘草各一钱，干葛、木通各八分，肉桂、地鳖虫六个，虎骨一钱二分，升麻四分，五龙草、藕节引，酒炖服。外用敷药方：乳香、没药、红曲、地鳖虫、麻根、五龙草，加葱、姜，共捣烂，用糯饭敷上。

肾俞穴伤脊背第十五椎，命门之下：生地一钱，破故纸、天仙子、乌药各一钱二分，黄柏、牡蛎、元胡索、小茴、泽兰、红花、紫草、苏木、乳香、木香、杜仲各八分，不加引，水煎服。

气海穴伤在关元上：赤芍、归尾、红花、破故纸、牛膝、红硝、红曲、紫草、刘寄奴、肉桂、甘草，杉木皮引，酒煎服。

关元穴伤小肠穴：归尾、赤苓、参三七、泽泻、广木香、栀仁、自然铜、肉桂、车前、桃仁、三棱、蓬术、甘草，灯心引，酒煎服。

命关穴伤：麝香、肉桂、参三七、牡蛎、青皮、木香、白术各三钱，细辛二钱，甘草五分。

膀胱穴伤，肚膨不消，小便不通，服此：车前一钱五分，猪苓、泽泻、槟榔、小茴、桔梗、陈皮、青皮、杜仲、桑寄生、半夏、良姜、甘草各一钱，大黄八分，灯心、生姜引，水炖服。

天枢穴伤大肠穴：大黄、桃仁、生地、刘寄奴、羌活、棱麻、防风、巴戟、乳香、没药，甘草、生姜引，酒煎服。

又方：桃仁、千金子、大黄、蜣螂，共为末，酒煎服。

粪门穴伤：归尾、大黄、五味、独活、参三七、肉桂、五灵脂、生地、甘草，共为末，酒下。

封门穴伤，此下窍也，伤重昏倒，要拿活，服七叶一枝花后，用药：破故纸、桔梗、丹皮、红花、木通、木瓜、参三七、大茴、独活、乳香、没药、甘草各一钱，肉桂八分，茯苓一钱五分，灶心土引，酒炖服。再用后药：活石、朱砂、人中白各八分，龙骨、乌药、枣皮、茯苓、茯神、莲须、秦艽、甘草各一钱，续断、紫荆皮各一钱二分，厚朴六分，建莲七枚引，水炖服。

颈项打断：用高椅坐定，双手揉上。先服全身丹，后服红药蒸鸡肝，童便、酒调吞服。

颈项骨跌断：用双手端定耳门，台往上掇。先服人参汤，后服红药。

腰骨腰眼棍打伤者不治，拳打伤者可治。

粪骨打伤：用全身丹，藕节煎汤送下。如不止，再用红药一分，鸡汤送下，即愈。

腿足门

谌遍穴伤膝弯也：生地、苏梗、桂枝、小茴、细辛、麝香、茜草、草乌、甘草，共为末，葱引，酒下。

膝盖受伤先移掇，后服药：五加皮、五爪龙、栀子仁三十五个，共为末，酒调敷。后服药：独脚莲即鬼白、过江龙、五加皮、地鳖虫、牛膝、木通、红花、苍术、砂仁、棱麻、升麻、甘草，茄根引，酒炖服。

膝眼受伤：地鳖虫、栀子、红曲、乳香、没药各一钱，胡椒六分，葱、姜共捣烂，敷上，杉木夹定。后服药：当归、生地、没药、虎骨、脚樟、南蛇、五加皮、牛膝、独活、木瓜。一方无独活。

吊筋受伤：当归一钱五分，生地、脚樟、牛膝、木瓜、檀香、骨碎补、刘寄奴、南蛇、红花、木通、降香、乳香、合夕风、甘草各一钱，茄根引，酒炖服。

内廉二穴：牛膝、木瓜、苡仁、五加皮、广皮、羌活、青皮、丹皮、桂枝、红花、白芍各五钱，马鞭草引，酒下。

大冲鞋带二穴：槟榔、赤芍、脚樟、牛膝、乳香、泽兰、棱麻、桂枝、铁砂、甘草，酒煎，空心服。

螺丝骨伤：苡仁、南星、枳壳、牛膝、木瓜、五加皮、骨碎补、半夏、香附、陈皮、青皮、元胡索、归尾、赤芍、桃仁、羊花即羊踯躅、棕树招、甘草各一钱，乌药五分，肉桂三分，酒炖服。

脚跟受伤，肿者不宜动针，只用敷药：红花、川乌、乳香、没药、葱、姜、肥皂，同捣烂，敷。又服后方：升麻、元胡索、当归、苏木、红花、脚樟、威灵仙、没药、五加皮、乌药、血竭、牛蒡子、牛膝、木通，藕节引，酒炖服。

又方：血竭、虎骨、参三七、牛膝、黄柏、麝香、羌活、木香、丁香、地鳖虫、归尾、纯麻、活血丹、碎骨丹另用水煎，同药对服，共为末，对酒服。如人虚，加鹿筋；寒气在身，加肉桂另放酒内；肿，加大黄、芒硝；气不和，加寄生、广皮；骨断，加猴骨；血紫，加桃仁、红花；痛，加乳香、没药、杜仲、故纸；若不烦躁，须减黄柏。

冲阳穴伤脚背也：白及根、川芎、木瓜、槟榔、乳香、甘草、归尾、泽兰、青木香、铁砂，不加引。

侧足穴伤：怀膝、归尾、大黄、木通、五味子、参三七、细辛、车前子、白芷、红花、甘草，马鞭草引，酒下。

涌泉穴伤脚底心：牛膝、木瓜、苡仁、五加皮、丹皮、青皮、大黄、归尾、硼砂、车前子、细辛、独活、羌活，共为末，酒下八分。

大腿打落：两人扶定，将手扣定抱膝一揉，然后掇上。先服全身丹，后用药。

全身门

上部汤药方：当归、川芎、赤芍、生地、羌活、独活、丹皮、黄芩、桔梗、桂枝、泽兰、桃仁、槟榔，生姜引，水煎，酒对服。

中部汤药方：归尾、赤芍、生地、羌活、丹皮、桃仁、紫荆皮、苏木、苏梗、麝香、大茴、小茴、杜仲、红花有红不用、儿茶、元胡、草乌少用，水煎，酒对服。

下部汤药方：归尾、赤芍、生地、羌活、独活、丹皮、桃仁、紫荆皮、黄芩、西香、木香、木瓜、苡仁、骨碎补、防己、川茗、牛膝、参三七、甜瓜皮、南星，水煎，酒对服。

全身跌打丹：当归、川芎、白芍、陈皮、橘皮、茯苓、半夏、山药、泽泻、羌活、独活、荆芥、防风、细辛、白芷、青皮、枳壳、山楂、神曲、槟榔、大黄、黄柏、小茴、大茴、西香、木香、麝香、元胡、木瓜、甜瓜皮、干姜、杜仲、续断、骨碎补、虎骨、猴骨、乳香、没药、参三七、甘草、自然铜、乌药、川乌、草乌、血竭、地鳖虫、朱砂、琥珀、穿山甲、花粉、苡仁、车前子、木通、狗脊、菖蒲、南藤即风藤，亦名丁公藤、儿茶、秦艽、红花、五爪龙即乌蔹莓，俗名五叶藤、寻骨风、赤芍，以上各等分，为末。

全身跌打方：当归、虎骨、猴骨、参三七、白芷、乌药、山羊血、桃仁、木香、母丁香、茜草以上一两，乳香、没药以上八钱，赤芍、血竭、牛膝、菖蒲、木通、五加皮、小茴、杞子、元参、五灵脂、南蛇、薄荷、寻骨风以上五钱，川芎、泽泻、肉桂、桂皮、藁本、郁金、蔓荆子、麝香以上三钱，荆芥、羌活、升麻、枳壳、花粉、杜仲、木瓜、细辛、槟榔、桂枝、儿茶、厚朴、破故纸、三棱、自然铜、草乌以上二钱，地鳖虫四十九个，共为末，酒对服南蛇，即蚺蛇，生岭南。

全身酒药方：当归、木瓜、虎骨、杜仲、菟丝子、破故纸、杞子、牛膝以上一两，乳香、没药以上八钱，白芍、山药、丹皮、麦冬、桂枝、知母、元胡、川芎、紫荆皮、丁香、威灵仙以上五钱，甜瓜皮、陈皮、儿茶、独活、参三七、乌药以上三钱，朱砂、麝香各二钱，地鳖虫五个，血竭七个，共为末，放瓶内，入好酒十斤，煮三柱香，窨七日，每服一杯。

佛手散：当归、生地、川芎、白芍、荆芥、防风、钩藤、大茴、木瓜、五加皮、白芷、紫荆皮、羌活、槟榔、杜仲、故纸、五灵脂、威灵仙、乳香、没药、乌药、自然铜、牛膝、南星，共为散，用好酒一坛，绢袋盛，浸三五日，随量饮，不拘时，七日见功。

大宝红药方：琥珀、血竭各四钱，金粉一钱，朱砂五钱，共为末，每服八分。

五虎红药神仙丹：猴骨、儿胎面包火煅、鹿胎、血竭、琥珀各五钱，人参一钱，自然铜三钱，共为末，损伤十分，服此药八分，神效。

回生再造饮：接骨药也，如骨未断，勿轻服。五铢钱五文火煅七次，木香、自然铜各一钱，麝香一分，共为细末，每服一钱，无灰酒送下。先嚼丁香一粒，方进此药。伤在上，饭后服，伤在下，饭前服。

返魂夺命丹：牙关紧闭，不省人事，撬开灌服。银丝草一两即山橄叶，长白毛者佳，小鸡一只过一月者，不去毛，二味共捣烂如泥，热酒冲和，布滤过，调猴骨末二钱服过，再用棱莪散一剂。

棱莪散：三棱、莪术、赤芍、黄柏各一两，大茴、元胡、槟榔、紫苏、陈皮各八钱，青皮、羌活、腹皮各五钱，荆芥、桔梗、半夏、黄连各二钱，芒硝、大黄、防风、柴胡各一钱，千里马即草鞋二口，姜三片，葱一根，童便、水各半煎，空心热服。随症加减。若手足伤断，徐徐推正，灯心火纸卷令厚实，杉木皮紧扎，自愈。

回生续命丹：治筋骨断折，疼痛不止。川乌、草乌、自然铜各二两，地龙、乌药、青皮、禹余粮各四钱醋淬，共为细末，每用二钱。

再生活血止痛饮：大黄、红花各五钱，当归、柴胡各二钱，花粉、穿山甲各一钱，桃仁五十粒，甘草八分，水、酒各半煎，空心热服。

神效接骨奇方：当归、白芷、草乌各三钱生用，为末，酒调二钱，一觉麻木，揣正骨断处，糯米粥、牡松粉调涂患处，乳香、没药、当归、白芍、川椒各五钱，自然铜二钱，共研细末，黄蜡二两溶化，入前末搅匀作丸，酒服数次。

接骨丹：自然铜五钱，当归、川芎、羌活、独活、虎骨、五灵脂、乳香、没药、杜仲、木瓜、茯苓、芡实、枣仁、杏仁、川乌、白蜡、苡仁、细辛、神曲、牙皂、乌药、朱砂、西香、木香、灶鸡即灶马，俗名灶蟀、地骨皮、地鳖虫、甘草各三钱，红蚯蚓、抱鸡各三个，大皂、推车子即蜣螂各一钱，共为细末，每服一钱，酒下。

七将擒拿方：地鳖虫、银朱、朱砂、银粉、骨碎补、接骨虫、白蜡各八分，共为细末。

滋荣双解散：治气血虚，受风寒。当归、川芎、白芷、元胡索、没药、川乌、自然铜、石莲肉。

活血通经止痛散：治血冲心，气紧急。三棱、莪术、黄柏、黄连、青皮、赤芍、紫苏、香附、柴胡、乳香、红花、苏木、菖蒲、千里马。

吐血不止方：当归、茯苓、芡实各一两五钱，肉桂、枣仁、白术、白芍、泽泻、陈皮、远志、柴胡各一两，山药二两，砂仁、熟附各五钱，共为细末，酒服。

初起方：归尾、川芎、白芍、香附、丁香、木香、红花、苏木、桂枝、白芷、甜瓜皮、桑白皮、牛膝、独活、苡仁、青皮、枣肉、菟丝子、枸杞子、麝香、血竭、甘草各等分，童便引，水煎服。

乳香寻痛散：治远年损伤，遍身疼痛。乳香、没药、木香、沉香、肉桂、草乌各五钱，花粉、木瓜、羌活、独活、小茴、甘草各七钱，当归、川芎、白芷、血竭各一两，共为末，每服二钱，热酒送下。

敷药方：秦艽、川椒、葱叶各一两，肉桂鸡心拌五钱，生姜一二钱，共研烂，砂糖调敷，立效。

洗药方：半夏、川乌、草乌、乳香、没药、骨碎补各一两，白芨、白芷、黄柏、七厘散、寻骨风、蛇蜕、千年健各五钱，陈石灰，用烧酒煎洗。

末药方：狗脊、骨碎补、苏木各一两，千年健、过江龙、青木香、寻骨风、槟榔、红花、三棱、莪术、漆渣各五钱，枳壳八钱，乌药二两，参三七、花乳石各二钱，马前子二十个，桃仁十四粒，共为末。胁下加柴胡、胆草、青皮、细辛、牙皂、桔梗，脚上加半夏，手上加桂枝，腰加杜仲、破故纸。未过四十者，加乳香、没药、骨碎补、乌药、羌活、防风、槟榔、红枣肉；过四十者，加熟地、白芍、茯苓、甘草、泽泻、山药、枣皮、远志、黄芪。

当门吹鼻丹：麝香、冰片、金粉、银粉、朱砂、明矾、牙皂、细辛、枪硝各三钱，金箔、银箔各二两，金不换叶一两，共为细末，每次八分。此药入鼻，如不转气，将红药与服，用手在眼角上一揉，片时自转金不换，即参三七。

妇人跌损方：当归、川芎、生地、白芍、益母草、红花、杜仲、白术、牛膝、羌活、独活、黄芩、黄芪、香附、乌药、茯苓、续断、虎骨、南星、胡水沙各等分，用酒煎服。

凡跌打骨断，痛不可忍，急拾往来便溺墙下瓦片洗净，火煅，醋淬五七次，研极细末，酒服三钱。痛在上，饭后服，痛在下，空心服。此药极能理损续筋接骨，屡有神效。

又方：将粪窖内多年瓦片洗净，醋煅九次，研细末，每末一两，加五加皮、男子发灰各五钱，醋调一岁一分，好酒送下。再用竹四片，竹青向内夹定患处勿动。若皮破者，勿用掺药。

又方：用母鸡一只，约重一斤，杀后连毛骨剁烂如泥，再将鸡血和入再剁，敷患处，绸包紧，三日自愈。

凡闪挫时，即于无风处将纸捻触鼻内，用力打喷嚏二三十，则气升而痛止，再用胡桃肉捣烂，倾热酒内，尽量一醉而愈。或急寻地鳖虫，炙脆为末，酒调服。

附录：屡试屡验跌伤方：王不留行、白芥子、黄栀子共钱三十文，研细，外加米醋三文，灰面五文，鸡子清一个，拌匀，夹汤蒸透，先衬数层纸，纸上放药贴患处，其伤自出。惟已破皮不可用。

跌打损伤经验各良方

七厘散

无论金刃他物，伤至骨断筋折，血流不止者，皆可治。朱砂一钱二分，麝香一分二厘，冰片一分二厘，儿茶二钱四分，乳香一钱五分，没药一钱五分，血竭一两，红花一钱五分，共研极细末，瓷瓶收贮，勿令泄气。凡遇损伤，先以七厘，用烧酒冲服，再量伤之大小，用烧酒调敷。如金刃伤过重，或食嗓割断，血流不止，急用此药干掺，立能止血定痛。其余撞伤，俱如法调敷。并治一切无名肿毒，亦用前法调敷。凡打仗受伤，几于危殆者，屡有起死回生之妙。于端午日正午时制合更妙。孕妇忌。桂林太守传此方，各州县如法配制，遇有械斗伤重抬验者，照方依治，屡见奇效。受伤者得以保全，即行凶之徒亦免论死，未始非贤有司恤命省刑之大德也。

金疮铁扇散塞外异僧所传

象皮切片焙干、花龙骨各五钱，陈石灰、柏香即松香中黑色者、松香与柏香同溶化，倾水中，取出晒干、枯白矾各一两，共研细末，遇破伤者用敷血出，以扇扇之，立时收口结疤。忌卧热处。或伤处发肿，黄连煎汁涂之，立消。戒饮酒，恐热血妄行。勿厚裹，恐太暖难愈。

凡破伤后因澡浴受湿，致㖞斜舌强昏迷类中风者，用白术一两，酒煎，频服。不善饮酒者，水煎亦可。

八厘散

治跌打损伤，瘀血攻心，将死之症，灌药即苏。土鳖去头足、生半夏一个同炒干一钱，乳香去油、没药去油、自然铜煅、血竭、归尾、骨碎补焙，去毛、硼砂以上各一钱，共研细末，瓷罐收贮，每用八厘，好酒送下，可以回生。

广德丸

此方为跌打损伤圣药，真有起死回生之妙。枳壳、元胡、陈皮、姜黄、续断、桂枝、秦艽、桑皮、青皮、五加皮、大茴、寻骨风、杜仲、赤芍、川牛膝、乳香去油、没药去油、川芎以上各四两，香附、毛姜、虎骨胶亦好、木瓜、当归、自然铜煅、石菖蒲以上各六两，三七、沉香、防已、母丁香、广木香以上各二两，红花三两，接骨草、接骨灵即土牛膝、落得打、刘寄奴以上各四两鲜者更妙，上药忌见火，须晒干，为细末，用苏木四两煎水，并陈米汤为丸如圆眼大，血竭四两，烧酒煮透，研末为衣，黄酒调服一丸，或童便亦可。

跌打损伤。青松丝不拘多少，用陈酒糟捣烂，敷患处。

又方：榆树皮捣烂，醋调，敷患处。

跌打伤昏迷不省人事此药灌下立愈

苏木、白麻皮、细木耳以上各二钱，俱用瓦焙焦，共为末，黄酒同黑糖调服。之后将酒饮醉，避风睡一宿即愈。

八厘散良方

治一切损伤。自然铜醋煅七次，研末、血竭、乳香去油、没药去油各三钱，红花、番木鳖油灼去毛，土炒、半两钱醋煅七次，苏木屑各一钱，丁香五分，麝香二分，共为细末，每服伤重者五六分，轻者三四分，绍酒调服。

三黄宝蜡丸

专治一切跌打损伤及破伤风，并伤力成痨，妇人产后恶露不尽，致生怪症，瘀血奔心，痰迷心窍，危在旦夕。重者一钱，轻者三分，无灰酒送下，立刻全生。如被鸟枪打伤，铅子在内，危在顷刻，服一钱，吃酒数杯，睡一时，汗出即愈。忌凉水生冷。烧酒三口，天竺黄、刘寄奴、红芽大戟各三两，雄黄二两，归尾一两五钱，孩儿茶、上辰砂、人参、三七各一两，血竭三两，琥珀、明乳香去油，净末、当门子、真山羊血、轻粉各三钱，水银同轻粉研，不见星三钱，藤黄二两以纱包之，入羊血内，隔汤炖一炷香，每日再以血炖藤黄，只留三钱为度，各取净末，用好黄蜡二十四两炖化，入前药末离火搅匀，滚水炖化为丸，大丸每重一钱，中丸每重五分，小丸每重三分，瓷器收贮。

重物压打伤

凡人手足肩背被重物打伤，或青肿紫赤，血痕疼痛。用苏木煎汁，磨真降香涂之，不可落水，连搽数日，其肿自消散，即愈。屡试屡验，真神方也。降香，一名紫金藤，军营中多备，以治刀斧损伤之用。

大西洋十宝散

冰片、麝香各一分二厘，辰砂、乳香去油各一钱二分，子红花四钱，血竭一钱六分，雄黄四钱，儿茶二分四厘，归尾一两，没药一钱四分。以上十味共为细末，贮瓷瓶，黄蜡封口，勿令走气。

一治跌打损伤皮骨青肿未破者，用陈醋调，敷患处，即愈。

一治刀伤并各器械伤皮破出血者，以药末掺上，包裹，不可见风，血止即愈。

一治内伤骨碎或骨已断折，先将骨节凑准，用陈醋调药末，厚敷患处，以纸裹，外加老棉絮包好，再用薄板片夹护，将绳慢慢捆紧，不可移动，药性一到，骨自接矣。须静养百日，如犯房事，必成残疾。

一治刀伤深重，未致透膜者，先用桑皮线缝好，多掺药末于上，以活鸡皮急急贴护，如前骨损养法即愈。

一遇跌打昏迷不醒，急用少许以陈酒冲服，自然醒转，以便调治。

此方神奇，虽遇至重之伤，鲜有不起死回生，内服再进三黄宝蜡丸更美。

刀疮药

降香节、白松脂各一两，血竭一钱五分，文蛤炒五钱，没药五分，共为细末，掩伤处，即愈。

跌打伤

骨碎补、五加皮、川续断、威灵仙各三钱，酒煎服。

跌打损伤垂危方

陈皮、厚朴、桃仁各一钱，红花二钱半，苏木三钱，蒲黄二钱，归尾二钱，赤芍一钱，大黄六分，水、酒各半煎服。欲吐，将生姜嚼之。牙关不开，以姜擦之。

又方：五灵脂、元胡索、生大黄各等分，为细末，用上米先将醋熬成稀糊，调药，敷伤处，干则再敷，即愈。

跌打血瘀

大黄一两，当归一两伤在上用头，在下用尾，在中用身，周身全用，酒煮服，血散则愈。

跌扑等伤

葱、姜、韭菜汁、松香、铜绿、米醋、烧酒，煎成膏，烘贴，即愈。

损伤立效

土鳖、半夏、巴豆各一个，共捣，为丸，每服二丸，酒送下。

刀疮药方

千年石灰三两韭菜汁拌匀，做饼，贴墙阴干，赤石脂五钱，龙骨五钱，人指甲二钱，冰片、麝香各五分，共研末，擦之。此系宫内秘方，极其神效。

立效散

专治跌打内伤并闪挫风气一切疼痛。当归二钱，通草一钱，桃仁二钱，穿山甲二钱，怀牛膝一钱五分，制大黄二钱五分，中青皮一钱，骨碎补去毛净三钱，乳香二钱，没药二钱，白芷一钱五分，苏子一钱，红花一钱五分，杜仲二钱，降香一钱，甘草一钱，血竭三钱，三七一钱五分，地鳖虫二钱米店内多有，石南枝头三钱，共煎汤，加童便一酒钟，老酒一酒钟，温服。极重者二服可愈。今改为末子药，如遇病不重者，只需每服吃末子药五钱，外加童便一杯，老酒一杯送下。轻者三服，重者仍照方煎服。

胁破肠出

凡人或因跌打胁破肠出，急以油抹入，煎人参、枸杞淋之，连食羊肾粥十日，愈。冷水喷面更妙。

内伤久发

凡跌扑夯伤胸胁腰肋等处，并肩挑负重失足蹬筋，初时不觉，延至经年累月，忽然疼痛，浮面按之不痛，揿重方觉，或咳嗽吸气牵掣吊痛，此乃内伤，气逆血滞日久，恐患壅毒。用生大黄一两，只可烘，勿火炒，以老姜二两舂烂，串滚水一杯绞汁，隔汤炖温，调大黄末如膏，涂于痛处，不必留头，盖以粗纸，外用棉系之，一日一换，三日即愈，神效无比。

预制金枪药

凡刀斧伤、跌扑，打碎敷上，即时止血止痛，更不作脓。患处不可见水。屡经试验，有力者可合以济急。

雄猪油一斤四两熬化去渣，松香六两熬化去渣，黄蜡六两熬化去渣，樟脑三两研，麝香六分，冰片六分，乳香、没药各一两去油，真血竭、儿茶各一两研极细末，轻粉四两炒研，先将黄蜡、松香、猪油熬化，待冷，入前药拌匀，瓷瓶收贮，勿令泄气，待用。

救杀伤

凡杀伤未透膜者，用乳香、没药各一块，加皂角子研烂，以童便半盏、好酒半盏同煎，温服。然后以花蕊石散或乌贼鱼骨为末，敷疮口上，立止。

附花蕊石散：没药、羌活、紫苏、细辛、草乌、厚朴、白芷、降香、当归、苏木、檀香、龙骨、南星、轻粉以上各二钱，蛇含石三钱童便煅三次，花蕊石五钱童便煅七次，真麝香三分，共研极细末，用葱汤洗过伤处，以此掺之，软棉纸盖，一日一换，神效。

军门丹

治刀伤第一方。降香挫屑、牡蛎、白蜡、五倍去虫屎各一两，乳香四钱，生半夏、血竭各五钱，真三七一两无真者，用草三七二两代，象皮研五钱，上研极细末，瓷瓶收贮，止血止痛无瘢。金疮切忌饮水，但食肥腻物解渴而已。若食热薄粥，血沸必死。

跌打诸伤

凡扑压跌打、或从高坠下及竹木磕伤、坠落马下覆车等伤，皆瘀血凝滞，大小便通者轻，不通者重。以淡豆豉一合煎汤，饮之。或用生姜自然汁和麻油温服之，再将净土蒸微热，以旧布重裹，分作两包，更换熨之，不可太热。若骨节打折离脱，捣生蟹极烂，用淡酒冲服，任量饮之，即以蟹渣敷患处。或用大虾蟆生捣如泥，敷患处，缚定，其骨自合。

又方：用地鳖虫十个酒炙，蚯蚓十条焙干，自然铜二钱醋煅，骨碎补三钱，乳香五分，共为末，加苏末三钱，酒煎服此方有加用没药、红花、血竭各三分者。

金刃跌打神效方

马前子一斤，枳壳半斤。以上药二味，先将马前子用童便浸二十四日，加入枳壳又同浸二十五日，取起，清水洗净，马前子去皮，枳壳去瓤，并切成细片晾干，用黄土拌炒成黄黑色，共研细末，瓦瓶装好听用。

刃伤见血，无论轻重，皆可敷掺，用布裹好。伤轻者立时止血结痂，切忌见水。重者或不能登时止血，仍用药加敷伤口，自然血止。若甚重之伤，用药一小茶匙，体壮者二茶匙，加麝香一厘研匀，查明后开引子另煎取汁和药，用黄酒冲服。能饮者，服药后不妨尽醉而睡，用棉被盖紧，切忌受风，俟汗出即愈。次日以鲜猪肉做汤与伤者食。跌打重伤并未见血者，亦查明后开引子照服，即愈。

此方无论敷掺冲服，所有饮食均不禁口，尚须以发物与食，免其日后发伤作疼作痛。

附服药引子：伤在头，引用川芎；伤在手，引用桂枝；伤在腰，引用杜仲；伤在肾，引用破故纸；伤在脚，引用川牛膝。每用各三钱。

刀伤急治方

柿饼捣烂，涂之。

损烂寸余深者

千年石灰、轻粉、血竭、白蜡、象皮等分，研末，掺上。

刃伤出血不止

真降香，瓷瓦刮末于石碾研细，敷之。

骨断折碎

活蟹一只，选肥大而多膏者，连壳捣如泥，入生姜四两，入醋一杯，带糟更妙，老酒一碗，连糟亦可，捣匀，挤出汁，煎滚灌下。其渣炒热，敷患处扎定。如只损破不曾折断者，只吃汁，不敷渣。凡骨断折碎，俱极神效，能令骨节归完，真妙方也。

龙　睛　丹

治金刃等伤血出不止。桂圆核炒去亮黑皮，磨极细，掺之，神效。

跌打损伤敷药方

刘寄奴、川乌、草乌、薄荷骨各四钱，生栀子三钱，生大黄、没药各二钱。上药酌加葱一把、姜一块，面、酒同捣极烂，再量加醋皮破不肿者不用醋，锅内炒热，敷患处，外用布裹好，板片夹住，对时一换。

治刀斧伤血不止方

紫降香，用瓷瓦镰刮下，石碾研细忌铁，敷上即止，又无瘢痕。

又方：天南星、血竭等分，研细末，敷，即止。

治折伤先用止痛法

白矾为末，每用一匙，沸汤化之，以帕蘸热熨伤处，少时痛止，然后排整筋骨、贴药。

治磕伤折伤疼痛不止

用葱白连叶煨熟或炒各热，捣烂，敷之，冷即再易。一人伤指血出淋漓，再易而疼止随愈。凡杀伤气未绝者，用之即愈。

又方：灶内小灰一盆，用水一碗半拌匀，火上炖热，将灰摊在患处，冷即易之，润一时，日二次，皮上青色出即愈。

又方：姜汁和酒，调生面，贴之。

治刀箭伤出血甚多若血冰冷则杀人

磁石末敷之，止疼断血。

又方：宜用炒盐三撮，酒调服之。

刀口箭簇伤

大五倍子、真降香等分，为末，敷伤处。止血结痂，不怕下水。加象皮一两更妙。

咽喉戳伤饮食不下

鸡蛋一个，钻一个孔，去黄留白，入生半夏一个，以微火煨热，将蛋白服之，即愈。

刀斧伤

不可见水，用车前叶捣烂，敷之，可以止血。用生半夏末带血敷上，立止痛，能生肌收口。或韭菜汁拌陈石灰，阴干，掺之。

又方：山柰研细末，瓶收固封，遇患者敷之，立效。

又方：羌活焙为细末，亦妙。

又方：羌活、防风，口嚼烂，和白糖敷之，止血止痛。

又方：石灰半斤，庄黄切片酒湿一两五钱，同炒，以灰变色为度，有血干掺，无血水调敷，已验。

又方：乌贼鱼骨即墨鱼骨，又名海螵蛸干掺，极效。

又妙方治刀斧或打破重伤

用顶好苏柿饼土饼不可用铁舂臼杵融，以人更换连捣三日三夜，取出，瓷瓶收贮，固封，遇患者敷用，虽重伤易愈，已验。

治金疮

流血多，必发渴，切不可饮水，饮则立亡。生地、当归、麦冬、玄参各三两，人参二两，甘草、制乳香、没药、刘寄奴、花蕊石各三钱，三七根末、续断、白术各五钱，地榆一两。四剂愈。真神方，切不可忽视。

金疮方

沥青不拘多少，为末，加响铜屑和匀，掺之，立愈。

又方：刀械杀伤，闷绝气未绝者，急用葱白热锅内炒热，遍敷伤处。继而呻吟，易葱再敷。俟苏定，用真三七研末，以口津调敷，立愈。

治刀斧斩神效秘方

专治刀斧斩并跌打损破一切水火误伤，无不立愈。用飞过五六次之黄丹四两，樟脑末二两，共研极细，贮瓷罐，遇有诸症，蜜调二茶匙，敷患处，即痛止，过夜结痂。

腰闪作痛及一切手足伤损不出血，但有青紫内伤。先以葱白捣烂，炒热，将痛处擦遍，随以大黄研末，生姜汁调敷，尽量饮以好酒，即三个月半年不愈者皆效。

跌伤简便方

烟店内捆烟烂麻索烧研，每服二钱，黄酒送下，重者三服即愈。

跌破刃伤

取冬日丝瓜叶阴干，擂末，敷上，无痕。

跌打刀箭伤洗药方

防风、荆芥、甘草等分，煎汤，无风处洗之。

金疮救急方

白棉花絮烧灰，塞患处，止血定痛，神效。

跌打金枪出血

头发一撮烧灰，白毡帽戴过多年者烧灰，共为细末，搽上，即效。

刀枪伤

牛胆一个，石灰不拘，白及五钱，为末，入牛胆内阴干，每用少许，生肌止痛。切不可经妇人手。

营官秘传刀枪药方

千年石灰一两，上白石膏一斤火煅用三钱，净板松香一斤提净用五钱，白蜡八钱，独活三钱，冰片一钱，珍珠一两，豆腐煮过一钱，共为细末，神效。

定风散

治破伤风，金枪刀斧打破损伤，并能生肌，并治癫狗咬。天南星、防风各等分，为末。如破伤风，疮口敷之，再以温酒调服一钱。角弓反张，童便调服一钱。打伤欲死，心头微温，童便调灌二钱。癫狗咬破，先水洗净，用绢拭干，上药患处，必不再发，大有神效。

跌扑折骨

雄鸡血和淡酒，热饮至醉，痛即止。

闪腰挫气

以下三方，屡试皆验。番葡萄干一两，好酒煎服，重者两服即愈。

又方：硼砂研细末，点眼睛四角，亦愈。

又方：王不留行一钱二分，炒，研细末，好酒调服，即愈。

夯伤脚域

蜈蚣一条研末，荸荠一个去皮，葱管七寸，共捣如膏，贴患处，周时一换，五日其域根脱出。

少林寺僧传夺命丹

治跌扑重伤，不能言语，大小便俱闭，鼻有一丝气者，服此神效。当归、草乌、明没药、滴乳香、血竭半两钱醋淬数十次、自然铜醋淬七次各等分，为细末，每用二三分，黄酒送下。伤重极者，二三服即愈，百日内忌荸荠。如出血过多，神气虚极者，不可服。

五灵散

治跌打损伤，止血生肌最效。海螵蛸、川贝母、血竭、乳香、没药等分，为末，敷之。

四生散

凡刀斧跌打损伤，研细末，敷之，立愈。黄丹六两，明松香六两，生半夏六两，石膏生三两、熟三两。

闪跌疼痛并风寒袭入经络举动不便诸症

栀子七枚，杏仁七粒，研细末，入鸡蛋清一个，量加烧酒、麦面，打成稠糊，敷患处，隔宿拔出蓝色即愈。

打伤疮口散血

或初打伤，浮肿疼痛，亦用此敷。乳香、没药、赤石脂、白芷、羌活、独活、滑石煅，共研细末，麻油调敷。

打破头伤结口

白矾煅、白蜡、水粉各等分，为末，搽之，立效。

生肌散

治打破头。上白蜜八钱，香独活、生石膏、大黄各五钱，陈石灰一两，阴阳瓦焙红，合细末，搽之。

打伤破血生肌桃花散

龙骨火煅五钱，花蕊石随分，乳香、没药去油各一钱，石膏一两，轻粉二钱，灵草削皮、鸡肉骨筋五钱，大黄五钱，赤脂一两煨，石乳随分，共为细末，加血竭研，麻油调涂。如血不止者，将细紫草末敷，即止。

破伤风

蝉蜕为末，葱涎调，敷破处，即时去恶水，立效。

又方：防风、白芷共为末，内服外敷，极妙。

金疮煎药方

赤芍、桃仁、南星、甘草、当归、白头翁、秦艽、牛膝、羌活、茯苓、加皮、灵仙、防风、白芷、丹皮，姜皮引，水煎服，二剂。

破伤风邪初传在表

羌活、川芎、防风、藁本、当归、芍药各一钱，水煎服。如内热大便闭，加大黄一钱三分，自效。

跌打刀斧破皮

黄丹飞过四两，潮脑二两，共研细末，瓷瓶内收贮，遇伤，蜜调一二茶匙，敷之。

刀口方

白蜡四钱，飞甘石五钱，冰片五分，月石三钱，药珍珠一钱，共为末，敷之。此万应神方也。

金疮伤重久不结口

火腿脚爪、五倍子各五钱，俱烧灰，共为细末，搽上，即愈。

金疮方

陈皮一两，金毛狗脊五钱，黄丹五钱，初生红鼠二个，共为细末，用百草汁捣成饼，阴干，为末，敷上，止血止痛。

又方：金毛狗上之毛贴破处，即止血定痛，结口生肌。

又方：生明矾为末，撮上，即止血定痛。

又方：生半夏六钱，白蜡四钱，为末，敷之。

又方：陈黄丹、陈石灰各六钱，桂片、乳香、没药、发灰各一钱炒为紫色，共研细末。止刀箭出血，木器损伤，极其神效。

跌打损伤

虾蟆草又名绉面草，又名荔枝草，治跌打，擂融取汁，糯米酒参入服，渣敷患处。其余刀斧伤、汤火包疖、一切无名肿毒，均捣烂敷之，甚效。

凡撞打跌破伤风者名破伤风

外用生南星、防风嚼烂敷之，内用制星片、防风煎水服。

又方：旧蒲扇烧灰，白砂糖和匀，糯米酒冲服，治跌打。

又秘方：治跌打。蚯蚓三条，焙干，为末，酒冲服。只要气未绝，可救。

又方：八九月取大蟹壳，线穿挂当风处阴干，为末。凡遇跌打，好酒冲服三四钱，神效。

又方：芥辣菜子擂末，调鸡蛋清，抹痛处，数次自安。

打跌有伤胸膈不食

以生猪肉切成细末，温酒送下一钱，即思食。

跌打手足折断

急以杉板夹住手足，不可顾人之痛，急为之扶正，凑合停当，或用厚杉树皮紧缚，不可移动。用接骨至神丹：大黄三钱，当归、白芍、红花各三钱，丹皮二钱，生地五钱，土狗捶碎十个，地虱捣烂三十个，羊踯躅炒黄三钱，自然铜煅，醋淬，为末，先将前药煎好，然后入自然铜末调服一钱，连汤吞之，一夜生合，二剂可愈。此神方也。

打　伤

白蜡一两，藤黄三钱，入麻油溶化，涂伤处。此方止痛止血，及汤火伤皆妙。

跌打及墙壁压伤神验方

川麻一分，木香二分，红花三分，甘草四分，研末，黄酒送下。均生用。

损伤久不愈

冬瓜仁炒，研末，酒冲服。

堕扑损伤瘀血在内烦闷

蒲黄五钱，研末，空心温酒服三钱。

一切损伤急救方

不拘金石木器手足及骡马咬伤等类见血，敷上即封口止痛。生半夏、松香或煮，或压去油各等分，为末，敷伤处。

坠车落马筋骨痛不止

延胡索末，好酒调服二钱，日进二次。

桃花散

治跌损刀伤，狗咬烂脚等症，年久风化石灰一斤，炒至桃花色存性，锦纹大黄一两，焙脆研末，上药将真麻油调敷，当日敷更效。

军中第一仙方

治跌打损伤、刀箭伤，人指甲灰、血余炭各一钱，陈松香五钱，生狗头一个刮净肉，露天火煅存性，上研细末，掺伤处，断骨即续，刀伤即愈。或用酒冲服亦可。

治跌打损伤

闪挫时，即于无风处将纸捻触鼻内，用力打嚏二三十次，则气升而痛自止，再用胡桃肉捣烂，倾入热酒内，尽量一醉，即愈。

又方：用韭菜打汁与童便各半，和热酒饮醉。或有折伤脱节，外用糟汤浸洗，忍痛搽上，用竹木绑扎，急寻地鳖虫炙脆，为末，酒调服。

又方：治一切跌打损伤、遍身青肿、瘀停作痛及堕扑内伤，归尾一两三钱，滴乳香去油、洋没药去油、辰砂水飞、血竭瓦上醋炒、儿茶研末，瓦上焙各一钱五分，明雄黄五钱，冰片、麝香各一分七厘，上共为细末，瓷瓶收贮。每服五分，重者二服，好酒随量下。

又方：并治金刃伤，鸡骨炭即条炭，择坚而长者、红糖，上味量伤大小，约用炭八两、红糖三两，先将炭扇极红极透，即倾入血中，入红糖捣如泥，乘热敷伤处，止痛活血，神效。如皮破出血不止，以败葫芦内白膜贴之，上再敷药。

治折伤断筋损骨

生地黄捣取汁，好酒和服，一日二三次，最妙。又捣烂蒸熟，封贴伤处，二日筋骨即连续，盖地黄属骨也。

救刃伤

凡杀伤不透膜者，用乳香、没药各一皂角子大，研烂，以小便半盏、好酒半盏同煎至半盏，温服，然后用乌贼鱼骨或龙骨为末，敷伤处，即愈。

刀斧砍伤

韭菜同石灰捣成饼，贴墙上干透，研末极细，血流不止，掺上，立愈。

金疮肠出

多用小麦煮水滤汁，待极冷，令病人卧席上，含汁喷其背，则肠渐入。初喷勿令病人知，如肠未入，抬席四角轻摇自入。既入，用麻油润线缝之，仍润帛扎束。慎勿惊动，免疮口迸裂。

又，大麦汤洗肠，纳入，桑白皮线缝住，饮粥百日愈。

金刃伤

用好鸡骨炭掷地有声者同好松香各等分，捣成一块，用老韭菜子汁拌湿，阴干，如此捣拌三四次，为细末收贮。每遇金疮敷之，立愈。切不可饮冷水及稀粥，只食干饭。

治刀剁落手指

并治金疮奇验。有加血竭四分者。真降香六分，荔枝核烧存性四分，拌匀，将剁下手指头用口含以津润之，将药敷上，用大笔管或竹筒两半个合捆直，外用布缚之，勿摇动，七日愈。

治颠坠拗损

桑根白皮焙，为末一升，煎膏，敷之，止疼无瘀血，终身不发。

治颠坠瘀血在腹时时唾出

干藕为末，酒服二钱，日三服。

治磕损跌扑肿痛或出血不止

葱白细切杵烂，炒热敷患处，冷即再换，神效。

治跌扑损伤恶血入肠胃便血或溺如瘀血

百草霜研细，好酒调服。

治跌扑至重面青气短欲死

官粉一钱，和水服之，即安。

治刀箭伤血出不止

以盐梅研烂，敷之，血即止。

治一切金疮方

古石灰、新石灰、丝瓜初生两叶者连根带叶用、韭菜连根各等分，捣一千下，作饼阴干，用时研末，擦之，止血定痛生肌，极为神效。

金枪伤重被惊者

以女人中衣旧者炙裆熨之。

金疮内烂生蛆

皂矾飞过为末，干掺，其蛆即死。

破　伤　风

用病人耳中膜并爪甲刮末，唾调，敷上。

又方：新杀猪肉乘热割片，贴患处，连换三片，其肿立消。

又方：血出，用何首乌末敷之，即止，神效。

又方：用白面、炒盐各一撮，新水调，涂之。

又方：用杏仁杵膏，厚涂上，燃烛遥炙之。

皮 破 筋 断

取金沸草根捣汁，涂筋，封二七日，便可相续止痛，一次即愈，不必再涂。

又方：用白胶香一味，为细末，敷之。

生肌长肉膏

当归、黄芪、山慈菇、白芷、甘草、血余、天麻、独活、穿山甲、露蜂房、五倍子、天花粉、荆芥、白蔹、肉桂、金银花、白芍、牛蒡子各一两均净，麻油三斤如法熬，去渣，约略油之老嫩，入飞过黄丹收之，再入白蜡、黄蜡、血竭、铜绿各二两，待冷，再入轻粉、乳香、没药各一两均去油，龙骨煅、象皮炒、樟脑、赤石脂、儿茶各一两，麝香五厘，冰片二钱，各制为末，和入搅匀，收藏待用。

玉　红　丹

黄丹二钱，白龙骨二钱炒，石膏三钱煅，共研细末，收瓶听用。

跌损腰痛

归尾酒洗、故纸酒炒、杜仲酒炒断丝、地骨皮酒洗为末，用猪腰一对，纳药末于内，蒸熟吃之。

跌打活命丹

泽兰叶、当归各五钱，红花一钱，丹皮三钱，青木香钱半，桃仁研十粒，赤芍钱半，水、酒煎，三服。大便不通，加大黄。

外用敷药方：百花草又名苦斋公、梅子树根去粗皮、葱头、桃子树根去粗皮捣烂，用酒炒热，先熨后敷。用梅桃叶亦可。

又接骨方

土鳖六钱，生半夏同炒至黄色，去半夏，另用自然铜二两煅红，入醋内淬七次，共为末，温酒下二钱。

又，跌打损伤年久成积，日后发痛肌削，微嗽似痨者，用白马尿、糯米泔、酒冲服二三次，神效。

又，用鹅不食草一钱，好酒煎服，渣敷痛处，新久皆效。

跌打损伤方

地鳖虫十个酒炙，蚯蚓十条焙，研，自然铜醋煅七次、乳香去油、没药去油各五分，红花、血竭各三分，共为细末，骨碎补五钱，苏木三钱，酒煎，调前末冲服，三服即愈。如伤重者，先饮童便一碗破瘀。

破伤风

黑鱼头阴阳瓦上煅焦，研末，每服二三钱，砂糖热酒调服。

接骨仙方

治骨折粉碎，山栀五分生研末，飞罗面三钱，上药用姜汁调和，敷患处。一日夜皮肉青黑，是其验也。或用水调搽，干则扫去，亦效。

治破伤风

破久不愈，手背强直，牙关紧闭。南星姜汁制、防风各一两，蝉蜕五钱，上为细末，每服三钱，滚黄酒一碗调服。再吃生葱三四根，以被蒙头出汗，忌烧酒。病重者，加鱼鳔一两炒存性，研末，每服三钱，黄酒调下，其风自退。

治殴伤

凡被殴后，破处伤风，在百日保辜限内者，速饮此方。荆芥、黄蜡、鱼鳔炒黄色各五钱，艾叶三钱，上药用无灰酒一碗煎汤送下，汗出即愈。忌食鸡肉百日。

行气香苏饮

治跌打损伤、闪挫腰腹手足及一切郁结滞气，俱可行散，气行则瘀血不结聚为害。甚者可服三四剂，屡效如神。香附去毛，酒煮六钱，紫苏四钱，台乌三钱，陈皮三钱，川芎三钱，当归三钱，制乳香三钱，制没药三钱，漂苍术二钱，枳壳面炒二钱，甘草二钱。伤在手加白芷，在腰加杜仲，在足加怀牛膝，恶寒加羌活、龟板，大小便不通加淮木通、大黄，恶血冲心加苏木、桃仁，或加黑姜。

整骨麻药方

开取箭头等物，服之不痛。麻黄、胡茄子、姜黄、川乌、草乌各三钱，闹羊花倍用，上六味共为细末，每服五分，茶调送下。欲解，用甘草汤服之，即苏。

又方：茉莉花根磨汁，服，一寸一日不醒，二寸二日不醒。盐汤解之，即苏，或醋泡汤解之亦可。

外敷麻药方

此药敷毒上，麻木，任割不痛。川乌尖、草乌尖、生南星、生半夏各五钱，蟾酥四钱，胡椒一两，共为细末，烧酒调敷。一方加毕拨五钱。一方加细辛一两。

经验正骨丹

自然铜一两酒炙，地鳖虫去头足、水蛭火煅醋淬、地龙酒洗，火煅、龙骨、降真香、苏木各五钱，土狗十个火煅，川乌、明松节、乳香去油、没药去油、血竭、木香各三钱，白芍二钱，麝香一钱，以上十六味共为细末，每服一钱，酒下。

损伤筋骨方

黄榔刺根二两，红曲粉一两五钱，老山栀三两，共为末，用糯米饭同捣糊，敷伤处，以杉树皮夹上，效。

一 厘 丹

亦接骨药也。无名异二分，自然铜煅八分，狗脊二钱，麝香五分，共为细末，每服一分，酒冲服。

接 骨 药 方

黄榔刺树根四两如无，用五加皮四两代之，小雄鸡四五两重一只去毛，糯米饭一盏同捣糊，贴在断骨处，外包好，一日一夜去药，其骨自接。如夏天，加枣树根少许同捣，则不生虫。或未痊愈，再用外接骨方：葱白四两，桃仁三两，生姜、当归各三两，五加皮二两，赤芍一两，白芥子五钱，樟冰五钱，共捣烂，炒热，同荞麦粉调成膏，包伤处，半月痊愈。

损骨方

小鸡一只，约重五六两，连毛，同五加皮一两捣为糊，搨在伤处，一炷香时解下。后用山栀三钱，五加皮四钱，酒一碗煎成膏，贴之，再以大瓦松煎酒服之，真神方也。

舌断唇伤方

急用鸡子一个，轻轻击碎周围，去硬壳，取壳内膜套在舌上，外用洪宝丹敷之，自然接续。如有风寒作痛，以四物汤加柴胡、地骨皮煎汤服，愈。

洪宝丹

亦名济阴丹，治接断用。天花粉三两，姜黄、白芷、赤石脂各一两，共研末，茶汤调服。

又，接断方：乱发烧灰，敷舌上接之，必须口含防其冷。凡耳鼻断落，乘热蘸之即接，亦须包暖方效，能以口含更妙。

接骨神方

治跌伤断骨，或从高坠下，或骡马上跌折筋骨碎断，痛不可忍。此方能接骨续筋，止痛活血。硼砂三钱，水粉三钱，当归三钱，共为末，每服二钱，以苏木煎汤送下。

又接骨方

治骡踢马踏，伤损骨碎者。生半夏、生黄柏各二钱，捣敷，七日即愈，或再用后方。

接骨简便神效方

蟹壳炙存性，研末，用酒调服，尽醉，其骨自合。生蟹更好。

跌扑损伤

生地、归身、丹皮、五加皮、乳香、没药、海金沙、自然铜，以上各药一钱，酒水各半煎服，无不应验。此方亲见江湖走索之人忽然坠地，不能言语，次日仍见走索，是以骇异，问其药方，重价得传，幸勿轻视。

止血方

凡刀斧伤，或疮口出血不止者，将水调泥要千脚泥敷出血处四围。若伤头面，敷颈项周围。伤手敷手臂，伤足敷腿，能截住其血，令不来潮。其伤口仍用膏丹贴之。

急治跌破出血

急忙无药，即用吃的烟末一撮敷患处，扎好，切莫透风，莫吃发物，最易止痛完口。惟香灰切不可用，至嘱至嘱！

接骨方

折伤肢骨，此方最神。生绿豆干捣成末，砂锅炒紫色为度，乘热沃以黄酒，调作厚糊，于损伤处厚敷，用布包扎，将骨凑好，外用柳木板夹定，捆住勿动。内用土鳖三四个焙，研，黄酒送下，盖暖令睡，其骨渐自接上。加自然铜或汉古钱俱用炭火煅红，醋淬七次，研成粉，七厘同服，更妙。

又方：活蟹、土鳖、头发、麻，四味入好米醋锅内熬枯，去渣，加莜麦面熬成膏，他药愈熬愈热，此药愈熬愈凉，以凉为度。先将折骨扶正，敷上膏药，用布扎紧勿动，再以活蟹、土鳖二味擂碎，黄酒冲服，神效。

又方：自然铜一两，天雷石一两，垡一两即粪窖陈年砖上之秽者，先将三味用猛火煅九次，醋淬九次，再入后药：猫头骨一个醋炙九次，凤凰蜕五钱烧灰，即鸡子壳，没药三钱，乳香二钱，血竭一钱，为细末，每服三钱，黄酒送下，即愈，神效。

接骨膏

治骨碎筋断。有断喉者，合上方治之，立活。当归一两五钱，川芎一两，骨碎补一两，川乌八钱火煨，木瓜二钱，乳香、没药各五钱，黄香一两，老古钱七个酒制七次，共为末，香油二两熬膏，油纸摊贴。

接骨神效方

当归、五加皮、乳香去油、苏木各三钱，自然铜三分醋炒七次，研碎，土鳖七个焙枯，共入瓷瓶内，醇酒三斤浸泡，饮三四次，其骨自合，不必吃完，恐生多骨。

接骨良方

乳香去油、血竭、银精、千金子、儿茶、金精石、没药去油、红花、琥珀、朱砂各二钱，自然铜少许煅，大土鳖一个，共为细末，好黄酒送下，每服一钱五分。

又，糊方：先将骨头接好，或竹箸、或用杉木皮、或竹片扎好，再用药末糊上，干则换糊，月余即愈。磕头虫、荞面、黑小羊角、乳香、没药各等分，共为末，调敷伤处。

治折伤骨节离脱

用雕骨烧灰，每服二钱，酒下，在上食后，在下食前，骨即接。

又方：黄麻烧灰、头发灰各一两，乳香五钱，每服三钱，温酒下，立效。

土鳖酒

治伤接骨神方：土鳖虫十余个，生捣绞汁，用滚黄酒冲服，效。

治脑骨破碎

蜜和葱白捣匀，厚封，立效。切忌入口，食之杀人，无救。

接骨方

自然铜三个烧红醋炙七次，古铜钱三个烧红醋炙七次，土鳖虫二个阴阳瓦炙干，麝香三分，共为细末，每服七厘，用酒调服。

又方：古铜钱五钱醋淬四十九次，骨碎补二钱去毛，焙，乳香三钱去油，没药三钱去油，自然铜二钱，血竭二钱，土鳖三钱，生半夏一钱五分炒土鳖，共为末，每服一分时，以栝蒌仁七个同研，放舌上，酒送下，头一次服，须入麝一厘。

又方：用多年酒缸底土鳖子不拘几个，焙干研末，五铢钱醋淬七次，为末，各等分，每服一分，好酒送下，取汗。

续骨方

半两钱钱上只有半两二字，以火煅之，入醋内淬数次，研细末七厘，甜瓜子火焙干，为末七厘，和匀，用生酒服下，即愈。不宜多服，多服则旁生一骨。

少林截血丹

治跌扑损伤，血流不止。天花粉五两，姜黄一两，赤芍药一两，白芷一两，上四味俱不见火，为细末，清茶调，敷伤口四边，其血即止。在头上者敷颈周围，在手足者涂臂腿上节。如伤口内硬，被风毒所袭，加独活酒调敷，又不消，加紫荆皮末敷。

神验续骨方

猪板油十两腊月者佳，白蜡八两炼过，飞丹四两水飞，自然铜四两醋煅十次，白矾十二两，密陀僧四两研，麒麟竭一两，没药、乳香、辰砂各一两，上药十味，先将锅内熬油，次下蜡，将锅留火放地上，入密陀僧、飞丹、自然铜和匀，细火再熬，滴水成珠，方下矾、竭、乳、没、砂五味，用柳枝不住手搅匀，待凝，丸如弹子大，笋壳衬垫。每遇跌打伤重者用一丸，再加猪油少许火上化开，涂伤处，以油纸包缚，甚者以灯草裹好，用竹片夹绑。再用一丸分作小丸，滚热葱酒吞下，痛止。若再痛，乃骨折者，四次即愈。如牙痛者，一贴牙根立止。

折伤接骨

市上乞儿破鞋底一只烧灰、飞罗面焙黄各等分，好醋调成糊，敷患处，以绢束之，杉木夹定，须臾痛止，骨有声，即效。

又方：大虾蟆生捣如泥，劈竹裹缚，其骨自痊。

接骨灵丹

白术香根，用酒糟捣烂，敷之，即愈。

又方：用白萝卜切碎捣烂，略去粗汁，敷患处，裹紧，过夜即愈。

又方：云南钱即有锯齿海螺，烧灰、千里马即马蹄内小蹄，自退下者佳，如无，破鞋底烧灰亦可、老龙皮即老桑皮，烧灰、飞罗面焙黄，陈醋熬成膏，摊青布上贴之。

跌打损伤三方

第一方，玉真散：羌活、天麻、防风、白芷、白附子、制南星各五钱，焙干为末，每用五钱，加童便、老酒各一杯煎，再冲七厘散或活命丹一厘服，立效。

第二方此药只可服一帖，不可多服：归尾、乳香、没药、五加皮各五钱，生地、乌药、红花、泽兰、苏木、赤芍、元胡索各四钱，桃仁、川断各三钱，木通、木香、细辛、肉桂去皮各二钱，上各称足，用童便一碗、老酒二碗共煎至一碗，冲活命丹一厘服。又将渣用水二碗煎一碗，仍冲活命丹一厘服。

第三方连服十贴，多服更妙：归身、白术、炙黄芪、川断、酒炒白芍、白茯苓、酒炒骨碎补各三钱，人参、川芎各二钱，熟地一钱，炙草八分，水煎服。

人中白散

治跌打损伤将死之症，灌之即醒。用男女溺桶溺壶白片煅红，醋淬七次，研末，已死者勿移动，若口闭者，撬开，用药末三分，陈酒冲灌下，吐出恶血，即可活矣。若移动过，不治。

又方：损伤吐血死者，服之神效。金银花根捣碎取汁，加童便、热酒冲服。渣敷患处。

又打死方

益母草烧灰二钱，醋调灌下一二钟，被盖出汗，后用姜汁、老酒冲服之。

又方：用蚯蚓火煅为末，热酒送下，立效。

又方：用竹中白节同木耳烧灰，老酒冲服，立效。

救死活命丹

自然铜煅，醋淬七次二钱，朱砂五分，孩儿牙齿一个火煅，鸡子一个，用针七支刺鸡子内，加古屋朝东壁泥一块，桑木一寸，金不拘多少，水一碗，金、木、水、火、土俱全，同鸡子放锅内，将符六道烧在锅内煮熟，去白用黄，共药四味研细为丸，用时每服一厘，不可多用。

东方甲乙木，南方丙丁火，西方庚辛金，北方壬癸水，中央戊己土，吕纯阳祖师仙药，吾奉太上老君，急急如律令，勅。

花蕊石丹

治一切刀箭所伤及跌打猪狗咬伤，重至将死去者，急掺药于伤处，血自化为水，再掺即活。若内损重伤，血入脏腑，以药一钱五分，用热酒半钟、童便半钟调和，服之立效。若肠出未断者，急用桑白皮为线，蘸花蕊石散缝合，其伤口先以大麦煮粥取浓汁温洗，再用活鸡冠血和清油涂肠令润，轻轻托入腹内，外用生人长发密缝腹皮伤口缝法：须缝伤口皮肉之肉，若连皮缝之，扎不入肉，难以见效，掺药于口上，血止立活，不用物封裹，恐作脓血。如伤口干，先以吐津润之，后掺药粉。若产妇血晕，死胎不下，胞衣不下至死者，但前心温暖，急以童便调药一钱温服，立愈。血在膈上者化黄水吐出，在膈下者随小便出，盖诸血之圣药也。花蕊石二两出陕州者佳，中有黄点如花心，硫黄四两明润者佳，二味研碎和匀，入阳城缸内盖好，铁线扎住，外用盐洗封固，候干，上写八卦五行字样安在四方砖上，外结百眼炉，炉内用炭二十许斤盖住泥缸，从下生火，先文后武，渐渐上彻，自晨至晚方息，终宿不动，次早取出研细，以净瓷瓶收贮备用。

凡闪打伤未出血，但青紫色者，先以葱白捣烂，炒热，将痛处擦遍，随用生大黄研末，生姜汁调敷，尽量饮好热酒，令卧，自愈，即日久不愈者亦神验。

凡破伤后受风致危者，用粪堆上蛴螬虫一二个草房上亦有，将脊背捉住，捏令口吐黄水于热酒内，搅匀饮之，再以黄水抹疮上，觉身麻汗出，即愈。

青城山仙传接骨方

生半夏四两炮制六次，第一次米泔水浸三日，二次盐水浸一日，三次醋浸一日，四次童便浸一日，五次黄酒浸一日，六次姜汁浸一日，阴干，加黄芩四两，共为细末，老酒送下。若肿痛或损骨，用醋调，敷伤处，即愈。

肿痛围药方

僵蚕、大黄、生南星、肉桂各三钱，皂角、乳香去油各二钱，甘松四钱，淡附五钱，上八味共为细末，加酱粉、姜汁调敷，即退。

又方：铅粉、石灰、黄柏、半夏、肉桂、白芷、赤芍、芙蓉叶、枇杷叶去毛、天南星各一两，枯矾二钱，乳香、没药各去油五分，上十三味共为末，生姜汁同热醋调敷，厚布裹住，即消。

又方：白玉簪花根捣敷，一服即退，加肥皂同捣更速。

破伤风方

川羌活、防风、荆芥、归尾各三钱，生地、白芷、红花各二钱，明天麻煨、刘寄奴各一钱五分，水煎。

仙传膏：雄猪油一斤四两，松香六两，黄蜡六两，以上三味先煎化，去渣净，将冷，加樟脑三两，面粉炒四两，麝香、冰片各六分，乳香、没药各去油、血竭、儿茶各一两，俱为细末，入油内搅匀，摊贴患处。无论打板夹伤死血瘀结，贴之即愈。

断臂断指方

水蛭即田中蚂蝗，当归酒浸之、地鳖虫竹刀切断，过夜能续者可用，亦以当归酒浸之，二味不拘多少，入布袋内，浸清尿中一月取起，又浸园沙内抽淡，焙干研末，敷伤处，即能续生。

断指方

净轻粉、血竭各一钱，降香二钱，梅冰八分，象皮土炒五分，共为细末，敷伤处即愈。夏令加龙骨五分。

喉伤未断方

用丝棉一块，看伤口长阔，以鸡子清刷皮，将棉糊上，外用八宝丹敷，一日一换，等番哄时，收口加白蜡二钱敷上，愈后无痕。

八宝丹

乳香、没药各去油二钱，轻粉、儿茶、龙骨、铅粉、血竭各一钱，冰片一分，珍珠二粒，百草霜二钱，共研极细末，敷之，去腐生新，极效。

又，洪宝丹：治接断，用天花粉三两，姜黄、白芷、赤石脂各一两，共为细末，茶汤调，敷患处。

四季金疮药

春天属木，木能生火，当先去风清火，有脓血，用三黄散洗之，又将新鲜猪油同艾叶捣敷，后用合口药敷之，即愈。

三黄散洗脓血方

金银花、归尾各五钱，大黄四钱，黄芩、黄柏、赤芍各三钱，荆芥、薄荷、山慈菇、甘草各二钱，防风、黄连各一钱，水煎，洗。

春合口药粉方

赤石脂、乳香、没药各去油一两，血竭、杉木炭各五钱，胎发灰二钱若无胎发，乱发亦可，共研细末。夏令属火，去热为主，药宜凉，有脓血，用三黄败毒散洗之，后敷合口药。

三黄败毒散

金银花四钱，防风、杉木蕊烧灰各三钱，黄连、黄芩、赤芍各二钱，黄柏八分，共煎，待冷洗之。

夏合口药粉方

黄柏六钱，乳香、没药各去油、海螵蛸、赤石脂、观音竹各五钱，冰片、朱砂各二钱，共为细末。秋令气凉，若有脓血，用温凉散洗之，后敷合口药，即愈。

温　凉　散

连翘、赤芍、羌活、茯苓各三钱，穿山甲、川连各二钱，山栀仁、防风、桃仁、甘草各一钱，水煎，洗。

秋合口药粉方

松香水制、海螵蛸、生半夏、赤石脂、白蜡各一两，雄黄、花龙骨、儿茶各五钱，血竭二钱，共为细末。冬令气寒，药宜近热，不可以寒凉凝其血，先用消风败毒散洗之，后敷合口药，即愈。

消风败毒散

芒硝、皮硝、荆芥、穿山甲、槟榔、草乌、赤芍、甘草各二钱，水煎，洗。

冬合口药粉方

花龙骨煅二两，赤石脂五钱，雄黄一两，发灰三钱，象皮一钱水制，切片，纸包煨，血竭一钱，共为细末。

蚕　蛾　散

止血定痛生肌极效。晚蚕蛾、白芷、当归头、陈石灰各等分，共研细末，敷。

又方：晚蚕，新瓦上焙干，为末，掺患处，绢包之，随即血止，伤口自合。

刀箭伤方

除脓止痛，不怕风。牛胆一个，石灰一两，白及五钱，乳香去油五分，共为末，入牛胆内阴干，用时以少许研细，干贴之。制药忌妇人手。

见血生

凡血伤，当时敷之即生，若伤风受毒不用。生甘石一两，龙骨煅一两，象皮土炒一两，花蕊石一两，地鳖虫三钱，参三七二钱，乳香、没药各去油二钱，麝香一分，共为细末，敷之即生。

拔毒生长

凡破伤不论新久，敷之极效。制甘石一两，寒水石三钱，月石飞三钱，乳香、没药各去油一钱五分，大黄六钱，蓖麻子去油八钱，麝香二分，梅冰三分，共研细末，加红升丹三分同研匀。如伤红肿，去升丹，加小赤豆研末少许。

神效生肌散

此散去瘀搜脓生肌，盖先去瘀则肉自生也。木香、轻粉各一钱，黄丹、枯矾各五钱，共为细末，以腊月猪胆汁和匀，仍装入胆内，悬挂一百日阴干，再研细用。

四龙丹

止血生肌。煅石膏五两，淡黄丹、乳香、没药各去油五钱，共为细末。夏令加冰片少许。

五龙丹

服药也。木耳灰、毛竹节、地龙、桑寄生、龙胆草、香丝藤皮、麻根各等分，为末，酒冲服。

六龙丹

夏天用方。煅石膏四两五钱，淡黄丹四钱，乳香去油四钱五分，没药去油五钱，龙骨、大黄各一两，共为细末。

生肌定痛散

治溃烂红热肿痛有腐肉者。生石膏一两为末，用甘草汤飞七次，辰砂三钱，冰片二分，硼砂五钱，共为末撒。

刀口生肌散

陈石灰七两，大黄一两，二味同炒，令石灰如桃花色去大黄，加儿茶、血竭、乳香、没药各去油二钱，共为细末，敷之。若伤口烂者，用麻油调敷，无不效也。

合口长肉方

生半夏一两，乳香去油、象皮火焙、川断、铜绿各五钱，黄丹、没药去油、花龙骨、白芷各三钱，樟冰二钱，共为细末，敷之，即效。

破伤出血太多皮肉寒尽不能收口方

大艾叶捣去筋净，同真芯油调敷，即愈。若皮肉虚不能合口者，用魁圆肉贴三五日，即满而合矣。

筋骨闪挫膏药方

苍术四两，巴豆十粒，秦艽、良姜、青皮、薄荷、丹皮、桃仁、山楂、五加皮各五钱，杜仲、连翘、赤芍、紫苏、川断、厚朴、羌活、独活、前胡、生地、刘寄奴各四钱，陈皮、柴胡、杏仁、木瓜、地丁、大黄、大茴、米仁、乌药、当归、骨碎补、滑石、香附、桔梗、木香、赤蔹、白芷、威灵仙、桑皮各三钱，川贝、白术、川椒、黄柏、麻黄、细辛、升麻、红花、花粉、知母，泽泻、牛膝、黄连、黄芩、三棱、天冬、麦冬、僵蚕、猪苓、肉桂、木通、桂枝、川芎、阿魏、白蔹、荆芥各二钱，各药切片，真麻油七斤二两，春秋浸半月，夏十日，冬一月，放锅内，用文武火熬至黑色，加葱十根，梅干十个，苦味酒三钟，山黄草一两，蜈蚣十条，再熬数沸，去渣，熬至滴水成珠，加沥清水熬七次，漂净，炒黄丹一斤，看药老嫩，用瓷器收贮，掘地埋之，十日后取出，用细青布摊贴，仍加掺药。

掺药方

乳香、没药各去油、无名异各二钱，龙骨五钱，共研细末，瓷器贮，候用。

附录壮筋骨丸

白蒺藜酒洗、沙蒺藜土炒各一斤，川牛膝酒洗、怀牛膝酒洗、骨碎补去皮各八两，全当归酒洗十两，虎骨乳炙八两，鱼肚蛤粉炒一斤，共为末，蜜丸。

万应红玉膏

治破伤溃烂不得收敛者，疮疡并治。麻油二十三两，鸡子黄十个，血余三钱，黄蜡、樟冰各五两，黄丹六两，先将油煎极滚，下鸡子一枚，熬枯去之，又下又去，十枚尽后，下血余煎烊，以棉滤净，再入黄蜡，待漠净离火，用槐枝搅，入黄丹、樟冰，稍冷，入水浸一夜，出火毒，备用。不拘破伤疮毒烂孔，以旧棉摊贴，加细药末，临用掺之。乳香、没药、儿茶各一钱，珍珠五分，冰片三分，共为细末，掺膏内贴。

又红玉膏治同：黄蜡、白蜡、乳香、没药各五钱，樟冰、血竭、轻粉、象皮各四钱，儿茶二钱，熟猪油四两，将二蜡化，去渣取起，入前药末搅匀，先以葱白汤洗净患处，拭干后敷药，以纸盖，勿令见风。

白玉膏

治一切破伤极效。冬熟猪油炖烊滤清，每油七两配白蜡三钱，搅匀听用。铅粉四钱，轻粉二钱，冰片二分，制油二钱五分，擂匀作膏，贴之。

神效内伤丸

治瘀血内凝，烦闷疼痛者。巴豆霜、甘草粉各三钱，以饮糊为丸如麻子大，朱砂为衣，每服七丸，茶酒送下。

寻痛丸

治损伤疼痛难禁者，服之神效。生草乌去皮尖、乳香、没药、五灵脂各五钱，麝香少许，共为细末，酒糊为丸如芡实大，朱砂为衣，薄荷汤、生姜汁磨化服。

寻伤丸

治筋骨碎断者。乳香、没药、苏木、川乌、松节、自然铜醋煅、降香、地龙炒去油、水蛭香油炒，炙各五钱，血竭三钱，龙骨五钱，土狗十二个焙干，各为细末，每服热酒下三钱。

顺风散

治损伤后恶气上升，呕吐不止者。大黄三钱，生地、熟地、川芎各五钱，共为末，每服三钱，空心温酒送下，立效。

保命丹

治筋骨损伤，无分经络，定痛散血，立见神效。白头地龙二十四条童便制，石蟹三只酒制，土狗十二个葱汁制，水蛭六条醋制，地鳖虫三百六十个姜汁制，上各浸制为末，加乳香、没药、血竭各一两，天雷石醋制七次一两，须预制去火毒，米糊为丸弹子大，作三十丸，每丸可救一人，胡桃、红花煎酒磨化送下。

又方：治伤后瘀血攻心，垂危欲死者，服之神效。血竭、当归、百草霜、乳香、没药、官桂、大黄，好酒煎服。

保安万灵丹

治破伤风寒热发噤，入里内陷者。茅苍术八两，全蝎、石斛、明天麻、当归、炙甘草、川芎、羌活、荆芥、防风、麻黄、细辛、川乌汤泡去皮、草乌汤泡去皮尖、何首乌各一两，明雄黄、朱砂各六钱，上共为细末，炼蜜为丸弹子大，每丸五六钱，朱砂为衣，葱白煎汤，乘热化开，通口服尽，被盖出汗为效，如无汗，再服如前。

金创灰蛋散

石灰细研，鸡蛋清和灰成饼，煅过，候冷研细，遇伤掺之。

神效佛手散

治金枪重伤，筋骨断折将死者。鹿茸、当归、苁蓉、禹余粮、菟丝饼、桑螵蛸、紫石英、熟地、白芍、川芎、干姜、覆盆子、酸枣仁、五味子、琥珀、茯苓各等分，共为末，姜三片，枣一枚。

金创迎刃散

治伤重出血不止。白芷、甘草、水龙骨各一两，共为末，文武火炒赤色为度，用嫩苎叶、韭叶取自然汁，调前末，阴干，入参、三七、血竭、南星、牛胆各一两，片脑三钱，野苎五钱，伤处擦上，即愈。

住痛生肌止血方

韭菜根二两，未毛鼠二个，嫩石灰二两，同放石臼内捣烂作饼，阴干为度，用时以刀刮末，敷伤处，擦上即愈。

治刀斧伤

止血定痛生肌。真降香挫碎炒存性、五倍子微炒、血余炭各等分，为末，掺之，将干箬叶护住，用软棉扎定，两日一换，愈。

又方：赤石脂、象皮、棕衣、血余、旧毡帽、松香各五钱，儿茶、龙骨、乳香、没药、白矾、丁香各三钱，朱砂、琥珀、参三七、七厘散、甘石、黄丹、半夏、冰片各一钱，地鳖虫八钱，共研极细末。

刀口见血方

生半夏、南星、白芷，研末用。

生肌散

治刀斧伤成疮，脓水难干，肌肉不生，此方神效。五倍子、炉甘石、儿茶、龙脍皮各等分，为末，瓷器贮用。

八宝丹

跌打通用方。珍珠豆腐煮、滑石各一钱，炉甘石二钱薄荷水煮，火煅，硼砂八分，乳香、蒙荠粉各一钱疑是荸荠粉。

七 厘 散

伤折通用方。归尾、红花、桃仁、大黄酒浸、自然铜醋煅七次各一钱，地鳖虫去头足，炙焦五钱，黄麻根烧存性、乳香、没药、儿茶、朱砂、雄黄、骨碎补、古铜钱醋煅七次各三钱，麝香五分，共为末，每服大人一钱二分，小儿七厘，陈酒送下，汗出为度。

观 音 针 方

麝香一钱，冰片五分，硫黄二钱，先将硫黄煅化，再将冰、麝入内，取起存冷为度。但有久损并核子，用此针即愈。

莲 叶 散

治瘀血腹胀。用莲叶不拘多少，炒存性，研末，童便调一二服，大便下瘀血愈。若身弱气虚，用八珍汤加骨碎补、续断服。

仙传火龙行气散

生姜、食盐、麻油各四两，大黄、牙硝各二两，头油渣疑是豆油渣、荆芥、泽兰、瑞香草叶各三两，共捣烂，以麻油炒热，频频熨上，自愈。

万金不换乳香寻痛散

治远年诸般伤损，遍身疼痛，神效。乳香、没药、血竭、甘草、羌活、独活、茴香、木香、沉香、草乌、当归、川芎、白芷各一两，花粉、木瓜、肉桂各七钱，共为末，每服二钱，热酒送下。

刀斧损伤破伤风方

白芷、独活、荆芥、防风、当归、乳香、没药、苍耳子、甘草，桃仁一个为引，水煎，酒对服。

打死无气方

白芍、桑皮、葶苈子、桔梗各一钱，泽泻、橙叶各二钱，枳壳八分，连翘、菖蒲、辰砂各五分，牙皂四分，麝香三分，细辛二分用酒炒过三次，胎发一撮烧存性，和药研末，开水调服，以手扪其口，药下一时可愈。

万应膏

羌活、独活、荆芥、防风、黄柏、白芷、赤芍、栀子、川芎、当归、细辛、连翘、木鳖、甘草、苏木、红花、元参、升麻、松节、地榆、白及、白蔹、半夏、木瓜、薄荷、生地、白菊、降香、知母、贝母、僵蚕、骨皮、苦参、麻黄、蝉蜕、牙皂、枳壳、白术、苓皮、黄芪、猪苓、泽泻、牛膝、木通、良姜、秦艽、淮药、故纸、艾叶、炮姜、牵牛、灵仙、杏仁、木贼、车前、刘寄奴、续断、乌药、陈皮、槐花、香附、砂仁、牛蒡、远志、三棱、木香、天冬、麦冬、芫花、山柰、大戟、骨碎补、山豆根、菖蒲、桂枝、苍术、萆薢、花粉、海桐皮、青皮、阿胶、桔梗、黄芩、大黄、姜黄、全蝎、白矾各一两，血余、苏叶、黄丹、水粉各二两。

生肌散

乳香、没药、血竭、雄黄、蒲黄、梧子、赤石脂、白芷、朴硝、寒水石、密陀僧、龙骨、轻粉、钟乳石、山甲、螃蟹粉、硼砂、蟾酥各五钱，朱砂、乌药各三钱，共为末，每膏一张各下数分，贴伤处。若臁疮痢症，再入麝香二三分，贴背心即安。凡损伤，不问老幼及有无瘀血，俱用热童便，以酒和服。

人咬伤方

若牙黄入肉不出，重则丧命，轻则烂成锢疾。用人尿洗净，又浸一二时，待牙黄出后，以鳖甲、龟版炙为末，麻油调敷，即愈。

又方：用热水洗出牙黄瘀血，以蟾酥丸涂孔中，或嚼生白果涂之，极效。

又方：人粪、溏鸡屎皆可涂。

又方：千金拔草根和鸡子清捣烂，敷，亦效。昔有人手指被咬几断，医索重谢，不允而去，自用此药治之，三日痊愈。

咬伤手指

急用人尿入瓶，将指浸入，一夕即愈。如烂，以克蛇乌龟壳烧枯研末，敷之。

人踢伤

冬青叶同醋煮数沸，略滴麻油少许在内，取叶换贴，自愈。

治跌打损伤膏药方

栀子五钱，红花七钱，细辛一钱，生草乌一两六钱，川乌四钱，良姜一两，白芥子七钱，上药七味用麻油二斤熬煎，用桃条搅匀，候滴水成珠，加黄丹十二两收膏，再用时，即加后开研细末药掺上，其效如神。末药九味，附开于后：生草乌八钱，川乌二钱，栀子三钱，芥子二钱，土鳖四钱，东京桂四钱，麝香三分，参三七二钱，良姜一钱，共研细末，过重罗，瓷瓶收贮，候用。

金疮犯房事方

如金疮犯房事，血出不止者，用女人经布烧灰，酒调服，即愈。

刑杖伤

英雄丸

乳香、没药、自然铜、地龙、地鳖虫、密陀僧、花椒各八分，研末，蜜丸，酒服。临打时不觉痛，血不侵心，甚妙。

棍伤髀骨

茯神、花粉各一钱二分，灵砂、龙骨、丹皮、红花、自然铜、川乌、脚樟、独活、牛蒡子、乳香、没药、甘草各一钱，木香六分，桃仁七粒，煎服。再用敷药，花椒一钱，栀仁十个，地鳖虫五个，酒药七个，麝香一分，葱地蚯蚓五分，共捣烂，麻油调敷。再服后药：当归、生地、乳香、没药、石耳、柏叶各一钱五分，血竭、人中白、参三七、朱砂、木香、苓皮、紫草茸、自然铜各一钱，猴骨五分，七厘散共为末，肉汤化服，即愈。

打板夹棍仙传膏

死血郁结伤烂，致呃逆不食，此方可以起死回生。制乳香、没药各一钱，轻粉、真血竭各三钱，顶上冰片三分，真麝香一分，樟脑二钱，黄蜡一两二钱，猪板油熬净三两，将油、蜡同化成膏，将诸药为末，加儿茶末二钱，入油、蜡内同成膏，贴患处，昼夜流水即渐愈，无害。

又方：黄蜡、香油同熬，敷之。

杖　伤

因杖责不能动，及疔肿烂生寒热，心魂惊怖。木耳四两，净砂锅炒焦存性，忌铁器，为末，每服五钱，好酒调下，服后坐少时，俟药力行至伤处，从内里往外透如针刺痒甚，不时流血水，即其效也。凡临杖预服四五钱，则减痛不至重伤。或杖后照此服药，外用防风、苦参、荆芥煎水洗之，好膏药贴上，自愈。

杖伤卫心丹

大黄、红花、丹皮、木耳各三钱，当归、生地各一两，桃仁三十粒，白芥子二钱，一服血散。外用：大黄、当归、龟板醋炙黄各二两，乳香、没药、三七根各三钱，骨碎补五钱，麝五分，猪板油一斤，白蜡一两，松香五钱铜锅内化开，各药细末拌匀为膏，贴伤处，外以油纸包，布缠住，可愈。

夹　棍　伤

急用热童便一盆浸足，如冷，烧红砖淬之即热，直浸至童便面上浮起白油，其伤尽出矣。再用肥皂捣如泥，入鸡子清和匀，敷患处，以草纸裹足缚紧，一夜不可动，即效。内服末药方：用人中白煅一两，制乳香二钱，没药二钱，牛膝三钱，木耳烧枯存性五钱，自然铜煅五钱，共为末，每用牛膝煎水、酒调服三五钱。制乳香法：用竹箨二张夹盛，烧红砖二块压去油。

杖伤火疮

桑椹二三斗，收入坛内，麻布扎口，放阴处，俟下霜后榨去渣，小瓶收贮清汁，搽患处，立刻止痛。

治杖疮不论已破未破俱效

生半夏为末，韭汁调敷，止痛止血，无痕。

铜铁针刺入肉

治枪子入肉内方

大黄一两五钱，芒硝一两五钱，黄柏一两，乳香去油一两五钱，没药去油、生地各一两五钱，黄连八钱，归尾、红花、五加皮、花椒、白芷各六钱，槐花、北细辛各五钱，上共研末，每服二三钱，蜂蜜调服。如贴，则加麻油、瘦猪肉、槌双料酒贴上。

又洗方

黄柏、黄连、寒水石各三钱，甘草一钱，共泡水洗，倘日久伤已收口，枪子未出，须用碎瓷锋片割开洗净，再贴上前药。又或紧急，前药未备，不能应手，须用后黄柏饮：黄柏、黄连、寒水石各一钱，共为细末，生地一钱煎水为引冲下，即泻去火毒也。如枪子已出，毒气已尽，外皮尚未收口，用后八宝丹。

八宝丹

珍珠、象皮各八分，乳笋、乳香去油、没药去油各一钱，麝香三分，荔枝核十个，熟地三钱，共研细末，调茶膏抹之，即可收功。

竹木刺入肉方

天麻子去壳捣，敷，立即脱出。

又，蓖麻子捣，涂，即出。

箭簇伤

陈腌猪肉红活美好者，用其肥细切挫浓，再以象牙及人所退之指甲研细，入腌肉内剉匀，厚敷周围，一饭时箭自迸脱。出《洗冤录详注》。

箭簇入骨不能出

鹅管石研细末，撒在周围，箭头自出。

箭簇及针物不出或在咽喉

用蝼蛄即湿地上夜鸣拉拉呼脑子捣泥，敷上，不过三五次即出。

毒箭伤方

饮麻油一杯，外以雄黄涂之，其毒自消。

又方：以犀角削尖入伤口内，饮金汁一杯，疮外亦涂之。如无金汁，以粪汁代之。

铁针入肉方

用山间转粪虫所转牛粪丸坚圆如弹者研细，香油调敷，一夜而针仍退出。即箭镞入肉亦效。

又，鼠肝、鼠脑捣膏，敷。

又，捣双杏仁，以猪脂调，贴，即出。

竹木刺入喉

故锯烧红，浸酒中，乘热饮之。

又，抓本人头垢敷之，即化。

又，木屑抢喉方：铁斧磨水，灌之。

治刀箭入肉及咽喉胸膈曲隐等处不出方

捣杏仁敷之，即出，奇效。

治诸竹木及针刺入肉不出

生姜、橘皮、食盐各等分，研为膏，涂之，自出。

刺入肉内不出

蜣螂虫捣烂，敷患处，自出。

又方：鹿角烧存性，为末，水调，敷之。

又，羊屎烧，为末，和猪油敷之，或以牛膝草嚼烂，敷之，亦妙。

又，桐油频涂，胀肿即止，次日刺亦出。

又，沙糖厚敷，刺亦出。

又，土狗捣，敷。

又，牛膝嚼，敷。

箭 簇 入 目

用寒食饧糖清明前一日所作饧糖点入目，待其发痒，一钳即出。

铁 珠 入 肉

用泥鳅打烂，敷之，亦效。

枪子伤肉方

蜂蜜八两煎滚，加好烧酒一斤，尽量热服取汗，安卧，次日自出。

外 敷 方

肥老腊肉捣烂，加指甲末、象牙末各少许拌匀，敷之，即出。

又方：山中牛屎上所出蕈菰晒干，为末，蜜调，敷之，自出。

又方：用米作寒食饧，敷上，痛止而痒，即出。

又方：巴豆半粒，蜣螂一个，同捣烂，涂，痒极即出。若锡弹伤入肉内，用水银灌入伤口，锡弹自化。

凡箭镞断骨肉间者，须用麻药服之，使不知痛，庶可钳出。若小刺不出，以黑神散名百草霜，即锅脐煤炒尽烟，清油调敷即出。

验方新编新增卷之二十四

痈毒门应与卷十一痈毒诸症合并参看。

经验简便方

治一切痈疽发背、疔疮鱼口、无名肿毒、诸般恶疮，但未成脓，一服即消，治人甚众，屡见奇效。用生白矾末三钱，以饭少许同捣为丸，葱白七根煎汤送下，少顷再煎葱汤一碗服之，盖被取汗，立愈。虽味涩难服，其效如神。凡穷乡僻壤及车船马迹之间不便医药者，将此方广为传送，功德无量。

凡一切肿毒疮疖，以皮纸蘸生明矾水频频搭患处，其疮毒可消。

又，治背疽方：瓜蒌一个，乳香、没药各五钱，甘草三钱，用好陈酒煎服，即愈。

又，治一切奇疮异毒并无名肿毒，用肥皂荚去子弦去筋，捣烂，以好醋调敷，立愈，不愈再敷。

又方：用赤小豆研末，以鸡蛋白调涂，初起者消，已成者敷四围，即收小出脓，已溃者敷之即收口易愈。

又，用芙蓉花或叶或皮或根捣烂，敷之，初起即消，已成即溃，已溃即敛，奇验奇效。或加入赤小豆末敷之，更妙。

治疮疖方

凡疮疖初起，用明矾、雄黄各半，研极细末，掺膏药上贴之，即愈。

又，治一切热疖方，用芙蓉叶、菊花叶各半捣烂，敷之，极效。

一切肿毒验方

杏仁不拘甜苦皆可用，剖开两瓣，选边角全者数枚，涂以溏鸡粪，加麝香末些须罨在疮上，即吸住不脱，移时毒聚则杏仁迸起，随以第二枚罨之，如仍前吸住迸起，乃毒未尽也，即以第三枚罨之，其毒起必轻，一触即脱，无不愈者。

又方：用山药捣成泥，敷之。

又方：葱白七根，蜂蜜一两，同捣烂，敷之。

又方：大黄、姜黄、草乌各等分，晒干研末，同葱、蜜捣烂，敷之。

又方：田州三七，用醋磨浓汁涂之，疮毒即散。如已破者，即研末干掺之。

又方：生芋头一个，独核肥皂一个，葱白七个，同捣烂，敷之。如干即换，过一日未成者即散，已成者略出脓血，即愈。

又方：用马牙煅灰存性研末，黄酒冲服。或以铲下马蹄片煅灰存性研末，酒服亦可。未成能消，已成定痛出头。

又方：初起即用鸡蛋一个，取蛋清，去蛋黄黄不可用，在粗碗内粗钵亦可用生明矾一大块磨浓汁，不时涂搽患处。如未消，再磨鸡蛋一个搽之，三个即消。若已患多日，此方不治。

又方：先用陈米醋洗过，再用整根白凤仙花即指甲花捣烂，敷之。

凡恶疮初起者，急用烂溏鸡粪，雄鸡粪更妙，连敷数次，即消。鸡粪最能败毒，或加荔枝核，研末调敷尤效，屡试屡验。夜深乡僻，一时无处觅药者，诚救苦灵丹也。

治一切无名肿毒方

泽兰一两，广胶炒珠五钱，白及三钱，用酒水各半煎服，发汗即愈。上身加白芷，下身加牛膝，各三钱，连服数剂，肿消痛止，虽发背等症，均见奇效。

又方：用大瓜蒌一个，顶上切去一片，将子挖尽，装入妇人篦下油腻乱发一大团，再入生明矾三钱，以满为度，仍将切下之片盖口，通身以黄泥包裹，新瓦上微火煅存性，去泥研细末，黄酒送下。未溃者内消，将溃者出脓收口，重者不过三服即愈。

又方：白及一味不拘多少，为细末，温水搅之，澄清去水，棉纸摊贴。

又方：猪胆汁、生姜汁、蜂蜜各半酒杯，共和匀，不住手涂抹四围，一夜即消。

又方：鲜牛蒡子根叶捣烂，敷之。

又方：七叶黄荆五叶不用或叶或梗，烧灰存性，麻油调搽，疮湿即用末干掺之。此治无名肿毒，外科不传之秘药。

又方：治无名肿毒，大黄三两，黄芩三两，黄柏三两，陈小粉二两，上药俱炒黑，共研细末，用醋调敷。

治搭手发背臁疮方

葱白一斤，石灰二斤，马齿苋一斤，三味湿捣如泥，作饼阴干，研细末，调贴疮上。

马齿苋膏

一名长命菜，或服或敷，能解百毒，鲜者捣成膏，干者水浸透熬成膏亦可。

治杨梅疮遍身如癞、喉硬如管者，用马齿苋一大把，或酒或水煎服，盖被取汗即愈。并捣膏敷之。

治发背诸疮毒及疔毒，用马齿苋半斤，酒水煎服，一服取汗，二服退热，三服肿消疮愈，外仍捣膏敷之。

治多年顽肿臁疮疼痛不收口者，以马齿苋捣膏频敷，一日一换，数日后肿消腐尽，内有红肉如珠时，再另上生肌药。

治丹毒热疮面肿唇紧，俱捣浓汁，频涂之。

治癣疥极痒，无药可愈，捣汁服之，立止。

治男妇脐下生疮，痛痒连及阴户，捣膏四两，拌青黛一两，烘热敷患处。

治湿癣白秃，捣膏，加炒红石灰一分调敷，干则再蘸汁湿润。

金银花酒

一名忍冬藤，治一切无名肿毒及异疮恶毒，以金银花捣汁，冲黄酒热服。

又方：治痈疽发背初起，用金银花连藤带叶一大把捣烂，入酒少许，涂敷患处四围，只留一口，泄其毒气。再用金银花五两，生甘草节一两，水三碗，淡酒一碗慢火煎至两碗，去渣，分作三服，一昼夜服完。病势重者连服三剂，至大小便通利，则药力始到而疮自消矣，屡见奇效。

治口干烦渴，或食后即饥，将来必发痈疽，宜预解诸毒，用金银花或熬膏或煎汁，早晚酒冲服。

治热毒血痢，将金银花藤煎汁服之。

治脚气作痛，并治妇女下淋，均用金银花研为末，热酒冲服。

蒲公英方

一名黄花地丁，乡间到处皆有，正中独出一茎，一颗开黄花一朵者即是。治妇科吹乳、乳痈、乳痛等症要药，用蒲公英水煎浓汁，兑酒冲服，并将渣捣敷患处，即消。

治痔疮疼痛，将蒲公英煮熟压干切碎，麻油拌食，二斤即愈。

治发背，虽青黑色者，捣烂贴之，三日内肉色如初即愈。惟已破者不可敷贴。

治一切无名肿毒，新鲜捣烂敷之，干者熬膏敷贴，亦妙。

治妇女热淋，蒲公英捣汁，黄酒送下。

以上马齿苋、金银花、蒲公英三品为疮家之要药，随地皆有，不费分文，预为收存，能治大症。

银花甘草汤

金银花二两，生甘草三钱，水煎，清酒冲服。若毒在下焦，加牛膝二钱。孕妇忌加牛膝。凡肿毒初起，急服此方，外敷远志膏见卷十一痈毒诸方，一切恶毒，无不立消，但宜早服方可消散，迟则疮毒已成，脓必外溃，无从消散矣。

又方：治痈疽肿毒，不问寒热虚实，用远志肉，米泔水浸洗，去心为末，每服三钱，酒二杯煎服，渣敷患处。

治疮毒初起

凡痈疽肿毒、肚痈发背、脏毒、骑马痈、鱼口等症，初起三天之内，照方一服，即行消散。如毒势旺者，连服三服，无不尽消。用鸡子一枚，倾入碗内搅匀，入芒硝二钱，隔汤炖熟，用好酒送食，酒随量饮，食尽为度。

消毒神效丹

凡发背痈疽疮毒初起，敷之即散，已成者搽三次，收小出毒随愈，能易收功。用生鲜山药五两不见火，土红朱一两，松香一两，全蝎十个，白糖一两，共捣如泥，周围敷之，中间露出疮顶不敷，药上加盖油纸，周时一换，消毒神效，屡试屡验。

诸疮内消散

金银花一两，蒲公英五钱，皂角刺八分，白芷、天花粉、大黄、乳香、木鳖、没药、防风、赤芍、甘草各一钱，水煎服。

内 消 丸

治一切肿毒，止痛神效，雄黄研细一两，滴乳香研细一两，蟾酥二分，酒煎化，和饭研如泥，入前二味为丸如梧子大，每服八丸，葱白煎汤送下。

又方：治一切痈疽发背、瘰疬疔疮、漏疮，卫护心膜，驱解诸毒，自然内消。用生明矾二两为末，黄蜡一两二钱熔化，就炉上入矾拌匀，众手赶急作丸如梧子大，每服十五丸，温水或冷酒送下，数服痛即止。如漏疮，以鸡肫内黄皮研末塞孔。

疮毒初起解散方

蒲公英、当归身、生黄芪、甘草节各五钱，水酒各半煎服，发汗即愈。

治一切大毒初起

槐花子一大把，砂锅内炒褐色，好酒一碗冲入，乘热饮之，取汗即愈。未散再服。

又，治一切大疮、无名肿毒经验方：用豆腐渣在砂锅内炒热，看红肿处大小作饼子贴上，冷即更换，以愈为度。

又方：天南星、生贝母、芙蓉叶、狼毒各等分，俱研末，春夏用蜂蜜、蛋清调，冬用陈醋调敷，患中留出一孔，最效。

治疮毒简便奇方

不论线香、棒香，研成细末，以烧酒调和，敷患处，即愈。

治痈疽发背初起

或已结或未结，赤热肿痛，未见头顶，或有一粒黄如粟米者，先以湿纸贴上，视其纸先干之处者即是结疽头顶处也。取独头大蒜，切片如三个钱厚，放在疽顶上，用艾火炙三壮，换一片再炙，痛者炙至不痛，如不痛者炙至痛为度。最要早觉早炙，方发一二日者，十炙十愈。过七日则不可炙矣。若有十数头者，用大蒜捣成膏作饼铺上，聚艾烧之，亦能安也。惟头上及肾俞穴生毒不可炙，元气大虚之人亦不可炙。

又方：穿山甲四片，黄明牛皮胶四两，新瓦上炒焦，研细和匀，用酒调，从容服完，保无大患。外用牛皮胶，少加姜汁，熬如稀糊，以布摊贴极妙。此方济人已多，未溃者微出黄水，已溃者即能收口。

又方：生甘草节五钱，金银花三两，当归一两，元参五钱，花粉二钱，白矾一钱，附子一片，水煎服，初起者一服即消，肿起者两服即消。

发背疔毒无名肿毒

金银花一两，浙贝母六钱，赤芍五钱，当归尾四钱，黄芩二钱，甘草节三钱，黄酒半碗，水二碗煎服，即愈。

清 凉 膏

治痈疽发背，一切无名疔肿恶疮皆效。芙蓉花不拘多少，看疮大小，捣烂敷患处周围，留一头出脓。如未成形并敷之，收小即消。如无花之时，干者亦可。或叶根皮皆妙。加赤小豆少许为末，蜜、茶调敷极效。术家不肯传方，多以此珍秘之。

又方：凡痈疽肿毒，疼痛连心，日夜叫号，睡眠不得者，取独大蒜两个捣烂，和麻油厚敷疮上，干则换之。

龟蜡丹

治一切无名肿毒、对口疔疮、发背流注，无论初起将溃已溃，皆有效验。血龟版一大个，白蜡一两，将龟版安置炉上烘热，将白蜡渐渐掺上，掺完版自炙枯，即移下退火气，研为细末，每服三钱，日服三次，黄酒调下，以醉为度。服后必卧得大汗一身，其病必愈。此方神效。

神功沃雪汤

治一切无名肿毒，其效如神。当归最重者用八两，轻者用二两，白芷重者用四两，轻者用一两，夏枯草重者二两，僵蚕重者一两，轻者二钱五分，用水酒各半同煎服。颈以上加川芎，膝以下加牛膝，余者不加。

又方：治痈疽发背及一切无名肿毒，广陈皮、生甘草、归尾、赤芍、金银花、槟榔、瓜蒌仁、白芷、川芎、五倍子烧灰存性，去火气，以上各五钱，台党参五钱，新汲井水五碗，用砂锅慢火煎至二碗半，再加入乳香二钱，去净油，研末加入，毒在上食后温服，在中食远服，在下食前服。再用暖酒尽量饮，盖被取汗即愈。重者不过两剂。忌房劳恼怒发物。

又方：治痈疽肿毒已成未成者俱效，金银花、当归、生甘草节、天花粉各三钱，皂角刺二钱，川椒开口者九粒，用无灰酒煎服，未成能散，已成出毒，神效无比。如疔毒，加紫花地丁三钱，服三四剂。

一笔勾

雄黄二两，麝香三钱，藤黄一两，人中白五钱，飞辰砂二钱，蟾酥一两，白及二钱，生白蔹二钱，共研极细末，用广胶三钱烊化，和药末作为锭。遇一切无名肿毒初起，即将此锭用醋磨搽患处，立刻止痛消散，极效。

又，凡男妇不拘四时，如身上有块疼痛，无头无脑，可将榆树根头之皮捣极烂，米醋调和，敷上痛处，中留一小头，过一日有毒者略出少许而愈，无毒者即能消散，立效。

烂泥丸

专治一切无名肿毒或痛或痒简便良方。用生大蒜一枚，如有独蒜更妙，选多人行走地土上，用口唾沫将蒜在地上磨烂，即以蒜泥涂敷患处，如已见头，即留出头，涂敷四围，无论红肿痛痒，立刻见效。

久患恶疮焮痛不已者

用马齿苋捣烂敷之，不过数次，即能取效。

铁井阑

九月九日收取木芙蓉叶阴干研末，五月五日收取苍耳草，烧灰存性，研末，二味等分，用时以蜜水调涂四围，无论恶毒疔疮敷之，其毒自不走散。

疔疮部

疔疮总论

疔疮乃外科迅速之症，倘治之不急，多不可救。疔者如丁钉之状，其形小，其根深，随处可生，其疮最恶，其毒最烈。由恣食厚味积热而成，或中蛇虫及疫死牲畜之毒。毒有浅深，部位形色尤有缓急，若不指明分辨，人多疏忽贻误，为害不小。如生头顶胸背者最急，生手足骨节者稍缓。一疔之外别生一小疮者，名曰应候，四围赤肿而不散漫者名曰护场，四旁多生小疮者名曰满天星，有此者缓，无此者急。又看初起至三五日间，由白色而至青紫色，疔头溃脓，形似蜂窝，内无七恶等症者为顺。若初起似疔非疔，灰色顶陷如鱼脐，青紫黑泡软陷无脓，内见七恶等症者逆。此辨疔之大略也。总之，凡患疔疮贵乎早治，忌服辛热之药，恐反助其邪也，外面忌敷寒凉之药，恐逼毒内攻也。膏药不宜早贴，惟在将溃已溃时贴之，为呼脓长肉以御风寒也。初溃时忌用生肌药，恐毒未尽反增溃烂也。溃后不宜补早，虽见真虚只可平补，尤须斟酌。忌食姜椒酒肉鸡鱼鹅羊海味荤腥辛辣煎炒生冷发物，戒气怒房劳臭秽经妇等项，犯之必至反复，慎之为要。

五疔分治并红丝疔羊毛疔暗疔各症

五疔者，心、肝、脾、肺、肾五脏之毒火而成也。

火焰疔，多生于唇口及手掌指节间，初生一点红黄小泡，痒痛麻木，甚则寒热交作，头晕眼花，心烦发躁，言语昏愦，此属心经之毒火而成也。

紫燕疔，多生于手足骨节及腰胁筋骨之间，初生便作紫泡，次日破流血水，串筋烂骨，疼痛苦楚，重则眼红目昧，指甲纯青，舌强神昏，睡语惊惕，此属肝经之毒火而成也。

黄鼓疔，多生口角腮颊眼胞上下及太阳正面之处，初生黄泡，光亮明润，四围红色缠绕，发时便作麻痒，绷急硬强，重则恶心呕吐，肢体木痛，寒热烦渴，此属脾经之毒火而成也。

白刃疔，多生鼻孔及两手臂膊之处，初生白泡，顶硬根突，麻痒兼痛，破流脂水，易腐易陷，重则腮损咽焦，咳吐痰涎，鼻掀气急等症，此属肺经之毒火而成也治法同鼻疔。

黑靥疔，多生耳窍牙缝及胸腹腰肾偏僻软肉之处，初生黑斑紫泡，毒窜皮肤，渐攻肌肉，顽硬如钉，痛彻骨髓，重则手足青紫、惊悸沉困，软陷孔深，目睛透露，此属肾经之毒火而成也治法详耳疔。

红丝疔，多生手掌及诸骨节间，初起形如小疮，渐发红丝，上攻手膊，寒热交作，甚则恶心呕吐，迟治必攻心腹不救。急寻至红丝尽处，用针挑断出血，再将初起疮上亦挑破，即用蟾酥丸擦入，以万应膏盖之，如轻者只搽擦拔疔散亦可，内服黄连解毒汤，加生大黄一钱五分，葱头五个，煎服。急寻看头发中有红头发一根，当即拔去。

羊毛疔，初起恶寒发热，状类伤寒，当先验其前心后心起有紫黑斑点，或如疹子者，急用针挑破刮出如羊毛方是疔苗，前心后心共挑数处，用黑豆、荞麦研末涂之，内服五味消毒饮取汗，次服化疔内消散。轻者用拔疔法，重者按前内治要诀各方服药。

又，羊毛疔急救方：初起一黑点，其迹颇微，内有长毛数根，即发寒热，心中极不好过，其毒最易攻心，每每一晕而死。其症似伤寒，若误投发散药，即无救矣，慎之慎之！治法：用铜镜放胸口扑打三四下，即有长毛二三根、随镜光而出即愈。如一时不得铜镜，即用酒坛上泥头，或黄泥亦可，用水和湿，干润相宜，成团如饭之粘滞，用手将泥在胸口上滚擦，其毛随泥滚带而出。再用紫花地丁草一两，水煎服，渣敷患处，即愈。

暗疔，未发之先，腋下忽然坚肿，散漫无头，次肿阴囊睾丸突兀，状如筋头，身发寒热，筋脉拘急，肿处焮痛。治法：忌用针灸，先以蟾酥丸含化，令尽以冷水漱去毒涎，再用三丸，嚼葱白三寸裹药，黄酒送下，盖被取汗。汗若不出，饮热酒催之。仍无汗，系毒热滞结，急用霹雳火法：烧红大石子放瓦钵内，安桶中，及醋淬石，将患处覆桶上，厚衣密盖，勿令泄气。热气微，再添红石，加醋淬之，务使热气薰蒸至汗，其毒减半，再用大黄一两，白芷三钱，共研细末为丸。每服三四钱，葱头三个，酒煎作汤送下，盖被取汗，大便行时即效。

内疔，先发寒热，渐次腹痛，数日间，忽然肿起一块如积聚是也，治法同暗疔。

凡暗内二疔，人所易忽，本属难辨，慎勿误作伤寒杂病。

若初起即牙关紧急者，急用蟾酥丸三五粒，葱头煎汤，研化灌之。凡人暴死者，多是疔毒，急取灯遍照其身，若有小疮，即是其毒，宜急灸之，急以夺命丹或蟾酥丸研化水调灌之，亦有复苏，再照前法治之。

治疔初起

疔疮初起最小，凡手足胸背及头面忽起疮泡，或痒或痛，作寒作热，或麻木不痛，此极恶之症，切不可用灯火，如用火灸则毒走难治，急用巴豆一粒，米饭一粒，捣匀，粘贴疮上，立时拔疔，此法简便神效。

用野菊花梗叶捣汁服一碗，死可回生。或生菊花梗叶捣汁，用热酒拌服，取醉而睡，将渣敷患处一宿即愈。菊花乃疔疮之圣药，冬月无叶，用根亦可。

饮麻油一钟菜油亦可，可无性命之忧。

又，多年尿缸内垽刮下敷患处留头，敷四五次即愈。

又，生山药同白糖捣烂，涂敷可消。

又方：取苍耳草根叶捣烂，入童便绞出汁，冷服一钟，日服三次，仍取根茎苗叶一大把烧灰存性，研末，用米醋并蓝靛和如泥，先将疔中心及四边刺破，令血出极尽拭净，敷之，不过十次，连根拔出，为诸方第一神验。

又方：用患者耳垢齿垢刮手足指甲屑和匀，作丸如豆大，放茶匙内，灯火上微炙，用银针挑开疔头纳入，外用棉纸一层津湿覆之，痛立止。

又方：指甲五钱，尽本人指甲外，再将他人指甲凑足，瓦上焙干为末，酒调服。其患处出脓头，用镊子拔出脓线，可保无虞。

疔疮初起，用生明矾、雄黄等分，研细末，将丝瓜叶捣烂，取汁调匀，以鸭翎毛扫敷疮上，随干随扫，一日即消。

又方：生铁锈三钱为末，广木香磨酒调下，分病上下部以食前食后服之，微汗即愈。

又方：皂荚子仁为末，醋调敷之，五日即愈。

治鱼脐疔疮

其症四面发赤，中央黑色。丝瓜叶、连须葱、韭菜等分，同入石钵内，研烂取汁，热酒和服，以渣敷贴患处，如疔在左手贴左腋下，疔在右手贴右腋下，疔在左脚贴左胯，疔在右脚贴右胯，疔在中贴心脐，用帛缚住，候肉下红线处皆白则毒散。如有潮热，亦用此法。须令人抱住，恐其颤倒，则难救矣。

又，鱼脐疮，头黑皮破、黄水流出，四围浮浆，用蛇蜕烧存性，研细，鸡子清调敷，极效。

治疔疮肿毒不破则毒入腹

其症手足不住，烦躁发狂，呕吐欲死，急用甘草节、绿豆粉、朱砂各等分，为细末，每服三钱，开水调下自安。

又方：蝉蜕研末，蜜水调服一钱，仍以津和蝉蜕末，涂之。

治诸疔

红丝疔用锅底灰、黑墨少许，黑鱼鳞一钱，焙研细末，以麻油调匀，用笔依线而划，惟走头之处，用黑鱼鳞一二片贴之，止处即不走矣，其红丝渐散，疔疮内消。

设遇乡间不及用药者，即用慈菇叶捣汁，依红线路划之亦佳，真良方也。

又法：红丝疔，将疔头挑破，挤尽恶血，用浮萍草捣烂，涂其两头，亦效。

治血疔血出者，真麻油一钟服下，即止。

治鼻上生疔，用烂溏鸡粪、荔枝肉同捣烂敷上，即效。

又，耳生疔，鼻生疔，用蔡烟或黄烟点燃吹熄，薰之。

蛇头疔，用小泥鳅一条或蜒蚰捣烂，敷之。

又方：白及研细末一钱，蟾酥三分和匀，用鸡子清调涂，均极效。

治暗疔，其人昏狂，疮头凸红，急取当行路处乌桕树根二尺，去皮捣烂，井花水调下一钟，服后泻一二次，即愈。

治鱼脐疔，用银朱和为丸如芡实大，每服一丸，温酒送下。

治疔疮胬肉凸出者，用乌梅肉煅灰存性，研末掺之，即愈。

凡患疔疮，误食猪肉，法在不治，急捣芭蕉根汁服之，可救。

治疔良方

苍耳草梗内之虫，于立秋后五日内捉者更妙，不拘多少，捣极烂，再用土贝母研极细粉，看虫之多少，酌量加入，再捣成丸如绿豆大，临时捏扁，放患处顶上，外用膏药盖贴，次日疔即拔在膏上，即愈。

又方：牛粪晒干，研末水调，敷患处，其毒渐消，不走入脏腑。

又方：陈梅干一个，荔枝一个，银朱一钱，共捣烂，敷患处。

又方：用多年粪坑内黑砖数块，带水磨细，同生甘草煎浓汁，去渣服，服后大便解下黑水即愈。

疔疮内治要诀

五疔虽属五脏，要皆纯火之症，内治之法，惟在审其轻重，汗之泻之、清之解之、消之散之而已。但服药必须从脉从证，脉浮数者散之，脉沉实者下之，表里俱实者，解表攻里，麻木或大痛、或不痛者宜灸之，更兼攻毒，不可颠倒混施，无太过不及也。

凡疔疮初起，先宜汗之，若误用他方发汗，非徒无益，反令走黄，故必用蟾酥丸见前卷十一痈毒诸方如法取汗，汗未透者，再以葱酒催之，毒甚者，可再进一服。如取汗后，毒势不尽，憎寒壮热仍作者，宜服五味消毒饮，用银花三钱、野菊花、蒲公英、紫花地丁、紫背天葵子各钱半，酒水煎服，再为取汗。如发热、口渴、便秘，脉沉实者，服黄连解毒汤见前卷十一备用诸方，加生大黄钱半，葱头五个清之。如症轻者，照各简便方服之取汗，再服化疔内消散，以消散之。

凡疔溃后，余毒未解，致五心烦热者，宜服人参清神汤清解之。

疔疮外治要诀

书云：疔疮先刺血，内毒宜汗泻。禁灸不禁针，怕棉不怕铁。

又云：治疔贵及早，汗泻毋颠倒。下灸上宜针，阴阳须熟晓。

针入棉软不知痛者为逆症。

凡疔生项以上者，三阳受毒，忌用灸法。初起即用挑疔法，令出恶血，疔根脱出为妙。如项以下生者，三阴受毒，可用艾灸以杀其势。火日不可灸，如灸之不痛，亦须针刺出血，以蟾酥丸擦之。如旁肿顽硬，推之不动，用针遍刺顽硬处，令多出恶血，外涂金箍散，否则必致走黄。

凡患忽然疮肿，以针刺之不痛无血者，即是疔也。急用针刺破，挤出恶血。更令一人食饱，再饮火酒数杯，口含凉水向刺处以口吮尽恶血，水温吐出，再含再吮，至痛痒方住。此治疔绝妙之法也，穷乡僻壤一时无医无药者，以此传人，功德无量。

疔毒走黄

手足冷，六脉暴绝、不省人事，系毒气闭塞，元气不能宣通也，仍宜蟾酥丸以取汗。倘深夜乡僻，一时医药不及，先将溏鸡屎涂敷肿处，可暂保，然急须按症医治。

疔毒走黄经验方

犀角三钱，羚羊角二钱此二味先煎浓汁，再加入，桃仁、金银花、连翘、黑山栀、当归、生甘草、赤芍各三钱，川黄连钱半，苏子、防已各一钱，生大黄一两体弱者或八钱，共入前二味，并用水煎服。如行下血水或下血者可治，如无血者不治之症也。

挑疔法

凡挑疔疮，须用铍针，取其尖锋平正也。要先当顶刺开十字口，搽上提疔膏，少顷疔必发长，再将铍针当顶刺入，以到根知痛为度，针入坚硬如铁者顺。再挑疔根，须用毫针或缝衣针，取其尖小利便也。先出紫黑血，再挑至鲜血出，务要挑断，以知痛为止。随填入拔疔散，上盖万应膏，过三四时拨出旧药，再换新药。倘药干无水不作痛者，此挑法未及疔根也，再深挑之，不可留根，必以上药知痛，药入水流为率。至三四日后疮顶干燥，换贴琥珀膏，待疔根脱出，方另研煅石膏九钱，兑黄灵药一钱撒之名九一丹，周围常涂黄连膏，外盖白膏药，生肌敛口。

拔疔散

诸疔针破，即用此搽之。硇砂、朱砂各一钱另研末，食盐、白矾各钱半研匀，铁锈刀烧红，将盐、矾二味放刀上煅枯，择丁日午时，合硇砂、朱砂共研细末，每用少许搽疔上。

拔疔除根方

蓖麻子一粒去油，滴乳香一分去油，共研，或软饭或枣肉为小饼，贴疔上，外用膏药盖之，三四时即拔其根，甚妙。

又方：鲥鱼靥用手刮下，不可见水，阴干收贮，用时以银针拨开疔头，将一片贴上，以清凉膏药盖之，过一宿揭开，其疔连根拔出，后用生肌散收功。

余治两妇人大脚趾患疮三年不收功，皆因疮根不曾拔出之故也，即将鲥鱼靥一片，以银花汤浸软拭干贴之，不数日而愈。

拔 疔 膏

治一切红丝蛇头疔及诸疽毒。去油乳香、去油没药、血竭、人言即砒石、儿茶、飞净青黛、蟾酥、象皮焙燥各二钱，麝香六分，冰片四分，共为极细末，用枣肉以石捶打极匀，为丸如芡实大，飞净朱砂为衣，每用一丸，加蜜少许调匀，涂于疔顶，以膏盖之，一宿即消。如毒盛，明日再涂一次。如有寒热口渴等症，内服梅花点舌丹取汗，无不立效。

拔 疔 红 膏

银朱三钱水飞，晒干，蓖麻仁二钱，嫩松香五钱，黄丹一钱晒干，轻粉五分，共捣成膏，以银针将疔头挑破，用红膏一小团，安膏药当中贴之，疔即拔出。或畏痛者不挑破亦可。并治无名肿毒，已成未成，已溃未溃，俱效。

又方：蜒蚰五钱，银朱一钱，雄黄八分，冰片一分，共捣如泥，搽患处，立消，另以菊花叶捣汁饮之，极效。

神验疔毒丸

此方屡试屡验，救人无算。雄黄三钱，大黄三钱，巴豆去心皮三钱，以上三味，共合一处，用石臼石杵舂烂如泥，以飞罗面陈醋煮糊，同药捣极细烂，为丸如凤仙子大，病重者每服二十三丸，轻者二十一丸，再轻者十九丸，单数为度，放在舌上，热水送下。服后打嗳则愈，如腹泻更好，俟泻三四次，即以新汲井水饮之则止。如病重不省人事，将二十三丸用滚水和开，从口角边灌入，服后将人扶正端坐，药入腹中片刻即使苏醒，至轻者可以不服，初服药时，勿吃凉物冷水，恐不泄泻。忌鸡鱼葱蒜牛羊犬肉并煎炙辛热饮酒行房等事。

追疔夺命汤

姚理堂曰：疔疮一症，《正宗》论证最详，以五疔分五色，为五脏所发，而主方惟一黄连解毒汤，平常之疔，未尝不效。独有一种疔发唇部，其唇肿若猪嘴，坚硬无脓，唇之内外起细头黄泡无数，作寒作热，神气不定，七八日间七恶叠见而不救者，医家遇此等疔症，但书黄连解毒汤及犀角地黄汤治之，势必走黄，百不一治，惟追疔夺命汤及雄麝汤二方，为治此疔之妙药，遵而用之，屡见奇效。

追疔夺命汤：蝉蜕一钱，青皮一钱，泽兰叶一钱，防风钱半，黄连二钱，细辛三分，羌活一钱，僵蚕二钱，鲜首乌两钱，草河车、藕节各钱半，加葱、姜，用水煎，入酒一杯服之，服后盖被取汗。如大便闭结，加生大黄二钱。

雄麝汤：地丁根即大蓟，有开黄花者，有开紫花者，或用黄花地丁，或用紫花地丁，用水洗净二钱，白芷、牡蛎、牛蒡子、金银花、僵蚕、山栀、荆芥穗、青木香、茜草根以上各二钱，甘草一钱，用酒水二碗煎至一碗，去渣，再加入雄黄、乳香各一钱，麝香二分，俱另研细末，和匀服。如大便闭结，其人体气壮实者，再加生大黄二钱，芒硝一钱。此方孕妇忌服。

夺命丹

治疔疮发背诸大恶症。蟾酥酒化、轻粉、麝香各五分，枯矾、寒水石煅、铜绿、乳香、没药各一钱，朱砂三钱，蜗牛二十个或少亦可，共研，或蜗牛或酒糊捣为丸绿豆大。每服二三十丸，温酒葱汤送下。无论麻木呕吐昏愦病重者，此药服之立可起死回生，不痛者能痛，痛甚者即减，昏愦者即苏，呕吐者即止，未成者即散，已成者即溃，实有夺命之功，诚疮科之至宝也。

对口疮方

并与卷一颈项部对口方合看。初起用水仙花根捣烂敷四围，中留一孔，未成即消，已成或出脓少许，立愈。

又，鲫鱼仙方，治对口疮，并治一切白色阴疽初起。用活鲫鱼一个，生山药一段与鱼一样长，白糖二钱，同捣极烂，敷上神效，再瘰疬及乳痈初起，加腊糟同捣敷之，并效。

又方：白菊花四两，生草节四钱，水煎服之，即时消散。

又方：乌羊角烧灰存性，为末，用糖酒调敷，立愈。

又方：大活鲫鱼一个，入瓦盆内捣烂，加入头上篦下发垢四两和匀，极厚敷之，外以纸贴一二日，即愈。加生山药一条同捣，并治乳痈瘰疬。

又方：取公猪眼梢处臭肉形如腰子，有花纹者，量疮大小用多少个，和糯米饭同捣成饼，紧贴不留头，已溃者拔毒收功。

又方：取公猪腰一个，乘热切开贴对口疮处，用帛包紧，一二时再换猪腰贴上。

又，有人腰间生一毒痈，红肿未破皮，痛不可忍，俯躬而行，一人取新宰牡猪肝、切片如疮大贴上，外用布缠定，一日其病即愈，肝色变黑，臭不可闻。

又方：治对口疮，用新鲜夏枯草，入盐、津唾少许捣烂，敷患处，已成留头，未成满敷，三次即愈。

凡对口初起，不论偏正，用蛇蜕一条煅灰，以好酒调服，即愈。或剖癞虾蟆放疮上拔毒法，对口发背俱效。

三 星 汤

治对口疮，不论阴阳症皆可服，金银花五钱，蒲公英一两，生甘草节三钱，水煎，连服三剂可消。或已溃者用七圣汤：真台党、制白术、生黄芪、当归身各一两，金银花二两，白芥子三钱，上安桂去粗皮一钱，六服可愈。

又方：滑皮虫即蜒蚰捣烂，加冰片敷之，能止痛。

又方：取灶上偷油婆即蟑螂去翅足，捣烂，加冰片，以烂饭和作饼敷之，亦效。

又方：用蕹菜即空心菜捣烂敷，无梗叶时，捣根蔸亦可。

治疮毒攻心

凡疮毒攻心，心神不安，饮食难下，大虾蟆一个，取下蟾酥，用枣去核，将酥裹入枣内，再用大葱白一根破开，将枣夹入葱内，酒煮，去枣不用，将葱食之，极效。

又方：地骨皮研末，滚蜜水调服，即安。

铁 箍 散

围诸肿毒极效，大黄三两，白芷二两，川乌、草乌、南星、半夏、黄柏、白及、白蔹各一两，五倍子两半，小粉四两要酸臭者，用醋炒，以上共研细末，米醋调匀，周围箍转、留出头。

又方：生大黄五钱，木鳖子土炒三钱，共为细末，用真米醋调敷患处，留出头。

又方：乳香、没药、麝香各三分，蜒蚰二条，共捣烂，敷患处即消，此方极效。

上中下三发背

俱属督脉经，皆由火毒而成。上发背火毒伤肺，生天柱骨下，其形横广如肚；中发背火毒伤肝，生在背心，其形中阔，两头有尖如瓜；下发背火毒伤肾，生在腰中，其形平漫如龟。其初起皆形如粟米，焮痛麻痒，周身拘急，寒热往来，因循数日，突然大肿，气实者多焮痛，气虚者多麻痒。初起治法：不论虚实，即宜隔蒜艾火灸之，不应，则就患顶当肉灸之，至知痛为效，是以大化小、移深居浅之法。灸后，用针当疮顶点破一孔，随用药竹筒拔法，务使毒气内外疏通，不致内攻。如有表症，发热恶寒，脉浮无汗者，服荆防败毒散汗之。如有里症，发热恶热，大便燥结，脉数者，服内疏黄连汤下之。表里兼有，脉浮数者，服神授卫生汤双解之。脓势将成，必行托里，服托里透脓汤，已溃服托里排脓汤。如溃破腐肉不去，外贴巴膏以化之。溃后总宜补养气血。腐尽，生肌法按汇方选用。

此三症无论老少，总以高肿红活焮痛者为顺，若漫肿塌陷、焦枯紫黑者为逆。虽云由火毒而成，然未有不由阴虚而致者。《经》云：督脉经虚，从脑而出，膀胱经虚，从背而出，故不可专泥如火治法，所以禁用寒凉也。

治发背经验方

经霜桑叶用水浸，以好米醋拌蒸七次，贴患处。干又换之，拔毒收口，屡见奇效。

又方：用桐叶醋蒸，贴之，退热止痛，渐渐生肌收口。虽痈疽发背大如盘，腐臭不可近者，亦极神妙。

又方：治痈疽发背欲死，用冬瓜切去头，合疮上，瓜当烂，再切去又合之，使其拔去疮毒，瓜未尽，疮已小敛矣，然后再用膏药贴之，此法甚妙。

又方：用牛皮胶二两、酒二斤同煮，候溶化放温，徐徐饮尽，未结成者能消，已溃者易愈。

又，发背如神真秘方：先用生葱熬汤洗疮，再用狗牙要大者炒黑，研细末，以好醋调，敷患处。

又方：车前子、豨莶草、巴山虎草、金银花各等分，以多年陈米粉为糊，调敷患处。

又方：全黑公牛粪、黑芝麻等分，同捣极细，用鸭翎蘸扫患处，已溃未溃俱效。

发背对口及一切痈疽溃烂

宫粉一两，轻粉、银朱、雄黄、制乳香、制没药各二分半，共研极细末，用猪腰子一个切开，掺药末五分于腰子上，盖贴患处，待药如蒸，良久取去，一日一次，拔毒减痛，溃出脓秽不可手挤，每贴先用茶叶煎浓汤，洗净患处，轻者贴两三次，重者七八次可愈。

发背诸毒

泽兰叶二三十片，做一叠，用银簪扎数十孔，好醋一钵，将叶放醋内同蒸烂，冷后取一叶贴毒上，将干即换，虽穿心及诸痟毒皆治，能去死肉生新肉，神方也。

夏月发背痈疮口不起脉大无力发热作渴自汗盗汗用助阴消毒汤

真台党参八两，生黄芪一斤，当归、白芍各四两，陈皮一两，附片五钱，水煎成膏，作二剂服，顿退。数剂疮起而溃，将分量减半，又数剂可愈。

发背对口并一切痈疽肿毒

用五倍子二两煮烂，肥皂二两去筋子，焙研，制乳香、制没药各一两均研末，合数味，用好醋同煮烂，敷之。亦可共捶成锭，好醋磨汁涂搽，干则再搽，内服大归汤。

附，大归汤：当归八钱，生黄芪五钱，银花一两半，草梢三钱，上部加川芎一钱，下部加牛膝一钱，中部加桔梗一钱，酒煎服。并治蛇毒、虫毒、犬毒，服之毒不内攻。

又，神功托里散即上方分量加倍，更妙。

背痈溃后洞见肺腑疮口黑陷不能卧口渴思饮倘胃气健能食犹可救

真台党参、熟地、麦冬去心各二两，生芪、当归、枣皮去核各一两，肉桂去粗皮、志肉、真茯苓各三钱，焦白术、银花各四两，五味一钱，一剂胃开能食可救，若药无验者死。

治搭背对口五背疮症

路东广即大路东面人粪，晒干用瓦缸装入，以黄泥固封用火煅，漏小孔看出青烟即止，烧过性者不可用、大黄瓦焙存性各一两，马蜂窝摘去蒂上小虫干灰，瓦焙焦，不可过性一两，血余焙焦存性、枯矾各一钱，用生蜜调膏，贴患处，初起未过七日即消。已烂者半去毒半生肌。此仙方也，屡验。

两背忽生疮成痈阳症易治用三星汤

银花五钱，生甘草四钱，蒲公英一两，二剂可消。痒甚者阴症难治，宜大补气血，用消阴助阳汤：真台党参五钱，生甘草、花粉各三钱，焦白术、生黄芪各一两，银花二两，肉桂去粗皮、乳香各一钱，当归五钱，三剂可消。此与七贤汤同义各异。七贤汤治已溃，以生肉为主；此方治未溃，以护肌为主。七贤无乳香、花粉。

背痈愈后口不能收百药不效

此阴不济阳也。生肤散：麦冬去心、当归各一两，熟地、银花各二两，枣皮三两，台党参八钱，肉桂去粗皮三钱，焦白术五钱，六剂可愈。

背痈愈后肉长口平忽开裂流水

此不谨色欲也，用定变回生汤：真台党参四钱，黄芪三两，当归、制白术、麦冬去心、忍冬藤即金银花藤、茯苓各二两，五味二钱，肉桂三钱，枣皮五钱，四服平复，勿再犯色欲。

背心发瘰痒甚已而背重如山隐隐发红晕如盘

此阴症初起，形象全非阳痈比。此冤孽，病必胡言乱语，症本难治，立此方以救之。真台党参二两，黄芪二两，银花八两，附片二钱，炒荆芥三钱，白芍一两，生甘草、花粉各五钱，水十碗煎至二碗，三服即愈。

神 功 散

治发背痈疽，诸疮肿溃皆效，炒黄柏、炒草乌各一两，合研末，用漱口水调，入香油少许，搽患处。如干，仍又润之，即愈。

诸疮收口掺药方

有患背疽者大溃，五脏仅隔膜耳，皆谓必死，后用鲫鱼去肠，装入羯羊粪，烘燥，研细末，干掺上之，疮口自收而愈。

阴疽发背不疼者

艾叶一斤，硫黄五钱，雄黄五钱，同煮捣烂，温敷，再煮再敷，接连无间，至知痛者可止。

瘰 疬 诸 方

即疬子生在颈上，未溃者内消，已溃者可愈。夏枯草八两，元参五两，青盐五两火煅、海藻、天花粉、生地酒洗、川大黄酒蒸、贝母、海粉、白蔹、薄荷叶、连翘、桔梗、当归酒洗、枳壳麸炒、焰硝、甘草各一两，共研细末，酒和为丸如绿豆大，食后临卧低枕，白汤吞下百余丸，向患处侧卧一时。

又，瘰疬结核至胸者，生何首乌洗净，日日生嚼食，自愈，外用叶捣烂敷之。

又方：野菊根捣烂，酒煎服，又以渣敷之。

又方：肥皂子仁半斤去黑皮，夏枯草一斤，元参一斤，共研细末，蜜丸桐子大。食远后每服三钱，至重者二剂必愈。忌食栗子猪头肉肝肠醋及一切发物。

又，瘰疬未破者，雄黄、蚯蚓粪、小麦面等分，研末，醋调涂敷。

又方：用蒜片贴着瘰疬上，以小筷头大艾火灸七壮，如蒜片灸熟，又换生蒜，多灸更妙。

又方：用白亮松香，研极细末，以雄猪骨髓调搽，虽三五年各药不愈者，此方极效，非关松香一味之灵，惟在研调搽敷之手法，大有秘诀，最关紧要，如用左手，即以左手一顺到底，如用右手，即以右手一顺到底，总要一手一顺，不可换手，不可回转，调敷亦要一顺到底。切忌妇人经手。

又方：真川贝母去心八两，竹沥两大碗，以贝母泡入竹沥，浸透取出阴干，再浸再干，以沥尽为度，研成细末。每日食远后，淡姜汤服二钱，四十日必愈。溃者以浓茶蘸洗，不必贴膏药，肌肤如旧，并无疤痕。

取竹沥法：以生竹切作每段尺余长，去两头节，中有节无碍，放水内浸一二日，用两块砖架起，中用炭火炙，则竹沥从两头流出，以碗接之，或以一头高者向火，一头低者流出竹沥亦可。

痰核沥串

羊角一斤劖碎，新瓦上炙黄，研末，每早调服三钱。

瘰疬不论已破未破

蓖麻子仁四十九粒，沥青一两，苦杏仁十三粒去皮尖，共捣千下，自然成膏，摊贴患处。

又，内消瘰疬经验方：土贝母、白芷各五钱，共研末，糖霜调，陈酒下三钱，重者三服即愈。

又方：胡桃一枚，劈分两半，将一半挖去肉，以蝉蜕塞实，对合，用山泥包好，煅存性，研细，每日服一枚，陈酒送下，服一月愈。

消毒神效方

土鲜山药五两不见水，土朱一两，松香一两，全蝎十个，白洋糖一两，共捣烂，围患处敷之，留顶不敷，药上盖纸，周时一换，初起即散，已成者搽二次可以收小，出毒随愈，屡试辄验。

治癣初起方

用灯心以口涎润湿擦之，有小虫入灯心内，即以火化之，多擦数次自愈。

又方：韭菜炒焙存性，研末，以猪脂和，涂之。

又方：鸡蛋一个，开一小孔，去白存黄，入硫黄三钱，川椒末三钱，将湿纸封固，火灰内煨熟为末，先用麻线将癣刮破，以树皮浆或羊蹄根俗名牛舌头根汁调药末，涂上。

又方：皂矾不拘多少炒极干，为末，猪油调敷。

又方：多年竹挂灯一个，向火上烤出汁如胶者取之，将五倍子去虫炒研为末，再加陈醋和匀，温热涂之。

又方：白及、木鳖子、土槿皮、白糖等分为末，醋调涂之。

又方：生半夏醋磨浓，搽之，永不再发。

治诸癣

各种癣疮，新鲜羊蹄叶俗名牛舌头叶不拘多少，捣烂，加川椒、白糖，并食盐少许，以布包之，浸好陈醋内半日，取布包擦之。

牛皮风癣，用石榴皮蘸生明矾末，多擦之。

又，牛皮血癣，枯矾、水银各二钱，川椒一钱，土大黄根、食盐、猪油同捣烂，敷患处。

又，牛皮癣及瘌痢头，先用浸猪汤洗净，再以烟胶即烟屎、川椒研末各三钱，香油调搽。

又，牛皮癣，香油一两，全蝎七个，巴豆二十枚，斑蝥十个，同熬至焦黑色，滤去渣，入黄蜡一钱，候溶收起，朝擦暮好。

又方：红枣七枚去核，斑蝥七个，同捣如泥，敷患处，自愈。

又，蛇皮癣，以新米糠用火烧，取滴下之油擦之。

又，圆癣，皂矾炒干为末，猪胆调搽。

又方：榖树皮剪圆如癣大，以有毛一面粘口唾贴上，用手时时扑擦之。

又，年久癣疮，煮熟鸡蛋黄十个，放生铁器内焙出油，取蛋黄油搽之，先用桑条火薰后再擦，极效。

又，多年顽癣，五倍子研细，以陈米醋熬成膏，将癣抓破，以膏敷上，干则再敷，以不痒为度，去药之时，其患处之皮一同粘起尽除，甚效。

又方：用蒜子煎水洗之，甚效。

又，恶癣疮癞十年不瘥者，苦瓜一枚煮汁，擦之，每日三度。

又，一切风疮顽癣疥癞，年久不愈者，黑鱼一个，去肠杂洗净，以苍耳叶填满，外以苍耳安锅内，置鱼于苍耳上，少着水，慢火煨熟，去皮骨，淡食，勿加盐酱，功效甚大。

又，身面恶癣，紫背天葵草，加入生明矾研敷，数次愈。

又，五般诸癣，用韭根烧存性，捣末，猪脂调敷。

又，头面花癣，生白果仁切开频擦，极效。

又方，牛蹄甲、骡粪各一两，烧存性，研末，酒调，抓破敷之。

又，下体癣疮，艌船陈石灰、牛粪，烧烟熏之，一日一次。

又方：明矾生熟各半，轻粉二钱，银硝三分，共研末，将生大黄根捣烂布包，蘸药末搽之。

又，恶癣有虫，痒不可忍，早起采带露丝瓜叶七片，每片在患处擦七下，神效。忌食鸡鱼发物。

又，顽癣，用糠壳烧取油擦之，兼治癞头疮，神效。

又方：用米泔水洗净，以穿山甲刮破，再以白糖和甘草汁调敷。

又方：铁锈粉三分，密陀僧、雄黄、明矾各二钱，加冰片、麝香研细末，醋调，用生姜蘸擦之。

治疥疮方

凡疥疮不论干湿，用胡椒，硫黄等分为末，以生猪油同捣如膏，用布包，向微火上烤热搽患处，三五日痂落即愈。

又，疥疮及癣方：用石灰淋汁，洗之，数次即愈。

又方：嚼食盐搽之。

又，疥疮满身久不愈，何首乌、艾叶等分，水煎浓汤，沐之。

又，疥疮方：猪肚一个，装入牙皂五钱，煮烂，去皂食肚，一月吃十个，疮永不发，若嫌味淡难吃，略蘸川椒、盐食亦可。

又方：白薇三钱，白芷、川椒炒各二钱，大黄、明矾各五钱，蛇床子、雄黄各一钱，细茶叶、百部各二钱，寒水石二钱另研，樟脑一钱临用加入，共研细末，用生猪脂油去衣膜和匀捣烂，擦之，甚效。

又方：蛇床子、大枫子肉、皮硝、樟脑各三钱，银硝一钱，油核桃五个，共研细末，用夏布包，搽患处。

又，薄荷、百部，煎水洗，以生白果嚼烂敷。

杨 梅 疮

杨梅初起结肿，筋骨疼痛时，宜先服疏风解毒汤，轻者可以消散。

土茯苓二两，白鲜皮、皂角子炙焦、金银花、防风、木通、木瓜、苡仁各二钱，酒引，水煎服。血虚加川芎，气虚加参、芪。若遍身破烂臭秽，兼筋骨疼痛，气实毒甚者，服化毒散数剂。

化毒散：大黄一两，穿山甲炙、归尾各五钱，炒僵蚕三钱，蜈蚣炙焦一条，共研末，每服二钱，酒调，日三服。若毒攻咽喉，或遍身肿痛溃烂，浸淫成片，腐臭不堪者，用蜒蚰十余条，加入白糖同捣烂，以井泉冷水冲服，无须另服他药。此方有起死回生之功，屡试屡验。

又方：内服马齿苋膏，外用马齿苋捣烂，敷之，最效。

又方：治结毒溃烂，先用黑豆、生甘草等分煎浓汤，先熏后洗，再用鹅黄散掺之。轻粉、熟石膏、川柏等分研末，加入冰片研匀，湿则掺，干则用胆汁或麻油调搽。如翻花杨梅，再加入雄黄末。

又，杨梅结毒方：大虾蟆一只，口内入雄黄末三钱，陈酒五斤，共入瓦瓶，扎封瓶口，隔水煮三炷香久，量饮温服。

又，杨梅毒初起，用土茯苓数十斤，童便浸一宿，晾干，每服四两，用水煎当茶饮，忌饮茶，久服自愈。

又方：杨梅初起，即治即愈，奇效。羊角、黑桃壳，俱烧灰存性，等分研细末，每服钱半，用酒调，早晚各一服，四日后毒从大便出，如血如脓，半月毒尽后，量人虚实，虚则以八珍汤补之。

又方：明雄黄钱半，杏仁去皮三十个，轻粉一钱，共研细末，洗净后，以雄黄、猪胆汁调搽，极为神效。

凡前阴等处患生杨梅，红肿溃痛者，用疳疮方，以黑豆、生甘草或节或梢煎汤，以鲤鱼胆汁频搽，极效。

又，杨梅下疳，损破腐臭，用凤凰衣散：凤凰衣一钱，轻粉四分，黄丹一钱，冰片三分，共研极细末，频频干撒之。

又，杨梅疮极妙方：金银花、皂角刺、僵蚕、蝉蜕各七钱，杏仁去皮尖七粒，土茯苓一斤，水十四碗煎至七碗，一日服完，不可见风，七服痊愈，永不再发。

又，杨梅疮神效方：水银一两入乳钵中，用津唾乳成泥，再入顶高真麻油同乳，分为七分，每日取一分，以两手心搓之。七日之内须避风，禁油腻发物。

凡治杨梅疮毒，切勿服丹药，严禁一切发物及房劳等事。体气壮实者，以解毒为主，虚弱者以兼补为法，轻者半年，重者一载，始获痊愈。切不可妄求速效，强服轻粉、水银，妄用熏罨劫药，免致余毒藏入骨髓关窍中，倒发杨梅结毒，戒之慎之为要，土茯苓为杨梅疮必要之药，然亦不可服之过多，恐难生育。

又，神方：朴硝、六一散各等分，研细末，每服三钱，早晚二服。

鱼口便毒

正在小腹与大腿折纹缝中交界之际，两胯合缝之间，初起如核，渐大如卵，坚硬木痛，微热不红，寒热交作，多由强力房劳，忍精不泄，或欲念不遂，以致精搏血液聚于中途，壅遏而成。或因暴怒伤肝，气滞血凝而发。生在左为鱼口，生在右为便毒，生在小腹之下、阴毛之旁者，名曰横痃，又名曰外疝，非鱼口便毒也。生于肾囊之后、肛门之前，名曰悬痈，又名曰海底漏。治法宜散滞、行瘀、通利。初起宜内服加减消毒散，加延胡索二钱，外用山柰、香附共研末，蜜调敷之。如已溃即宜补养气血之剂，不然恐变生别症。

加减消毒散，阳毒初起者皆可用之。蒲公英三钱，金银花二钱，元参一钱，赤芍二钱，连翘一钱，炒山甲一片，皂角刺尖七分，前胡一钱，防风一钱，制香附一钱，生甘草七分，加延胡索二钱，水煎服之，自能消散。

鱼口便毒初起即大于核桃者可以敷消

飞罗面、黄豆面、鸡蛋清调敷，外用桑皮纸盖贴，每日早晚换二次。

又方：远志肉一两，用甘草汤炒，以酒水各半碗煎服，次日可消。

又方：生大黄一两研细末，枯矾三钱，酒调冲服。

又方：闹羊花，其人强壮者用七分，体气虚弱者用四分，芫花钱半，金银花三钱，淮牛膝、独活各一钱，水煎服。吃酒者加黄酒入内更妙。初起三日内者，不过三服即消。凡服此药者，忌服甘草。

葱 蜜 散

凡鱼口便毒，不论已成未成，随即消散。先用木鳖子煎汤熏洗，再用葱捣成涎，和白蜜涂之，随即消散。有人患此，连敷数次，其病如失。

又方：生白矾三钱，重者五钱，研末，好酒送下，欲吐忍之，出汗即愈一半，次日全消，极效。

鱼 口 初 起

瓜蒌烧存性，研末，用黄酒冲服。

又方：槐子七钱，或槐花亦可，用黄酒煎，热服取汗，即愈。

又方：白矾研末，和寒食面调，敷患处，肿消即愈。

又方：百草霜，五倍子炒黄研末等分，用陈醋调敷。

又方：牛牙煅灰研末，每服一两，黄酒调服。

又方：瓦松焙干研末，鸡蛋清调敷，初起即敷，自能消散。

又方：便桶碱即便桶底下尿硝，刮下为末，磨坊飞面钱半，葱汁调敷。

治便毒奇方

地榆四两，川通草一两，白酒三碗煎一碗，空心服。

又方：胡桃七个，焙燥研末，用酒调服，不过三四服即愈。

又方：牛蒡子二钱炒研，加入白蜜一匙，空心温酒冲服。

又方：全蝎去头足米炒，生大黄、穿山甲、白芷等分，水煎服。外用葱白捣烂和蜜敷。此药不可入口。

又方：用鹿角烧灰存性三钱，核桃皮烧灰存性三钱，和匀，好酒下。

九 龙 丹

治悬痈横痃、鱼口便毒初起，木香、血竭、制乳香、制没药、巴豆肉、儿茶各等分，研细末，用生蜜糊丸绿豆大，每用九丸，空心热酒下。候便泻三五次后，方可食米粥。肿甚者，间日须再服。

治横痃便毒

茜草一两，当归、银花各五钱，穿山甲二片，甘草节、小木通各三钱，黄明胶二条，用水酒各一碗煎服，以出汗为度。外再用皂荚三枚去筋核，金银花一握，用醋煎，同捣烂，敷患处，立愈。

又，横痃神方：鸡蛋一个，白蒺藜一合，和好酒煮，蛋熟去壳连酒服，即愈。

又，悬痈初起如松子，渐如莲子，十余日赤肿如桃李，成脓即破，破则难愈，延久成弱症。初起急用大粉甘草四两，切寸段，用急流水一碗，文武火漫漫蘸水炙透，劈开中心有水润为度，捶碎，每服一两，用无灰酒二碗煎一碗，温服，次日再服。如未消尽，再服一料，无不全消者，极有效验。

又，一少年患悬痈，用全蝎二十个洗去盐，瓦上焙研，配胡桃肉二两，共捣匀，用好酒送下，一顿食完，次日肿痛减去大半，又将前药减半，连服两日，其患若失。盖治病原要审人体气强弱，毒起迟速而施疗治，不必拘于甘草之方一例而论也。附告同志，留意察之。

痔疮肿痛

治痔漏，马齿苋煎水洗，内服生熟荸荠。

又，苦参、茵陈等分，煎水熏洗，兼治脱肛。

又，凤尾草、赤皮葱、川椒，共捣烂，煎汁熏洗。

又，白矾三分研，用热童便二杯调化，洗痔上，兼治肛门边肿硬痛痒。

又，桃树根，或鱼腥草，或梓桐树皮叶，或豨莶草连根，或萵苣菜，或枳壳，皆可，煎汤熏洗，均极效。

又，蜒蚰捣烂，加冰片少许，搽痔疮上，立时效。

又，内痔落下，用大团鱼头一个，火煅为末，或加冰片搽之，痔即缩上。

又，外痔肿痛，用隔年风干橙子，桶内烧烟熏之，以冰片、铜绿、胆矾等分研细，先将痔用前药煎水洗后，再以药末搽之。

又，苍耳研末，每服一钱，和粥空心饮之。

又方：桃仁、杏仁各七粒，绿矾一钱，共研末，将烧酒杯许浸之，以鸭翅鸰扫于患处，日扫数次，三日即愈。

又方：冰片二分，青黛三钱，乳香三钱，元明粉一两，作小绢袋数个，盛药，日坐患处，觉湿即易，再换一个，久而自愈。

又，熊胆五分，冰片二分，研细，井花水调，鸡翎扫痔上，痛即止。

治偷粪老鼠

猫屎、井底泥和匀，围之，立愈。

治坐板疮方

朱砂、雄黄各一钱，轻粉、枯矾、黄柏各五钱，共研末，先用川椒煎水洗，后以药掺之。

又方：南瓜藤一枝，瓦上焙干，研细末，以桐油调敷。如燥裂时，用真麻油搽之，一周时尽脱下，永不复发。

又方：绿矾一把，放盆内滚水冲化，候温浸洗，痒止起坐草纸上待干，洗数次自愈。

又方：用丝瓜皮焙干为末，烧酒调搽。

又方：蜂壳烧灰存性，研末，和冰片少许，掺上。

又方：松香、宫粉、硫黄、寒水石等分研末，用熟猪板油调敷。

又方：轻粉一钱，莱菔子三钱，冰片半分，杏仁十四粒，共研末，以手搽疮口。

又方：以瓦砖烧红，用堆花好酒浸，纸壳盖上，乘热气先熏，待温即坐之。

又，嫩蚯蚓和白沙糖捣烂，涂之。

又，以井底凉泥糊疮上，干即换之，三五次愈。

又，治坐板疮方：先用砂仁壳煎汤洗净，再用茅厕坑坎上之泥，刮下晒燥研细，以麻油调，搽三次即愈。

又方：芦荟一两，炙甘草五钱，共研细末，先用豆腐泔水洗疮，抹干，再以药末敷之，候干即瘥。此方系西域僧人传授，并治湿疡浸淫诸疮，均效。

坐板疮并连及阴囊发痒

陈荷叶煎汤，加入白矾，频洗之。

臁疮

羊屎煅枯存性，研末，麻油调敷，痒则加枯矾、轻粉少许。

又，久患臁疮，用葱白、犍猪油去膜、樟脑五六钱，共捣极烂，先用防风、金银花、甘草节煎汤，淋洗患处，拭干后，将前药厚厚敷上，用油纸裹好，再用旧棉花扎紧，一日两换，不可见风，忌食发物，数日生肌长肉痊愈。药用瓷瓶封口，莫漏香气。又治杖疮，并治跌打皮破肉烂损伤，俱极效。

又，多年臁疮，大蒜瓣子烧存性，为末，麻油调敷。

又方：柿叶烧灰存性，同川椒末涂患处。

又方：驴蹄剔下蹄皮，或旧烂破鞋底牛皮俱可，用瓦炒黑，存性研末，疮湿则干掺，疮干则麻油调敷。或有人脚下剔落之皮更妙。此方并治鳝拱疖，用菜油调敷。

又，臁疮有虫蛀烂，马齿苋研末，蜜调敷，虫自出。

又，臁疮肿烂，牛蹄甲烧灰，麻油调搽。

又方：豆腐渣炒热敷，冷再更换，以愈为度。

又方：面做油炸馓子研末，和葱白捣烂，敷之，极效。

又方：黄蜡溶化，油纸摊成膏十二个，半日一换，换时仍以先贴者加其上，不待尽即愈。

又方：韭菜地上蚯蚓粪干为末，入清油调敷。

臁疮拔毒方

凡治臁疮，须先用此方拔去毒水，然后再用收口药，可以取效。坐板疮及流脓疮并可治。用沥青四两，红矾二两，共为细末，香油调搽，则疮内出水，其毒可拔，惟略有疼痛，须忍耐之。

臁疮收口方

如前方拔毒尽后，疮不起，边内有红肉，即用此药收口，用石决明煅二钱，川黄连一钱，血竭五分，琥珀末一钱，乳香一钱，寒水石煅三钱，黄柏五钱，冰片三分，如痒甚者再加飞矾五分，共研细末，先用温苦茶洗疮，上药一次，即洗一次，不数日收口，神效。

附毒疮

凡人因误服附、桂之药，以致或生痈疽，名曰附毒疮，慎不可服败毒凉剂等药，并不必贴膏药为要。任其腐溃，只用六一散一味掺之，即能去腐收功，不必更换他药。

斜桥狄东升年近八旬，乾隆庚戌夏，因误服附、桂等药以致腰患附毒，大似冰盘，臭腐难近，予授此法，两月痊愈，并未更换他药。附载于此，以备参考，如见信者，自受益也。

痈大如盘臭不可近

取桐树叶用醋蒸，贴之，退热止痛，渐渐收口而愈。

痈疽恶疮脓血不止

生枸杞根皮洗净，先将皮内白瓤成片刮起留用，以粗皮及根梗煎汤洗之，令脓血尽净，倘有恶血，随洗随出，切勿畏惧，洗净，以白瓤贴之，其血自止，即结痂而愈。

恶疮无头

皂角刺烧灰存性，为末，酒调服三钱，菜子三五粒送下。

皮厚不出头

麻雀屎，量疮大小，或一粒或数粒安疮当中，即穿破。或用蛇蜕烧灰存性，为末，猪油和涂，即出头。

诸疮溃烂后疼痛难忍

天南星为末，遍擦之，即止。

疮破风伤水伤作痛

用牛屎烧烟熏之，令汗出，即愈。

痈疽作痒难忍

用食盐干摩其四围，可止。用蝉蜕研末搽，或煎汁洗，止痒。

疮痂作痒，白扁豆捣末，厚敷之。

肿毒疼痛难忍，芭蕉根捣烂，涂之。

疮口不合，秦艽研末，掺之，醋煮桑叶一滚即捞起，贴之。

脐疮不干

生白矾、龙骨等分，煅存性，研细末，掺之。或用当归焙干研末，敷之亦妙。或旧棉花或乱头发烧灰，并效。

脐中出血

白石脂微炒，研末掺之，干后须听其自落，不可用手剥去。

疥癞

白蜡二钱，柏树胶三钱，水银二钱，黑铅一钱溶化，投入水银内，共研为丸，有疥癞处搽之。

血风疮久不愈

老南瓜去皮煮烂，布包挤去水，用瓜瓤敷之。

又方：陈石灰研敷，亦效。

黄水羊胡屡验方

宫粉、松香共研末，灯盏油调搽，极效。

白 蛇 疮

遍身或腰间细白泡，形如白蛇相缠。白及、水龙骨即多年粪船板上干陈朽石灰更佳共研细末，用无根水即未落地之水调涂。

又，猪脂、苦杏仁共捣成膏，绢包搽之。

又，用一扫光调搽，俱效。

又方：明雄黄六钱，明矾三钱，共研末，津唾调涂。

膝 上 生 痈

名牛头痈，连须葱头切碎，用糯米饭乘热拌敷，重者五六次必消。

恶疮有肉如饭粒突出破之流血随生

马齿苋烧枯研末，以猪脂油调敷，极效。永戒食鹅肉。

天 泡 疮

生大黄磨浓汁，时时搽之。

又方：小麦一合，炒黑研末，加冰片少许，以清茶调敷。

又方：白花百合捣烂，敷之。

又方：老菱壳烧枯为末，蚯蚓泥、麻油调敷，均极效。又荷花瓣口津润湿，贴之。

天泡湿热肥疮等类

滑石一两，生甘草五钱，研末，敷天泡，加生绿豆末，治湿热肥疮，再加枯矾少许，专治肥疮，俱极效。

天 火 疮

初起似痱子，渐如水泡，热如火烧，其色赤，用芸苔根苗、蔓菁根苗各等分，捣如泥，以鸡蛋清调敷。如无蔓菁，用商陆根亦效。芸苔即今油菜苔也。

丹 毒

因生疮服过丹药，以致火毒发作，水中丝草捣烂，敷之，干又再换，极效。

驴 马 汗 疮

疮愈后，因闻驴马汗气而毒发肿痛，枯矾、黄丹水飞炒紫等分，研末敷之。

脓 泡 疮

丝瓜取汁，调宫粉涂之，或柳花汁调涂，亦妙。

疥疮脓窠肥疮皆治

松香一两，雄黄一钱，为末，入竹纸卷成条子浸菜油内，一宿取出，倒吊烧之，取滴下油，候温频搽，皆效。

恶疮及癣，骡粪烧灰为末，掺之。

疮毒初起，青荷花瓣，将唾沫舐湿贴疮上，即消，已溃者贴之即收口。青荷花瓣夹在簿中阴干可用。

破伤风

凡疮破及损伤破皆须禁风，若受风则痛欲死，用蝉蜕去头足翅净六钱，瓦上焙干，为末，陈酒调服，取汗即愈。

翻花疮

肉如饭粒，破之血出随生，苍耳叶捣汁，服三合，并日涂汁数次，即愈。

蛇缠疮

或缠手足腰腿，燕窝泥研末，水调敷之。

又，雄黄研末，好醋调搽。

又，鸡冠血，日涂数次。

又，生百合和白糖捣烂，涂敷，即消。

又，鲫鱼烧灰，和醋搽之，均极效。

天行发斑

状如豌豆，热如火烧，头面及身，须臾周遍，皆载白浆，蜂蜜、升麻，水煎，每服一杯，日三四服。再以棉蘸升麻蜜汁，时时遍拭之，自愈。

火珠疮

其疮如珠，始生发中，相染不已，亦有伤命者。用生萝卜捣烂，滴醋少许，和匀敷之，自愈。

痘烂生蛆

嫩柳叶铺席上，卧之，蛆尽出而愈。

消化疮毒验方

鱼鳔切成寸段，用香油炸脆，每食数钱，初起轻者三服即消，重者五六服亦消，已成形者亦可轻减一半，惟已穿溃出脓后不可服。曾见颈上腮旁或包或疖肿毒疼痛，此方服之自消，屡试屡验，业已经验多人。

肚痈发背奇方

肥皂子七个烧枯，蜈蚣一条，雄黄、密陀僧各一钱，鸡蛋壳一个，共研末，鸡蛋清调搽，即愈。

痈疽肿硬如牛皮

南星、半夏、草乌、猪脑髓各等分，共捣烂，敷，留出疮头，即愈。

恶疮胬肉

乌梅肉烧灰存性，研末，敷恶肉上，一夜即尽。或微加轻粉。

顽疮肿焮多年不已

生马齿苋捣烂，敷之，三次即愈。

多年恶疮

冬瓜叶阴干，瓦上焙，研细末，疮湿即干掺之。或用多年石灰研细，鸡子清调成块，火煅过，候冷再为末，姜汁调敷。

又，枸杞根为细末，用盐茶洗疮后干掺之，或马齿苋或蒲公英，均可捣烂敷之。

脓窝疥疮

水银、大枫子肉、油核桃、烛油各三钱研，作五丸，每夜将一丸总在心口滚擦，通身皆好。

腋窝疮神效方

用最旧龌龊鞋一双，最旧年久丝棉絮筋二种，俱烧成灰，候冷，再用大枫子肉为末，共以香油调匀敷之，疮湿干掺，无论大人小儿身上腋窝疮，流黄水，瘙痒不止，延蔓无已，均效。

又方：宫粉一两炒黑，冰片三分，共为末，敷之。

灸疮出血

有人灸火至五壮，血出不止如尿，手冷欲绝，以酒炒黄芩二钱为末，酒调服，血即止。

身上无故一孔出血

用鲜猪肉切一厚片贴之，外用布带缚住，勿使移动，其血即止，再服生血清热药。

凡针灸疤内发拱出血及一切血管出血不止者，用热黄牛粪涂之，即止。

凡毛窍出血，甲片炒成珠，研细末，干掺之，以帛扎住，血即止，随服补血汤数剂，即愈。

阴疽外敷药

白疽皮色不变，不烧热，不疼痛是也，艾叶一斤，硫黄、雄黄各五钱，水煎半日捣烂，候温敷上，再煮再敷，连易十数次，常敷无间，至知痛者可生。

诸般疮毒多年不收口

罗细石灰末，入桐油调成块，再用活鳖鱼一个，切去头，将血顷入灰内，再加好陈醋和匀成膏，敷于疮上，即结痂收功矣。

又方：用龙眼肉即桂元肉不拘多少，若男患疮用女人口嚼，女人患疮用男人口嚼烂成膏，贴患处，即收口。

又，合口生肌散方：取山上久经风雨漂白之牛粪，研细末，掺上三五次，此方简便而极效。

又方：龟甲煅枯研末，掺之，即能生肌收口。

又，多年疮口不收，流黄水者，用冬瓜叶烘干研末，掺之。

又，白槿花煅枯存性，研末掺之，虽碗大疮口，用之皆效。

又方：熟石膏一两，黄丹五钱，象皮用滑石炒焦三钱，共研细末，掺上即愈。

又，恶疮久不愈者，用金银花浸酒，或用金银花煎水当茶，日日饮之，久疮必愈。

又方：金银花连根带叶一把，雄黄五钱，水二碗用罐煎之，纸封罐口六七层，中穿一小孔，将疮向孔，热气熏约三个时辰，流出黄水后，再上生肌散，无不效验。

疮已愈后复起红泡不结痂

用陈腊肉油搽之。

又，生半夏醋磨涂，并治癣，除根。

黄 水 疮

初如粟米，痒而兼痛，破流黄水，浸淫成片，随处可生，用青黛、僵蚕、轻粉、蛤粉、黄柏、滑石、浮水石、寒水石、熟石膏、甘草、白芷梢各一钱，共研末，麻油同猪胆汁调搽。

又方：老菱壳烧灰，用小磨麻油调搽。

火赤天疱疮

初起小如芡实，大如棋子，燎浆水疱，色赤者为火赤疮，顶白根赤名天疱疮，俱能延及遍身，焮热疼痛，破流毒水。上身多生者属风热盛，频服解毒泻心汤，下身多生者属湿热盛，频服清脾除湿饮。初起未破，外搽如意金黄散，已破流水，外掺石珍散，破烂自干，多煎甘草汤洗净疮痂，方好上药，各方俱见后主治及敷贴汇方。

黄水疮并闹疮

土硫黄一两，人言、铁锈各五钱，韭菜根、葱白各钱半，共捣极烂，涂碗内，覆小砖灶上，烧艾叶熏干，麻油调和，放药手心内，两手搓极热，时时以鼻嗅之，然后搽疮极效。

又方：真红粉、轻粉、牙硝、麻油调搽。

又方：雄黄、轻粉、银朱、白矾、牙硝、松香、密陀僧、铜绿、油头发，用铁盏盛桐油熬药末，倾地上槽孔中，候冷结条磨搽，极效。如痒，再加椒壳末。

手足瘭疽

此疽常生手足肩背，累累如赤豆，刺之汁出，用芸苔菜叶煮汁，服一碗、并食干熟菜数顿，少与盐酱，冬月用子研服。

脑漏鼻流臭脓

破瓢、白鸡冠花、白螺丝壳各烧存性等分，血竭、麝香各五分，为末，以好酒润湿，熟艾连叶揉成饼，贴在顶门上，以熨斗火熨之，以愈为度。

异疽似痈

惟有小异，脓如小豆汁，今日去，明日满，用芸苔即油菜苔捣烂布袋盛，于热灰中煨热，更换熨之，即愈。无叶时用干者亦可。

天火热疮

初起似痱音费，渐如水泡、似火烧、疮色赤，急用芸苔菜叶捣汁，调大黄、芒硝、生铁衣等分，涂之。

黄水疮

红枣烧灰二钱，飞黄丹、松香、枯矾各一钱，共研细末，麻油调敷。

疮烂成孔

凡小儿，或头面遍身形似杨梅疮者，取蒸糯米甑上汽水滴下，以盘盛取，频频搽之，数日即愈。

漆疮发热作痒

芒硝泡汤，搽之，或白矾泡汤洗之，或干荷叶、或川椒煎汤洗之，俱极神效。或螃蟹壳煎汤洗，亦妙。

漆疮肿腐

以新铁钉一斤，浸水一宿，搽之，立愈。

又，白果叶煎汤洗数次，肿消痊愈。如已腐溃成疮者，生石膏一两，水粉一两，轻粉一钱，共研细末，韭菜捣取汁调搽。

凡遇有漆处，先用灯油搽入鼻孔内，或用七醋炒饭，或用茶炒饭食之，可免漆疮。

又，用真香油调樟搽之，肿消痛止。

又，漆毒成疮作痒，取打铁店磨铁槽中泥涂之，极效。

冻疮

生姜不拘多少，捣取汁，入铜锅内熬浓，涂患处，觉热辣难当，即愈。

又，桐油熬熟，调密陀僧，敷之，极效。

又，冬瓜皮、茄子蒂煎汤，洗之。

又，大萝卜一个挖空，入柏油或蜡烛油于萝卜内，放炉火上炙熟，候冷取油，搽患处，或加白及末搽之，能治一切冻疮破裂。

又，鸽子粪煎水洗。

又，冻裂方：五倍子研末，和牛骨髓填入裂缝内，即愈。

又，乱头发一大握，桐油一碗，入瓦器内熬，候油沸头发溶化，出火以瓦器收贮，盖好莫令灰尘入，每用百沸汤泡洗冻疮抹干后，即用油发膏敷之，即愈。

汗 斑

生黄瓜蘸硼砂末，搽之。

又方，刺蒺藜一味，研极细末，过筛去刺，用醋调搽，以手指用力推擦黑斑，随手而愈，连擦五六次即除根，愈后戒食各种飞禽野鸟。

又方：芋头叶上露不拘多少，将手蘸露在斑处重擦。

又方：取溺壶垢和生姜汁，抓破搽之。

又方：密陀僧、硫黄各一钱，研末醋调，以生姜一块蘸搽之，其斑立消。

雀斑汗斑

硫黄、密陀僧各等分，研细末，烧酒调搽。

奇效八宝丹一名珍珠散

治疮毒脓腐已尽，用此掺上，即能生肌长肉，平口收功。珠母即大蚌壳，拾取露天大蚌壳左顾者半斤刮去背后黑衣，放火上煅过，研，炉甘石三两以黄连二钱煎汁，煅淬炉甘石，共研，血竭三钱，粉口儿茶一两，煅石膏三两，赤石脂三两煅，陈年吐丝渣一两煅存性。梅花冰片临用时，每药末五钱加入冰片一分，上药共研匀极细，研如香灰样，以不见星为妙，瓷瓶收贮听用。外科多呼为珍珠西黄八宝丹，最宝重之，不肯传人。予屡用之，功效竟比珍珠散尤妙，药味虽微，功效甚大，幸勿轻视。

遍身生疮及遍身麻木疼痛诸病

遍身热毒疮或痛而不痒，手足尤甚，粘着衣被，夜不得睡，用菖蒲数斗研末，多铺于席上，使患者恣卧其间，仍以衣被覆之，数日其痛如失。神效。

又，遍身风痒生疮，用浮萍煎汁浸洗，或茵陈煎水洗，俱效。

又，遍身生疥癞，用生明矾、雄黄、川椒、硫黄各等分，为细末，取鸡蛋黄炒油调搽。

又，遍身生白疹，瘙痒不止，用小枸橘不拘多少，切作片，麸皮炒黄，研末，每服二钱，以酒浸多时，去枸橘，只饮酒，另以枸橘煎汤洗患处。

又，遍身癣疥疼痛，用白僵蚕一两二钱，炒黄色研末，分作四服，用酒调服。

又方：生矾、朴硝为末，井水调匀，以鸡翎扫敷。

又，遍身风痒，苦参一两，生甘草节一两，皮硝五钱，煎水洗之。

又，遍身发痒不止，胡麻子、威灵仙、何首乌、石菖蒲、甘草节各一钱，共研末，酒冲服。

又，遍身麻木，当归、酒芍、熟地、川芎、白术、荆芥，防风各二钱，水煎服。

又，遍身筋骨疼痛，如夹板状，痛不可忍者，取骡子修下爪甲烧灰存性，研末，黄酒调服。

又，遍身瘙痒，用苍耳子煎水，洗之。

又，身上无故一孔出血，用猪精肉不用肥肉一片贴之，即止。

治大麻风方

麻疯一症，古名疠风，亦曰大风。乃天地恶浊败疠之气，为极危极恶难治之病也。患之者肉烂皮坏，肢解节断，形容可憎，自身有性命之忧，妻孥有绝嗣之惨。其症福建、广东最多。初起或一处或数处酸麻，渐次面目四肢浮肿，皮肉瘙痒，似有虫行，浸淫既久，皮伤则毛发脱落，筋伤则手足拳曲，骨伤则身萎不能起立，皮死则麻木不仁，肉死则刀割不痛，血死则溃烂成脓，筋死则肢节脱落，骨死则鼻梁崩塌。虫入脏腑：至心则喉舌瘖哑，眼红色枯；至肝则面发紫泡、指甲脱落；至脾则遍身癣痒，口唇外翻；至肺则大便燥结，鼻塞不通，天根倒塌，臭气难闻；至肾则牙齿脱落，足底先穿，眼昏耳聋。由上身先发者在气分，由下身先发者在血分，或从上或从下，渐渐而来者轻，上下同时而发者重。世之治此病，率多用蕲蛇、乌蛇、花蛇等毒物，以毒攻毒，或用麻黄、硝、黄等大表大下峻剂，以虚其本元，在体壮者间或得效，即诧为神奇而气血怯弱者愈服愈甚，性命去矣。近获一方，极平极淡，以杀虫祛风为主，虽极重极久危险之症，服之屡见奇效。不敢私秘，付诸枣梨，以公于世。得此方者，切勿视为泛常，诚心服之，自有奇验。且药味不偏不峻，可以多服，价亦不昂，贫者亦易购办。大枫子十二两去壳，取净肉，以豆腐干二斤四两，同煮一时许，去豆腐，晒干研末，纸包压净油为度，倘不压净油，为丸服之作吐。但症轻者只可用八两，再轻者只可用六两，豆腐照减，北防风一两，荆芥穗一两五钱，刺蒺藜去刺三钱，漂生白术一两，川芎一两，川牛膝一两，当归身一两，甘草五钱，大胡麻三两，小胡麻三两，威灵仙二两，以上各药切忌火烘，以日晒干，共研细末，用真草糯米水酒洒为丸如绿豆大。每早晚用糯米水酒送下一钱，重者服二钱，酒须随量尽饮，当令微醉，日日服之，不可间断。病从上身发者，再加白芷、防风各一两；从下身发者，再加白术、木瓜各一两；两手甚者，再加桂枝五钱；两足甚者，再加牛膝、五加皮各一两。忌一切发物，谨戒房劳，自服药起即宜另室居处，所有沐浴器具饭碗烟筒衣服厕缸不可与人共之，恐药祛毒虫毒气传染他人。倘初服此丸，或有呕吐，此系药势行动，切勿停止，宜减少缓缓服之，一旬半月即不呕矣。后仍照原每服一钱，重者二钱服之。所有鸡鱼虾蟹牛羊野物等肉，姜椒发物，生冷水果，概当禁口。将愈之际，戒色尤更紧要，倘再发不救，须刻骨谨记。

大枫子方验案

章日荣，浙江人，年二十余岁，脚根麻木，脚底烂成一孔，遍身斑点，已年余矣。百治无效。得此方服之，两月斑点全消，半年脚底平复，二年后麻木痊愈。

刘理和，广东人，年三十余岁，眉毛脱落，脚根麻木，脚底烂穿深寸许，头面肿大如斗，溃烂流水，医祷三年，绝无寸效，得服此方，自知严守禁忌，三月后肿胀全消，眉毛复生，一年后腿底合口，脚跟麻木亦愈。此毒全发于外，外症虽重，其收功反易也。

孙文柏，福建人，年四十岁，遍身麻木，手足拳曲不伸，头面肿大如疙瘩，以此方服之，半年手足如常，一年头面全消，三年后麻木痊愈。

闻兴仁，江西人，其家风水所出，每代必有一二人患麻风者，而兴仁已手指不能屈伸，遍身麻木，将此方服之，三月手指已伸，半年后麻木亦愈。其家数世患此，莫不各费数百金医治，卒之无效。惟兴仁平日存心，广行方便，遇有利于人者，无不尽心竭力为之，故能诚信，久服此方，得以保痊，亦天之福佑善人也。

熊姓妻，安徽人，年二十四岁，遍身麻木，且多紫黑斑点，服此方两月，斑点全消，一年后麻木痊愈。

麻风又方

麻疯全身肿胀，须眉俱落，两脚臭烂不堪者，虾蟆一个，泥裹，火内烧熟，放瓷盖碗内，用滚黄酒冲泡，将瓷盖盖半时，只服酒取汗为度，日服一次，数日即愈。

又方：癞虾蟆一个，米一升，二样共装入一缸封好，过七日开缸，将虾蟆放去，将米喂鸡，鸡吃米后，其毛自脱，将鸡用竹刀宰杀，洗净煮熟，尽量吃酒，将鸡吃下，取大汗后将旧衣烧去，更换新衣，即好。

又麻风外治法

蕲艾半斤，明矾四两，楝树皮、白椿皮各半斤，上煎汤，常洗浴，亦效。

木香饼熨法

治一切气滞结肿及风所伤作痛，并效。木香五钱，生地一两，以木香为末，生地杵膏，如干以酒润之，和匀，量患处大小作饼，贴肿处，以热熨斗熨之，或以锡壶盛滚水熨之。

香附饼熨法

治瘰疬流注肿块，或风寒袭于经络，结肿作痛，并效，用香附为末，酒和，量疮毒大小作饼，覆患处，以热熨斗熨之，未成者内消，已成者自溃。若风寒湿毒，宜用姜汁和作饼。

神仙截法

治痈疽发背，一切恶疮，预服则毒不入内。

真麻油一斤，银器内熬十数沸，候冷，用酒两碗，入油五盏搅匀，通口热服，一日用尽，缓则数日服之。

吴安世云：吾家三世用之，无有不效。又闻猎者云：凡中药箭，急饮麻油，药毒即消，屡用甚验。

按：上方凡大便秘结而毒蓄于内者，最宜用之，以疏通其毒。若阴毒及大便不实，乃非所宜。

制寒食面

灰面一斤，再用半斤，水调成稠，擀成薄片两块，将灰面包合在内，周围捏紧勿漏缝，于清明日蒸熟，布条搂住，悬挂当风处阴干，入缸收藏，随疮大小研末，或水或油蜜调敷，治诸疮神效。

洗药神效方

洗阴湿诸疮，蛇床子二两，朴硝一两，每用一两，水煎数沸，洗疮拭干，掺生肌药。

雄黄解毒散

治一切痈疽溃烂毒势甚者，先用此药二三次。以后用集香散，或猪蹄汤。

雄黄一两，白矾四两，寒水石煅一两五钱，共为末，用滚汤二三碗，乘热入药末一两，洗患处，以太乙膏或神异膏贴之。

集香散

洗痈疽溃烂，白芷、藿香、茅香、香附、防风各三钱，木香、甘草各一钱，用水煎数沸，去粗，淋洗患处。

薛立斋曰：此乃馨香之剂也，气血闻香则行，闻臭则逆也。凡疮将尽未尽宜用之。若有瘀肉，宜先用雄黄解毒散解之，后用此方洗之，须即用膏药贴护，勿使风入，肌肉易生，直至收口为度，最忌用生肌之药。

乳香定痛散

治疮疡溃烂，疼痛不可忍，诸药不效者，乳香、没药各二钱，寒水石煅、滑石各四钱，冰片一分，为细末，搽敷患处，痛即止。此方乳、没性温，佐以寒剂制之，故寒热之痛皆妙。

生 肌 散

治疮口不合，木香、轻粉各二钱，黄丹、枯矾各五钱，共为细末，用猪胆汁拌匀晒干，再研细，掺患处。

立斋曰：此乃解毒去腐搜脓之剂，非竟自生肌药也。盖毒尽则肉自生，常见患者往往用龙骨、血竭之类以求生肌，殊不知余毒未尽，肌肉何以得生？反增腐烂耳。若此方诚有见也。

按：以上二方合而用之，不惟止痛，且能生肌，实有奇验。

消 疔 散

治疔毒并一切恶疮肿痛，细辛、牙皂、硼砂、洋茶、上片各等分，为末，初起者用泉水调敷，未成可消，已成毒不走散。

秘传迎香散

治诸般恶疮溃烂，臭不堪闻，汉防己一两，通草一两，庄黄一两，共为末，或煎水洗，或水调敷，或干掺之，神效。

碧 玉 锭

一名碧玉膏，治一切年久溃烂疼痛不敛者，轻粉一两，杭粉一两，白蜡五钱，乳香、没药各一钱，猪油四两，同白醋熬化，顷入大碗内，以余药和匀，冷定取起收贮，用时挑一匙，以油纸或绢帛摊开，先用葱汤洗净，对患贴之。

碧玉散

治小儿天泡疮，滑石、黄柏共为末，以青靛调如泥，用皂刺挑破泡水，次敷药，神效。或用布针挑破泡水，以黄连蒸水，鸡翎扫之，效。

乌金散

去腐肉，不伤新肉，且不甚焮痛，最为平善。巴豆去壳，新瓦上炒黑，研烂听用。多寡看疮势酌量，贴疮头上，用万应膏盖之。若有脓管，以棉纸捻裹药纴入，频换数条，即化祛耳。亦有顽硬之极，非乌金散所能去者，则用化腐紫霜膏搽之，然终不若乌金散为至稳。

远志膏

凡一切痈疽肿毒，初起之时，随用远志肉二三两去心，清酒煮烂，捣如泥，敷患处，用油纸隔布扎定，越一宿其毒立消，屡试屡验，其效如神。

银花甘草汤

治肿毒初起时，皆可立消，内服此药，外敷远志膏，一切恶毒无不消散，但宜早服为妙。倘疮已成脓，必须外溃，无从消散。金银花二两，甘草二钱，水煎，清酒冲服。若毒在下焦，加牛膝二钱。

海浮散

敷此腐肉自去，新肉自生，此外科回生保命之灵丹也，明乳香、真没药等分，上二味安箬皮上，火炙干，为极细末，敷患处，再贴膏药。此散毒净则收口，毒不尽则提脓外出，其神妙难以言喻。

芙蓉膏

肿势漫衍者，周围敷之，只留疮顶。赤小豆四两，芙蓉叶四两，香附四两，菊花叶四两，白及四两，为细末，每末一两加麝香一分，米醋调涂住根脚，鸡子清调亦可，其疮顶贴乌金散，上盖万应膏。

疗牙止痛散

牙硝三钱，硼砂三钱，明雄黄二钱，冰片一分五厘，麝香五厘，共为末，每用少许擦牙，止痛神效。

消瘰丸

治肝经郁火，颈生瘰疬，元参蒸。牡蛎煅，醋淬，研、贝母去心，蒸各四两，共为末，炼蜜为丸。每服三钱，开水下，日二服。此方奇效，治愈多人。

加味逍遥散

治肝经郁火，颈生瘰疬，并胸胁胀痛，或作寒热，甚至肝木生风，眩晕振摇，或咬牙发痉诸症，《经》云木郁达之是已，服前丸，兼服此散，更妙。柴胡、茯苓、当归、白术、甘草、白芍、丹皮、黑山栀各一钱，薄荷五分，水煎服。

神功托里散

一名金银花散，治痈疽发背、肠痈乳痈及一切肿毒，或焮痛憎寒壮热，金银花、黄芪上部酒炙透，下部盐水炙、当归各五钱，甘草二钱，酒水各半煎服，分病上下食前后服之，再服一剂，渣敷患处。不问老少虚实皆可服。若为末，酒调服，尤妙。

景岳清凉膏

治一切疮疡，溃后宜用之，当归二两，白芷、白及、木鳖子、黄柏、白蔹、乳香、白胶香各五钱，黄丹五两，麻油十二两，上用油煎前六味，以槐柳枝顺搅，油熟丹收，然后下乳香等二味。

收口掺药

李氏曰：同游有患背疽者大溃，五脏仅隔膜耳，自谓必死。用鲫鱼去肠实，以羯羊粪烘燥为末，干掺之，疮口自收。此出洪氏方，屡用有效，故附于此，须俟脓少欲生肌肉时用之。

黑末子

治疖毒，用羊角连肉骨烧存性为末，酒调三钱，分上下服之，疮可散。

立斋曰：此方未尝用，盖秘方也。尝治面上或身卒得赤斑，或痒，或瘭毒，皆可治。此而不治，亦乃杀人。以羖羊角烧存性，研为极细末，以鸡子清调涂之，甚效。《本草》亦云然。

藜芦膏

治一切疮疽胬肉突出，不问大小长短，用藜芦一味为末，以生猪脂和研如膏，涂患处，周日易之。

治头面黄水肥疮方

小儿头面患疮脓汁作痒痂厚者，名曰粘疮，当用此方，或止用矾、丹二味亦可。若作痒出水、水到即溃者，名曰黄水疮，当用后一方。松香、枯矾、宫粉、飞丹等分为末，麻油调敷。或加香烟垢更效于香炉盖上刮取用之。一方用绿豆、松香等分为末，麻油调敷极效。或内服荆防败毒散等药。

又方：用益元散加枯矾少许，麻油调敷。

大黄揭毒散

敷热壅肿毒，大黄一两半，白及一两，朴硝二两，为末，井水调搽，干则润之。

草乌揭毒散

草乌、贝母、花粉、南星、芙蓉叶等分，为末，醋调，搽四围，中留头出毒，如干用油润之。治一切痈疽肿毒效。

神功散

黄柏炒、草乌炒各一两为末，漱口水调，入香油少许搽患处，干则以水润之，痈疽肿溃皆效。

治白虎丹

发则头面眼目四肢俱肿，而惟额上指尖两耳不肿及不见赤色者，方是其症。

先将马桶洗净，用沸汤倾入，盖少顷，倾出盆内浴之，数次即退，再用车前草、九里香、马蹄香、枸杞苗即雁棱菜同捣烂，和麻油，遍身自上而下擦之。

又方：生香附末，冷茶调服三钱，即愈。

又方：擂绿豆水去渣，饮二三碗妙。大忌鸡鱼生冷炙煿日色火光灯烟汤气，慎之。

抑阳散

一名洪宝丹，治疮疡纯阳，肿痛发热，天花粉二两，姜黄、白芷、赤芍各一两，上为末，茶汤调，搽患处。

阴阳散

治疮属半阴半阳，紫荆皮五两炒，独活去节炒三两，赤芍药炒二两，白芷、石菖蒲各一两，上为末，葱、酒调搽。此方一名冲和膏，治一切疮肿，不甚焮热，积日不消，用之效。

安神散

凡恶疮攻心，心神不定者，用地骨皮研末，滚蜜水调服，即安。

透骨丹

此溃脓药，外科不可缺。蟾酥、硼砂、轻粉、巴豆各五钱，蜗牛二个，麝香一分。先将巴豆研如泥，入蜗牛、麝香再研，入各药研极细，以小瓷瓶收贮，每用少许以乳汁化开，先用针轻轻拨破毒头，挑药米粒许纳于疮口，外用清凉膏贴之。

痈疽无头者

蚕茧烧灰酒服，一枚出一头，二枚出二头。

面生痈疽，其斑痕不易即退，宜用鲜橄榄切断，蘸麝香少许，频频擦之，一二日即可无痕，此良法也。不然面上留疤，其何以使人见之哉？

凡疮已愈，复起红泡不结痂，用陈醋、肉油擦之，立愈。

多年恶疮，百方不痊，或焮痛不已者，并捣烂马齿苋敷上，三两遍痊。

痈疽发背未成者

用活蟾蜍系疮上，半日蟾必昏愦，置水中救其命，再易一个，三易则毒散矣。势重者剖蟾蜍合疮上，不久必臭不可闻，如此三易，其肿自愈。

火疮方

生大黄、生黄柏、生黄芩等分，研细末，先用冬月淡猪油熬柽木嫩枝，候木枯去木勿用。先将油搽患处，搽油上药。

内服药方：羌活、防风、白芷、川芎、荆芥、薄荷、紫苏、甘草。如火毒甚，再服生大黄、川黄连、黄柏、黄芩、栀仁各等分，水煎服。痂厚不脱，用桐子叶为末，猪油调搽，痂自落。

一切恶疮百药不效者

陈米饭紧作团，火煅存性，麻油、腻粉调敷。

万效仙方一名神功托里散

治一切火毒初起者立消，已溃者收功，用全当归重一两三四钱者，生黄芪八钱二分，金银花五钱，生甘草一钱八分，酒二碗煎八分服。如患在上部加川芎一钱，下部加牛膝一钱，中部加桔梗一钱，外用紫云膏贴之。

痈疽方

无论已溃未溃皆治，方宫保传。金银花四两，生黄芪、当归身各二两，蒲公英、元参各一两，白芷五钱，酒煎，尽量饮。毒在头加川芎五钱，中部加杜仲五钱，下部加川牛膝五钱，在手加桂枝五钱。

止痛消肿方

生半夏、细辛为末，醋调敷。

又，生半夏为君，生大黄二钱，共末，灰面、姜汁、烧酒调饼贴。

姜 葱 膏

治流痰疼痛，不红不肿，皮肉冰冷，生姜一斤取自然汁四两，葱汁四两，共煎成膏，入牛胶少许，麝香一分，摊布上贴。

痈肿结热

巴蕉根为末，麻油调敷。霜后者佳。

四妙汤即前神功托里散后附随症加味药

治一切疮疡肿痛，微恶寒，时内热，口中无味，大便如常，皆气血内虚之故，此方益气和血、解毒托里之神方也，溃后用之，排脓去瘀，生肌长肉，逐余毒，通经络，尤验。黄芪五钱，当归八钱二分，金银花五钱，甘草一钱八分，上剉一大剂，酒水各半煎服。寒热脉浮，加防风、柴胡；肿疡痛甚，加乳香、没药；肿处坚块白色，加半夏、南星、土贝母；泄泻，加苍白术；呕、恶心，加陈皮、半夏、苍术；恶寒，加桂皮；若脓成不溃，加防风、穿山甲；溃后脓少脓多不敛，加牛皮胶五钱；饮食不思、不化，加陈皮、白术；虚甚，加人参；肉赤、口渴、脉数，加人参、麦冬、五味；热甚，加黄连、山栀；肉白、肉紫、手足冷，脉微细无力，或呕，加人参、白术、陈皮、肉桂、炮姜；寒甚，加熟附子。

外科洗涤汇方

葱归溻肿汤

治痈疽诸疮初肿将溃之时，日洗数次，以疮内热痒为度。当归、独活、白芷、甘草各五钱，葱头十个，封缸口，水煎汤，软棉溻洗。

猪 蹄 汤

痈疽诸毒已溃流脓，洗此助血气，消肿散风，脱腐止痛。若腐肉已尽勿用，只用米泔温洗，令疮洁净，然亦不可过洗，恐皮肤揩破难敛。条芩、甘草节、当归尾、赤芍、白芷、羌活、露蜂房各三钱，葱头五个，研为粗末，猪前蹄二只，煮软滤汁，吹去油花，投药末封口，煎数十沸，布滤去渣，待温时倾放盆中，软绢帛蘸洗，轻揉孔内，溻出败脓，再折软帛数重，蘸汤覆于疮上，轻按片时，冷则再蘸热汤，覆按三五次，方用软帛拭干，上贴膏药。

又方：用防风、白芷、甘草、赤芍、川芎、当归尾各一钱，雄猪蹄一节，连须葱白五根，水煎，以绢片蘸洗，其深曲处用羊毛笔洗之。

新 方

痈疽腐尽，洗此长肉生肌，当归、白芷、独活、生甘草、葱头等分切碎，煎汤，软帛蘸洗，轻轻溻尽脓水，拭干，上撒生肌药，外贴膏。

蛇 床 汤

洗肾囊风麻痒热痛，蛇床子、威灵仙、归尾、大黄、苦参、地肤子、砂仁壳各二钱，葱头七个，煎汤，熏洗二次，日用一剂。

溻 痒 汤

治阴户起疙瘩，内生小虫，阴中痒甚，蛇床子、威灵仙、归尾、苦参、狼毒各五钱，鹤虱草一两，水十碗煎至五碗，去渣，贮盆内，乘热熏蒸，稍温时，又下猪胆汁一枚和匀，用棉蘸洗阴内，后用银杏散。

葱朴汤

洗一切痔漏及风热脱肛。连须葱头七个捣如泥，朴硝二两，水煎浓汤，乘热先熏后洗，日数次。

漏芦汤

洗脚气疮，焮肿痛痒，破流黄水，漏芦、白蔹、甘草节、五加皮、槐根皮各一两，蒺藜三两切碎，水煎浓汤，先熏后洗，冷则烫热再熏洗。

洗诸疮毒方

防风、黄连、黄柏、大黄、银花、土茯苓、甘草节各三钱，煎水，尽洗。

外科敷贴汇方

如意金黄散

治痈疽发背、疔毒诸疮、大头瘟肿、跌仆损伤、湿痰流毒、火丹漆疮、风热天泡，干湿脚气、妇女乳痈、小儿丹毒、一切肌肤肿赤顽恶热疮，大黄、黄柏、白芷、姜黄各一两，南星、苍术、厚朴、陈皮、甘草各四钱，天花粉二两，共切碎，研极细末，收贮谨封，随症加引调敷。凡红肿焮痛发热，未成脓，及夏月火令，俱用茶汤兑蜜、调搅如膏敷之。漫肿无头，皮色不变，湿痰流毒，附骨疽、鹤膝风，俱用酒煎，葱汁调敷。天泡、火丹、赤游、黄水、漆疮、疔毒，恶血壅肿，俱捣蓝根叶汁，加蜜调敷。如风热诸毒，皮肤亢热，游走不定，色赤而亮，俱用蜜水调，猪油调更妙。如焮肿欲作脓，捣葱汁和蜜调敷。汤泼火烧，皮肤溃烂，麻油调敷。

真君妙贴散

治痈疽诸毒，顽硬恶疮，漫不作脓，敷此不痛者即痛，痛者即止。并治皮破血流、湿烂痛苦，天泡火丹、肺风粉刺。白灰面、荞麦粉各五两，净硫黄十两。共研极细，井水拌湿，要干燥得宜，赶成薄片卷起，略晒，外用薄皮纸包裹，挂风中阴干。临用量疮大小研末，水调成膏敷贴。如皮破血流、湿烂粉刺，用麻油调；天泡、火丹，用淀汁调。

二　青　散

治阳毒诸疮，红肿痛痒，焮热未成者立消，水龙骨、白鲜皮、黄柏、青黛、白芷、白及、白蔹、白薇、朴硝各三钱，花粉、大黄、芙蓉花叶各一两，研极细，醋调敷，已成者留顶，未成者遍涂。

五　龙　膏

治痈疽阴阳等毒，肿痛未溃时，敷此追脓拔毒，五龙草即乌蔹莓，俗名五爪龙，江浙多产之、生银花、豨莶草、车前根叶，四味俱用鲜草，等分捣如泥，再拌陈小粉一两，盐五分，再捣成膏，遍贴肿处，中留一孔，外用棉纸盖定，以避风寒。此方内五龙草或缺少不便，倍豨莶草亦效。

蝌蚪拔毒散

治无名肿毒，火毒瘟肿，寒水石、皮硝、大黄各二两，共研极细，初夏预取蝌蚪，瓦缸收贮封口，埋土中三尺，至秋化水，每用一碗，和药成团，阴干再研细。每用水调敷贴肿处，或蜜调敷。

二味拔毒散

治风湿热毒，红肿痛痒，疥痱疮疖初起，明雄黄一两，白矾八钱。共研极细，茶清调涂，频蘸润湿，或猪油、或蜜调敷不燥裂。白矾生用解毒，煅用生肌。

回阳玉龙膏

治痈疽阴疮，不热不痛，不肿不脓，及寒痰流注，冷痛风痹，寒湿脚气，手足顽麻，筋骨闷痛，鹤膝风等症，凡漫肿无头，皮色不变，但无肌热赤痛者，皆可敷贴。良姜、草乌、赤芍切片炒黄各二两，南星煨、白芷、嫩桂枝各一两，共研极细，热酒调成膏，敷贴患处，上用热酒浸棉纸盖定，坐卧要向暖处，忌犯风寒。

冲和膏

治痈疽诸发，阴阳不和，冷热相凝，敷此行气疏风，活血定痛，散瘀消肿，祛寒软坚，紫荆皮五两，独活三两，赤芍二两共切片炒黄。白芷、石膏、菖蒲各三两，共研极细，酒煎，葱汁调膏敷贴，频频蘸热酒润之。

铁桶膏

治发背将溃已溃时，根脚走散不收，用此箍之，胆矾、白矾各三钱，铜绿、白及各五钱，炒倍子一两，轻粉、郁金各二钱，麝香三分，共研极细末，醋一碗铜杓内漫火熬至一杯，候起金色泡，稍温调药数钱，笔蘸涂疮根脚上，盖棉纸，涂束数次，毒不散大。

乌龙膏

治诸疮毒焮肿赤晕不消，木鳖肉、半夏各一两，草乌三钱，陈小粉二两，四味同炒焦黄，研细筛末，水调成膏，自外向内涂之，须留疮顶。

千槌膏

疮疡疔毒初起，贴之即消，贴瘰疬连根拔出，及男女臁疮、小儿蟺蜞头。木鳖肉五枚，巴豆肉五粒，蓖麻仁七钱去皮，杏仁、乳香、没药各二钱，铜绿一钱，净松香四两，共入石臼内捶数千下，俟成膏时，取浸水中，随疮大小，捻作薄片，敷贴疮上，用绢盖之。

清凉消毒散

治面发诸毒，红硬热痛，白及、乳香、花粉、雄黄、乌药、川柏、山慈菇各二钱，研细，兑麝香三分，蜜水调敷。

碧玉散

治下颏粟疮及浸淫黄水疮，枣肉烧灰存性五钱，黄柏研末五钱，共研筛匀，麻油调搽。

辰砂定痛散

治鼻窍肿痛生疮，胡连二钱，熟石膏一钱，辰砂三分，冰片二厘，共研极细，纸捻蘸点患处，鼻外溃痛，用此撒之。

穿粉散

治旋耳月蚀，轻粉隔纸微炒、穿山甲酒炙、水粉、黄丹等分，研细，干则麻油调搽，湿则撒之。

小蓟散

治牙衄出血。小蓟草、百草霜炒、蒲黄、醋煮香附等分，研细末，频频搽牙，良久以温茶漱去，搽愈为度。

胡桐泪散

治牙龈腐烂，流白脓，胡桐泪、白芷、川芎、细辛各钱半，寒水石、焦地黄各二钱，青盐一分，共研末，频搽牙根，良久盐汤漱去，再搽再漱。

牢齿散

治牙龈动摇兼疼痛者，酒浸胆草一两半，羌活、地骨皮各一两，升麻四钱，晒研极细，日搽三次，良久温水漱去。

牙疳散

治牙疳、虫牙痛，焙人中白煅、皂矾、五倍子、槟榔片各二钱，冰片五厘，共研细末，甘草汤先漱口，频频搽之。

一笑丸

治虫牙，诸牙痛，川椒七粒，巴豆肉一粒，共研极细，捣饭糊作一丸，薄棉包裹，咬在痛齿上下，静坐勿动，俟吐出恶涎，良久取下，用茶汤漱口，三次自愈。

一字散

治小儿重龈，肿如水泡，用针刺破，棉蘸盐汤拭净，搽此，朱砂、硼砂各五分，朴硝一分，冰片五厘，共研极细，每搽一字。

必胜散

治舌上生孔，衄血或腐，螺青一钱另研细，生蒲黄一钱半，合共研匀，频频涂搽，后以盐汤漱口。

碧雪散

治重舌木舌，先用银针从旁刺破出血，茶水漱净，搽此，蒲黄、青黛、硼砂、朴硝、甘草等分，研末，或吹或搽。治小舌掉下，加朱砂。

凉心散

治舌下近根处肿痛者，焙人中白、乳炒黄连、川柏、硼砂、青黛各一钱，朴硝五分，冰片一分，共研极细，频频吹搽。

皂矾散

治孳舌，胀大肿硬，气息不通，皂矾一两瓦上焙红，刮取研细，时时涂搽，自消。

中毒，舌胀出口，鸡冠血趁热频涂。白矾末涂亦效。

集成方

治舌断，亦可复生，活螃蟹炭火煅焦研极细末，频涂断处。

小舌掉下，肿痛色赤，用吊扬尘一钱，盐、醋调成糊，筯头蘸点数次。

小舌淡红，吊下不甚痛者，研朱砂末，水调涂之，或竹管频吹上。

保命散

治小儿鹅口，口舌起白屑，牙硝五钱，枯矾、朱砂各三钱，共研极细，取白鹅粪水化，搅汁调药，搽儿口舌。

龙泉散

治一切瘰疬，酒洗昆布、酒炒三棱、莪术俱切碎晒燥、磨刀石上粉、水粉各五钱，共研极细，热水调膏，厚涂患处，干则以热水润之，常敷此散，未成者即消，已成者易溃。

贴瘰疬饼

项生瘰疬，不辨肉色，不论大小，日月新久，但见肿硬赤痛者，宜贴此，新鲜山药、蓖麻子等分，尽捣成膏，作饼常贴。

神效方

又瘰疬初起贴此，消肿止痛，木香、松香、白胶香、海螵蛸等分，研极细，水调成膏，棉纸摊贴。

蟾酥捻子

蛇蟾酥、巴豆肉各三分，麻雀屎、寒水石、寒日面各五分，共研极细，炼蜜糊稠，搓作捻子灯草大，阴干，先将瘰疬当顶针一孔，插捻子一条，上盖绿云膏，如法连插三日，数日后其根自落，仍贴后列金凤化痰膏。

木香饼贴法

治妇人乳中结核要方。并贴痈疽坚硬隐痛，皮色如常者，木香研细五钱，鲜生地一两干者酒浸透，捣膏和匀，随核大小作饼，厚实贴住，上盖软绢，每日烧热熨斗熨数次，一法用锡酒壶贮热水烫亦好，贴数饼自消。

三妙散

治脐痒出水，及诸湿热作痒，槟榔、苍术、黄柏等分切碎，研极细，湿则干撒，干则用猪油调搽，忌生冷发物。

金凤化痰膏

治背发痰注木硬诸疮，捣生葱绞汁一钟，米醋一钟，切碎牛皮胶三钱漫火搅匀熬化，预晒研凤仙花末一两，人中白八钱筛入胶内，住火尽搅成膏，每用坐重汤炖化，棉纸摊贴，膏落再换。

柏叶散

治蛇串缠腰，炒焦柏叶、干蚯蚓粪、大黄、黄柏、赤小豆各五钱，雄黄、轻粉各三钱，共研细末，麻油调搽。

蛇疔膏

治手指蛇疔坚硬有头，雄黄二钱，轻粉五分，蟾酥三分，冰片一分，研细，蜜调膏，坐滚汤炖热，频涂之，上盖薄纸，漫肿无头用。

蛇毒膏

煅牡蛎四钱，雄黄二钱，研细，蜜调膏，火上烘热，频频涂贴。

二矾散

治梅毒未尽，生鹅掌风，明矾、皂矾各四钱，儿茶五钱，柏叶八两，水十碗煎药数滚，听用，掌上先搽桐油，再用桐油纸捻点火，熏扫片时，将药汤顷桶内，掌架桶上，外盖衣裙，勿泄药气，乘热熏蒸，待稍冷入掌桶内浸之，后以棉拭干，外搽三油膏数次。七日不可沾水。

三油膏

治鹅掌风及诸疮燥裂，牛烛油、柏子仁油、麻油各一两，小锅煎滚，下黄蜡一两，化尽，滤去渣，预研银朱一两，水粉三钱，麝香三分，筛入膏内搅匀，频搽患上，对火烘令油干为度。

藜芦膏

治手掌病疮，疲顽痒痛，猪油八两，拌藜芦、苦参各一两切薄片，锅内熬枯，滤去渣，再煎滚，投松香一两搅化离火，筛入枯矾、雄黄细末各一两，柳枝搅冷成膏，频涂贴。

旱螺散

治下疳损破、一切梅毒，田螺壳三钱煅末，轻粉一钱，冰片、麝香各二分，共研细，麻油调搽，湿则干撒。

珍珠散

治杨梅内疳，诸处梅毒，珍珠、轻粉、儿茶、水粉、黄连、乳香、没药、蛤粉、五倍子等分，研极细，温米泔洗净，频频撒之。

银粉散

治下疳及肾囊风腐烂，上锡六钱，小锅溶化，入朱砂末二钱搅炒，炒枯去砂，留锡再溶化，投水银一两和匀，倾出听用，另研水粉一两，铺棉纸上，卷成条子，一头点火，烧至纸尽，吹去纸灰，将粉和锡汞再加轻粉一两，合研极细，瓷瓶收贮。先煎黑豆甘草汤洗净拭干，或干撒，或油调搽，能生肌止痛。

回春脱疳散

治下疳杨梅腐烂，黑铅一两，小锅溶化，投水银五钱，搅炒成砂，同研至不见星，再加寒水石七钱，轻粉五钱，硼砂三钱，合研极细，先煎艾汤洗净，或撒或搽。

通鼻散

治结毒攻鼻，气闭不通，壶芦壳烧灰存性、石钟乳、胆矾、冰片等分，研细，日吹鼻三五次，令出黄水自通。

狼毒膏

治肾囊风、阴痒，狼毒、川椒、硫黄、槟榔、枯矾、五倍子、大枫子、蛇床子各三钱，共研极细，煎滚麻油一钟，投猪胆汁一合，和匀，调膏搽之。

银杏散

治阴器外生疙瘩，内生小虫，痒极苦甚，黑铅、水银各二钱拌炒成砂，炒杏仁、雄黄各二钱，轻粉钱半，共研极细，每用五分，捣枣肉数枚，糊药为丸，以丝棉包裹，用线扎定，留线头在外，纳丸入阴户内。如欲小解，将线头带出药丸，便后仍纳入，每日一换，以愈为度。

螺水法

点一切痔疮肿赤焮痛，大田螺一个，尖刀挑起靥，纳入冰片末一分，平放杯内，良久渗出白浆，鸡翎蘸擦数次。

唤痔散

治内痔不出，炙焦猬皮、生草乌各一钱，枯矾五分，炒盐、冰片、麝香各三分，共研细，温水先洗肛门，津涎调药三钱，纳入肛内，内痔自出。预煎朴硝二两，葱头七个，将痔熏洗数次。

五倍子散

治痔疮坚硬，大倍子一个，开一小孔，用干荔枝草揉碎，填满倍子内，湿纸包裹，煨片时去纸研细，每末一钱兑轻粉末三分，冰片五厘，和匀，唾津调膏，频涂硬处。

轻粉散

治湿毒流注，脓水浸溃，轻粉一钱半，黄丹、黄柏、儿茶、乳香各三钱，麝香一分，冰片二分，研极细，先洗葱汤，用此撒之，或麻油调。

经验方

治腿足一切赤肿溃烂，黄柏、苍术各三钱切片，花椒、芒硝各钱半，大豆腐二块，水三碗同入砂锅封口，煮至水干，取乳轮流敷贴。

三香膏

治臁疮初起，先痒后痛，红肿成片，破流黄水或紫水，轻粉、乳香、松香等分，研细，麻油调成膏，平铺厚皮纸上，卷纸包裹，将药夹内，先洗葱汤拭干，将膏纸内面针刺密孔，对疮贴住，外缚软帛，三日一换。

夹纸膏

治臁疮色紫，痛痒不休，黄丹、儿茶、轻粉、雄黄、血竭、没药、枯矾、银朱、五倍子等分，研极细，麻油或猪油调成膏，随疮大小剪油纸二块，夹膏在中，周围以面糊粘住。煎葱椒汤洗净拭干，将膏纸内面针刺密孔，对疮敷贴，软布缚定，三日一换。

紫金膏

治臁疮溃久，其色紫黑，红矾、皂矾煅、净松香各二两，共研极细，麻油调成膏，先洗葱艾汤，拭干，厚涂此膏，上盖油纸，三日一洗换。治杨梅结毒，腐烂作臭，脓水淋漓，如法洗贴甚效。

青竹大豆油

治足胫风疽溃痛，杯大青竹筒，截三尺长，径一寸半，筒内装黑豆一升，用薄砖平搁筒两头，用谷糠干马粪烧火，当竹筒中炙之，以瓷碗两头接取油汁。先用米泔水和盐热洗患处，拭干，即以鸡翎蘸油涂之，不过三次极效。

累效散

治足指甲疽肿溃，硇砂、乳香各一钱，轻粉、黄丹各五分，橄榄肉五枚烧灰存性，共研极细，先用盐汤洗净拭干，麻油调药频搽之。

铁粉散

治足跟冷疔溃烂，针砂三钱，黄丹、轻粉、松香各一钱，麝香一分，共研极细，葱汤先洗净，麻油调成膏涂之，上贴油纸，软帛缚住。

龙骨散

治脚气疮，焮肿痛痒，破流黄水，龙骨煅、轻粉各二钱五分，槟榔切片钱半，干豮猪粪烧灰存性，净末五钱，共研极细，先以盐汤洗净患处，拭干，麻油调药频搽，自效。

立马回疔丹

治阳毒生疔，干蟾酥、白丁香、硇砂、轻粉各一钱，乳香六分，雄黄、朱砂、麝香各三分，炙焦蜈蚣一条，金顶砒五分详丹药门，共研细，煮面糊丸麦子大，先用银针当顶刺破出血，拭干，将丹插入孔内，疔自枯烂。割疔法、提疔膏、秘传方，详后条。

束疔金箍散

治疔疮针刺之后，余毒走散作肿，郁金、白及、白蔹、白芷、大黄各五钱，绿豆粉、黄柏各三钱，轻粉五分，共研末，生蜜调膏，厚涂疔肿周围，箍束余毒，顶插前丹，或填拔疔散。

拔疔法

治羊毛疔初起，明雄黄研末三钱，青布包扎，蘸热烧酒，先擦前心，自外圈入内，揉擦片时，其疔毛即奔至后心，旋蘸热酒、再向后心如法尽搽，其羊毛俱拔出，粘在布上，连包埋之。忌茶一日。

类聚祛风散

治大麻疯总方，寒水石、硫黄、枯矾、贯众各四两，蛇床子二两，朴硝一两，共研极细，猪油调成膏，先煎芥穗、苦参、细辛、地骨皮，浓汤熏洗，拭干，日涂搽三次。

绣球丸

治干疥燥痒，川椒、轻粉、樟脑、雄黄、枯矾、水银各二钱，同研至水银不见星，大枫子净肉，另捣如泥，拌匀药末，加柏子仁油一两，如无，或猪油、麻油糊药，以两掌合搓如圆眼大，先以鼻吸其气入腹，次捻碎，遍搽患处，数次自愈。

臭灵丹

治湿疥肿痛，硫黄、核桃肉、猪板油各一两，水银一钱，共捣成膏，频涂患处。

经效方

治五种疥疮，蛇床子、五倍子、苍术、槟榔、花椒各三钱，樟脑、雄黄、枯矾、硫黄各钱半先研极细，大枫子肉、杏仁各五钱水浸透，尽捣如泥，猪胆汁一合，猪油一两，煎溶和诸药，共捣成团，缝布袋装药，扎口烘热，频搽患处，或放被内蒸溶擦之。

一 扫 光

诸疮风湿痒痛癣疥痧痱，苦参、川柏各一两，大枫子肉、木鳖肉、蛇床子、吊扬尘、枯矾、雄黄、川椒、硫黄、樟脑、轻粉各二钱，共研极细，猪油调膏，烘热涂搽，或布包扎紧，通身擦之。

必 效 散

治类癣不愈，川槿皮四两，大黄、海桐皮各二两，百药煎一两半，巴豆肉一钱半，雄黄、轻粉各四钱，斑蝥一只，共研极细，先将癣抓破，温水调药，频频搽之，干则再搽，勿入口中。

搽 癣 方

羊蹄根八钱，枯矾二钱，共研极细，醋调成糊，频频搽之。或搽生盐。

消风玉容散

治桃花癣春月始发者，绿豆粉三两，白菊花、白附子、白芷梢各一两，炒盐五钱，冰片五分。共研细，水调搽之，良久洗去再搽。

石 珍 散

治天疱火丹，一切湿热溃烂，熟石膏、轻粉各二两，用柏片、青黛各五钱，共研极细，甘草汤洗净，拭干，频频搽之。

如圣膏

治谷道风痔，如癣作痒，破流黄水，归尾三钱，巴豆肉钱半，麻油四两，浸药，文火炸枯，去渣，下黄蜡两半化尽，布滤入碗中，又投轻粉细末二钱，尽搅成膏，频频搽之。

三白散

治漆疮焮痛，斑烂流水，水粉一两，熟石膏、轻粉各五钱，共研极细，捣韭菜汁或萝卜汁，或油调搽。捣马齿苋成膏敷之，亦效。

金蟾散

治诸疮已溃，误沾马汗皂汁粪秽毒水，或竹木撞刺焮肿大痛，大干虾蟆一个，胡椒十五粒，皂角子七粒，砂缸装定，瓦片盖口，炭火煅至烟尽成灰存性，取出研极细，温水洗净疮口，拭干，撒药入内，上贴太乙膏，良久毒水流尽，有刺亦出。

姜矾散

治诸疮发痒，枯矾、干姜等分，研末，以盐茶洗净，频撒之。

化虫散

治溃久郁化生蛆，焙燥海参，研极细，频频撒之，或撒皂矾末。

治痘烂生蛆，先用温茶洗净，寒水石研极细，频频撒之。

清凉膏

治汤火伤，凡赤肿无皮，搽之解毒止痛，角子石灰，水化开数升，水浸搅浑，没水半寸许，露一宿，水面必起云片，轻轻带水掠取，每一钟兑麻油一钟，双筯顺搅成膏，鸡翎蘸扫患处。

拈痛膏

治杖疮跌打后肿痛焮紫，已破未破者，皆贴此膏，上盖纸包好，日一换，取如意金黄散一两，加樟脑末三钱，用前清凉膏调敷。

追风散

治疯犬微咬，初时用热尿淋洗，挤出恶血，随敷此散，追风拔毒，北细辛、川乌、草乌、防风、白芷、川芎、薄荷、苍术各一钱，南星、雄黄各五分。共研极细，热酒调敷，盖纸扎定，日换二次。

朴硝散

治小儿脐疮，煅牡蛎、大黄各三钱，朴硝一钱，共研极细，用活螺蛳五个，洗净，以清水一碗养一夜，将螺放出，取水调敷数次。

立消散

治小儿阴肿，赤小豆、枳壳、赤芍、商陆、朴硝等分，勿见火，晒燥，研极细，柏叶煎汤，日常调服。

蟠龙散

治小儿脱肛，干地蟠龙一两带土焙燥，朴硝二钱。共研极细，水调，鸡翎蘸搽数次，肛肿干燥，用葱汤洗净，麻油调涂。蚯蚓一名地龙，味咸性寒，无毒，白颈者良，取用须盐水洗净。

又方：乌龟头或鳖头烧灰存性，麻油调搽。

又方：吊扬尘和干鼠粪烧烟放桶中，坐上熏之。

救苦散

治痘风疮烂，陀僧、滑石各二两，白芷五钱，共研极细，湿则撒之，干则蜜水调搽。

乌云膏

治风湿溃疮痒甚浸淫者，松香末二两，硫黄末二两，麻油拌湿，摊放青布条上，卷作筒子，以线缝定，再浸油中，取起刮去余油，铁钳夹住，点燃一头，下用碗接其膏液，须陆续剪去布灰，冷水浸膏听用。

太乙瘰疬膏

斑蝥五钱去头足，黑牵牛一钱五分，昆布三钱去净砂土，炒，海藻二钱去净砂土，炒，皂角二钱，乳香二钱，轻粉一钱，没药二钱，樟脑一钱，黄丹一两飞净后入，诸药研极细末，用青油一斤先将诸药入熬待滚，用柳枝不住搅，然后将葱白七个，先以一个放下待焦，然后次第照放，以尽为度。再和入黄丹收膏，取出放冷水内浸一日，使其火毒拔尽，然后随时摊贴，此治瘰疬第一良方也。

外科要诀

凡治初起之毒，顺手医去，便易见效。如毒患已久及被人医得反复者，必须究其初起何因及一向所服何药，且何药见效，何药不见效，仔细问明，看清阴阳，兼诊脉之虚实，方好用药。凡治毒，必须按经加引经药，方能奏效。

正气盛者，消毒为主，正气虚者，扶正为主，消毒佐之。上身之毒，当归、川芎常用，脚下之毒，用当归不用川芎。足下之毒，十有八九初起以湿热论，久后以气虚论。发背不宜用白术。上身之毒，总不宜用白术，恐燥肾闭气，排脓作痛。脐以下可用，并可重用。委中毒不可用黄芪，用则足不能伸。伤寒时毒，不可用芪、术。开口之毒，不宜用皂刺，恐其翻口。

阳毒初起，通用加减消毒散。冬天有外感，加前胡、防风、苏叶，夏天有暑气，加香薷、扁豆。

阴毒初起血虚者，通用阳和汤。此方不必加减，惟初起略加银花、甘草。或贫士无力，买好玉桂换用当归二钱亦可。气虚者通用加味四妙汤。通经络用山甲，清热解毒用元参、赤芍、银花、甘草。消阳毒坚肿用蒲公英，此乃阳明经主药，阳明之毒有坚肿者，可以重用。消阴毒坚肿用续断。

散寒湿用防风、前胡。头脑上引经药用藁本，手上用桂枝，胸前口上用桔梗，腰上用杜仲，脚上用牛膝，耳内用菖蒲，耳后用柴胡、夏枯，鼻孔用辛夷、桔梗，颧骨用公英，唇口用山栀、白果。颈背侧膀胱经用羌活，乳房用公英，有儿吃乳者宜加漏芦以通乳窍，或山甲亦可，腰眼用独活。

湿热毒不宜用丹，脚上初起忌用轻粉并升丹，火毒不宜用丹，对口忌用丹，下疳初起忌用丹，颧口疽忌用丹，龟蛇初开口不宜用丹。鱼口是空处不宜用降，脑项上不宜用追毒散，腹上不宜用降，恐其伤膜。脚上湿热毒不宜用膏药，贴用则热气闭塞，从内横走四边起吻，久后则可用。乳房不宜用针，恐其伤络。毒气未清，不宜用生肌散。面上不宜用生肌散，耳后不可上药线。

发背阳毒易治，阴毒居多。初起连服阳和汤数贴，自可消散，即或不消，亦易溃脓而收功也。万不可服真人活命饮，此方多剥削脾胃。凡患阴背发者，多由肾气亏损，盖先天既坏，复用连翘、花粉，剥削脾肾，安得不死？

凡毒肉满毒尽，久不收口而色白者，多是肌肉寒冷，用姜炭、玉桂末掺之，方能收口。凡毒鲜红者多痛。凡毒不可单用水洗，必须煎药，恐其伤湿。凡服大黄，小便必红而浊，须向病家说清，恐其惊惶。

麻黄、荆芥，祛风散热，大头瘟症，可用此煎水冲。人中黄、大头瘟要药。气闭作痛者用追毒散，脓闭作痛者用冰翠散。

上牙属肾，下牙属大肠，牙肉亦然。交牙亦属胃。上腭属脾，舌下属心。

疮口久后变黑无脓，乃气血大败之候，不治。

阴毒误事，多因妄用降丹点头。盖阴毒初起，宜温经通络，以图内消。日久宜用补剂托里，使其转阳溃脓，不可妄行点降开刀。气薄者不宜重用银花，恐其伤气发汗。

凡遇毒头在上者，未出之时，先用降丹点于垂下处，向下顺出，方不至成倒胎，脓难尽出。

服凉药而呃逆者，脾胃败也。服暖药而呃逆者，火毒攻也。暖药中用荆芥必须炒黑，取其和腠理之血。

凡患毒最忌热食火酒，犯之则红肿焮痛。银花不可洗毒，洗则变烂。

腿牙头患毒，彻骨痛者以肾经为主；天柱痛者以肝经为主，漫肿者以脾经为主。又有咬骨疽，生鱼口下些，此症疼痛彻骨。凡欲追散毒气，不论阴阳，服药内必须加山甲、皂刺。

解降丹毒，用蚱行同冰片捣烂敷，并能解诸火毒。

葱捣蜜，乃相反之药，头颈上不宜用，别处寒毒可敷。肺痈服白及，须晒干研末，候药水略温，再放下搅匀即服，不可久停，恐粘成膏。

无论各处疮毒，有黄脓痂者，皆是有痒之症，或用消毒散刷。

凡毒无论已溃未溃，忽咬牙寒战，系气虚不能胜毒，毒陷攻里之兆。或溃后脓水忽多忽少，疮口如蟹吐沫者，系内膜已透，俱为逆症。

初起疮口变黑者，或上坏升丹，或遇用黄丹，常有此弊。疮口如猪肝色者，多是过用黄丹所致。出桐油水者，气血大虚，宜参归鹿茸汤补之。疮口深而有肿硬流桐油水者必有管。久毒口细而深，无肿硬，流桐油水者必是漏。浮皮烂流桐油水者是湿气，坚肿出南瓜水结成珠者亦是湿气。久毒疮头流血，乃肝气将败之候，宜重剂补药加五味子收之。

阳毒通用凉药，则变为半阴半阳，但比纯阴毒更易转身，培补正气，即转为阳。

天庭中心虽属督脉，但此处又是离宫，用药必须带住心经。人中患毒以阳明为主。鼻梁内外以肺为主。玉茎属肝，马口属小肠，囊属肝，子属肾，子之系属肝。

凡毒生空处，最易生管成漏。风寒症，先酸息而后经肿，湿热毒，红肿坚紧，按之有纳，纯湿者皮色不变。气虚者，不红紫不作紧，按之有纳，补中益气汤主之。腿上患毒，贫苦者多是风湿，富者多有肝肾虚，但风湿之症，多有寒热作体。三阴经患毒，虽是阳症，仍宜调理血分。

口内有白色，用硼砂末搽之。口内腐烂亦见白色，宜用柳花散搽之。

冬天亦有暑毒，晕红作烧，如暑天一样，不会作寒。

口内生疔，仍有痒有头起得暴，治法：先针疔头，用降丹点之，俟脓头掛去，用柳花散收功。

凡毒麻木，有湿闭、血闭、气虚之分。重坠有纳者是气虚，手足初起者多湿闭，血热者多作痛，血虚者下午更甚，亦有纳。

伤寒狐惑，嘴唇腐烂，不论虫之食脏食肛，小儿总以泻积热为主。如胡连、臭夷、谷虫、芦荟等药，皆可酌用。

用太极黑铅膏，须避灯火敷之，更验。

凡手足叉龟湿热毒，虽脓腐尽时，不宜用生肌散，恐其复肿而痛，光膏贴之可也。

凡阳毒初溃、坚硬有腐者，宜用化管丸提之，以结其毒，听其自脱。后用乌云散盖膏，徐即收功。

肛门患毒，服药内须入枳壳方效。

凡毒坐久而痛，血不行也；行而痛者，气血虚也；下午痛者，血虚也；溃后仍痛者，气血亏也；初起痛者，风寒湿热客于肉里而作脓也。

凡毒痒有湿痒，有风痒，有虚痒，血行亦作痒。

凡毒内作寒者，乃阴寒之毒，补药内须加鹿茸、玉桂。身上作寒兼有头痛者，乃外感风寒之候，宜疏表之。

空处及多筋骨处，降丹宜少用。腹上不可轻用降丹。

凡刺毒，须要脓透时方可刺，开刀太早，则泄气反痛。

毒有臭气，须用洗药。阳毒多有臭气，阴毒有臭气必流血，乃气血大败，多不治。阳毒有臭而生蛆者，须用生猪油捣寒水石末贴之。或用清油调杏仁末刷亦可。

凡毒起萝圈膯，有上坏丹药而起者，多紫黑作紧，乃闭住瘀血故也，宜用线针刺去紫血，再按症用药。有过服补涩药而起者，内外清解，即可平复，若起浅白膯者无妨。

疮口出血不止：有肝败而流血者，有气血亏而流血者，俱宜用重剂归脾汤治之。有未熟误针而出血者，宜用托里散治之。

疮口无脓，有气血虚而无脓者，有风湿闭而无脓者，有误服白术闭住毒气而无脓者，四边必坚硬，宜用清热泻火通窍之药治之。

疮口紫黑，有上坏丑丹而然者，须换好丹、盖膏，自转红活。有上多黄丹而然者，换药刷之自转。有气血大虚而然者，多难治，治之则宜大补。

凡疮毒有腐肉，须用冰翠散，重者宜用降丹点之。久后结成腐骨者，宜用托管丸治之。

凡毒胬肉多，因开刀太早，伤其好肉所致。亦有毒将愈时，未避风水，新肉强出，只须用膏盖护，可以平复。

凡久毒成漏，宜内服大补气血之药，外用川乌洗净蒸干，切片二分厚，用口涎润湿贴毒口上，用艾圆灸之，令毒口温暖，稍稍觉痛，即住手勿灸，须用八宝丹盖膏。灸法须用五七日为止。

久毒成管，先用化管丸纳入盖膏六七日，方可拑去，换用拔毒散，以消余毒，内服托里散治之。如五六日后肿未消，则管未离岩，再照法用化管丸一次，断无不起。如无化管丸，或用降丹线插入，盖膏，但不如化管丸能入弯曲之处。

凡刺毒须认有脓无脓，皮色绉黄，用手按之，手起而即复者有脓，手起而不复者无脓。重按乃痛，脓之深也。轻按即痛，脓之浅也。至于用刀手法，刀口勿嫌阔大，深则深开，浅则浅开，如开鱼口、便毒、背痈、脐痈、腹痈，宜浅开之。若遇肉厚处宜深开之。

凡毒用药，当分初中末之异。初宜散热解毒通经为主，以图消散；中宜排托为主，以图逐毒成脓；末宜温补为主，以图易于收功，此大法也。若纯阴之毒，始终概宜温补调理，一切清凉寒凝之药，不可轻投。并不可外敷寒凉末药，冰寒气血，不能消散。

外科脉候

浮数之脉应发热，其不发热而反恶寒者，若有痛处，痈疽之证也。

洪大之脉，其主血实积热疮肿。凡洪大者，痈疽之病进也，脓未成者宜下之，脓溃之后，脉见洪大则难治，若兼自利，尤为凶矣。

数脉主热，浮而数者为表热，沉而数者为里热，诸紧数之脉应发热，而反恶寒者痈疽也。仲景曰：数脉不时见，则生恶疮也。又曰：肺脉数者，生疮也。凡诸疮脉至洪数，其内必有脓也。

实脉主邪盛，邪气盛则实也。疮疽得此可下之。若久病虚人则最忌之，以正不胜邪也。

滑脉多阳，或为热，或为虚。疮疽得此，脓未成者可内消，脓已溃者宜托里，所谓始为热，终为虚也。

散脉为血虚，有表无里也。凡疮毒脓溃之后，脉见洪滑粗散而烦痛不除者难治，以其正气虚邪气实也。又曰肢体沉重肺脉大则毙，谓其浮散而无根也。

长脉主阳气充实，伤寒得之，将欲汗解也。长而缓者胃脉也，百病得之皆愈。故曰长则气治也。

芤脉主阴虚血虚，脓溃后得之为宜，以脉病相应也。

弦脉主肝邪，《疮疽论》曰：弦洪相搏，内寒外热，欲发疮疽也。

紧脉主切痛积癖，凡疮疽得此，则气血留滞。邪结不散，多为痛也。

短脉主虚，《经》曰短则气病，以其乏胃气也。疮疡脉短，真气虚也。诸病见之皆为难治，尤不可攻也。

涩脉主血虚气涩。疮疡溃后，得之无妨。

沉脉为阴，疮疡得之，邪气深也。

迟脉主阳气不足，疮疡得之，溃后自愈。

缓脉无邪，长而缓者，百病皆宜。疮疡得此则易愈，以其有胃气也。

弱脉主气血俱虚，形精不足。大抵疮家之脉，凡沉、迟、濡、弱者皆宜托里。

微脉主虚，真气复则生，邪气胜则死，疮疡溃后微而和者，将愈也。

细脉主阳衰，疮肿脉细而沉者，里虚而欲变证也。

虚脉空而无力，脉虚则血虚，血虚生寒，阳气不足也。疮疡得之，只宜托里、补血、养气也。

软脉少神，元气弱也。凡疮疡之脉，但见虚迟软弱者，悉宜补虚排脓托里。

牢脉坚强，阴之亏也。凡瘰疬结核之类，诊得牢脉者，皆不可内消也。

结、促之脉，凡阴衰则促，阳衰则结。大抵结促之脉，由气血俱虚而断续者居多。疮疡得之，多宜托里。然有素禀结、促者，又当以有力无力辨其虚实，实者可下，虚者不可不补。

上痈疽脉二十二种，大都微、弱、虚、细、迟、缓、短、涩者，必气血皆虚，形精不足，俱当用补用托，不可妄攻，无待言也。即如浮、滑、弦、洪、结、促等脉，此中最有疑似，亦不得以全实论治。必须详审形症，或攻或补，庶无误也。

齐氏曰：疮疡之证，若不诊候，何以知阴阳勇怯，血气聚散？又曰：脉洪大而数者实也，细微而数者虚也。河间曰：脉沉实者其邪在脏，浮大者其邪在表。立斋曰：痈疽未溃而脉先弱者，何以收敛？

部分：毒见于背，见于脑中，属督脉，旁属足太阳经。见于鬓，属手足少阳经。见于眉，属手足太少阳经。见于颐，见于髭，属手足阳明经。见于颙颔，属手阳明经。见于颧，属手太阳经。见于穿裆，属督、冲、任三经。见于腿，外跗属足三阳，内跗属足三阴。见于臂，从手背赤肉属手三阳，从手心白肉属手三阴。见于乳，内属阳明，外属少阳。

头属厥阴。逐部推求，治疗自验。诸经惟少阳、厥阴之疡，理宜预防。以其气多血少也。其血本少，肌肉难长，少阳更有相火，递用驱毒之剂，祸不旋踵。诀曰：多血多气君须记，手经大肠足经胃。多气少血有六经，三焦胆肾心脾肺。多血少气心包络，膀胱小肠肝无异。记此，则知气血多少之异矣。

五指经脉所属：大指属肺，食指属大肠，中指属心包，无名指属三焦，小指内侧属心，外侧属小肠。

各部引经用药

引经报使

手太阴肺，桔梗、升麻、白芷、葱白；手阳明大肠，葛根、白芷、升麻、石膏；足阳明胃，白芷、升麻、葛根、石膏；足太阴脾，升麻、苍术、葛根、酒芍；手少阴心，黄连、细辛。手太阳小肠，藁本、羌活、黄柏；足太阳膀胱，麻黄、黄柏行下，羌活行上；足少阴肾，独活、肉桂、知母、细辛；手厥阴心包络，柴胡、丹皮；手少阳三焦，上柴胡、中连翘，下青皮、地骨皮；足少阳胆，上川芎、柴胡，下青皮；足厥阴肝，上柴胡、川芎，下青皮；太阳倍羌活、防风，阳明倍白芷、升麻，少阳倍柴胡，太阴加芍药、升麻，少阴只宜独活，厥阴加青皮、柴胡，皆佐以肉桂，庶药力直达患处。

各部引经

头部加藁本，项部加白芷，胸部加桔梗，腰部加杜仲，胁部加白芥子，手部加桂枝，手指加桂枝尖，下部加桂心，足部加牛膝，俱各一钱为引经药。

外科全治汇方

神授卫生汤

治痈疽发背、对口疔疮，一切丹瘤恶毒，焮肿赤痛，脉浮而数者，服之宣热散瘀，行瘀活血，消肿解毒，疏通脏腑，乃表里兼治之剂也。羌活、银花、天花粉、归尾、皂刺、甘草节各一钱，石决明煅、穿山甲炙、沉香、乳香、红花、白芷、连翘、防风各六分，大黄酒拌炒二钱。如气虚便利，不用大黄。病在上部，先饮酒一杯，后服药。在下部，先服药，后饮酒一杯，以行药力，余俱仿此。一方有荆芥、牛蒡、贝母，无石决明、羌活、沉香、山甲、皂刺，名卫生汤。

内疏黄连汤

治痈疽阳毒在里，初起发热便秘，唇焦舌干，烦渴呕哕，脉沉数有力者，用此下之，黄连、栀子、连翘、薄荷、条芩、白芍、当归、桔梗、槟榔各一钱，木香、甘草各五分，大黄二钱，煎服时，加白蜜一二匙，大黄、槟榔非脉沉实者不可妄用。若脉浮数涩者，主气血皆虚，尤不可用。

双解复生散

治痈疽发背，诸般肿毒，初起恶寒发热，四肢拘急，内热烦渴，便秘，用此发表攻里，芥穗、防风、白芷、川芎、麻黄、栀仁、黄芪、甘草各六分，连翘、银花、羌活、薄荷、当归、白芍、焦术、人参、滑石末各一钱，大黄、芒硝各二钱，表重姜葱引，里重白蜜引，服取汗下。

内消散

治痈疽发背、对口疔疮、乳痈、无名肿毒、一切恶疮，能令痈肿内消，使毒内化从小便而出，尿色赤污，势大者虽不全消，亦可转重为轻，知母、贝母、花粉、乳香、半夏制、白及、皂刺、穿山甲炙、银花各一钱，酒兑煎服。留药渣捣烂，加秋芙蓉花叶一两为细末，加白蜜五匙，同渣捣匀，调敷疮上，一宿即消，重者再服再敷。

清热消风散

治诸疮已成未成之际，无表无里，故外不恶寒，内不便秘，惟红肿焮痛，高硬有头者，服此清解之，皂刺、防风、陈皮、连翘、柴胡、生黄芪、苍术炒各一钱，花粉、川芎、白芍、甘草、当归、金银花、红花各五分，水煎服。若妇人加香附子，用童便炒。

竹叶黄芪汤

治痈疽疔毒诸疮表里夹热，口大渴者，人参、生芪、条芩、甘草、当归、川芎、法半夏、麦冬、白芍、竹叶各一钱，生地、石膏煅各二钱，姜、灯心引。

乳香黄芪散

治诸肿毒疼痛难忍者。气虚不能胜毒也，服此未成即消，已成即溃，不用刀针，恶肉自脱，并治跌扑损伤，人参、生黄芪、当归、白芍炒、川芎、熟地、甘草、陈皮、粟壳蜜炙各一钱，乳香、没药各五分，水煎服。

回阳三建汤

治痈疽诸发，初起不红不热不肿不疼，坚如顽石，硬若牛皮，色似土朱，粟顶多孔，孔或流血，根脚平散，软陷无脓，皮肉不腐，身凉脉细，用此温散之，人参、附子、当归、川芎、黄芪、枸杞、枣皮、茯苓、陈皮各一钱，红花、紫草、厚朴、甘草、独活、苍术、木香各五分，煨姜三片，皂角树根白皮二钱，酒兑煎服，用厚棉覆盖疮上，常令温暖，宜灸不宜针。

双解贵金丸

治背疽诸毒，初起坚硬木闷，便秘，脉沉实，大黄两半，白芷一两，共研极细末，水丸绿豆大，每用三四钱，酒煎葱头三个取汤送下，盖被静卧取汗，良久大便行一二次方效，行后以四君子汤补之。老弱人减半服，用人参加生姜煎汤送下，得睡得汗则已。

保安万灵丹

治痈疽疔毒、附骨流注、风寒湿痹及鹤膝风、左瘫右痪、半身不遂、口眼歪邪、遍身走痛、步履艰辛、头风疝气、破伤风、牙关紧急、伤寒感冒、壮热憎寒，服之俱效，制苍术八两，制何首乌、金钗石斛、北细辛、川乌、草乌泡、全蝎、天麻、麻黄、炙草、当归、川芎、芥穗、防风、羌活各一两，明雄黄六钱，为细末，蜜丸，每重三钱，朱砂为衣。痈疽及感冒初起，表重者葱白九茎，煎汤化服一丸，盖被卧取大汗，汗听自收，切忌露风。疮未成者立消，将成者即高肿溃脓。伤寒感冒瘟疫初起，服此邪从汗解。如病无表里相兼，不必发散，只用热酒化服，老人小儿减半。

麦灵丹

治痈疽肿毒疔疮回里，烦闷神昏，妇人初发乳症，小儿痘后余毒，一切暴肿，鲜蟾酥三钱，黑大蜘蛛二十一个，两头尖鼠粪一钱，飞罗面六两，共研极匀，用菊花熬成膏，布绞去渣，糊药捻为麦子状，阴干，每服七丸，小儿五丸，上部白汤送下，下部酒送下。

六一散

治痈疽初起，烦燥口渴，小便不通，体盛湿多者，滑石六两，甘草一两，研末，灯心汤调服三钱。加辰砂少许，名益元散。

山甲内消散

治脐腹生疽，色紫坚硬，初起用此，山甲炙三钱，归尾、大黄、甘草节各二钱，土鳖三个，僵蚕炒、黑丑末各一钱，酒水煎，空心服，大便行三五次，方吃粥补住，不下再煎服。

疮科流气饮

治下脘穴疽初起，色赤高肿，人参、厚朴炒、防风、桔梗、生芪、酒芍、当归、川芎、苏叶、枳壳各一钱，木香、乌药、桂心、槟榔、甘草各五分，生姜引。治流注，加白芷。

内补十宣散

治七情火郁，脐下生疽，初起红肿牵痛，老弱脉虚者，人参、生芪、当归各二钱，桂心、川芎、白芷、防风、桔梗、厚朴、甘草各一钱，酒引，频服，将成令其速溃，免透肉膜。此方加白芷、连翘、木香、乳香、没药，名托里散，治发背疔疮，形羸，脉无力者。后有一方治实症。

化斑解毒汤

治肝脾风热，盛极内发丹毒，升麻酒炒、牛子炒研、石膏末、人中黄、黄连、连翘、元参、知母、淡竹叶。

葶苈大枣汤

治肺痈喘满不得卧者，葶苈五钱，红枣五个，煎服。

千金苇茎汤

治肺痈，咳而有热，胸中烦闷脓欲成者，苇茎二钱炒，苡仁三钱，冬瓜仁去壳、桃仁去皮尖，炒研各一钱，煎服，得吐为效。

桔 梗 汤

治肺痈吐脓如米粥状，桔梗、甘草等分服，以排余脓。

桔梗白散

治肺痈，吐脓腥臭，胸满而咳，巴豆净肉，另研如泥一钱，桔梗、贝母各三钱，先研末，和巴豆研匀，白汤每下一钱。

金鲤汤

治肺痈，咯吐脓血，午后烦热，金色活鲤重四两者破去肠肚，勿沾生水，研贝母末二钱遍擦鱼肚内，以线缚定，童便一大盏浸鱼在内蒸至鱼眼突出取起，检去鱼鳞与诸骨，又将童便浸鱼肉再蒸，空心连肉与汤二次服尽。可服数尾。

宁肺桔梗汤

治痈脓不尽而兼肺虚，瓜蒌仁去油、贝母去心、桑皮蜜炒、枳壳面炒、甘草节、苡仁炒、防己、百合、桔梗、生芪、当归各一钱，五味子、地骨皮、知母、葶苈炒、杏仁炒各五分，生姜引。身热加柴胡、条芩，大便秘加蜜炒大黄，烦躁痰血加茅根，尿秘加木通，痛加白芷。

紫菀汤

治咳嗽咽干，咯吐痰血，紫菀、人参、犀角炒黄连代、炙甘草、款冬花炒、阿胶、制杏仁、桑叶、百合、贝母、法半夏、蒲黄、生姜等分，煎服。

清金宁肺丸

治肺痈日久，脓痰不尽，形气虚者，沙参、贝母、茯苓、陈皮、桔梗、片芩、胡连、川芎、炒芍、银柴胡、地骨皮各五钱，麦冬、天冬、五味子、当归、炙芪、煨焦熟地各一两，炙草三钱，研末蜜丸，每服三钱。

大黄汤

治肠痈初起，酒炒大黄、制炒桃仁、白芥子、丹皮、滑石末各钱半，煎服，以利下脓血为度，未下再服。

薏苡附子汤

治肠痈已成，炮附子、败酱草、炒苡仁等分，研末，每用三钱，空心白汤调服，小水当利下。

薏苡汤

治肠痈腹痛，瓜蒌仁、苡仁各三钱，丹皮制、研桃仁各二钱，频服。

丹皮汤

治腹胀下脓，丹皮、瓜蒌、桃仁、朴硝各钱半，大黄三钱，空心服。

清胃射干汤

初治胃痈，射干、炒连、升麻、麦冬、元参、条芩、大黄各一钱，芒硝、栀子、淡竹叶各五分，初起服数剂。

赤豆苡仁汤

治胃痈脓成，赤小豆、苡仁、防己、甘草等分，煎服。

凉血饮

治心痈初起，木通、瞿麦、芥尾、薄荷、白芷、花粉、甘草、赤芍、麦冬、生地、车前子、栀仁、连翘、淡竹叶等分。

升麻葛根汤

治因酒毒而病心痈，升麻、葛根、白芍、栀子、柴胡、条芩各一钱，木通、川连、连翘、甘草各五分。

六郁汤

治背发诸疮，六郁结肿者，酒炒香附、制半夏、茯苓、陈皮、川芎各一钱，制苍术、煨砂仁、炒栀子、甘草各五分，姜引。食郁，加炒神曲。

一粒金丹

治背疽诸发，气寒而实，研烂巴豆肉纸压去油，取霜钱半，沉香、木香、乳香各五分，共研极细，拌巴豆霜再研匀，剥枣肉三四枚捣膏糊，为丸芡实大，每用一丸，口中嚼细，以滚水一口送下。若饮滚水二口，即泻二次。胃壮毒盛，可连饮滚水三四口，令泻三四次，待毒滞泻尽，即吃米粥补住。

国老膏

治素服丹石热剂，致生背发，粉甘草三斤，捶碎，水浸透，捶出粉汁，去筋，沥入锅中，慢火熬成膏，用热酒水调化一匙，日三次。

没药丸

治腰胯生疽，初起肿硬木痛，炒桃仁一两，当归、赤芍、川芎、川椒、乳香、没药各五钱，自然铜火煅、醋淬七次，取末三钱，共研极细，溶化黄蜡二两，和匀药末为丸弹子大，热酒每化一丸，空心服。

除湿胃苓汤

治脾胃湿热，发为火丹，制苍术、白术、厚朴、防风、栀子、赤茯苓、猪苓、泽泻、陈皮、木通、滑石末各一钱，桂心、甘草各五分。

白芷升麻汤

治臂痈臂疽初起肿痛，白芷、桔梗各一钱，升麻、红花、炙草各五分，炒芩、生芪、连翘各二钱，酒引。

菊花清燥汤

治三焦湿热，肘尖生疽，菊花、炒芍、当归、川芎、生地、知母、贝母、地骨皮去心、麦冬、柴胡、条芩各一钱，升麻、炒连、甘草各五分，灯心引，日二服。

羌活散

治手发背、掌心发初起，羌活、当归各二钱，独活、乌药、威灵仙各钱半，前胡、升麻、芥穗、桔梗、桂枝、甘草各一钱，酒引。

祛风地黄丸

治鹅掌风及诸疮燥裂，干地黄四两酒浸透，捣如泥，沙蒺藜去刺、酒炒川柏、知母焙、枸杞、牛膝各一两，酒炒菟丝、独活各六钱，研极细，拌匀，地黄加蜜为小丸，盐汤、酒水每下三钱，日三服。

散瘀汤

治便毒坚硬痛甚，归尾、皂刺、红花、苏木、连翘、贝母、乳香、炒僵蚕、石决明、炙山甲各一钱，大黄、黑丑各二钱，酒引。

八　正　散

治肿疡湿热下注，车前子、木通、萹蓄、瞿麦、大黄、甘草、炒栀子、滑石末等分，灯心引。

清肝导赤汤

治杨梅内疳，肝肾火郁，萹蓄四钱，大黄、瞿麦、滑石末各二钱，甘草梢一钱，灯心引。便溏，去大黄，用赤芍。

二子消毒饮

治传染梅毒初起肿痛，土茯苓八两，猪油二两，炒杏仁、僵蚕、牛膝、芥穗、牙皂、防风各一钱，银花三钱，蝉蜕、皂角子各七个，水八碗入大缸，煎至三碗，作三次服。

清肝渗湿汤

治肾囊痈初起，条芩、生地、栀子、川芎、赤芍、当归、柴胡、花粉、泽泻、木通、甘草梢、酒炒胆草等分，服数剂。

秦　艽　汤

治阴户肿痛，秦艽六钱，石菖蒲、当归各三钱，葱白五个，煎服，次用四物汤加丹皮、泽泻、花粉、柴胡常服。

滋阴除湿汤

治鹳口疽初起，即四物汤加知母、贝母、柴胡、条芩、陈皮、泽泻、地骨皮、甘草节、生姜，煎服数剂。

内托羌活汤

治臀痈寒热肿痛，羌活二钱，生芪、炒黄芪各钱半，归尾、陈皮、藁本、连翘、防风、制苍术、甘草节各一钱，桂心五分。

一 煎 散

治脏毒湿热，归尾、甘草、皂刺、川连、炙山甲、制桃仁、炒枳壳、花粉、槟榔、乌药、赤芍、生地、白芷各一钱，大黄、元明粉各钱半，红花五分，空心热服，待行数次，方吃米粥补住。

五 灰 散

治阴分脏毒，头发、血管鹅毛、鹿角、山甲、蜈蚣各烧灰存性等分研匀，酒调服二钱，脓毒自然溃出，脓迟再服内托方。

止痛如神散

通治痔疮，随症加味，制研桃仁、炒枯皂子、制苍术、秦艽、防风各一钱，炒川柏、归尾、槟榔、泽泻各五分，煨大黄钱半，空心热服，少顷以美膳压之，免其犯胃，忌生冷发物。痛甚，加羌活、郁李仁一钱；肿甚，加防已、猪苓、枯芩；痒甚，加芥穗、藁本、生芪、甘草、羌活、麻黄五分；小便短涩，加赤苓、车前子；如已成脓，加葵花、青皮、木香；血甚，加地榆、槐花、白芷、芥尾，倍黄柏；大便秘结，加麻仁、枳壳。

生熟三黄汤

主治血痔，生地、熟地各钱半，制苍术、炒川朴、地榆、枯芩、川连、川柏、人参、白术、当归、泽泻、陈皮、防风、甘草各一钱，乌梅引。

防风秦艽汤

治肠风下血，一切痔疮，防风、秦艽、当归、生地、白芍、川芎、白芷、赤茯苓、连翘各一钱，槟榔、甘草、地榆、槐角、枳壳、栀仁、制苍术各六分。

苦参丸

治酒毒粪后出血等症，切碎苦参一斤酒蒸晒九次，炙枯地黄四两，共研极细，蜜为小丸，酒下三钱，日三服。

胡连追毒丸

治痔已通肠成漏，姜汁炒胡连、炙黄刺猬皮各一两，共研末，拌麝香二分，再研匀，煮面糊丸麻子大，酒水每下一钱，日二服。服后脓水反多，是药力到也，勿惧。追毒已尽，旋服闭管丸。

黄连闭管丸

治痔漏有管毒尽服此，黄连一两，煅石决明、炙山甲、炒槐花各五钱，共研末，蜜丸麻子大，米汤下一钱，日二服，漏管自闭。如漏之四边有硬肉突起者，丸内加炒僵蚕二十条，前后二丸，可治通身诸般漏症，服之可免刀针药线之苦。

酒煎汤

治腿外侧生疽属胆经者，当归、生芪各二钱，柴胡钱半，大力子、连翘、桂心各一钱，升麻、川柏、甘草各五分，酒引。

茯苓佐经汤

治腿正面生疽属胃经者，茯苓钱半，炙苍术、白术、法半夏、陈皮各一钱，炒厚朴、木瓜、柴胡、泽泻、藿香、甘草、葛根各五分，姜引。

附子六味汤

治腿里面生疽属脾经者，炮附子、炙白术、茯苓、甘草各钱半，防己、桂枝各一钱，煨姜引。

麻黄佐经汤

治腿后面生疽属膀胱经者，制苍术、麻黄、防己、防风、羌活、葛根、茯苓各一钱，桂心、甘草、北细辛各五分，姜、枣引。

大防风汤

治阴疽、鹤膝风初起，虚寒骨冷，防风、羌活、杜仲、牛膝、附片、黄芪、人参、焦术、茯苓、炙草、当归、熟地、川芎、炒芍，姜、枣引。痛甚，加乳香。

槟苏散

治箕门痈，脉沉无力，槟榔、苏叶、香附、木瓜、羌活、陈皮、大腹皮各一钱，木香三分，姜、葱引。

当归拈痛汤

治腿膝诸疮肿痛及湿热发黄，肩背沉重，遍身烦疼，脉沉实紧数动滑者，茵陈蒿、条芩、苦参、知母俱酒炒、炙苍术、焦白术、羌活、防风、升麻、葛根、泽泻、猪苓、当归、炙草等分服。

活络流气饮

治青腿牙疳，生附子、苍术、木瓜、麻黄、羌活、独活、山楂、牛膝、川柏、乌药、枳壳、槟榔、甘草、干姜各钱半，黑豆四十九粒，同煎服。如牙根肿甚，减姜附，加胆草、胡连；腿肿痛甚，加桂心；服后寒热已退，去麻黄、羌活，加五加皮、威灵仙。

加味二妙散

治前症，能宣通经络，制苍术、黄柏、槟榔、木瓜、牛膝、泽泻各三钱，归尾、乌药各二钱，黑豆四十九粒，生姜三片。

独活寄生汤

治膝眼肿痛，凡肝肾虚热，风湿内攻，腰膝冷痛无力，屈伸不便，用此或煎服或浸酒，日服三次，久则有神效。桑寄生如无真者，即以川续断代之、川独活、秦艽、防风、川芎、当归、炒芍、熟地、茯苓、炙草、牛膝、蜜蒸萎蕤、姜炒杜仲各一钱，桂心、北细辛各五分，姜、枣引，或加蜜芪，酒引。

换 骨 丹

治鹤膝风，制苍术四两，枸杞三两，酒炒白茄根二两，炙虎骨、炙龟版，炒蚕砂、牛膝、当归、羌活、防风、秦艽、独活、萆薢、松节各一两，共晒研极细，酒糊小丸，白汤下三钱，日三服。

活血散瘀汤

治委中毒及诸血瘀肿痛者，桃仁去皮尖、炒研、大黄煨、赤芍、川芎、归尾、丹皮、苏木、槟榔、枳壳炒、瓜蒌仁等分，服以逐瘀消肿。

大 苦 参 丸

治人面疮，苦参二两，荆子、赤茯苓、山药、白芷、芥穗、白附、防风、川芎、栀仁、首乌、蒺藜、皂刺、川乌、生芪、赤芍、贝母、羌活、独活各一两，共研末，面糊为丸，每用三钱，茶酒任下。初起服流气饮。

五香流气饮

治腿肚生痈，银花二钱，僵蚕炒、瓜蒌仁、羌活、独活、小茴、连翘各钱半，藿香、木香、甘草、丁香各五分。

紫苏流气饮

治肾气游风，紫苏、川柏、木瓜、槟榔、香附、陈皮、川芎、厚朴、炙苍术、白芷、乌药、独活、芥尾、防风、甘草、枳壳，姜、枣引。

槟榔丸

治游风滞气，槟榔、枳壳、木瓜各二两，大黄四两，木香一两，晒、研极细，蜜为小丸，白汤每下一钱。

黄芪丸

治臁疮初起，生黄芪、炮川乌、赤小豆、炒蒺藜、炒地龙、炒茴香、川楝肉、防风、乌药等分，晒、研细末，面糊小丸，酒下二钱，日三服。

四生丸

治臁疮日久，土炒蚯蚓、炒僵蚕、炮草乌、炮白附、五灵脂等分，研末，蜜为小丸，每服二钱，茶酒任下。

麻黄防风汤

治风疸肿痛，发热恶寒，麻黄、防风、炮附子各五分，白芷、柴胡、羌活、桔梗、木通、当归、甘草各一钱，生姜引。

解毒济生汤

治脱疽等症，当归、远志、花粉、川芎、柴胡、条芩、川连、麦冬、知母、川柏、茯苓、银花各一钱，牛膝、甘草、红花、木香各五分，童便引。

阴阳二气丹

天冬去心、麦冬去心、元参同煎烂，捣如泥、五味子炒、人中白、川柏各一两，甘草、泽泻、青黛、枯矾各三钱，冰片五分，共研细末，将前膏和匀，加蜜为小丸，朱砂为衣，童便和乳每下三钱。

清神散

亦治脱疽，绿豆粉一两，牛黄、冰片各五分，甘草、朱砂各五钱，共研极细，灯心汤每下一钱，日服三次。

金液戊土丹

治脱疽及疔疮发背，渴饮液竭，又预解五金八石丹毒，人中黄、乌梅肉、五味子、胡连、茯神各一两，石菖蒲、远志肉、元明粉、朱砂、雄黄各三钱，牛黄、冰片各一钱，共研细，择吉日炼蜜和匀为丸，重三钱，研碎金箔三十张为衣，阴干收贮，每用一丸，童便和人乳温热送下。

五香散

治足跟土栗，乳香、丁香、藿香、木香、沉香无则以乌药代，等分服。

犀角散

治脚气肿痛，犀角无则黄连代、天麻、黄芪、片芩、羌活、防风、炒蒺藜、炒枳壳、白鲜皮各一钱，槟榔钱半，甘草、木香各五分，姜、葱引。

解毒泻脾汤

治田螺皰，炒研牛子、石膏末、制苍术、苡仁、木通、栀子、条芩、防风、甘草等分，灯心引。

防己饮

治脚气肿痛寒热，防己、木通、槟榔、生地、炒芩、川芎、焦白术、制苍术、甘草梢、黄柏盐水炒、牛膝、木瓜、苡仁，煎服。

五味消毒饮

治疔疮初起，壮热憎寒，银花三钱，野菊花、蒲公英、紫花地丁、紫背天葵子各钱半，酒水煎服，盖被卧取汗。

化疔内消散

治平缓疔疮，炙山甲、知母、贝母、白及、蚤休、乳香、花粉、皂刺、银花、当归、赤芍、甘草等分，酒煎服。

疔毒复生汤

治疔将塌陷，欲走黄者，牛子炒研、牡蛎煅、地骨皮、银花、连翘、栀子、木通、大黄、皂刺、乳香、没药等分，酒引。

七星剑汤

治疔已走黄，心烦昏愦者，苍耳子酒炒去刺、野菊花、豨莶草、地丁、丁香、半枝莲各三钱，蚤休二钱，麻黄一钱，酒煎服，盖被卧取汗。

加味解毒汤

治疗毒入心，渴热便闭，烦闷脉实，黄连、条芩、川柏、栀子、连翘、甘草、牛子炒研等分，葱白引，或加大黄。

解毒大青汤

治疗毒误灸，逼毒入里，燥渴谵语，大青叶、元参、桔梗、知母、升麻、栀子、木通、石膏末、人中黄、麦冬去心、淡竹叶等分。便秘，加煨大黄；闷乱，加烧焦人屎。

人参清神汤

治疗疮溃后，余毒未尽，五心烦热，人参、茯苓、陈皮、焦术、麦冬、地骨皮、当归、生芪、远志肉、柴胡各一钱，炙草、川连各五分，粳米一合。

安 神 散

治疗毒针后，气虚惊悸，人参、麦冬、茯神、生芪、焦术、元参、陈皮、石菖蒲、炒枣仁、远志肉、五味子、炙草等分，服时加朱砂末五分调服。凡恶毒攻心，心神不定者，用地骨皮研末，滚蜜水调服，即安，亦名安神散。

木香流气饮

治疗疮流注。瘰疬诸毒，当归、川芎、紫苏、桔梗、青皮、陈皮、乌药、生芪、茯苓、法半夏、白芍、防风各一钱，枳实炒、甘草节、大腹皮、枳壳炒、木香、槟榔、泽泻各五分。下部加牛膝，姜、枣引；肿胀加姜黄。

托 里 散

治疗疮及诸般恶毒，初起肿甚，脉弦实洪数，势欲作脓，实热坚满，下其里而托之，银花、大黄、朴硝、花粉、连翘、赤芍、皂刺、条芩、牡蛎煅、各一钱，当归四钱，酒水煎服。

附子八物汤

治房欲后阴虚受寒，流注肿痛，或通身疼胀，脚肿难行，炮附子、当归、川芎、炒芍、熟地、人参、焦术、茯苓各一钱，肉桂、炙草、木香各五分，姜、枣引。房劳后感寒受冷，多患此症，病者羞言，惟在医者详勘。

清肝芦荟丸

治筋瘿筋瘤，当归、生地、炒芍、川芎各一两，芦荟、川连、海粉、牙皂、甘草、昆布、柴胡、青皮炒各五钱，研末，面糊小丸，白汤每下三钱。

通气散坚丸

治气瘿气瘤，人参、桔梗、当归、川芎、花粉、条芩、法半夏、陈皮、胆星、茯苓、香附、海藻、枳壳、石菖蒲、甘草节等分研末，薄荷汁糊为小丸，姜汤下二钱，日三服。

海藻玉壶汤

治瘿瘤初起，肿硬如石，海藻、海带、昆布、连翘、青皮、陈皮、法半夏、贝母、当归、川芎、独活、甘草节等分煎服。

调元肾气汤

治骨瘿骨瘤，生地三两酒浸透，捣成膏，山药炒、枣皮、茯苓、丹皮、麦冬各二两，龙骨煅、沙参、归身、地骨皮各一两，黄柏盐水炒、知母、砂仁煨、木香各三钱，晒研细末，酒煮鹿角胶四两，加炼蜜和生地膏拌药为丸，酒水每下三钱，早晚服。

千金指迷丸

因湿痰气郁，致皮里膜外生结核如果状，坚硬不痛者，半夏姜汁制四两，茯苓、枳壳煨各三两，朴硝三钱，共研末，面糊为小丸，白汤下每二钱，常服自消。若专服苦寒，必致溃破。

白花蛇散

治白癞，白花蛇肉酒炙焦一两，白鲜皮、威灵仙、晚蚕砂、蔓荆子、槐米、天麻、防风、羌活、枳壳、炙草各八钱，研末，酒下二钱，日三服。

苦参酒

乌白癞皆可常服，苦参五斤，露蜂房五两，刺猬一具酥炙焦，共研粗末，水熬浓汤一斗，去渣，浸灰面五斤，先蒸米三斗，将面拌入，加曲沃汁，如平常酿酒法，酒熟去糟，空心温饮，日三服。

醉仙散

治白癞便秘及大麻疯，炒研牛子、胡麻仁、蔓荆子、枸杞子各一两，苦参、蒺藜、花粉、防风各五钱，轻粉三钱，共研极细末。每服钱半，早午晚各一服，酒调下，七日后牙缝出臭涎，浑身疼闷如醉后，则利下脓血恶臭，病根乃除。

麻疯药酒方

秦艽、防风、当归、牛膝、羌活、苦参、松节、僵蚕、苍术、山甲炙、虎骨、枸杞、白茅根各二两，蓖麻仁一两，用陈酒二十五斤浸药，谨封坛口，坐滚汤锅中煮三炷香久，取浸水内一夜，早中晚常服，自效。

通天再造散

治大麻疯，煨大黄一两，皂刺两半，白丑半生半炒、郁金各八钱，晒研细末，每晨朝东，酒调下三钱。平时服后三方。

消风散

全蝎、白芷、沙参等分，晒研细末，酒下二钱，日三服。

追风散

大黄三钱，皂刺、郁金、朴硝、大枫子各一钱，酒煎服，取泄利。

磨风丸

何首乌、豨莶草、牛蒡子、苍耳子、蔓荆子、威灵仙、北细辛、车前子、羌活、独活、芥尾、防风、天麻、麻黄、当归、川芎等分，晒研细末，面糊为丸绿豆大，酒水送下三钱，日二服。

换肌散

治大麻疯、鼻梁塌坏，乌梢蛇、白花蛇酒炙焦、净肉各一两，蚯蚓焙燥一两，北细辛、木鳖肉、威灵仙、何首乌、石菖蒲、草乌炮。胡麻仁、苍术制、蒺藜炒、白芷、天麻、赤芍、荆子、当归、川芎、芥尾、菊花、苦参、元参、沙参、丹皮、木贼、炙草、不灰木各四钱，共研细末，酒调三钱，日二服。

何首乌酒

麻风久虚，常饮自除，炮何首乌四两，归身、归尾、生地、熟地、穿山甲炙、干虾蟆各一两，侧柏叶、五加皮、炮川乌、草乌、松叶各四钱，切碎，装夏布袋内扎定，入坛中，浸酒十斤，谨封口，坐滚汤锅内煮三炷香久，取埋土内，七日后每日饮数次。

透骨搜风散

治杨梅初起，白花透骨草即凤仙花、生脂麻、羌活、独活、黑豆、卜萄、白糖、槐米、核桃肉、六安茶各钱半，姜、枣煎成，露一宿，早晨烫热服。

一剂散

治杨梅初起，脉证实者，蜜炙麻黄一两，威灵仙八钱，大黄七钱，羌活、白芷、皂刺、银花、防风、蝉蜕、炙山甲各五钱，共研碎，听用，先用烂羊肉一斤，取清汤二碗兑酒一碗，入前药末，煎至剩汤一碗。空心蒸熟羊肉淡食令饱，随饮前汤，被盖卧取大汗。切忌露风。

必效散

治梅疮高肿稠密，湿热盛，形气实者，芥穗、防风、连翘、防已、银花、槐花、花粉、皂刺、白芷、木通、木瓜、白鲜皮、大风藤、制苍术各一钱，甘草、翻白草各五分，大黄二钱，土茯苓四两，酒引，服后静卧，以取汗下。

升麻解毒汤

治梅疮肿痛溃烂，形气尚强者，升麻、皂刺各一钱，土茯苓四两，麻油一匙，煎服。毒生项以上，加白芷；咽喉，加桔梗；胸腹，加白芍；生肩背，加羌活；下部，加牛膝，甚者十剂必效。

归灵散

治虚弱人患杨梅疮，即八珍汤加防已、木瓜、苡米、银花，花粉、白鲜皮、威灵仙各一钱，土茯苓二两。下部加牛膝。

升麻消毒饮

治黄水疮、浸淫成片，升麻、桔梗、羌活、防风、白芷、当归、甘草、赤芍、银花、连翘、红花、栀仁、牛子炒研等分。初起加川连、苍术。

生　化　汤

治产后痈疽初起，当归八钱，川芎四钱，炙草一钱，黑姜八分，桃仁去皮尖，炒研十粒。或加丹参，酒水煎服。

清　魂　散

治产后痈疽，表盛脉浮，芥穗四钱，川芎二钱，泽兰叶钱半，炙草一钱，人参五分萎蕤三钱代，酒水煎服。

回　生　丹

治痈疽里热，脉症强实，水煎黑豆三升，取壳晒燥，留汤听用，切碎苏木三两，煎浓汤，沥去渣，研大黄末一斤，醋三碗拌入锅内，慢火熬干，然后下前豆汤、苏木汤搅匀，熬至焦干，连锅粑铲起听用，另用酒炒红花三两焙焦，地黄、当归、川芎、茯苓、元胡、乌药、香附、苍术、蒲黄、牛膝、炒桃仁各二两，炒芍、炙草、羌活、陈皮、地榆、三棱、炒五灵脂各五钱，木香、青皮、乳香、没药、参、良姜、木瓜、炙白术各三钱，共切成薄片，同前黑豆壳、大黄膏晒燥，磨为细末，蜜丸重三钱，阴干，酒水化服。

地　黄　饮

治血风疮，火燥血亏，夜不得寐，制首乌、熟地、生地各三钱，当归钱半，丹参、元参、沙蒺藜、炒僵蚕各一钱，甘草、红花各五分，早晚服。

土茯苓汤

治杨梅结毒初起，筋骨疼痛及已溃肌肉臭烂，土茯苓四两，芥穗、防风、当归、川芎、银花、花粉、苡仁、蒺藜、威灵仙各一钱，栀子、黄连、连翘、白芷、甘草、条芩、干姜各六分。下部加牛膝，酒引。

正宗新方

治前症误服劫剂，瘫痪骨疼，不能动履，及杨梅初起、形气虚者，皆可常服，土茯苓二两，当归、川芎、苡仁、木瓜、防风、银花、木通、白鲜皮、威灵仙各一钱，甘草五分，炙焦皂角子五个。下部加牛膝。

疏风清热饮

治妇女面生桃花癣，苦参酒蒸晒二钱，全蝎土炒、皂角刺、芥穗、防风、蝉蜕、银花、白芷、桔梗各一钱，葱白三寸，酒引。

不换金正气散

治瘴疽生筋骨上，先黑变青，状如拳打，制苍术、炒厚朴、藿香、香附、法半夏、陈皮各二钱，炙甘草一钱，姜、枣引。临服兑羚羊角一钱，调匀服。

解毒泻心汤

治风热天疱，多生上体，牛子炒研、熟石膏、川连、条芩、栀仁、知母、芥穗、防风、元参、木通、甘草、滑石末等分，灯草引。

清脾除湿饮

治湿热天疱，多生下体，制苍术、白术、赤茯苓、生地、生栀子、泽泻、茵陈、连翘、苦参、枳壳、甘草、麦冬、元明、淡竹叶等分。

搜风顺气丸

治白疕疮抓起白屑者，大黄二两酒蒸晒，山药炒、枣皮、牛膝、菟丝、麻仁、枳壳、郁李仁泡去皮、羌活、防风、独活、车前子、槟榔各一两，晒研细末，蜜为小丸，茶酒任下，每服二钱，日二服。

清肌渗湿汤

治猫眼疮痛痒而无脓血，制苍术、炒厚朴、陈皮、甘草、柴胡、白芷、泽泻、木通、升麻、炙术、栀仁、川连等分，姜引。

化斑解毒汤

治漆疮肿痛及诸辛热斑疹，牛子炒研、石膏末、人中黄、升麻、川连、连翘、元参、知母、薄荷、淡竹叶等分，煎服。

凉血地黄汤

治血痣血箭，凡流鲜血者，生地三钱，当归、条芩、元参各二钱，川连、栀子、甘草、丹参各一钱。

大连翘饮

治赤游丹诸毒初起，连翘、防风、当归、赤芍、滑石、木通、炒研牛子、石膏、甘草、芥穗、条芩、蝉蜕、柴胡、栀子、瞿麦、车前子等分，灯心引。

消毒犀角饮

治一切丹毒，犀角无则升麻代、炒研牛子、川连、甘草、生地、赤芍各一钱，防风二钱。便秘加大黄。

五福化毒丹

治小儿丹毒胎瘤癓疮，热盛脉实，元参、赤苓、桔梗各三钱，胆草、牙硝、青黛、川连、甘草各一两，人参、朱砂各三钱，冰片五分，共研细末，蜜丸每重一钱，薄荷汤化服。小儿只服半丸。

紫雪散

治丹毒入里，腹痛音哑，烦热狂叫及口疮脚气、瘴毒热毒，急惊癫痫，寒水石即石膏、滑石、磁石各三两研细，水煎沥渣，留汁再拌后药：升麻、元参、炙草各一两，川连、木香、沉香、乌药、羚羊角屑各三钱切碎，晒燥，研细末，入前汁中煮成稠汤，布绞去渣，方下：

提净朴硝、七石末各二两，慢火再煎，柳枝尽搅，至水气将尽欲凝结时，倾放大盘中，预研辰砂三钱，麝香一钱，金箔二十张，共筛入药内，柳枝搅匀，将盘坐冷水中，候凝结如雪，方取入瓷瓶收贮。大人用一二钱，冷水调糊，徐徐咽下，小儿只用三五分，每用少许吹搽口疮。

消风导赤汤

治小儿奶癣、血热受风诸斑疹，炒研牛子、白鲜皮、生地、赤茯苓、银花、木通、薄荷各一钱，川连、甘草梢、淡竹叶各五分。

羚羊角散

治小儿葡萄疫及牙疳，羚羊角末、麦冬去心、牛子炒研、淡竹叶、知母、元参、防风、条芩、甘草等分。

胃脾汤

治葡萄疫日久虚弱，白术土炒、麦冬去心、远志、沙参、茯神、陈皮各钱半，炙草、五味子各一钱。自汗加黄芪。

百解散

治丹毒攻里，痰喘惊搐，葛根八钱，升麻、赤芍各五钱，麻黄蜜炒、条芩、桂心、甘草各二钱，研细末，葱汤每调一二钱服，取汗。

五和汤

大黄、枳壳煨、赤茯苓、当归、炙草等分，煎服，以便取利。

保和丸

治滞热丹毒，伤食积滞，神曲炒、山楂肉、法半夏、茯苓各一两，萝卜子炒、陈皮、连翘各五钱，研极细末，米汤糊为小丸，白汤每下二钱。

犀角饮

治滞热下后，丹毒仍作，犀角无真者川连代、升麻、防己、栀子、条芩、生芪、朴硝、淡竹叶等分，煎服。

白芍汤

治脐肿如吹，惊悸多啼，白芍酒炒、苡仁炒、钩藤钩、茯苓各一钱，泽泻、桂心、甘草各五分，姜引。

桃仁丸

治小儿阴肿，桃仁去皮尖，炒七钱，蒺藜炒，去刺、丹皮、桂心各五钱，黑丑三钱，研极细末，蜜丸绿豆大，酒水每吞十丸，日二服。

乌梅散

治阴囊肿痛，肾子缩入，痛止方出，乌梅肉炒燥、元胡、炙草各五钱，净勾子、乳香、没药俱炙去油各三钱，研末，白汤下每一钱。

匀气散

治阴肿阴缩，桔梗焙一两，陈皮六钱，砂仁炒、小茴炒、甘草炙各三钱，黑姜钱半，晒研极细，水下一钱。里寒阴缩，当服理中汤。

白丑散

治囊肿便秘及四肢俱肿，白丑钱半半生半炒，桑皮蜜炙、甘草炙、陈皮各一钱，白术土炒、木通各二钱，水煎，频频服。

沆瀣丹

治婴儿内蕴胎热，口舌生疮及阳水浮肿，便秘尿赤，用此疏利脏腑，大黄酒炒、川柏炒、条芩炒、川芎各九钱，黑丑炒、赤芍炒、枳壳炒、薄荷叶、滑石、连翘、槟榔各六钱，共研细末，炼蜜为丸，每重一钱，茶水化服，婴儿只服半丸。

天保采薇汤

治婴儿瘢痧麻疹诸初起及风痰惊搐，用此清解表里，羌活、独活、柴胡、前胡、枳壳、桔梗、法夏、茯苓、陈皮、甘草、升麻、葛根、川芎、赤芍、藿香叶、厚朴炒、苍术制等分，姜、枣引，或作丸服，姜汤下。

以上汇方治痈疽诸毒，七日以前疮势未成，形体强壮，脉症俱实者，或汗下、或清解、或温散，随症选用，但得肿消痛止，表里俱解，毒自内消矣。若肿过七日之后，形势已成者，则宜托里消毒，透脓排脓等方，使毒现于外，以速其效，倘仍用散下之剂，恐伤元气，致生变证也，慎之。

透 脓 散

治痈疽诸毒，内脓已成，不能穿破，服此即溃，可以代针，生芪四钱，炙山甲打碎一钱，当归二钱，川芎三钱，皂刺一钱半。如病在上部，先饮酒后服药以升之。在下部，先服药后饮酒以行之。中部酒兑服。

托里消毒散

治痈疽诸疮七日之后，肿痛如前，服此未成可消，已成即溃，腐肉易出，新肉易生，人参、生芪、当归、川芎、茯苓、焦白术、白芍、银花各一钱，皂刺、甘草、白芷、桔梗各六分。

托里透脓汤

治痈疽将溃，人参、炙术、炙山甲、皂刺、白芷各一钱，生芪二钱，当归二钱，青皮、升麻、甘草节各五分，酒引。顶之上用白芷，胸腹上用白芍，腰部加杜仲，下部加桂心，足部加牛膝，咽内加桔梗，肩背加羌活。

托里排脓汤

治痈疽初溃，生芪二钱，人参、炙术、当归、炒芍、银花、连翘、茯苓、陈皮、贝母各一钱，白芷、桔梗各钱半，桂心、甘草各五分。

千金内托汤

治脑疽诸发毒恶等症，已成者服此易溃，人参、生芪、当归、川芎、白芍、防风、银花、花粉、白芷、桔梗各一钱，甘草、桂心各五分。痛甚加乳香、没药。

人参养荣汤

治溃后发热恶寒，或倦怠消瘦，面黄气短，饮食不甘，一切虚弱脉症，人参、蜜芪、焦术、炙草、当归、茯苓、陈皮、志肉、炒五味各一钱，白芍、熟地各钱半，桂心八分，姜、枣引。

阳春酒

治脑疽诸发已溃流脓，腐肉尽时，脾胃虚弱，肌肉生迟，或气血久亏，疮肉色白，不能长发收敛。凡大疮溃后，皆宜服此，长肌肉，润皮肤：人参一两，焦术、熟地，当归各五钱，天冬、枸杞、远志肉、柏子仁去油各三钱，共切碎，装绢袋内，线扎口，瓷坛盛酒五斤，浸药十余日，早午晚各烫热饮数杯，饮完加酒再浸，浸至药淡无味为度。

王洪绪先生《全生集》自序

明·刘诚意伯言：药不对症，枉死者多。余曾祖若谷公《秘集》云：痈疽无一死症，而诸书所载，患生何处，病属何经，故治乳岩而用羚羊、犀角，治横痃而用生地、防已，治瘰疬、恶核而用夏枯、连翘，概不论阴虚阳实，惟以引经药治，以致乳岩、横痃成功不救，瘰疬、恶核溃久成怯，全不悔引经之药误，反诿言白疽百人，百可到泉乡。夫红痈乃阳实之症，气血热而毒滞；白疽乃阴虚之症，气血寒而毒凝。二者以开腠理为要，腠理开，红痈解毒止痛即消，白疽解寒化凝立愈。若凭经而失症，治者药虽之经而实背症也，世之患阴疽而毙命者，岂乏人乎？如以阴虚阳实别治，痈疽无死症之语确矣。余曾祖留心此道，以临危救活之方，大患初起立消之药，一一笔之于书，为传家珍宝。余幼读之，与世诸书治法迥别，历症四十余年，临危者救之，初起者消之，疼痛痒极者止之，溃烂不堪者敛之，百治百灵，万无一失。因思痈疽凭经并治久遍天下，分别阴阳两治惟余一家，且余之治，止于村境，若遍通邑，分身无术，偶闻枉死，无不痛惜！特以祖遗之秘，自己临症并药到病愈之方，精制药石之法，和盘托出，尽登是集，并序而梓之，以质诸世之留心救人者，依方修合，依法法制，依症用药，庶免枉死，使天下后世知痈疽果无死症云尔。

又《全生集》凡例

一、痈与疽之治，截然两途。世人以痈疽连呼并治，夫痈疽二字之连呼，即夫妻二字之连呼也。若以痈药治疽，犹以安胎之药治其夫矣。是集以痈疽分别两治，皆执症执方之治法，如照法法制，照症用药，救人之功，余不敢分，害人之罪，余当独认。情愿万劫披毛，甘受屠家诛戮。

二、辑是集，专论阴虚阳实，认定红白两色，是痈是疽，治即痊愈，所载诸方，皆药到病愈，切勿增减，并贵重之物少。分逐症治法，开卷一目了然，不必投师，人人可精此道。

三、诸书惟《冯氏锦囊》内附《阴疽论》与余家《遗秘》相符，独无消疽之方，惟以温补兼托为法，且疽初起，即如平塌，安可用托？托则成功。余家之治以消为贵，以托为畏，即流注瘰疬恶核，倘有溃者，仍不敢托。托则溃者虽敛，增出者又何如耶？故以消为贵也。

四、外科之虚实，发现在患，治患之法，集中详细，不谙脉息，尽可救人。故痘症之险闷顺逆，眼科之心肝脾肺肾，皆现于外，故亦不诊脉也。好学者察患色则知症，照症治无不痊。

五、医可寄生死，阅坊刻外科，妄称正宗，载云：症现七恶即死。又载：以桐油烧红衣针针入痰块半寸，用降药为条，插入针孔，七日块自开裂，再以条插七日，其核自落。又称，毒在皮里肉内，刀割深要寸许，方能泄毒。殊不知毒在皮里膜外，或应开刀，尚忌深过三分，恐伤内膜，若深入寸许，伤透内腑，病人何能堪极刑？七恶之现顷刻，世之宗其法治，尽属刽徒。此集惟疔用刺，其外概不轻用刀针，并禁升、降、痛烂三药。

六、遍身患止有红白两色，红者痈，白者疽，痈疽即其名也。有谓无名肿毒，因未识症而云。

七、是书无论背项腰腹，色白者言疽，以疽药愈之；红肿者言痈，以痈药愈之。坊刻书称：以某药与服，不应再易某药。岂非以人试药乎？倘患生要紧穴道，安可遭医试？望高明详之。

八、世无烂久之痈，惟疽初起失消，或遭降灸针割，以致年久不敛，治之方药，集中细详。

九、此集流到之处，好学者自然以初起者消，溃者敛。余恐迟到处，医未经目，人未习见，是以坊翻刻，速遍海内，使医有生人之治，而患无枉死之人，遂余愿矣。

十、载痈疽、咽喉、疔毒、结毒、诸疮、痔漏等症，皆药到病愈之方。另有杂症五十方，专愈五十病，一服即效者，附梓集中，内无以人试药之误。望有力者照方合就，遇病施送，或只取药本。如抄方传人，注明法制。

十一、是书所有之药悉登末卷，法制处不可忽略，宜细心照法精制，药纯效速。

十二、伤寒症有转经传变，故有医不执方之说。至如外科杂症，全赖识症执方。余年七十有二，治病经历四十余年，用药从无一错，故敢辑是集，以公诸世，因名《症治全生》。

附录：咽喉秘集

序

十三科内，喉、齿有专科，岂不目会厌之关为十一经绾毂，式饮式食，或消或息，所系綦重，非宽髀大瓠比。然业擅专门，治一症必断断责值，投方寸匕药，取刀贝至不訾，病者涩嗌膳啖不能嗛于口，瘖瘖呼謈不可须臾忍。闻有能已之者，大愿免于患苦，倒廪倾囷，叶拱以进，无毫毛顾籍心，乃稍效之以见其功，辽缓之以引其时，必蕲盈溪壑而后属餍。嗟嗞养人之患，以为利薮，此巫匠之心也。躬窃悯然，思有以激励之，顾无所得方。有以张氏、吴氏《咽喉秘集》本见示，写图备症，述原处方，昭晰无疑，虽使不习衙推者，操药以修，其效可蹢足而待。其便益有三焉：资舟资车，卒然遘疾，检书按症，能辨其轻重危险，不至适适规规，惊惧忧疑，便益一；操不律，书赫蹄，呼童市之肆，咄嗟立具，无大药苦乏之患，便益二；肘后之秘，传于副墨，上池之水，遍丐医门，柔存刚亡之宜，五脏六腑之汇，诵习其书，忸忧其说。千金之剑必不独知，洴澼之方无所市重，便益三。衷是三端，亟授二氏，以激励乎享帚自珍者。虽然，谚有之肺腑而能语，医师色如土。是书行，恐世其业者，以秘密藏中休粮方，为张、吴两先生发其覆，当有分卫无所之叹也。

光绪癸未仲秋合肥张绍棠又堂甫书于醉秋槛

咽喉秘集上 吴张氏原本

总论

夫左为咽属胃，右为喉属肺，乃一身百节之关，呼吸出入之门。《内经》云：一阴一阳结而为痹。一阴者，手少阴君火，心之脉气也。一阳者，手少阳相火，三焦之脉气也。二脉共络于喉，气热则内结，结甚则肿胀，胀甚则气痹。痹者，不仁之谓。此喉痹之所由名，而乳蛾、喉闭、缠喉等症皆痹类也吴氏说。有风寒火湿毒虚之别，或风火相搏，或寒暑相聚，其症变幻不一。如漫肿而多痰，风与湿也；淡白而牙紧，风寒也；紫色不肿而烂者，风伏寒也；红肿而脉浮者，风火也；脉沉实、烂而不肿者，毒也；脉细数而浮者，虚火也；脉细而缓者，虚寒也。六者之象，可类推也。大凡初起之症，诊右寸洪紧肺风也，两关浮数胃火肝风也，左寸浮洪心火也，右寸沉迟肺伏寒也，右寸洪细肺伏热也，右尺洪大三焦火旺也，左尺浮洪而有力肾虚火炎也。六脉大略论治，俱可用六味汤加减。症若凶险，脉宜细诊，再察形穷源，对症用药，自然可愈。《经》云神圣工巧，不过望闻问切，细心推详，庶无差误耳张氏说。

喉症分经

喉有二孔：左为咽属胃，纳食之关；右为喉属肺，纳气之关。口内上腭属胃阴，下腭属脾阳，舌之中属心，四围属肺，舌根亦属心，小舌又名蒂丁，属胃，喉之左右舌根属肝，外两耳垂下亦属肝，牙根上属胃下属脾。舌苔白主寒，黄主热，焦热甚，黑热极。凡舌苔不单论色，但有津者非真热，不可概投凉药，宜引火归原。大舌边乃脾火，可用清凉之剂。喉痈地位属肝，再连内寸许，或烂或肿，俱属脾胃火毒之症，结毒亦有之。但结毒者两关脉必沉，两关脉浮，非结毒也。此分经大略，再考图形便悉张氏说。

咽喉治法要论

医者当审其病由，参之时令，必须大涌其痰。去痰之法，先备温水，使病人漱口，如点刺，或吹药，令其垂头，流去痰涎，俟痰涎少止，仍以温水频频漱之。

如虚弱人及病势重者，须要着人扶好，或用银针刺其患处。风热则散之，火症则清之，甚者下之，阴寒者温之。若初起骤用寒凉之药，则上热未除，中寒复生，其毒乘虚而入，即喘不休，死不救矣。大抵风热症十之七，火症十之三，寒症十无一二也。

病昏沉痰多气急，饮食不进，发热不退，牙关紧闭，脉息微弱者，症必重。

人事不醒，痰气上攻，声如雷，呛食眼张，天柱倒陷，面墨色焦，鼻如烟煤，张煽不定，目睛突出，汗发如雨，咽喉干痛，声哑无痰，手足麻至膝盖，发喘及呃，脉息如丝，乃死症也。

临症用药，生死反掌，医者不可怀希冀之心，故意延挨，病者不可起懈怠之念，以致决裂。古云走马看咽喉，不待少顷者，即此谓也。

遇症用药后，痰少肿退即愈。如已溃，用药后越两日即可进饮食者，三日后无不收功。

喉癣用药后，患处要变红色，知痛痒，有津液润泽者可治。用刀针须向自己勾来，不可向病人口内剔去。

咽喉忌下刀之地有四处：咙化、哑门穴、喉关两坳上、舌下筋。若用刀，其刀头上须蘸巳药或申亥药，庶不作痛。

临症先诊其脉象轻重，后看其患处深浅。若脉绝，脉怪、脉死，则无须用药矣。因毒已入腹，非药力所能挽回也。

缠喉风及阴虚喉癣二症，最险而难治，至危而不易识。缠喉风内外无形，其患在关内，上面有红丝，如未入心尚可用药，已入心则不治。凡遇此症，宜早治，在一日半日之内可保无虞。阴虚喉癣，如虏虾皮形，有青白点子，高低大小，状如暑天痞子，其症虽危，延日最久，或一年半载而死，或一月或半月而死。如起病数日之前治之，十症可得九愈。看喉肿处，其色变红者，即成脓之候，可不刺而自溃也。

喉症用糯米泔水，或甘桔汤，或薄荷汤，俱要温和为主。山楂焙燥，磨细末，煎药内可加一撮，乃消肿去毒，治咽喉之要药也以上十四条吴氏说。

病人壮者药可猛，弱者攻宜缓。动针不可伤小舌，要紧。

夜晚看症，宜加倍细心，药用六味汤。天明复看，再为加减。

凡针舌下两边青筋，血红生，血黑死，服宜清膈消痰解毒之剂以上四条张氏说。

四 绝 症

走马喉风，锁喉风，走马牙疳，缠喉风，此皆凶险之症，若不吐不泻，针之无血，药不能入，皆为不治，慎之慎之。

十 六 绝 形

舌卷囊缩，角弓反张，油汗如珠，十指无血，喉哑呛食，喉干无痰，吐血喉癣，六脉沉细，声如锯拽，大便十日不通，鼻煽唇青，天柱倒塌，脉细身凉，两目直视，壅痰气塞，喉菌不治。

凡诊脉，一呼一吸四五至者，平和脉也。三至为迟，六至为数，病脉也。

脉 式

左手脉式	
心脉悠扬缓散　寸	心包络
	小肠
肝脉沉而弦长　关	肝
	胆
肾脉虚细而宜大　尺	肾
	膀胱

右手脉式	
肺脉浮涩而短　寸	肺 大肠
脾脉缓而散大　关	脾 胃
命门脉缓而悠扬　尺	命门 三焦

脉迟则寒，脉数则热，细缓则虚寒，细数则虚热，六脉一理。

针穴凡六穴应病行针

头面：颊车穴在耳垂下八分，足阳明胃经。

右手：少商穴在大指内甲角，手太阴肺经。中冲穴在中指内甲角，手厥阴心包络经。少冲穴在小指内甲角，手太阳小肠经。

左手：商阳穴在食指内甲角，手阳明大肠经。关冲穴在无名指外甲角，手少阳三焦经。

吴氏咽喉二十四大症歌诀今存二十二症

喉痹：郁火攻兮喉痹成，或生左右小棋形。鲜红酒毒光如镜，肿在喉间风热胜。其症形小而圆，初起或消或刺均可，如其色紫红平塌光如镜者，不可刺，宜内消，因其毒发于本源故也。

喉闭：积热风痰喉欲闭，因生血泡在喉间。忽然壅塞樱桃似，点刺流涎病即安。其症宜发表清热，先用针点，后吹子丑二药。

缠喉风：恶寒恶痛名阴毒，外内无形气短促。胸前红肿足多寒，若见红丝针贵刺。药宜发表，吹药先用巳药。如见红丝，即刺断，再用子药。

呛喉风：此症谓之飞丝毒，口中发泡丑药覆。燥极点痰热在心，忽然呛食终非福。用针挑破血泡，后上丑药，兼吹子药，煎药宜清热祛痰。

哑喉风：哑瘴喉风犯咽隔，口不言兮牙关塞。面紫唇青冷涕流，风疏痰降即无厄。其症牙关紧闭，先用巳药，后用申药，前后抹之，风痰去尽为度。煎药先发表，后清热。

弄舌喉风：体发热兮口内肿，舌出频将两手弄。笔针患处去痰涎，解毒疏风清热壅。用三棱针刺破少商穴，先用巳药，后用子药。

烂喉风：烂喉风症频频热，唇若涂朱口内裂。看其患处浅和深，药宜子丑兼调摄。子丑二药和匀上之，再用巳药收功。煎药宜清热。

单乳蛾：喉内肿如桃李形，或左或右单蛾名。此症早治可速退，痰消毒散自然平。此症不论已成未成，皆可刺，其形大而长，初用巳药，后用子丑二药收功。煎药先发表，后清热。

喉痈：七情郁结病成痈，六日之内可刺脓。不治须防成冷瘘，巳申药到定收功。其患在喉咙化合后之正中，到四五日后可刺，早刺防复肿。未刺前及未溃前，吹药先用巳药，后用申药，溃后用子丑二药。煎药先发表，后清热。

牙疔：太阴脾土足阳明，二火交攻疔即成。患在牙龈如豆大，排针点破即安宁。先用申药，后用子药。

牙宣：此症起时因胃热，壅而宣露常流血。药吹酉未即能除，清胃煎来功奏捷。先用子药，后用酉药、未药二种止血，煎药宜清胃火。

木舌：舌病心经受风热，忽然肿破口难说。看时左右共宜针，药用栀连火气灭。吹申药，看紫色处，用小刀点之出血，后用子药。

重舌：莲花之症看如何，三舌攒在舌底疴。戌药频搽宜更点，清心泻火莫蹉跎。用申药吹之，不退再用戌药。上三症用清热解毒煎药。

重腭：体虽不热独心劳，舌上生来似小桃。药用黄连解毒饮，吹宜冰片不须刀。用子药吹之。

走马牙疳：小儿疳症属于脾，黑腐沿开臭不宜。子丑合参兼卯药，穿腮落齿总难医。先用米泔水洗净，或温水亦可，药用子、丑和匀敷上。如不应，乃险症也。煎药用解毒散。

痧痘口疳：痘余痧后口生疳，烂在牙龈痘毒传。若是见痧生满口，须从心胃二经参。吹子丑卯药，煎药宜泻心胃二火。

双乳蛾：双蛾两两生喉间，关上轻兮关下难。气吹好似红李子，轻消重刺去风痰。其形与单蛾同，刺不论已成未成，先吹巳药，不退再点子药。煎药先发表后清热。

蚂蝗疔：疼而微白蚂蝗疔，腭上生来韭菜形。内不肿兮发寒热，速宜针刺自然平。用申药点去恶血，后上子药。煎药有表发表，无表解毒泻火。

连珠风：两坳深处患连珠，初起沿开白色余。日久渐成八九点，药和子丑病当除。和匀子、丑、巳药吹之，兼上寅药。煎药宜清热解毒。

阴虚喉风：癣症原来因损肺，斑生苔癣若虾皮。时时发热频频嗽，面赤声嘶病可虞。其症虚弱，不宜发表，须用滋补兼解毒，上半月痛甚者乃气虚，下半月痛甚者乃血虚，吹卯药，并上丑、酉二药。如日久不减者不治。

杨梅癣喉：杨梅结毒癣由生，片白喉中秽气闻。白色变黄才可治，酉随子丑共追寻。和匀子、丑二药吹入，后用酉药收功。煎药宜解毒。

咬牙风：咬牙即是锁喉风，毒在牙龈胃火攻。不治恐成牙漏症，开关辰药子收功。先用辰药擦牙龈缝中，如肿不退，再用子药，煎药宜清热解毒。

吴氏丹药列方

子药：明朱砂六分，硼砂五钱，梅花冰片五分，元明粉五钱制，研末，治喉中溃烂，长肉生肌，生新去腐。

丑药：雄精一钱，梅花冰片五分，胆矾二分火煅，研末，治口内腐烂，用少许。不宜多，孕妇忌。

寅药：青黛一两，人中白五钱，黑山栀五钱，梅花冰片一钱，厚朴切片，用黑枣去核三两，包厚朴火上煅存性五钱，研末，治口疳如神。如遇伤寒后口疳，另加坑砖一角火煅研末，五钱。

卯药：梅花冰片一钱，雄精一钱，靛花二钱，元明粉二钱，硼砂五钱，粉甘草一钱，川黄连二钱，人中白三钱煅存性，铜青五钱煅，黄柏二钱蜜炙，鸡内金二钱，钞纸二张上写年月日，合煅存性，枯矾一钱，鹿角霜一两，研末，能解毒退肿，生肌去腐，治阴虚喉癣更佳。

辰药：上好胆矾，冬月取青鱼胆汁和匀成块，阴干，刮下，用瓷瓶收贮，其药过一二年可用。研末，治牙关紧闭，食不能进，口不能开，用鸡毛蘸抹两牙底，令其流出痰涎，少顷即开矣。

巳药：梅花冰片二分半，雄精二钱，焰硝一两五钱要枪硝，煅乃佳。

巳药之性与申药同，论其功更速。如痛重者，先用巳药，后用申药吹之。治单、双蛾初起一二日，用此药开痰即愈。未溃可用，已溃不可用，孕妇忌。

午药：川黄连一钱，明矾一钱，牙皂一钱去皮弦，新瓦上焙枯存性，研末，入上二味，研末，吹患处。扶好病人，嘱其垂头，流去痰涎，其药不可多用。如声似雷音，以温水调药，徐徐漱之。治喉中痰塞，其功与辰药同。但其性太猛，不宜轻用，不如用辰药平稳，临时看症酌之，孕妇忌。

未药：雄精二钱，朴硝五钱，硼砂五钱，研末，如喉咙紧闭不能吹药，用此药吹入鼻内，其口即开，开后或点或刺或消肿，用巳申之药，如腐烂用子药，一切喉症皆可用。

申药：元明粉一两，雄精一钱，去痰消肿，不刚不柔，神妙莫测。孕妇及虚弱人病势沉重者，皆不可用。

酉药：鸡内金一钱要不落水者，瓦上焙干为末，梅冰片一分，研末，吹患处，可止痛。如腐烂疼痛，加子药；若要收口，加儿茶二钱。

戌药：硼砂三钱，元明粉二钱，青盐一钱用火煅红放在地上，越一日去火毒，研末，擦重舌、莲花舌，名紫雪丹，余症切不可用。

亥药：巴豆二十一粒，生矾一两入银罐内滚之，看矾枯，去巴豆，每一两矾加小姜黄末一钱，面糊为丸，用雄黄末二钱为衣，丸如桐子大，每服七粒，姜汤下。用辰药后可服此丸，重者用之，轻者不用。此丹开关窍利痰，乃起死回生之灵丹也，名回生丹。

青金锭：元胡索三钱或一枚、或二枚，牙皂十四条去皮弦，研末，加青黛六分，麝香五厘，用水丸，重五分，遇症用新汲井水磨化，以棉纸条蘸药入鼻孔内。如病重者，研末吹之，中风及小儿惊风皆可用。

锁匙散：即巳药去雄黄，专治双乳蛾，极其神效。

玉锁匙：明矾一两，银罐内溶化，即下巴豆二十一粒，候矾枯取起，放在地上越宿，次早去巴豆，用矾研末，治症同上。孕妇忌。

绿袍散：厚黄柏二两，青鱼胆一两，黄柏火上炙干取起，以鱼胆涂上，再炙再涂，以胆尽为度，切片研末，加入人中白三钱，青黛三钱，胆矾三钱，硼砂三钱，研末，治口疳疗疮。

喉蛾穿方：人指甲，清水洗净，瓦上焙黄色为度，每甲末一分，加梅片一厘。

又方：用壁钱窝将簪夹住，向灯上烧灰，研末吹之。

牙宣：七叶一枝花即三七用七分，加牛膝三分，梅片少许，研末吹之，如神。

通关散：青盐一钱，白矾一钱，硼砂五分，咽喉肿痛，滴水不下，吹之止疼。

走马牙疳方：梅冰片三分，人中白三钱火煅，赤砒一钱半，黑枣七个去核，将砒分作七处，入枣内，炭火煅烟将尽取出，存性，用米泔水洗净患处，将药抹上，如在晚上擦更妥。

附煎方：牛蒡子、玄参、防风、皂角刺、蔓荆子、蝉蜕、石膏，擦过前药，用此方白水煎服三剂。忌发物、煎炒、椒蒜。

穿蛾方：土大黄晒干，研细末，用箸头蘸药点之，蛾即破。

喉蛾方：麝香二分半，梅片二分半，鳔珠五分，牛黄二分半，黄连五分，朱砂五钱，儿茶五分，血竭二分半，硼砂一钱二分，共为细末，吹患处。

附漱口方：防风、甘草、银花、薄荷、荆芥、盐梅、栗蒲壳，先煎此药漱口，后吹前药。忌发物煎炒椒。

治喉痹喉痈喉蛾等症，回雪品雪吕雪三方：回雪：麝香一分，冰片二分，牙硝一钱，硼砂四钱。品雪：冰片二分，牙硝二钱，硼砂四钱。吕雪：牙硝二钱，硼砂四钱。以上诸药不见火，研极细末，每次吹一二分，奇效。

治喉风喉痹喉蛾等症喉科第一要药：凡遇不治之症，吹此药即可开关，真牛黄一钱，露蜂房五钱黄色者佳，焙存性，大冰片一钱，青黛二钱，硼砂二钱，熊胆二钱，要五月五日午时合。

又方：真牛黄一分，冰片一分，硼砂二分，雄黄二分，川连一钱，黄柏一钱，朱砂二钱，青黛二钱，青鱼胆二个。

治喉风：蛇蜕，不拘多少，阴阳瓦焙灰，吹之即愈。

张氏咽喉七十二症治图说

咽喉门一：帘珠喉。

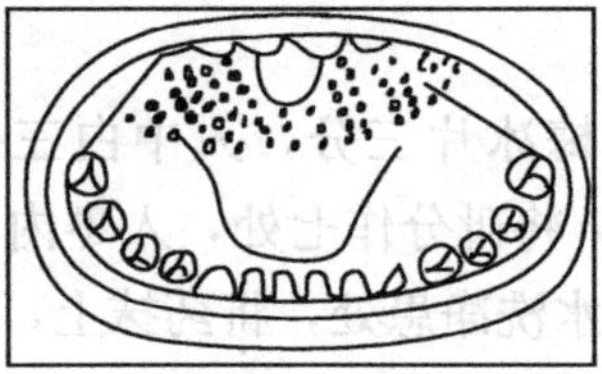

帘珠喉，满喉如白细网状，两边微肿，根有白点带红色，小舌红肿，咽水大痛。此症因郁积热毒而发。其脉两寸浮洪，两尺亦数大而洪，此上盛下虚之症也，宜清火，用六味汤加盐炒黄柏二钱，酒炒黄芩二钱，盐炒知母二钱、熟石膏五钱，山豆根二钱，盐炒元参二钱，山栀一钱，木通一钱，生地二钱，服一剂，来日再加连翘三钱，紫花地丁三钱，熟地二钱，丹皮二钱，草河车二钱，川连一钱，金汁一杯或煎柏枝汁一杯冲服乃妙，外吹药，六七日可愈。

咽喉门二：呛食哑喉。

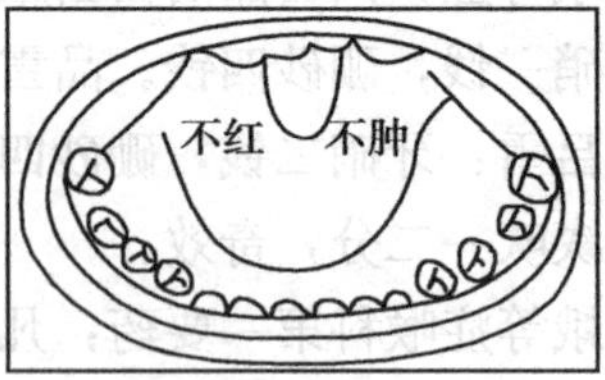

呛食哑喉，此症因伏邪在肺，声哑呛食，六脉迟细，甚属阴症。余曾治一人，年二十，患此三年，饮食少进，病在将危。余诊视再三，病虽久，脉尚有力根，或可治。用六味汤加麻黄二钱，桂枝一钱，苏叶三钱，木通一钱，细辛二钱，白芷一钱，诃子二钱，皂核三钱，姜炒半夏二钱，连服五六日，病虽退而声哑未除，换加桔梗一两，诃子七钱，甘草七钱，薄荷一钱以上俱童便炒，麻黄一钱，煎数沸，含嗽徐徐咽下，服十剂乃愈，后用补药健脾。

咽喉门三：内外肿喉。

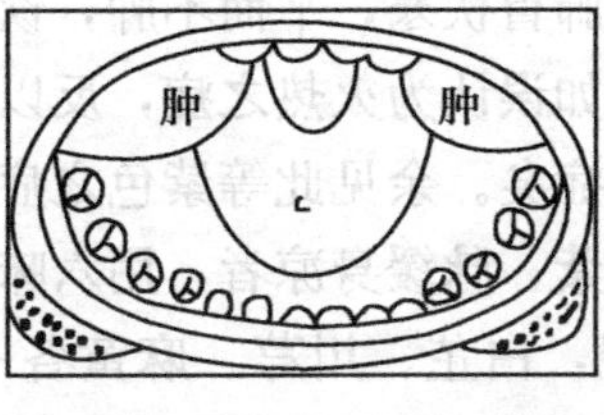

内外肿喉，此症生于喉关之下，阴阳相结，内外皆肿，或有烂斑火郁之症。用六味汤加炒黄芩三钱，熟军五钱，海浮石二钱，外吹药，来日换加丹皮一钱半，生地二钱，酒炒黄芩二钱，生石膏三钱，炒山栀一钱，木通一钱，即针少商、商阳两手四穴。如背寒加羌活，胃泛加葛根、柏枝汁，亦可漱之。

咽喉门四：风热喉。

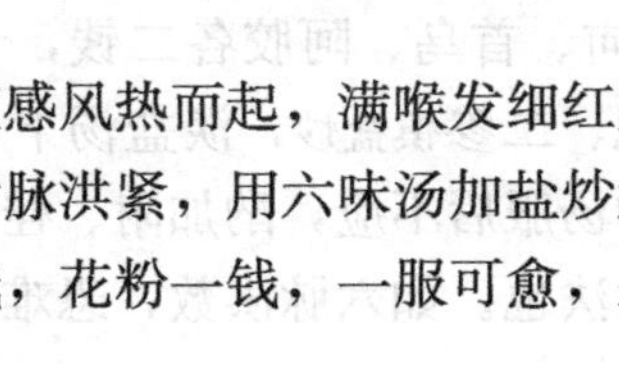

风热喉，此症感风热而起，满喉发细红点，根带淡白，舌下两边三四块，六脉洪紧，用六味汤加盐炒元参二钱，酒炒黄芩三钱，山栀一钱，花粉一钱，一服可愈，外用吹药，兼服八仙散。

咽喉门五：紫色虚喉。

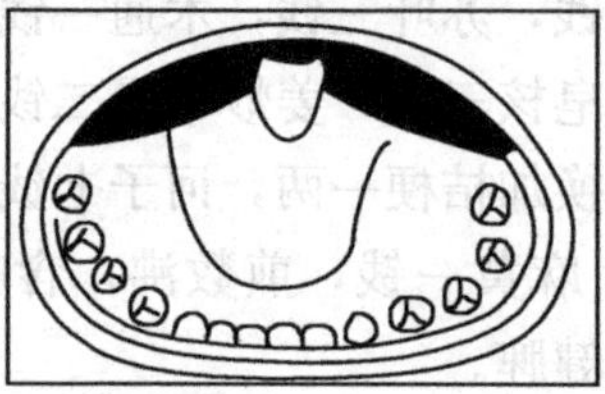

紫色虚喉，喉间紫红，久之变烂如生漆色。因初起便服寒凉之药故也。此症肺胃伏寒，平而不肿，饮食难进，吐出乃腐肉者，宜急治之。如误认为火热之症，反以三黄、犀角、羚羊角等药，则吃成死症矣。余见此等紫色之症，不论名色，喉间绝无影形，满喉皆紫，脉缓身凉者，用六味汤加细辛五分，葛根一钱，苏叶一钱，白芷、川芎、麻黄各一钱，服后紫变为红，换加盐炒元参二钱，酒炒黄芩二钱，花粉二钱，即愈。

咽喉门六：喉癣。

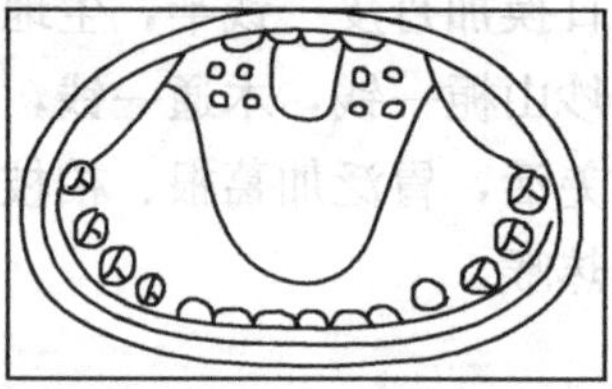

喉癣，此症因肾虚火旺，发癣于喉，不肿而微红，上有斑点，青白不一如芥子大，或针孔绿豆大，每点生芒刺，入水大痛，喉间声哑，咳嗽无痰，六脉细数者，用知柏地黄汤兼四物汤，加麦冬、炒元参、盐炒女贞子、枸杞、人参、洋参二参或煎药不用，入丸药亦可、首乌、阿胶各二钱，十服后，用桂附八味丸加女贞、枸杞、二参俱盐炒，淡盐汤下，每服四钱。如前知柏地黄汤、四物汤服后不应，酌加附、桂，每服各三钱，冷服，此引火归原之法也。如六脉洪数，恐难脱体，外兼用吹药治之。

咽喉门七：喉疳。

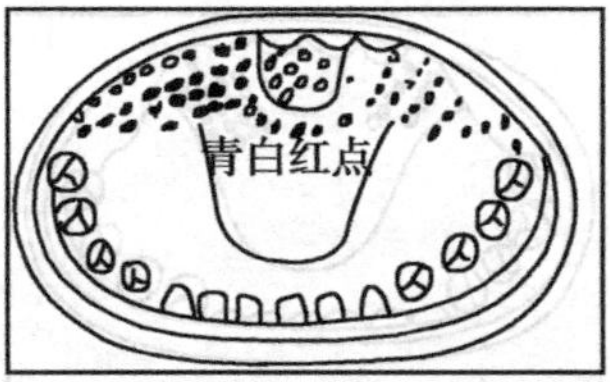

喉疳，此症肾虚火旺，沸腾上部而发喉间。上腭有青白红点，平坦无刺，故名喉疳。声不哑、不咳嗽，两尺脉虚者是也。先用六味汤，去荆、防、蚕三味，加盐炒元参一钱，酒炒黄芩二钱，丹皮二钱，生地二钱，盐炒山栀一钱，盐炒水拌再炒女贞子一钱半，盐炒知母一钱半，男加龟板五钱，女加鳖甲五钱，服五剂或十剂。如不愈，再加附、桂各三分，另煎入药，冷服，愈后合桂附八味丸加元参、知母、女贞、枸杞各药俱盐水炒，服一料可愈。外用吹药。

咽喉门八：飞扬喉。

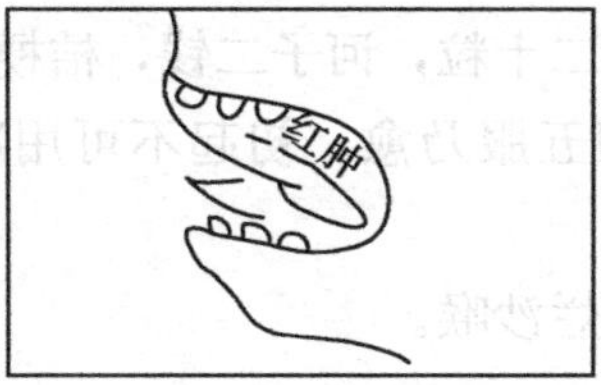

飞扬喉，此症风热上壅，上腭红肿，气不能通，咽物不下，从小舌中飞扬满口，此系凶恶之症，急针患处出血泄气，吹药，内服六味汤加连翘、葛根、黄柏、山栀、木通各一钱，生石膏四钱，一二服可愈。

咽喉门九：虚哑喉。

虚哑喉，喉间不肿，两边关内少有红点，声哑不明，牙关不开，此症乃内外风火，因喜食酸涩之物，肺气不清故也，用六味汤加细辛三钱，苏叶二钱，服一剂声音不哑，换加生地、丹皮各二钱，盐水炒山栀、木通、花粉各一钱，二服愈矣。

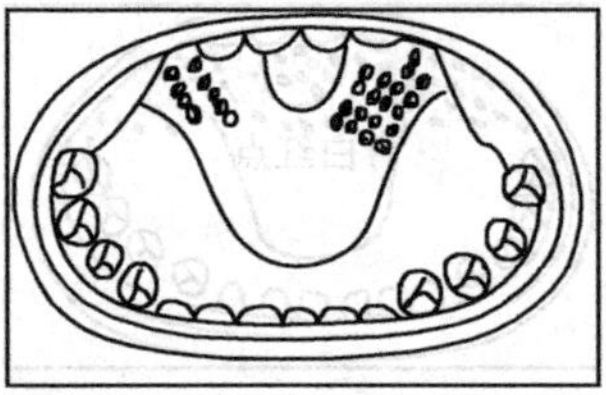

咽喉门十：声哑喉。

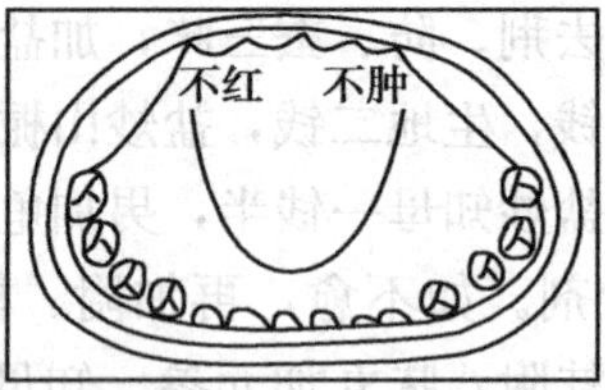

声哑喉，此症寒伏肺腑，不肿不红，又无烂点，惟觉干痛，难于饮食，用六味汤加苏叶、麻黄各二钱，细辛五分，二服后麻黄、苏叶各减半。再二日换加花粉、黄芩、羌活、姜炒半夏各一钱，皂核二十粒，诃子二钱，桔梗五钱，甘草五钱上三味皆拌童便炒，四五服乃愈。初起不可用凉药，此症非三四月不能求痊。

咽喉门十一：烂沙喉。

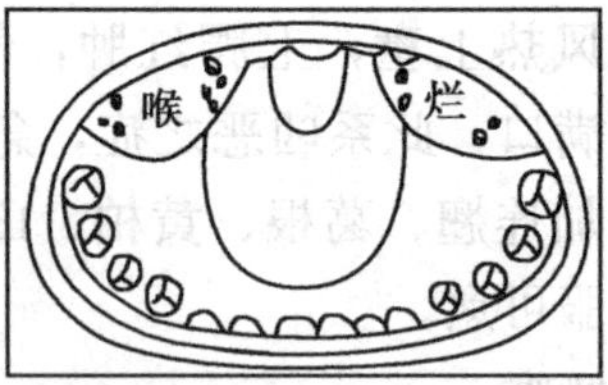

烂沙喉，此症发于伤寒之后表邪未尽，故喉关内肿烂，右关脉急，肺脾之症可知，用六味汤加酒炒黄芩一钱，花粉一钱，盐炒元参二钱，葛根一钱，生石膏二钱半，淡竹叶二钱、草河车二钱，连服四剂。如烂斑不退，加生大黄三钱，津化八

仙散、玉枢丹，每服五分。三服可收功。

乳蛾门一：双乳蛾。

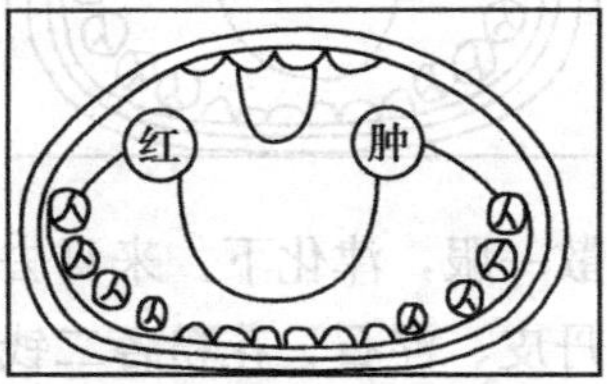

双乳蛾，此症感胃肺二经而发，生于关口上部两边如樱桃大，肺胃之症也。身发寒热，六脉弦数，先针少商、商阳两手四穴，或挑破患处出血亦妙。先用六味汤加陈皮、海浮石、苏叶、羌活各一钱半，两服可愈。如肿不退，六脉有力，加大黄三钱。

乳蛾门二：单乳蛾。

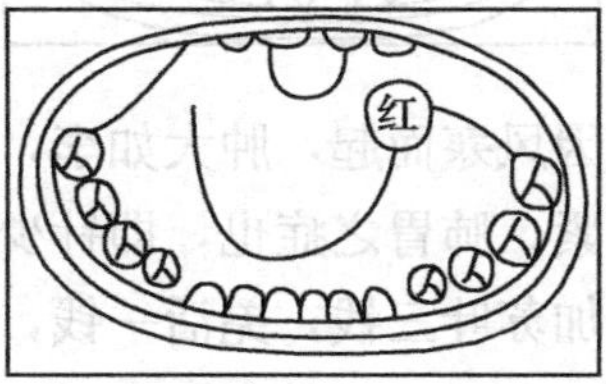

单乳蛾，此症生于双蛾地部之旁，或左或右，六脉浮数，因伤寒后邪未散尽，身热恶心，恐见痧疹，用六味汤加葛根二钱，苏叶一钱，羌活二钱，鲜芫荽五钱无鲜者用子三钱，一服退半，来日再加黄芩酒炒二钱，花粉二钱，山栀、赤芍、木通各一钱，即愈。

乳蛾门三：烂乳蛾。

烂乳蛾，此症因肺胃郁热，红肿烂斑，大痛难食，六脉弦紧，宜急针少商、商阳两手四穴，用六味汤加葛根二钱、苏叶、盐炒元参各一钱，炒黄芩二钱，冲柏枝汁一杯，漱喉间徐

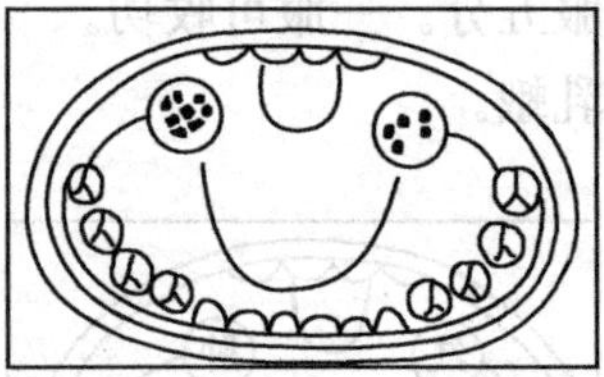

徐咽下，再用八仙散一服，津化下。来日去苏、葛二味，加山栀、木通、生地、丹皮、浮石、花粉各二钱，脉大有力加生大黄三钱，脉虚用八仙散同柏枝汁照前吃法，三四日可愈。如声哑背寒，六味汤加葛根三钱、苏叶一钱、细辛三分治之。

乳蛾门四：风寒蛾。

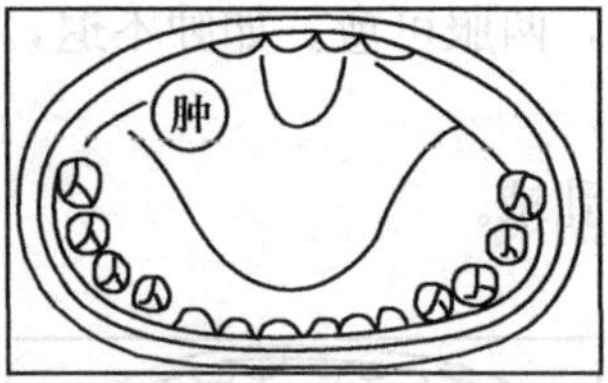

风寒蛾，此症因风寒而起，肿大如李，头不能下视，气塞不通，寸关之脉浮紧，肺胃之症也，即针少商、商阳、少冲两手六穴，用六味汤加苏叶三钱，羌活一钱，一服可愈。若早用凉药，则不能退矣。

乳蛾门五：白色乳蛾。

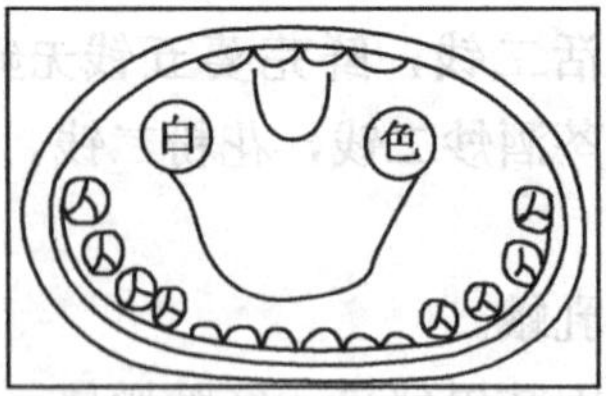

白色乳蛾，肿塞满口，身发寒热，六脉浮弦，因肺受风寒之症也，六味汤加苏叶二钱，细辛三分、羌活二钱，一服

可愈。

乳蛾门六：石蛾。

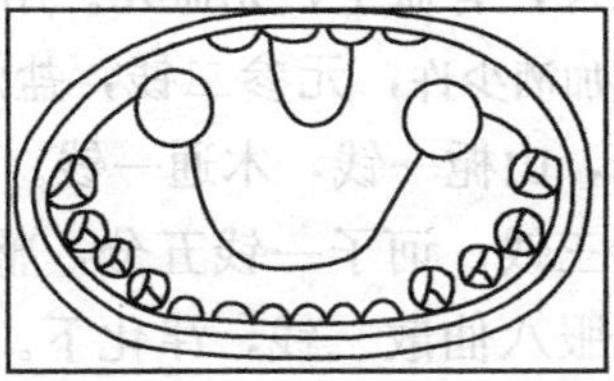

石蛾，此症因胎生本原不足所致，生于乳蛾地位，少进半寸。初生不可用凉药，不可动针刀，此乃肝火老痰结成恶血，凡遇辛苦即发，用六味汤加生地二钱，贝母、牛蒡、麦冬、木通各一钱，服四五剂。如不退去，六味用生地钱半，丹皮一钱，象贝母二钱，甘草、牛蒡、麦冬各一钱，桔梗八分，木通六分，薄荷二钱，灯心二分服，以愈为度，外吹退肿药。

乳蛾门七：伏寒喉蛾。

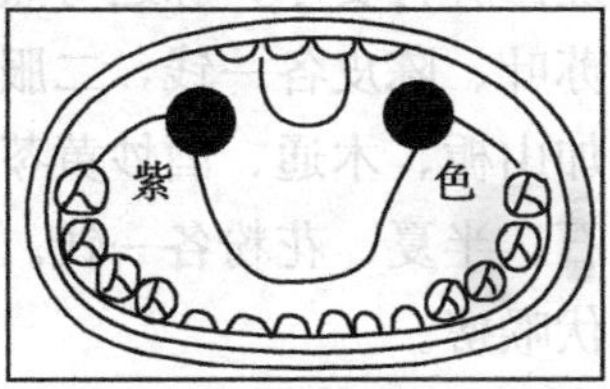

伏寒喉蛾，凡伏寒之症，其色紫，治法同紫色喉痈门。如孕妇喉痈，虑服药有碍，将药煎浓漱喉吐去，亦可愈。

喉痹门一：烂喉痹

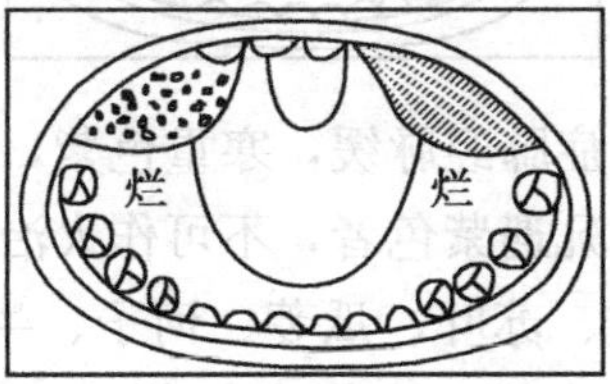

烂喉痹，此症因肝胃热毒，外感时邪而发，形如花瓣，烂肿白斑，痛叫不食，目睛上泛，六脉洪大，速针少商、商阳、关冲、少冲两手八穴，有血生，无血死。用六味汤加生大黄一钱，盐炒黄芩二钱加酒少许，元参二钱，盐炒生地二钱，丹皮二钱，海浮石二钱，山栀一钱，木通一钱。两服后去大黄，用六味汤再加生石膏三钱，诃子一钱五分，整柏子仁柏枝汁制二钱，四服可愈，并服八仙散二钱，津化下。此症若脉细身凉，不治。

喉痹门二：白色喉痹。

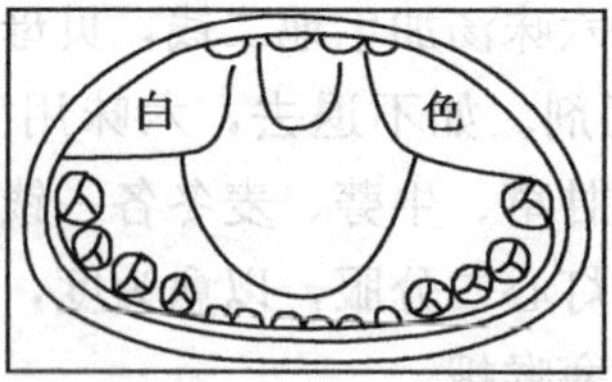

白色喉痹，此症因肺胃受寒，脉迟身热，用六味汤加细辛三分，羌活二钱，苏叶、陈皮各一钱，二服可愈。若变红色干痛，去前四味，换加山栀、木通、酒炒黄芩、生地、黄柏各一钱；痰多，加海浮石、半夏、花粉各一钱。

喉痹门三：寒伏喉痹。

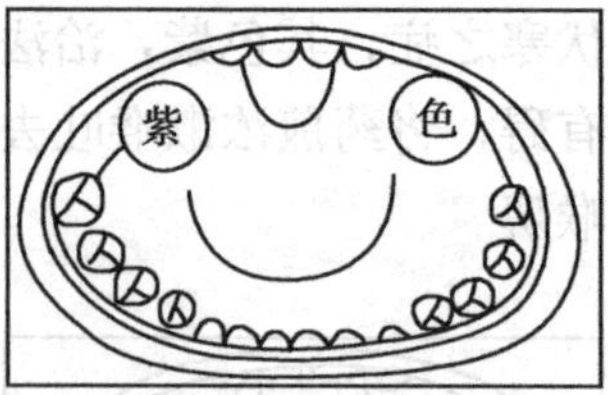

寒伏喉痹，此症肺经脉缓，寒重色紫，亦不大肿，若误服凉剂，久之必烂。凡遇紫色者，不可作火治。用六味汤加细辛五分，麻黄、桂枝、苏叶、瓜蒌、诃子、牛蒡各一钱。甚者，吐出紫血块，治法亦同。未烂者加苏叶二钱，细辛五分，柴胡、海浮石各一钱，肿与不肿同治。

喉痹门四：双喉痹。

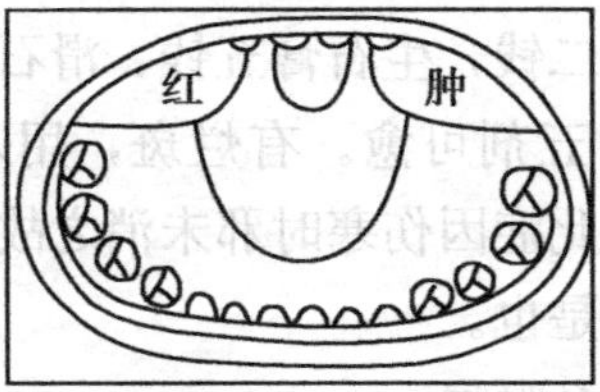

双喉痹，生于上腭关内两边，形如榄核，痛而难食，胃经积热所致，或发寒热，两关脉洪大者是也，速针患处，或少商穴亦可。先用六味汤一服，来日再加黄芩、山栀、木通、炒元参各钱半，一服可退。烂者不可针，但于患处用吹药。

喉痹门五：单喉痹。

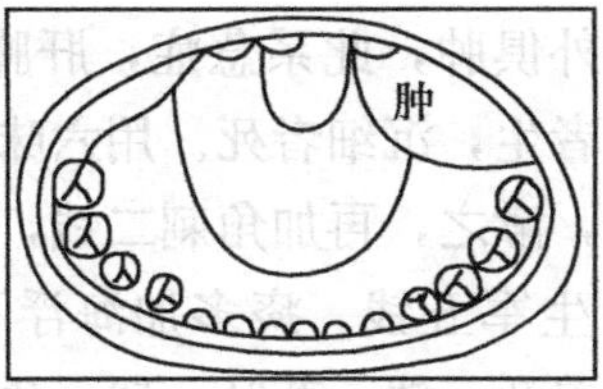

单喉痹，或左或右，治法同双喉痹。

喉痹门六：淡红喉痹。

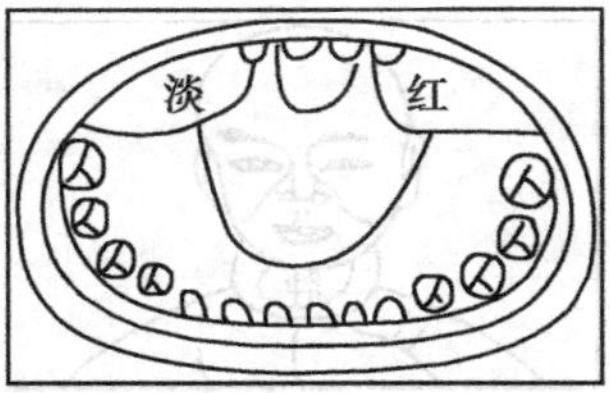

淡红喉痹，肿如鸡子，饮食不下，身发寒热，眼红呕吐，恐有斑毒在内，急针少商、商阳、关冲、少冲左右八穴，或患

处挑破。用六味汤加苏叶、羌活、葛根各二钱，鲜芫荽五钱，服一剂，满身发出痧疹，呕吐即止。或身热不退，喉外亦肿，此内火外泄也，用六味汤换加生大黄三钱，葛根、黄芩、山栀、元参、花粉各二钱，生石膏五钱、滑石二钱，二服后去大黄、石膏，再服四五剂可愈。有烂斑，用八仙散一服，津化下，兼服柏枝汁。此症因伤寒时邪未消之故，两关脉沉细，两寸尺四脉且虚数者是也。

喉痹门七：走马喉痹。

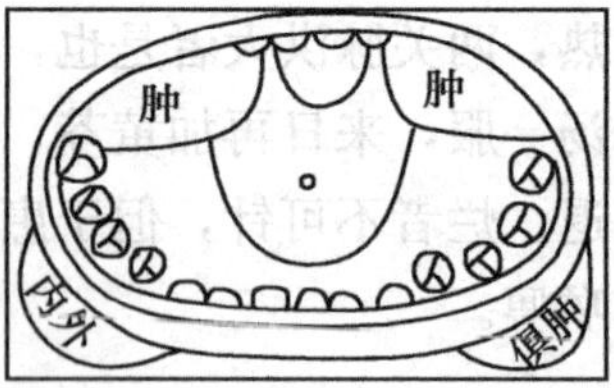

走马喉痹，内外俱肿，此系急症，肝脾火闭不通而为痹，或发寒热，脉洪大者生，沉细者死。用六味汤加葛根二钱，柴胡一钱，细辛五分，漱之，再加角刺二钱，归尾二钱，赤芍二钱，草河车二钱，生军五钱。痰多加海浮石三钱，制半夏二钱。身热背寒，加羌活一钱，苏叶一钱，急刺少商、商阳及关冲两手六穴，血多为妙。

喉风门一：内肿锁喉风。

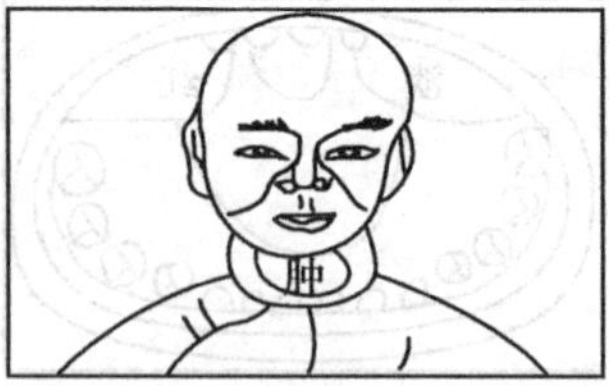

内肿锁喉风，此症由肺胃两经，阴阳相结，内塞不通，外无形迹，喉内多痰喘，治法兼见下缠喉风门灌吐法，再用六味

汤加麻黄二钱，生军五钱，细辛一钱，苏叶二钱，桂枝一钱，羌活二钱，煎数沸服。或泻或吐为妙。如不吐泻，针少商、商阳、关冲、曲池、合谷左右十穴，有血生，无血死，左右关寸脉弦紧洪大者生，沉迟者死，吹吊痰药。曲池穴在肘曲横纹头，臂之外侧。合谷穴在虎口背，大指食指合界之端。

喉风门二：缠喉风。

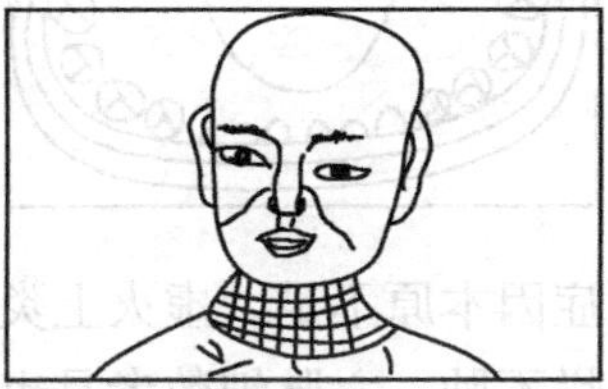

缠喉风，因肺感时邪，风痰上壅，阴阳闭结，内外不通，如蛇缠紧，关下壅塞，甚者角弓反张，牙关紧闭，先用开关药吹鼻擦牙，以吐为度。再速针颊车左右二穴，艾灸数壮，或用鸡蛋清冲白矾灌之。以上诸法如不吐，再针少商、商阳、关冲、少冲、少阴五穴，有血为度，无血不治。用六味汤加生军一两，麻黄、羌活、苏叶、诃子各二钱，煎灌，或泻或吐皆妙。如不吐，即针之。针而无血，六脉沉细者不治。吹用胆矾去痰药。

喉风门三：匝舌喉风。

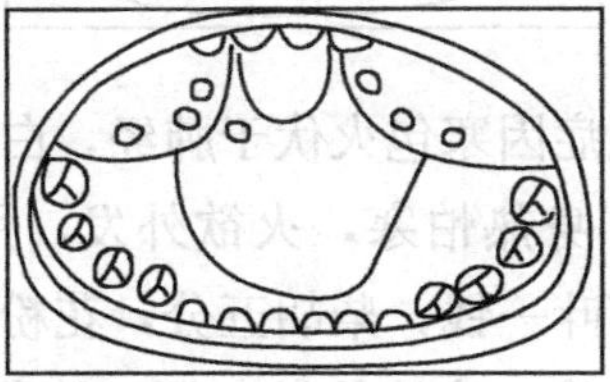

匝舌喉风，此症生于喉之上下两边，迫于小舌，有泡或红或紫，外脸皆肿，喉内不肿，舌卷粗大，此恶症也，痊者甚

少。用六味汤加用黄连一钱，黄芩二钱，生军四钱，连翘二钱，冲玉枢丹一钱，急进三四服，或有可生。如牙关黑肿，齿落头摇，不治，此症乃肺肝积毒所致也。

喉风门四：虚烂喉风。

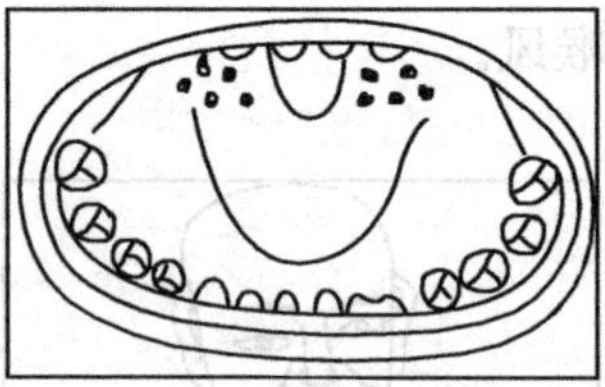

虚烂喉风，此症因本原不足，虚火上炎，生于喉之关内上下，红色白斑，痛烂不肿，六脉细数者是也，初起用六味汤加盐炒元参二钱，酒炒黄芩二钱，炒山栀、花粉各一钱，生地三钱，丹皮二钱。二服后去六味汤，加盐炒知母、黄柏各一钱，服五剂。如两关脉大，作结毒治，用药照下胃热毒门，外用吹药，并服八仙散。

喉风门五：白色喉风。

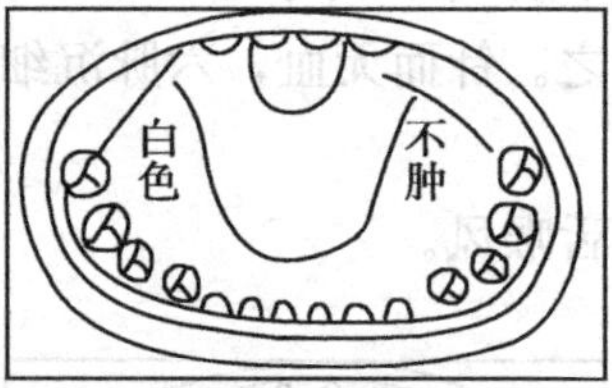

白色喉风，此症因寒包火伏于肺经，白而不肿，上有红紫烂斑，脉象不数，身热怕寒，火欲外发，用六味汤加葛根二钱，麻黄一钱，苏叶一钱，柴胡五分，花粉钱半，桂枝、羌活各一钱，一二服，兼八味神仙散一服，津化下。患处变红色，换加盐炒元参二钱，酒炒黄芩二钱，炒山栀、木通各一钱，二服可痊愈。紫色喉风同此治法。

喉风门六：酒毒喉风。

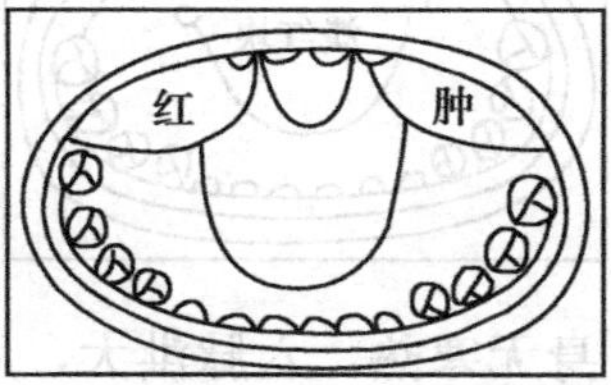

酒毒喉风，此症因醇酒厚味所致，生于关内，红肿痰多，咽物不下，肺脉独迟，两关皆大，用六味汤加生甘草一两，葛根一钱，海浮石三钱，花粉二钱，枳椇子二钱，山栀一钱，煎汤漱之。来日再加盐炒元参、生地、丹皮各二钱，四服可痊。吹退肿药。

喉风门七：劳碌喉风。

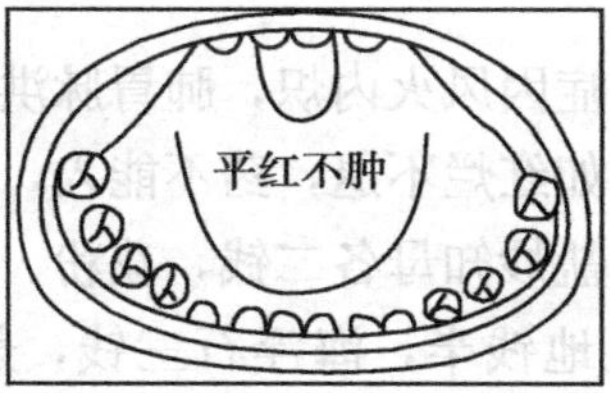

劳碌喉风，此症肝肾两虚，发于关内，满口有红点，根白不肿，常有血腥气，劳碌即发。脉象数而中空，为芤脉是也，用六味汤加盐炒黄色黑元参二钱，盐炒知母二钱，生地二钱，丹皮、木通各一钱。来日再加连翘、酒炒黄芩、花粉各一钱，山栀一钱。两日后去六味汤，换煎方：盐炒元参二钱，女贞子一钱五分，生地钱半，麦冬一钱，炒黄芩一钱，丹皮二钱，枸杞二钱，龟版三钱，生首乌五钱，生甘草一钱，二服可愈。外吹消散药。

喉风门八：酒寒喉风。

酒寒喉风，因酒后受寒，关内两边平而不肿，有淡红块四

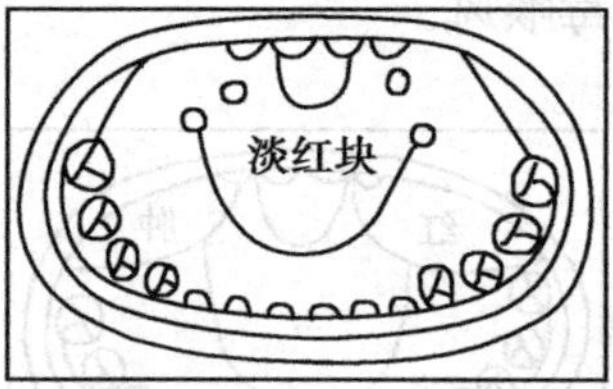

五粒，咽物觉痛，身无寒热，六脉洪大，用六味汤加花粉二钱，枳椇子二钱，酒炒黄芩二钱，葛根一钱，二服可愈。

喉风门九：肿烂喉风。

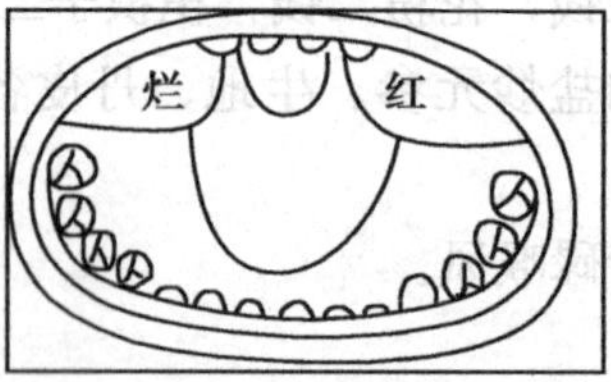

肿烂喉风，此症因风火内炽，肺胃脉洪数。用六味汤加葛根、花粉各一钱。如红烂不退，药不能入，再用六味汤加淡豆豉、木通、山栀、盐炒知母各二钱，花粉、当归、柏子仁各一钱，丹皮二钱，生地钱半，海浮石三钱，兼柏枝汁一杯冲药服，五六剂而安。外吹消散药。

喉风门十：肺寒喉风。

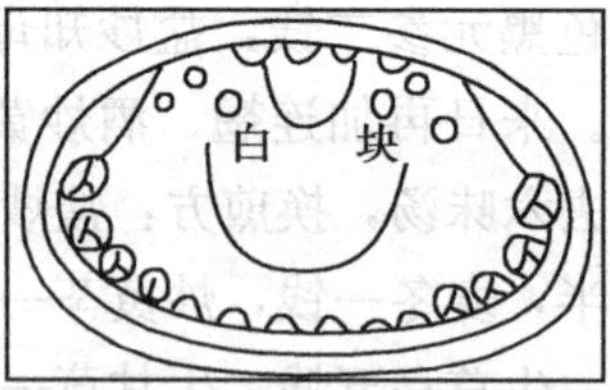

肺寒喉风，此症因肺受重寒，生在关内下部两边，如扁豆壳样，平而不肿，大痛难食，不穿不烂，背寒怕冷，右寸关弦紧，用六味汤加羌活、苏叶各二钱，当归、柴胡、牛蒡、桂枝

各一钱，细辛五分，二服可愈。

喉风门十一：辛苦喉风。

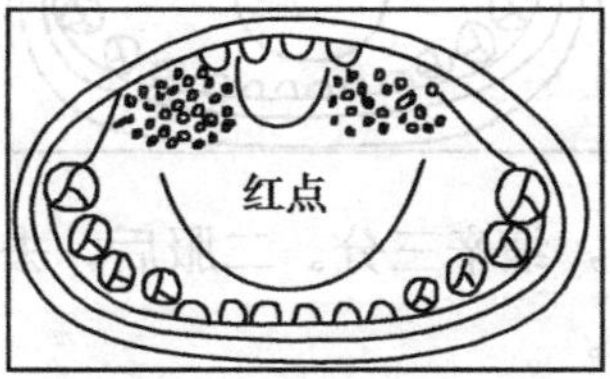

辛苦喉风，此症因日夜劳苦而发，不肿不大红，但微红而痛，小舌左右常出血，上部之脉洪紧，用六味汤加盐炒元参、酒炒黄芩各一钱，山栀二钱，木通一钱，连翘二钱，火重者加生地二钱，盐炒知母二钱，丹皮、泽泻、花粉各一钱，三服可愈。外吹消散药。

喉风门十二：淡红喉风。

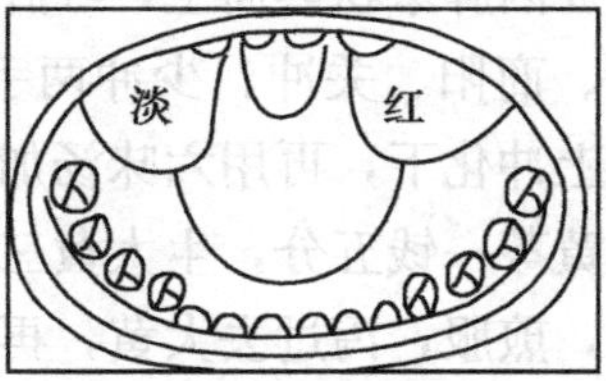

淡红喉风，此症肺胃感冒风邪而发，肿连小舌，喉塞不通，声音不清，右手关脉弦紧，宜针少商、关冲、少冲两手六穴，急者患处亦可挑破。用六味汤加羌活、苏叶、葛根各二钱，一服可愈。

咽喉秘集下

喉痈门一：伏寒喉痈。

伏寒喉痈，因积寒在内，外感时邪而发，其色红肿，或带紫色，脉浮不数，用六味汤加羌活、葛根、草河车、穿山甲、

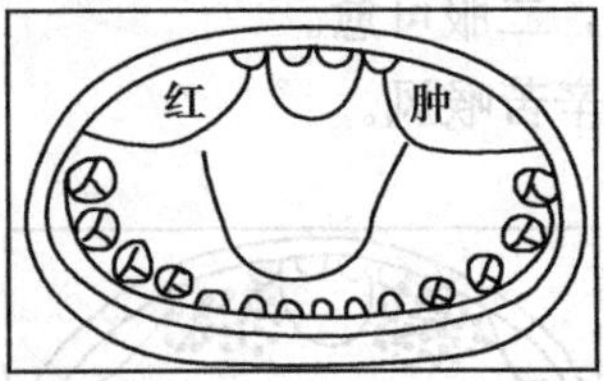

赤芍、归尾各一钱，细辛三分。二服后，去羌活、葛根，加山栀一钱，五日可痊。

喉痈门二：肿烂喉痈。

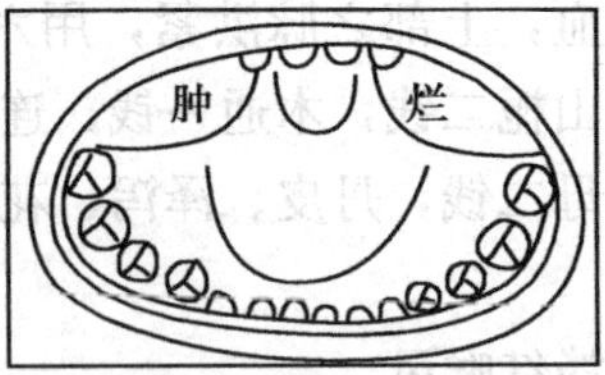

肿烂喉痈，此症因脾家积热而生，红肿溃烂，两手关脉洪大者是也，针少商、商阳、关冲、少冲两手八穴，血多为妙。先服八仙散，放舌上冲化下，再用六味汤加盐炒元参二钱，盐炒黄柏一钱，酒炒黄芩一钱五分，生大黄三钱，山栀、木通各一钱，草河车二钱，煎服，泻过去大黄，再服三日后，用十八味神药柏枝汁咽漱，即愈。外兼用吹药。

喉痈门三：淡白喉痈。

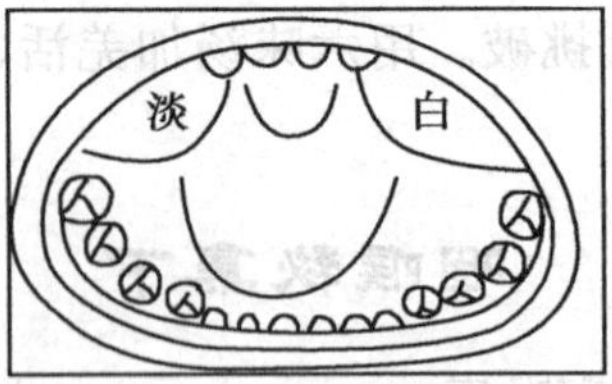

淡白喉痈，此症因脾肺受寒，其色不红，若用凉剂，七日之内必成脓，有脓即针破。初起肿，针少商、商阳两手四穴，

出紫血。用六味汤加苏叶、赤芍、归尾各一钱半，一服，加穿山甲、皂角刺、草河车各二钱，再服可愈。此症六脉紧、身发寒热者是也。

喉痈门四：大红喉痈。

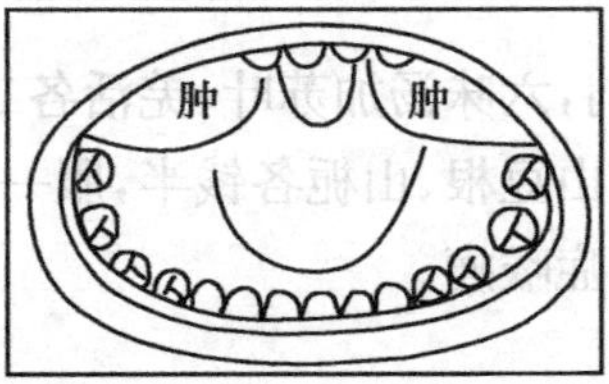

大红喉痈，此症脾肺积热，其色鲜红，肿胀关内，六脉洪大，身发寒热，急针少商、商阳穴，或患处出恶血，用六味汤加山栀、木通各一钱，海浮石、生大黄各三钱，归尾、皂角刺、草河车各三钱，赤芍、花粉、黄芩各一钱半，先将十一味煎二三十沸后，下六味汤同煎，二服可安。

喉痈门五：声哑喉痈。

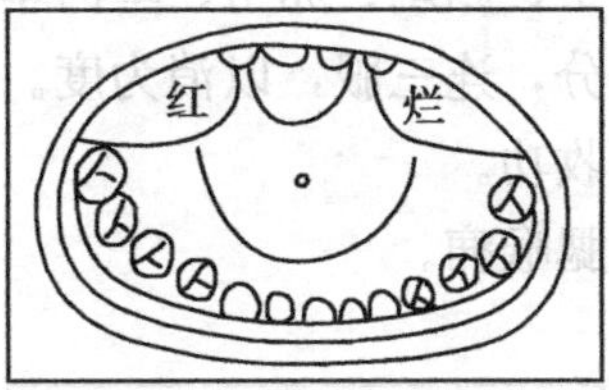

声哑喉痈，此症受寒太重，肺脉闭塞，以致声哑，饮食难进，或有烂斑。右寸脉沉涩，脾胃脉洪大，背寒身热，用六味汤加羌活二钱，葛根、苏叶各一钱漱之，二日后声音不哑，换加花粉一钱，乳香五分，葛根、酒炒黄芩、归尾、赤芍、穿山甲、皂角刺各三钱，再服八仙散，玉枢丹，二服可愈。

喉痈门六：单喉痈。

单喉痈，或左或右，身热背寒，脾胃之症也，有红点风热，无

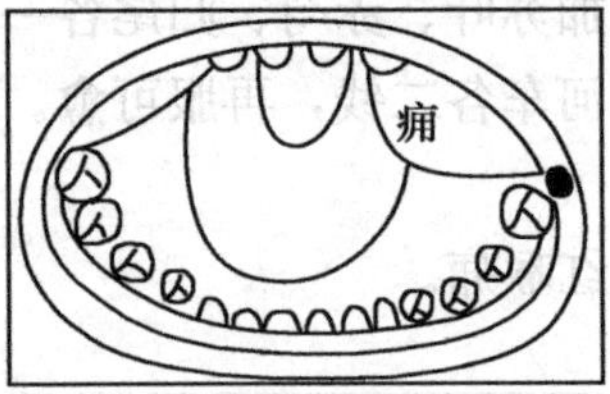

红点风寒，脉象如前，六味汤加苏叶、羌活各二钱，漱咽，一服，来日再加赤芍、归尾、山豆根、山栀各钱半，服一剂可愈。

喉痈门七：外症喉痈。

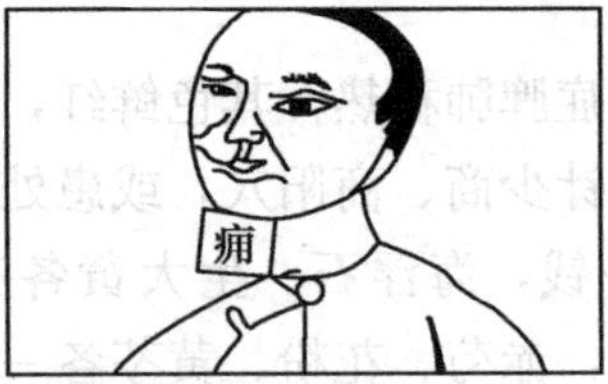

外症喉痈，此症生于颔下天突穴之上，内外皆肿，饮食有碍，初起无痰涎，内不见形迹，此风毒之痈也，六味汤加黄芩、皂角刺、穿山甲、归尾、赤芍、草河车各二钱，红花、葛根各一钱，乳香五分，连三服，以消为度。已成出脓，必成漏管，用十全大补汤收功。

喉痈门八：兜腮喉痈。

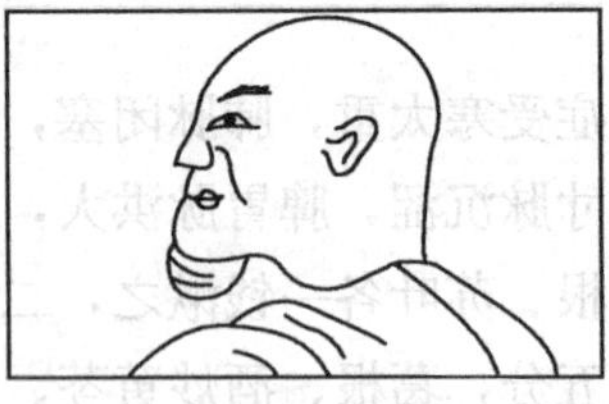

兜腮喉痈，生于腮下，其名悬痈，因郁积寒气而发，外用灸法二壮，用六味汤加穿山甲、归尾、皂角刺、川芎、白芷各一钱，升麻三分，红花、乳香各五分，以消为度。有脓针之，

若成漏，多用参、苓内托，或可收功，此症不可轻忽。

喉痈门九：舌上痈。

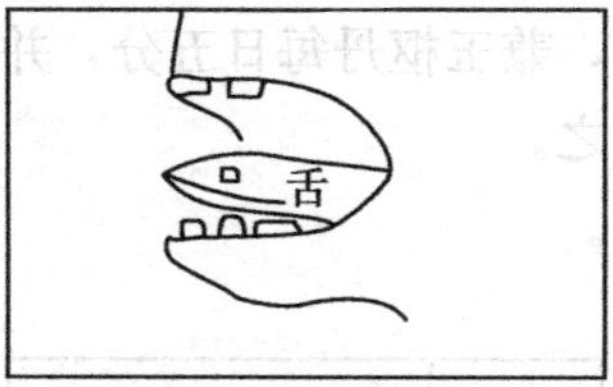

舌上痈，生于舌中心，如梅子大，不能言语，此症热入心包络而发，左寸脉宜洪大数，不宜细缓，红肿可治，黑者不治。六味汤加川连一钱，连翘、草河车各五钱，生军四钱，地丁三钱，外吹牛黄消散药，以愈为度。

喉痈门十：舌下痈。

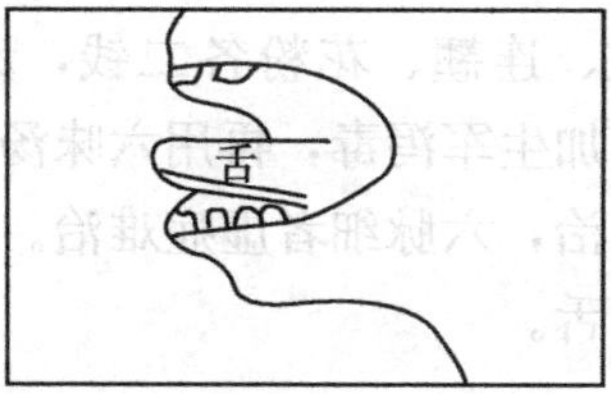

舌下痈，乃脾肾积热而发，然舌下有金津、玉液二穴通于肾经，水枯方生，此症诊其左尺洪数者是也。六味汤加生地、草河车各二钱，葛根、花粉、丹皮各一钱，元参二钱，二服，用十八味神药收功。吹药如前。

喉痈门十一：上腭痈。

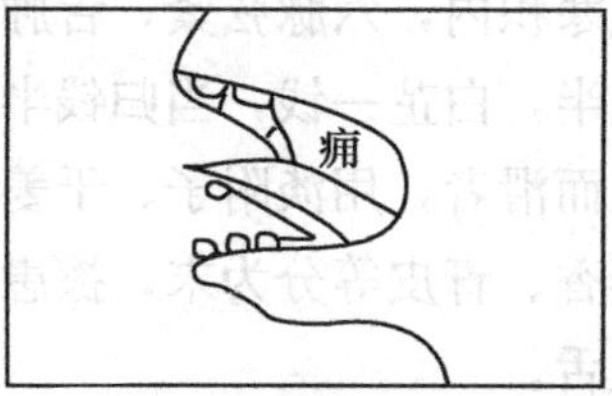

上腭痈，高如桃核挂下，不能饮食，因肺家炙煿之毒积久而发，宜用解毒之剂加草河车三钱，石膏五分，地丁、生地各二钱，归尾、穿山甲、赤芍、皂角刺各钱半，丹皮、花粉、葛根各一钱，七八服，兼玉枢丹每日五分，并用吹药，据理或迟至二三月收功亦有之。

舌门一：木舌。

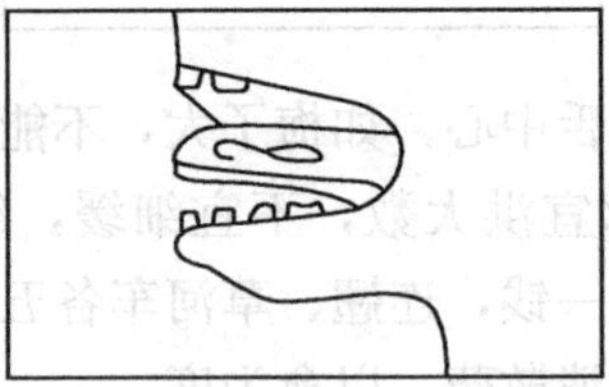

木舌，因心、脾、肝三经积热，舌粗紫胀，不能言语，此多食炙煿所致，急砭出紫血，搽吹药，大承气汤兼黄连解毒汤，加山栀、木通、连翘、花粉各二钱，赤芍、草河车各三钱，二服。不应，加生军泻毒，再用六味汤漱口吐出。左右寸关脉洪大者实症可治，六脉细者虚症难治。

舌门二：白肿舌。

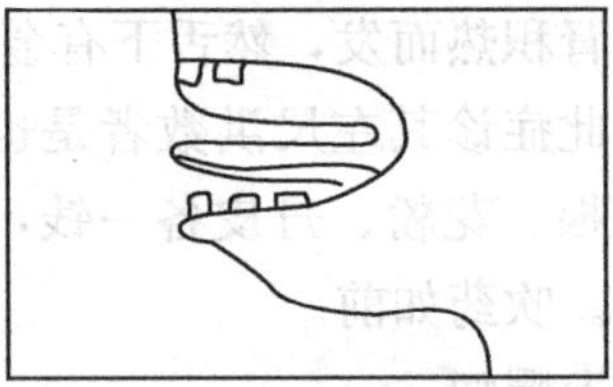

白肿舌，因风寒积内，六脉弦紧，舌肿硬痛，六味汤加细辛三分，苏叶一钱半，白芷一钱，当归钱半，川芎、葛根各一钱。如有白苔黑点而滑者，用淡附子、干姜各五分，煎服，外用干姜、冰片、麝香、青皮等分为末，擦患处。

舌门三：烂边舌。

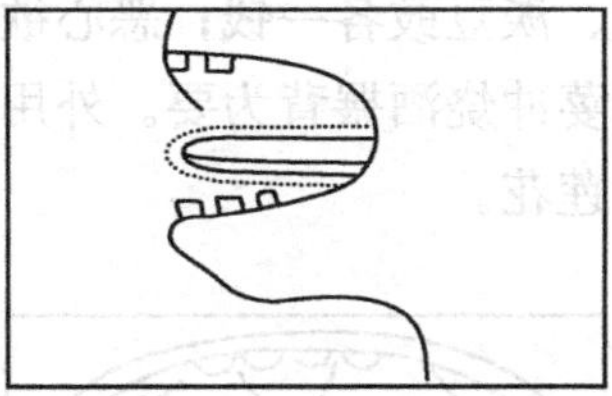

烂边舌，因脾经湿热不清，大舌边上发疳，白点而烂，六味汤加小生地二钱，滑石三钱，淡竹叶一钱，苡仁、猪苓各钱半，泽泻、车前、甘草梢各一钱，服二剂。外用吹药。唇牙内肿烂，同此治法。

舌门四：红点紫舌。

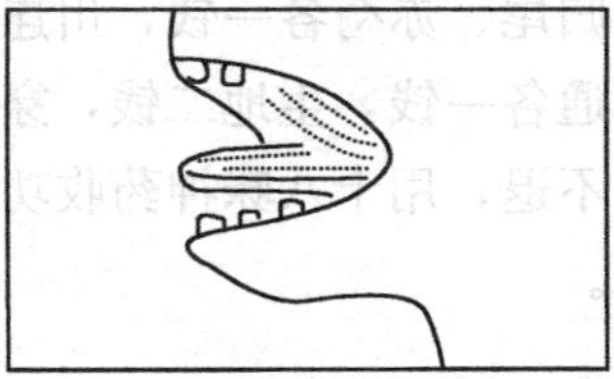

红点紫舌，因心脾二经热极所致，满口红点紫色，作烂而痛，或身有赤斑，六味汤加熟石膏一两，葛根钱半，川连一钱，黄芩二钱，黄柏一钱，木通、山栀各一钱，甚者加生军三钱。如六脉不数，不可用此方。外用吹药擦患处。

舌门五：纯紫舌。

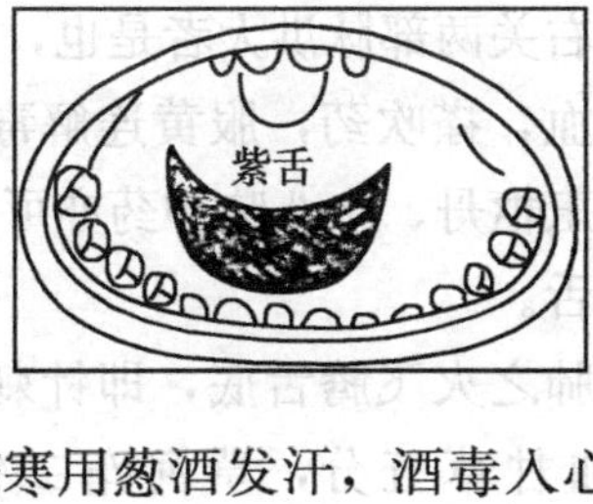

纯紫舌，因伤寒用葱酒发汗，酒毒入心，以致大舌纯紫，宜用升麻、葛根各一钱，枳椇子二钱，石膏二钱，川连一钱五

分。如心烦加山栀、淡豆豉各一钱；恶心欲吐，恐防发斑，加芫荽一两，又用芫荽冲烧酒搌背为要。外用吹药。

舌门六：座舌莲花。

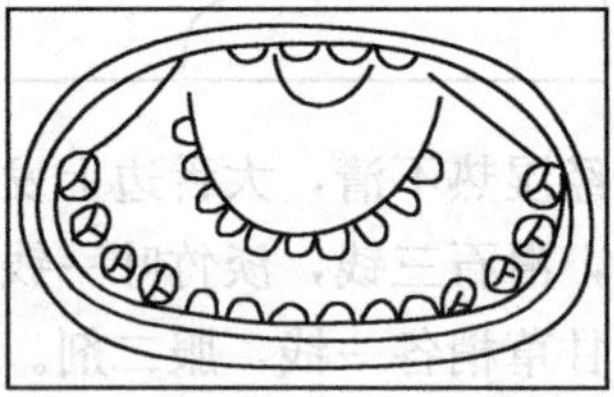

座舌莲花，因脾经热毒积久而发，生于牙根内面，走窜如莲花一座，急针患处出血，搽吹药，再针左右少商穴，用六味汤加草河车二钱，归尾、赤芍各一钱，川连、连翘各一钱，生军三钱，山栀、木通各一钱，生地二钱，穿山甲一钱，生石膏五钱，服二剂。如不退，用十八味神药收功。

舌门七：重舌。

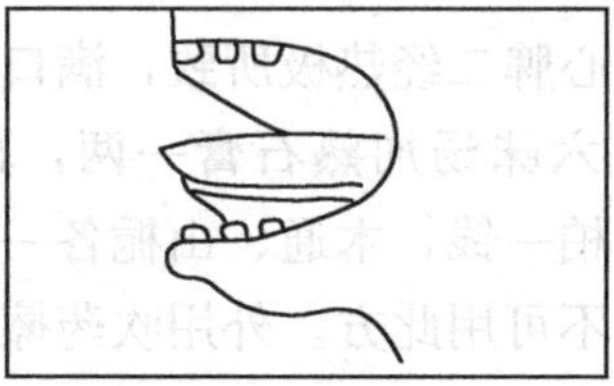

重舌，大舌之下又生小舌，以致大舌反粗短，小舌长痛，此心脾之毒，左寸右关两部脉洪大者是也，久之必烂，烂则难痊。初起即针出恶血，搽吹药，服黄连解毒汤，加生军五钱，如泻五六日即愈。玉枢丹、十八味神药亦可服。

舌门八：莲花舌。

莲花舌，因心肺之火飞腾舌底，即针刺小舌出血，吹药，用三黄石膏汤，加甘草五分，草河车二钱，外针商阳穴，即愈。

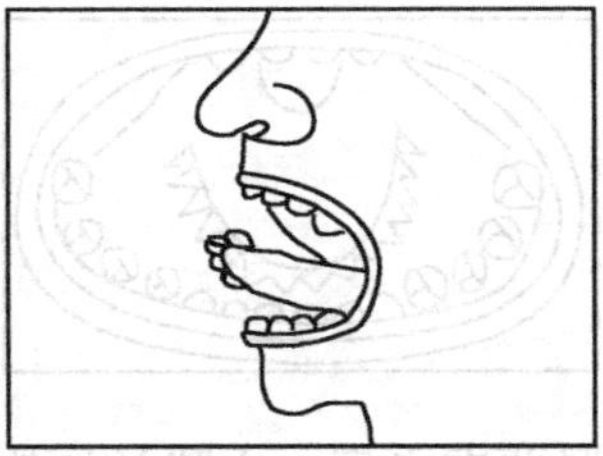

舌门九：焦黄舌。

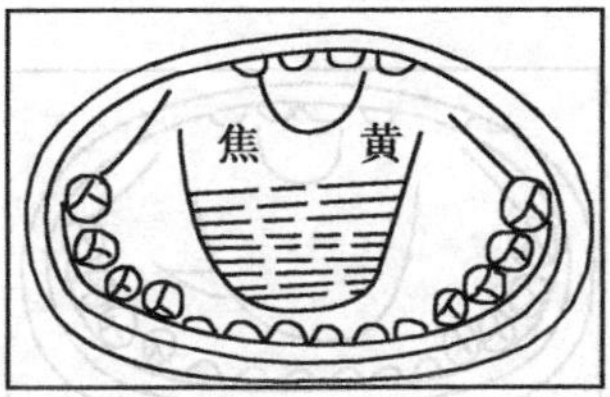

焦黄舌，因嗜酒太过，遇寒而起，大舌干黄，三黄汤加枳椇子、生石膏、人中黄。身发寒热，用大柴胡汤加羌活钱半。如呕吐心烦，脉象洪大，加生军四钱，佐以牛蒡、赤芍、干葛之类，再无不应。

舌门十：舌上珠。

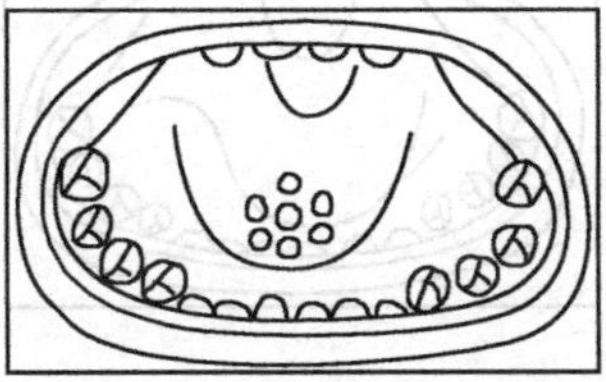

舌上珠，此心脾积热，舌生白泡，大小不一，六脉洪大，搽吹药，用三黄汤加石膏五钱，草河车二钱，地丁一钱，兼服玉枢丹五分。如六脉迟细者，不可用前药。

舌门十一：舌下珠。

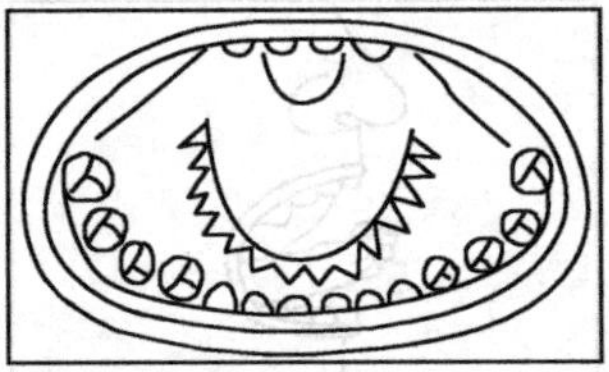

舌下珠，此脾肾两虚之症，六味汤加盐炒元参、生地、盐炒知母、黄柏、木通等分，煎服，兼搽吹药，余药照前。

舌门十二：左雀舌。

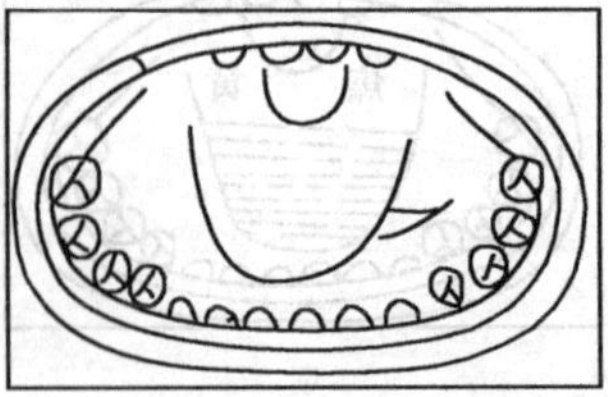

左雀舌，因多食煎炒炙煿之物，积毒于胃，故发于舌之旁，似生小舌，位近牙根，初起针破出血，搽吹药，用六味汤加三黄汤、凉膈散治之。久之必烂，用龙骨生肌散收功。

舌门十三：右雀舌。

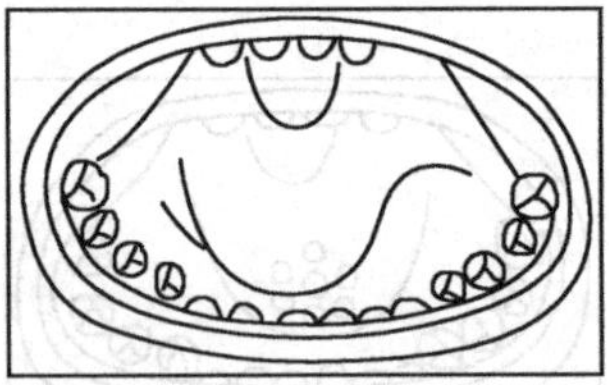

右雀舌，亦因积毒，治法如左雀舌，大同小异，用六味汤加犀角地黄汤治之。搽药同前。

小舌门一：胃火小舌。

胃火小舌，因脾经火毒郁久而发，小舌生白点烂，胃脉浮洪，用六味汤加生石膏四两，酒炒黄芩二钱，花粉三钱，葛根

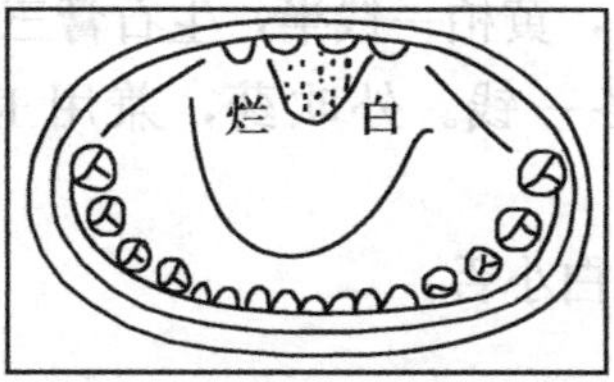

二钱，山栀一钱，二服。如不愈，用吹药，兼服柏枝汁。此乃多食炙煿醇酒厚味，或鱼骨刺伤，非结毒可比，须诊脉浮洪者属胃火，脉沉实者属结毒，详辨为要。

小舌门二：胃毒小舌。

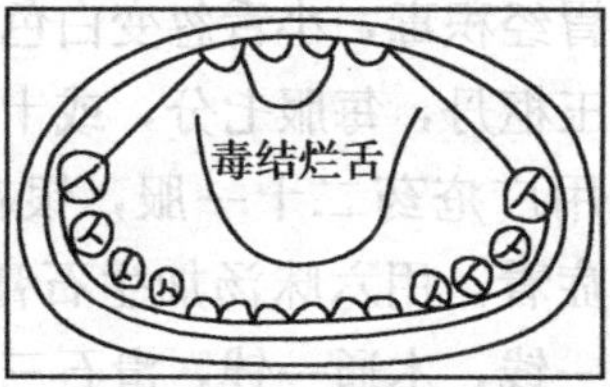

胃毒小舌，因毒结胃经，发于小舌，形如前症，胃脉沉实而洪大者是结毒，临症不可忽。有红肿烂者，治法亦同前。用十八味神药，同玉枢丹一钱，土茯苓每日四两煎汤代水，多吃为妙。如一月不愈，宜合结毒紫金丹一料，冲玉枢丹同服，土茯苓汤下，每晚三钱，可收功。

小舌门三：积热小舌。

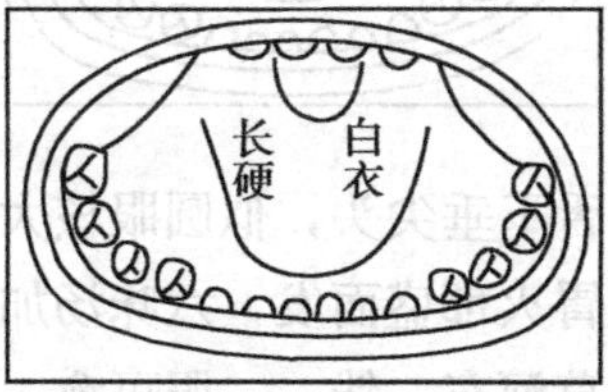

积热小舌，因肝胃二经火毒飞腾，所以小舌长硬，白衣裹满，咽物不下，右关之脉浮大，六味汤加山栀一钱，连翘二

钱，酒炒黄芩二钱，黄柏一钱半，生石膏三钱，滑石二钱，赤芍、木通、葛根各一钱。外吹药，兼用玉枢丹二三次，无不愈。

小舌门四：纯白小舌。

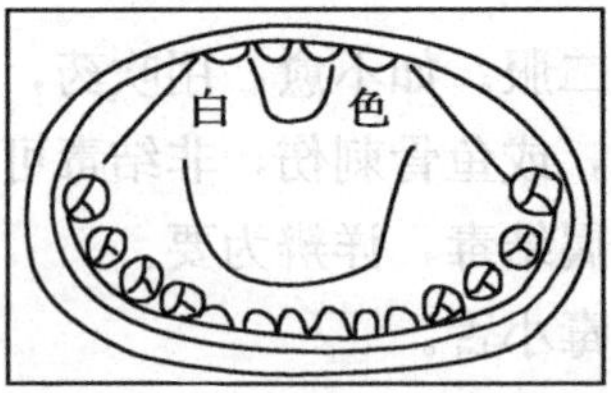

纯白小舌，因胃经积毒，小舌忽变白色，软大而肿痛，右关之脉洪沉，先用玉枢丹，每服七分，或十服或五服，再用土茯苓煎汤代水，后用广疮药二十一服，银花汤下。如胃脉不沉，反洪大，作火症看，用六味汤加生石膏三钱，酒炒黄芩、车前各二钱，山栀一钱，木通一钱，滑石三钱，葛根三钱，天花粉一钱半，山豆根二钱，三服。此即一症两治之法。临症细参脉理，然后用药，慎之慎之。

小舌门五：悬旗小舌。

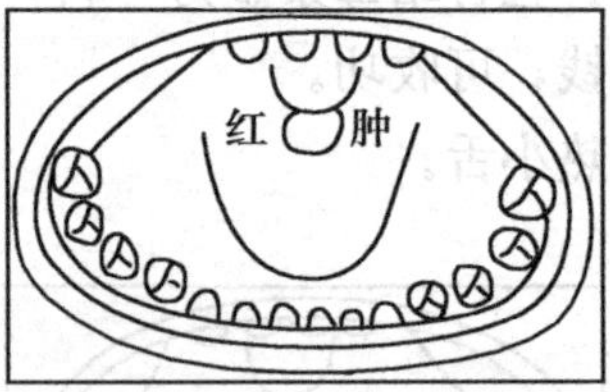

悬旗风，生小舌下垂尖头，似圆眼核大，红如樱桃，因多食厚味火酒，以致胃火郁盛而发，六味汤加甘草五分，枳椇子一钱，赤芍二钱，草河车二钱，二服可愈。如肿处出血，用吹药，胃脉浮洪者是也。

杂症门一：松子喉疔。

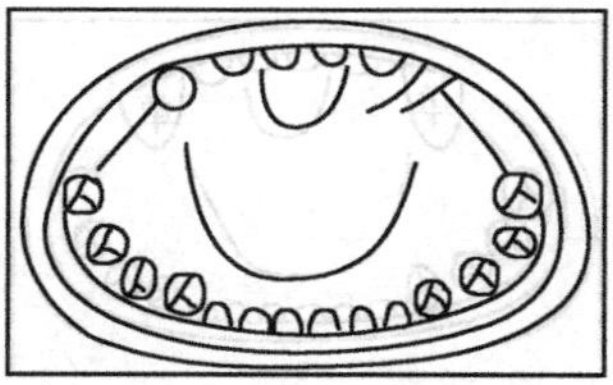

松子喉疔，生于关内小舌左右两边，形如松子，淡红而硬，大痛难食，背寒身热，两寸、关脉紧盛，乃风火郁积之症也，六叶汤加苏叶、赤芍、羌活、连翘、穿山甲、草河车各一钱，来日去苏叶、羌活二味，加乳香三分，玉枢丹一钱，研细冲服，二日可愈，外兼用吹药。

杂症门二：走马牙疳。

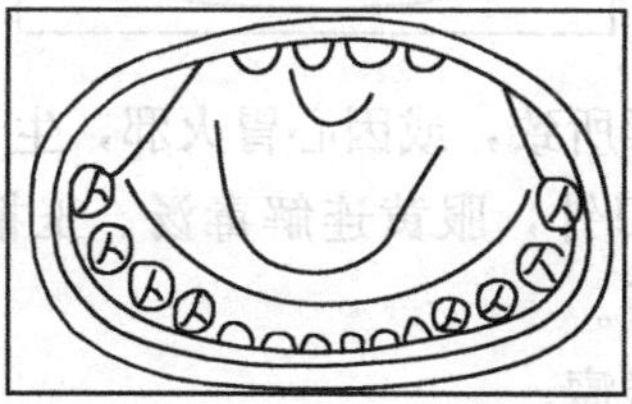

走马牙疳，因脾经积受热毒太重而起，牙肉先肿，日久腐烂。此为急症，齿落肉黑不治。脉浮洪者生，沉细者死，脉大而有力，尚可用重药救之，脉迟细者，药不能投，临症详脉治之。初起未烂，即针肿处出血，搽吹药。已烂不必针，搽吹药，用川连、葛根、连翘、犀角、生地各二钱，白鲜皮、甘草、贝母、花粉各一钱半，生石膏一两，草河车一两，入大锅煎服三四碗，连三剂。如脉数便结，加生军一两或可救，迟则不治矣。

杂症门三：喉单。

喉单，此症因肝火郁热动风，而生关口上部，下垂，根大头小，红色大痛，先针两边患处出血，吹药，漱六味汤一服，来日加柴胡、钩藤、赤芍、生地、丹皮、草河车各二钱，连

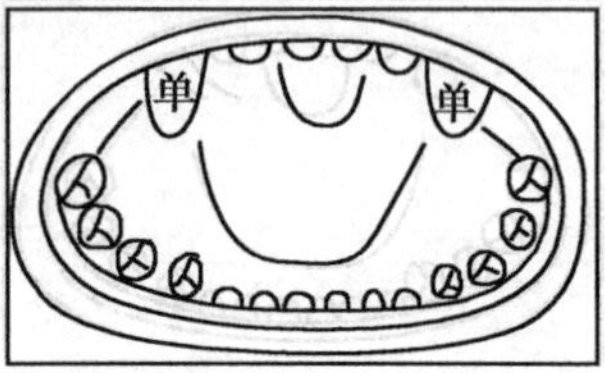

翘、黄芩、黄连各一钱，煎服，可愈。

杂症门四：喉菌。

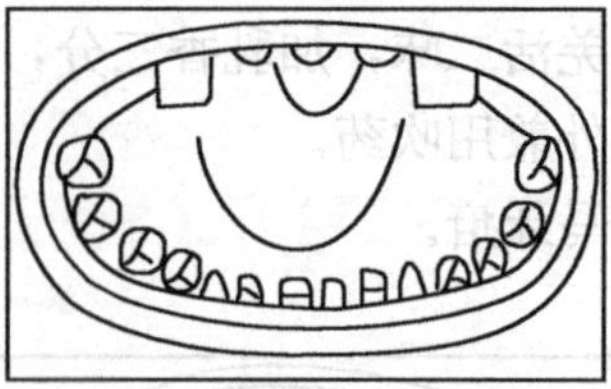

喉菌，因胎毒所致，或因心胃火邪，生于喉内如菌样，故名喉菌，不可用刀针，服黄连解毒汤、玉枢丹，可使其不发热，然未见全消者。

杂症门五：喉瘤。

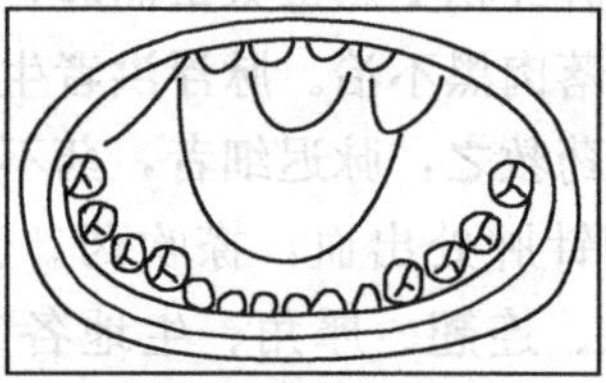

喉瘤，因郁怒伤肝，或迎风高叫，或本原不足，或诵读太急，以致气血相凝，生于关内，不时而发，治以调本养原之药，玉枢丹、地黄丸俱可常服，难许速痊。外吹药。

杂症门六：又喉瘤。

又喉瘤，生于关外，亦名瘤，治法同前。因部位各别，故绘图备阅。

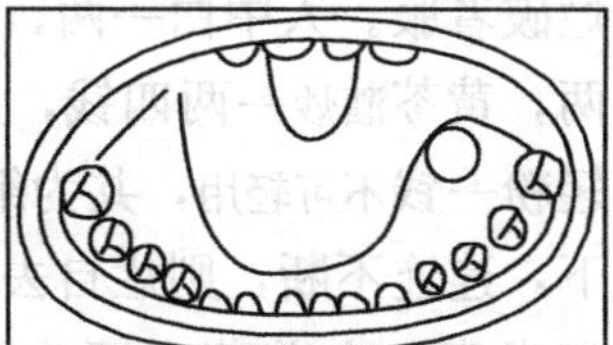

杂症门七：左阴疮。

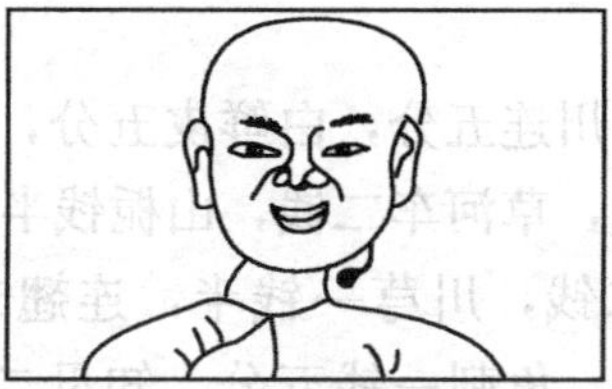

左阴疮，生于颊车之下，内热外寒，皮色不变，身发寒热，肿大如鳗鲤瘟。六味汤加万灵丹，同药化下。如变红色，用喉痈药治之，便结加生军三钱。玉枢丹亦可服。症属少阴心肾则如此，若症属少阳胆、三焦，用柴胡、牛蒡并六味汤漱之。

杂症门八：右阴疮。

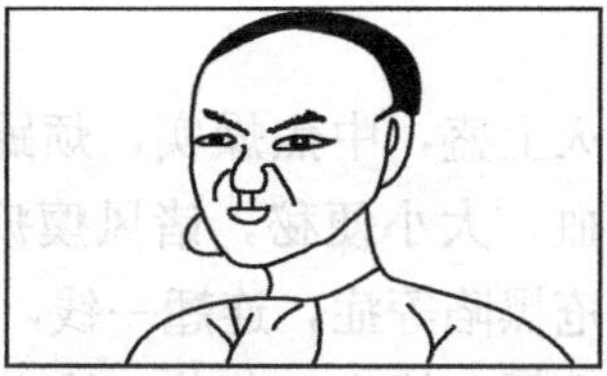

右阴疮，治法如左阴疮。

张氏汤药列方

七十二症主治六味汤：不论红白，初起漱一服，后再加减，桔梗、生甘草、防风、荆芥穗、僵蚕、薄荷。

八仙散：喉中烂破者服。人中白一两，生军一两二钱，生石膏五钱，元参一两，黄芩酒炒一两四钱，元明粉七钱，僵蚕三钱，瓜硝八钱，轻粉一钱不可轻用，共为细末，用炼蜜为锭，每重二钱，舌津化下，连连不断，则烂自去矣。

玉枢丹：治一切喉毒。山慈菇二两洗净为末，麝香三钱，大戟净末五钱，草河车净末五钱，雄黄五钱，五倍子净二两，千金子净末一两，共为末，米饮调和，捣千余下为度。每服五六分，甚者一钱。

十八味神药：川连五分，白鲜皮五分，黄芩二钱酒炒，地丁二钱，当归二钱，草河车二钱，山栀钱半，生龟版三钱，木通一钱，生甘草二钱，川芎一钱半，连翘二钱，乳香五分去油，银花一钱五分，角刺一钱五分，知母二钱盐水炒，结毒加土茯苓、鲜首乌。火症烂喉加生石膏、大黄各四钱。

知柏地黄丸：治阴虚火动、骨痿髓枯，能壮水制火，如尺脉旺者宜之，即六味地黄汤加知母、黄柏。地黄、山萸肉、山药、茯苓、丹皮、泽泻、知母、黄柏。

犀角地黄汤：即六味地黄丸加石膏、犀角。石膏、熟地、山萸、丹皮、泽泻、茯苓、怀山药。犀角。

三黄汤：治火证。黄连、黄柏、黄芩，俱盐水炒，加石膏、炒山栀。

凉膈散：治心火上盛，中焦燥实，烦躁口渴，目赤头眩，口疮唇裂，吐血衄血，大小便秘，诸风瘈疭，胃热发斑发狂，小儿急慢惊风，痘疮黑陷等症，连翘一钱，大黄三钱，芒硝一钱，甘草一钱，炒山栀一钱半，黄芩一钱半，薄荷一钱，竹叶十片。

四物汤：治一切血虚证，川芎、当归、生地、白芍。

附桂八味丸：治相火不足，虚羸少气，能益阳消阴，尺脉弱者宜之。即六味地黄加附桂。附子制、肉桂各三分，冷服。

大承气汤：治伤寒阳邪入里，胃实，不大便，发热谵语，自汗，不恶寒，痞满燥实坚全见，杂病三焦大热，脉沉实者，亦治阳明刚痉，大黄五钱，芒硝三钱，厚朴一钱五分，枳实一钱五分。

黄连解毒汤：治一切火热、表里俱盛，狂躁烦心，口燥咽干，大热，以致干呕吐血衄血热甚发斑等症，黄连一钱，炒山栀八分，黄柏八分，黄芩一钱。

大柴胡汤：治伤寒发热，汗出不解，阳邪热结在里，呕利寒热，烦渴谵妄，腹满便秘，表症未除，里症又急，脉洪或沉实弦数之症，大黄、黄芩、半夏、白芍、柴胡、枳实，引加姜、枣。

方剂索引

一画

二画

三画

四画

六画

七画

八画

九画

十画

十一画

十二画

十三画

十四画

十五画以上

68